国家内镜诊疗技术临床应用规范化培训系列教材

妇科内镜诊疗技术

国家卫生和计划生育委员会医政医管局　指导
国家卫生计生委人才交流服务中心　组织编写

人民卫生出版社

图书在版编目（CIP）数据

妇科内镜诊疗技术 / 国家卫生计生委人才交流服务中心组织编写 . —北京：人民卫生出版社，2016

国家内镜诊疗技术临床应用规范化培训系列教材

ISBN 978-7-117-20199-5

Ⅰ. ①妇…　Ⅱ. ①国…　Ⅲ. ①妇科病 – 内窥镜检 – 技术培训 – 教材　Ⅳ. ①R711.04

中国版本图书馆 CIP 数据核字（2016）第 184504 号

国家内镜诊疗技术临床应用规范化培训系列教材

妇科内镜诊疗技术

组织编写：国家卫生计生委人才交流服务中心
出版发行：人民卫生出版社（中继线 010-59780011）
地　　址：北京市朝阳区潘家园南里 19 号
邮　　编：100021
E - mail：pmph @ pmph.com
购书热线：010-59787592　010-59787584　010-65264830
印　　刷：北京盛通印刷股份有限公司
经　　销：新华书店
开　　本：850 × 1168　1/16　**印张**：20
字　　数：592 千字
版　　次：2016 年 8 月第 1 版　2016 年 8 月第 1 版第 1 次印刷
标准书号：ISBN 978-7-117-20199-5/R · 20200
定　　价：138.00 元
打击盗版举报电话：010-59787491　E-mail：WQ @ pmph.com
（凡属印装质量问题请与本社市场营销中心联系退换）

国家内镜诊疗技术临床应用规范化培训系列教材编委会

《妇科内镜诊疗技术》编委会

名誉主编　郎景和

主　　编　段　华

副 主 编　李光仪　王建六　夏恩兰　张震宇

编　　者（按姓氏拼音排序）

陈　捷　福建中医学院附属人民医院
陈春林　南方医科大学南方医院
段　华　首都医科大学附属北京妇产医院
谷涌泉　首都医科大学附属宣武医院
郭银树　首都医科大学附属北京妇产医院
郝　敏　山西医科大学第二医院
华克勤　复旦大学附属妇产科医院
郎景和　北京协和医院
冷金花　北京协和医院
李光仪　中山大学附属佛山医院
梁志清　第三军医大学第一附属医院
林　俊　浙江大学医学院附属妇产科医院
凌　斌　中日友好医院
刘　彦　复旦大学附属华山医院
卢美松　哈尔滨医科大学附属第一医院
乔　杰　北京大学第三医院
石　钢　四川大学华西第二医院
王东信　北京大学第一医院
王建六　北京大学人民医院
王素敏　南京市妇幼保健院
吴安石　首都医科大学附属朝阳医院
夏恩兰　首都医科大学附属复兴医院
邢念增　首都医科大学附属朝阳医院
熊光武　北京大学第三医院
徐铭军　首都医科大学附属北京妇产医院
姚书忠　中山医科大学附属第一医院
尹　玲　北京大学第一医院
张震宇　首都医科大学附属朝阳医院
周应芳　北京大学第一医院

秘　　书　方地春　国家卫生计生委人才交流服务中心
孔　亮　首都医科大学附属北京妇产医院

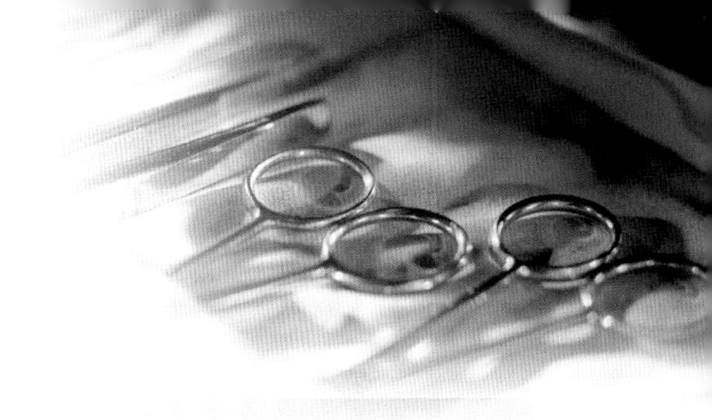

序　言

一直以来在临床诊疗领域存在三大重点问题：出血、疼痛、感染。随着诊疗技术和医学材料的发展，这些问题都陆续得到了很好的控制和解决，特别是以内镜为代表的微创诊疗技术的出现，有效地缓解了出血、疼痛和感染问题，为患者提供了微创、安全、有效的治疗手段。自20世纪改革开放以来，随着我国经济发展水平不断提高，内镜诊疗技术传入我国并得到了快速发展，现已成为我国医疗机构众多临床专业日常诊疗工作中不可或缺的重要技术手段，为保障人民群众身体健康和生命安全发挥了重要作用。

内镜诊疗技术涉及临床诸多专业领域，部分技术专业性很强，操作复杂，风险高、难度大。长期以来，各地在内镜诊疗技术临床应用水平、内镜医师培养等方面参差不齐，发展十分不平衡。有的医疗机构在自身条件和技术能力尚不满足的情况下，盲目开展新技术和复杂技术，忽视了技术的复杂性和高风险性，对患者的身体健康和生命安全带来隐患。

随着深化医药卫生体制改革工作不断深入，基本医疗保障制度不断健全，人民群众看病就医需求得到快速释放。内镜诊疗技术作为适宜医疗技术，城乡需求都比较大，应当在规范管理的前提下进行推广。国家卫生计生委十分重视以内镜技术为代表的微创诊疗技术管理工作，先后下发了《内镜诊疗技术临床应用管理暂行规定》以及普通外科、泌尿外科、妇科等10个专业13类内镜诊疗技术管理规范，初步建立起我国内镜诊疗技术临床应用准入管理制度。今后一段时期，要继续完善内镜技术临床应用管理机制，加强内镜诊疗技术质量管理与控制，健全医师内镜技术规范化培训体系，进一步推广适宜的内镜诊疗技术，促进学科持续、科学发展。

为做好内镜技术规范化培训工作，国家卫生计生委医政医管局委托卫生计生委人才交流服务中心组织专家，在借鉴西方发达国家内镜诊疗技术临床应用管理经验的基础上，结合我国实际，历时两年，攻坚克难，数易其稿，完成了内镜诊疗医师规范化培训系列教材编写工作。该教材凝聚了全国知名专家的智慧和心血，重点对四级内镜诊疗技术进行了详尽讲解，供医务人员在内镜诊疗技术临床管理和实践中使用。在此，谨向本书的出版表示热烈地祝贺，并向付出艰苦、细致、创造性劳动的各位医学专家和相关工作人员表示衷心地感谢！

小镜子里有大学问，微“镜界”里要有大视野。希望各位临床工作者能够从中受益，不断提高我国内镜诊疗技术临床应用水平，满足人民群众日益增长的医疗服务需求。

国家卫生和计划生育委员会医政医管局

2016年01月

序

内镜技术作为微创外科是外科的一场革命，正在日新月异地发展。它不仅是外科的分支，并将成为外科的主流，它与开腹手术、经腔道手术一起成为外科手术的三大基本技术。

内镜技术把先进的科学技术，与现代医学观念结合起来，它打破了我们的积经、延长了我们的手臂。改变思维观念、改变技术、改变操作技巧。为能也达到了以前所以的境界，取得前所未的效果，它正成为廿一世纪妇产科医生的必备技能。

中国的妇科内镜手术始于二〇〇〇年底之，十余年来，发展迅速，从普及到提高，已经在开展全国性会议，并成为国际内镜学术组织的主要成员和领导者。如组内镜学组重视规范化诊治和技术操作、建立培训基地和考核标准。对内镜事业之史已经辉煌！

随着内镜技术的发展、以及医学理论观念与医疗体制改革的推进，新的挑战接踵而至。我们应更加注重归纳内镜在诊治中的规范化、个体化、人性化和微创化；注重适应证和禁忌证的掌握；注重避免跨入误区、防范并发症；注重培训、技术和管理。使妇科内镜技术更加健康地发展。

在国家卫计委的领导下，我们编撰了这部《妇科内镜诊疗技术》，它是十余年内镜专家和同道们的辛勤劳动的结晶，是进一步发展妇科内镜技书的坚实基础，是我们以后开始新征程的起跑线。

感谢专家编者，感谢读者和同道们！

许景和

2015年夏

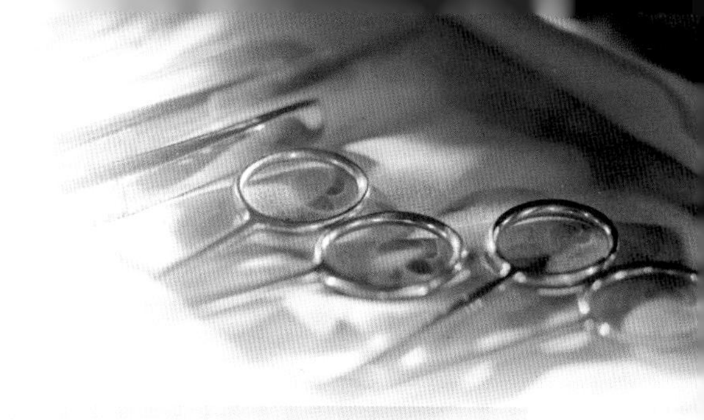

目　录

第一篇　总　论

第二篇　宫腔镜手术

第三篇 腹腔镜手术

第四篇 与妇科手术相关的跨学科手术

第一篇

总　论

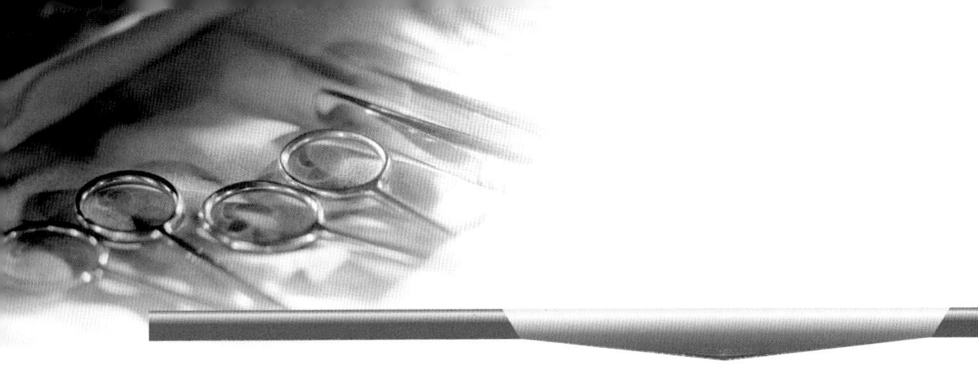

第一章 妇科内镜发展简史

第一节　中国妇科内镜技术的普及、提高与发展

妇科内镜技术是外科的一场革命，正在日新月异的发展。它不仅是外科的技术分支，而且已经逐渐成为现代外科的主流，成为与开腹手术、阴道手术一起作为妇科手术的三大基本技术，并被认为是微创手术的一个标志。

内镜技术将先进的科学技术及工艺与现代医学结合起来，使外科医生的视野和手臂得以扩展和延长，同时改变了我们的思维观念、技术路线和操作技巧，正在成为21世纪妇科医生的必备技能。

一、我国妇科内镜技术的发展现状

妇科内镜技术历时百余年，先行者们的探索与贡献令人感慨。"谁是第一"并不十分重要，但一般认为1869年Panraleoni首次进行宫腔镜检查和治疗，1947年Palmer首先将腹腔镜应用于妇科临床，均可谓妇科内镜技术应用之肇始。21世纪50至70年代主要是检查和简单操作，20世纪70年代后出现飞跃，在美国成为仅次于扩颈刮宫的手术，继而出版专著（J.D.Phillips）和成立协会（AAGL），并将技术引入中国。

四十余年，我国的妇科内镜技术发展迅速，至今可以大致分为三个阶段：

1. 初始阶段——自1980年，我国有了腹腔镜妇科临床应用的正式报告，此后之十年主要是检查、诊断和较简单的操作，如输卵管绝育（环或夹）及附件手术等，当时还是直镜直视，尚无电视荧屏下施术。20世纪90年代初开始施行了子宫切除（LAVH，Harry Rich-1988年首次报告）。宫腔镜电切术是1990年开始的。当时内镜手术只在高等院校的附属医院或少数中心开展。1997年《中华妇产科杂志》发表了国人自己草拟的两镜操作规范。

2. 发展阶段——重要的里程碑是2000年成立了中华医学会妇产科分会妇科内镜学组（CGEG），形成了初具规模的专家队伍，技术得到了普及，到2004年，初步调查表明省级医院95%，地市级医院90%，县级医院60%开展了两镜手术。其中80%可施行附件手术，50%施行了子宫切除。至2006年，已经召开了三次全国性学术会议，参会人数日渐增加，已呈星火燎原之势。

3. 鼎盛阶段——可以认为于2008年10月在沈阳召开的第四次CGEG会议标志着我国妇科内镜技术进入了一个鼎盛时期。其次，我们可以施行国际上已经开展的各种内镜手术，包括腹主动脉旁及盆腔淋巴结清除、宫颈癌根治性手术及保留自主神经的手术、盆底重建手术、困难的深部浸润内异症手术，肠代法人工阴道成型术等，并且数量大，有创新和改进。内镜专业队伍扩大，有的医院高年住院医师以上者均可独立施术。各地区、各中心经常定期举办研讨班、训练班等学术活动，并有优良的模型示教训练系统。出版的专著光盘多达三十余种。已经开始建立内镜培训基地，进行考核和资质认定。正形成契机与挑战并存，现实与预言共鸣的令人鼓舞的新局面：

每1~2年一次的CGEG会议已经举办了7次，2015年10月在北京举办的CGEG系与亚太地区妇科内镜协会（APAGE）共同举办的，于此，郎景和大夫被选为APAGE的主席。每年国内举办的妇科内镜学术会议、研讨会、手术演示等数十场，各种相关图书已出版30余部。中国学者已成为美国腹腔镜医师协会（AAGL）、欧洲妇科内镜协会（EAGE）的主要参加者和领导成员。在2014年、2015年AAGL会上开设了中国专场，中国学者的手术表演在全世界录播。

可以说，在妇科内镜领域，在国际舞台上，我们从会议的聆听者，成为发言者，甚至主持者；从学术发展上，我们从跟随者，成为参加者，甚至领跑者。

二、内镜技术实施和发展的原则

为促进妇科内镜技术的良好、迅速发展，应强调以下三项原则：

1. 强调疾病的诊治原则（规范化）　如各期宫颈癌的手术范围、放化疗的选择，子宫内膜癌的分期手术，卵巢癌的分期手术及肿瘤细胞减灭等，均有明确要求，不论何种手术入径或手术方式，均应达到这些要求，不可削足适履或另行一种规则，即是说，以不同的方式完成相同的要求，或者只能是以微创的术式达到微创的目的，取得微创的效果。

2. 强调正确选择适应证，做到因人而异（个体化）　适应证的选择实际上是四个要素，即病人及其疾病，术者及其术式，而不是简单的某病适合某种术式。只有四个要素完全契合才是好的选择，否则任何一项不适合，都应改变或调整选择。疾病和病人是诊治考虑问题，术者和术式也是诊治考虑问题。对于内镜手术，不可忘记施术者的观念、能力与经验，不可勉强而为之。任何手术技术及术者都不应将手术作为技术或器械的炫耀，在其中，关键的是术者，而不是手术方式，一个训练有素、技术精湛的术者，漂亮的开腹手术或阴道手术也会到达理想的结果。

适应证的选择是相对的，不是绝对的；是有限制的，不是无限制的。一个医生面对各类病人及各种技术，一种技术、一个病人面对各种医生，这其中的“匹配”便是临床的哲学与艺术。

3. 强调以人为本（人性化）— 诚如上述个体化考虑，并重视病人和家人的意愿和要求，在诊治过程中体现人文关怀。在与病家交谈中，既要表明内镜手术微创的优越性，也要交代它的局限性，以及可能发生的问题，或者中转开腹的可能性。医患交流术式的选择，不应是家长式的，而是协商式的。这在一个较新技术开展的过程中十分重要。

三、微创是一种观念、一项原则

一般地说，微创系指手术创伤小、出血少、时间短、痛苦小、恢复快等。就此而论，其本身就是外科的基本观念和恪守原则。问题在于如何达到微创的目的，取得微创的效果。

于是，有了手术途径和手术方式的差异。妇科手术有开腹，经阴道及内镜三种入径，对于某种疾患，三种入径都可以选择，而对于另一些疾病的处理可能不适宜或难于用某种途径，因此，有手术入经和方式的选择问题。

1. 选择入径　除了决策以外，入径是手术的第一步，也最能体现微创观念。合适的入径保证手术安全顺利展开，开腹、经阴道及内镜的选择以病变性质、范围大小及术者的技能与经验而定，但通常可以认为对机体的损伤、干预及影响，自小至大是经阴道 — 内镜 — 开腹。譬如，并不很大的子宫切除，如能从阴道切除（TVH），则不必开腹，甚至也可以不用腹腔镜协助。如需处理较困难的附件问题，则可施行腹腔镜协助的子宫切除（LAVH或TLH）。非常巨大的子宫乃以开腹为宜（TAH）。

同样的膀胱颈悬吊术（Birth手术）通过腹腔镜施行，能清楚地暴露耻骨膀胱间隔（Retzius间隙）、膀胱镜及耻骨之Cooper韧带，进行准确的缝合，出血少、效果好，也已成为治疗压力性尿失禁的金标准手术。

腹腔镜的应用改观了妇癌手术。循证已表明，它是治疗子宫内膜癌的理想方式，在腹腔镜协助下的保留子宫的子宫颈根治术(trachelectomy)、子宫颈癌根治术、卵巢癌的分期手术等都充分显示微创化和实施的合理性。

宫腔镜下的内膜切除(TCRE)、粘连分离(TCRA)、息肉切除(TCRP)、肌瘤切除及纵隔切除(TCRS)等亦有明显的优势性。

诚然,手术入径应个体化,但首先考虑经阴道,继而内镜,最后是开腹,应该认为是明智的选择。

2. 选择术式 手术以切除病变为目的,但也并非越大越广泛就效果最好。典型的例子是外阴癌的手术,传统的广泛性外阴切除及双腹股沟淋巴结切除,形成“大蝴蝶”状切口及创面,损伤大,迟延愈合非常多见。后经改良为“三切口”(Triple incision technique),并在行腹股沟淋巴结时主要侧重于股三角浅部,如前哨淋巴结阴性则不扩大手术亦不做盆腔淋巴结切除,减少损伤,避免下肢淋巴回流障碍及“象皮腿”的形成,并取得更好地疗效。

四、妇科的微创手术

既然微创是观念、是原则,则难以界定孰为微创、孰为不微创,微创是相对的、微创也是有条件的。但还是可以大致划规一些范畴:

1. 经阴道手术 除阴道本身的手术而外,其他盆腔手术,如若能从阴道施行,则从阴道施行之,可视为符合微创原则。

(1) 子宫切除:子宫大小的限定是相对的,但以小于10周(比照妊娠子宫)为宜。过大的子宫可先行GnRHa注射或介入以缩小之。合并附件肿物或不能除外恶性则不适宜。

(2) 子宫肌瘤剔除:以前后壁单发肌瘤为适宜,可从前或后穹窿切开进腹腔施行。

(3) 输卵管绝育术,是很方便的。

(4) 盆腔器官脱垂(POP)及压力性尿失禁(SUI)的手术:根据盆底重建的整个理论,完成解剖恢复及功能恢复,主张微创,尽量从阴道及腹腔镜施术,形成低风险、低疼痛、小切开、效果好的手术方式,并产生了很多新术式,主要有经阴道无张力尿道中段悬吊术(TVT),经闭孔尿道悬吊术(TOT),阴道后路悬吊术(P-IVS),骶韧带固定术(SSLF)以及用网片(mesh)为替代及支持的全盆腔重建术(Prolift术)等。

(5) 妇癌手术:以子宫颈癌手术最具挑战性,从经阴道广泛性子宫切除(Schaucta,1902)至今百余年,由于观念更新、腹腔镜应用,近年有了保留子宫的子宫颈根治性切除(radical、trachelectomy)及腹腔镜协助的经阴道广泛性子宫切除及盆腔淋巴结切除术,使子宫颈癌手术出现了崭新的新思路、新术式。

综上所述,可以认为相当多数的盆腔手术是可以经阴道这一相对自然的通道完成。我们已经知道,在20世纪初Schauta手术就将Wertheim手术30%的死亡率降至10%,只是因为它的技术要求很高而被“旷置”。现今由于它的微创及腹腔镜辅助,又重新回到妇科医生的手中。而它的无手术疤痕,也为病人精神与心理所乐意接受。于是,初步地共识是“虽然经阴道手术并不是解决问题的唯一手段,但它仍然是首选的手术方式”。

2. 内镜手术 内镜手术是外科的革命,是现代先进的科学技术与医学的结合,是传统的手术与现代电子信息技术与工艺技巧的产物,它改变了医生的思维观念、技术路线和操作技巧,亦符合微创原则,正逐步成为妇科手术的基本模式。

腹腔镜手术的应用可以分为以下几种选择:

(1) 明显展示腹腔镜优越性的手术,可谓最佳选择,包括妇科急腹症(宫外孕、黄体破裂、卵巢囊肿扭转、“巧囊”破裂以及盆腔脓肿的处理);盆腔包块或卵巢良性肿瘤的诊断与处理(卵巢单纯囊肿、良性成熟畸胎瘤、卵巢冠囊肿、输卵管积水及整形、吻合,盆腔疼痛,粘连分离、包裹性积液等);腹腔镜检及手术是子宫内膜异位症最好的诊断和治疗。

(2) 可选择的腹腔镜手术,主要有子宫切除、子宫肌瘤剔除、输卵管吻合及腹膜法人工阴道成形术、妊娠期的卵巢良性肿瘤、子宫内膜癌Ⅰ、Ⅱ期的全面分期手术、子宫颈癌根治术、盆底重建术

(Burch's、宫骶韧带折叠术、骶前阴道或子宫固定术等)。所谓可选择应视为有条件的,即病人与病情与医生与技能。

宫腔镜手术的应用主要有:经宫颈内膜切除术(针对异常子宫出血)、息肉切除、黏膜下肌瘤及部分壁间肌瘤切除、纵隔切开、宫腔粘连分离,嵌顿或困难宫内避孕器取出等,现又有显微宫腔镜影像、热球等新能源的内膜去除系统以及经宫腔镜发展的输卵管镜检及操作等。

3. 其他微创技术

(1) 介入治疗:主要超声介入和放射介入,超声扫描,特别是血流显像和三维成像,或与其他影像技术结合可以组成较为清晰的图像,作为诊断或在超声指引下进行穿刺、注药等,常用的有盆腔包裹性积液、"巧囊"穿刺等。放射介入以子宫动脉造影及栓塞为发展迅速,应用日益广泛,不仅在子宫肌瘤、子宫腺肌瘤以及子宫出血等治疗,对异位妊娠、癌瘤所致子宫出血、先期化疗、子宫血管异常(如动静脉瘘)以及盆腔淤血综合征等都已有肯定疗效。

(2) 高能超声聚焦治疗,也可以认为是一种介入,业已成为一项外科技术(HIFUS),如用于子宫肌瘤、子宫腺肌病或孤立癌灶,用超声或磁共振(MRI)准确定位以凝固坏死病灶组织。

(3) 其他　一些新的能源系统在妇科手术中应用,与传统的刀剪钳"常规武器"相得益彰,如射频消融、氩氦刀、超声刀、血管闭合系统(LigaSure vessel sealing system)、光动力学治疗、PK 刀、激光以及螺旋水刀等,都得到了不同的应用,有一定的优点。

五、选择适应证,避免并发症

1. 关于适应证——既然微创是一种观念、一项原则,微创当适用于任何手术。但这里强调的是选择好手术的对象和施术者,才能发挥及达到微创之目的。适应证的选择实际上是四个要素,即病人及其疾病,术者及其术式,这四项必须完全契合才是好的选择,否则应改变或调整选择。比如这个疾病的处理不适合这种术式,甚至不适合这位术者,就应该改变术式,或者请更适合于这个术式的术者施行,不可勉强为之。任何手术技术及术者都不应将手术作为技术或器械的炫耀。在这其中,关键的是术者,而不是手术方式,一个训练有素、技术精湛的术者,漂亮的开腹手术也会最大限度地减少损伤。当然合适的微创的术式会锦上添花。在术式选择时,术者的经验、特长及偏好起重要作用,这使其选择具有习惯的取向,但亦应遵守疾病的治疗原则和病人 / 病情的具体处理,所谓个体化,不可一味追求一种方式。诚如过大的子宫并非一定要从阴道途径,有些功能性子宫出血药物治疗可以奏效的,则 TCRE 都是不需要的。适应证的选择是相对的,不是绝对的;是有限制的,不是无限制的。一个医生面对各类病人及各种技术,一个技术、一个病人面对各位医生,这其中"匹配"便是临床的哲学与艺术。我们虽然提出了手术选择的顺序及手术的适应清单,但均不构成定式。1994 年,当时作为 FIGO 主席的 J. J. Sciarra 就说过:"一个重要的国际性挑战是将来要产生适宜的妇科手术方法,而同时应该产生临床实践的适宜标准。"这当然是个不断实践探索的目标。

2. 关于并发症　任何手术都可能产生并发症,而微创手术就更应该避免和减少并发症,值得注意的是目前我们所施行的微创技术都有产生并发症的"危险"因素:①阴道手术的空间狭小,暴露困难,操作受限,尿道膀胱、直肠毗邻前后,盆腔高位或肿物过大更增加难度。②内镜的观察属于二维空间,视野局限,通过"机械手"完成操作,缺乏触摸感觉。③各种系统能源之操作实际也是损伤之源。④阴道或内镜下的手术所发生的损伤,如出血或脏器损伤的处理较为困难,且有在术中不能及时发现之虞,均成被动及棘手问题。⑤特别的并发问题,如气栓、体液超负荷与稀释性低钠血症(如 TURP 综合征),有时甚至是致命的。

由此,无论是阴道手术专家或妇科内镜专家都会告诫我们,这些术式的实施要做的不比开腹差,或者相当,应该更好、更安全。否则"微创"可以变为"巨创"。掌握微创手术是必备技能,又要经历较长的学习和训练。首先要有开腹手术的良好基础,逐渐适应与掌握阴道手术和的内镜手术的特点与技巧,应用好各种器械系统(充气、灌注、光源、能量),一些适应证的选择以及结果评价要依照临床循证。

在微创的原则下，开腹、经阴道、内镜手术三者不可能由一种代替其他，应该是扬长避短、相辅相成。一个成熟的妇科医生应该掌握各种手术方式，又善于形成自己的特长。手术是一项临床技术，丰富的经验给我们以技巧，先进的观念给我们以明智，而患者比手术本身更重要。

六、内镜技术的发展任务

我国的妇科内镜技术正处在一个重要发展阶段，即将步入一个新的高度。为此，建议注意下面三个问题：

1. 加速修订妇科内镜诊治规范　规范或指南在一定时期内具有规矩诊治行为之作用，保证诊治的安全性和有效性，保护作用兼具医患双方。原有的“两镜”指南(1997)过于陈旧，多年旷置，多不适用。近年技术的快速发展，资料和经验的丰富积累，我们已经实施修订，并于 2012 年正式公布。临床策略的建立和修订有三个层次：①标准规定(Standards)；②指南实施(Guideline)；③多种选择(Options)，其严格性逐渐下降，我们多数是制定指南。仍应以循证医学为依据，有 RCT 结果，荟萃分析，具有说服力的证据。指南应定期(比如 2~3 年)进行修订。指南作用于“共通性”，特例、罕见、个案应具体问题具体分析，专家的经验仍有必要性，况且还有患者的认识观念及选择。

2. 强化并发症的防范　任何手术都可能发生并发症，作为微创手术的内镜手术理应更加减少和避免并发症。但内镜手术有其“先天”的缺陷：二维空间、视野受限、操作局促、缺乏感觉、能源使用等，都是损伤发生的“危险因素”。而且术中多不易及时发现，处理亦棘手困难。此外，内镜手术还有其特殊的严重并发症，如气栓、TURP 综合征等。所以，“微创”可以变“巨创”的警示并非耸人听闻，应审慎对待之。

也许随着技术应用的普及和技术难度的提示，并发问题会随之增加 —“或许你还没有遇到问题，那是因为你做得还不够多！”是句生硬的话，却也是中肯的警告。

我们提出要避免陷入以下五个误区：

误区 1. 微创技术 = 内镜手术

微创是一种观念、是一项原则，而并非专指某种手术途径和手术方式。以最小的损伤，达到最佳的效果，是微创的目的。以此排序是阴道手术 —内镜手术 — 开腹手术，但微创的原则适应任何手术，贯穿手术全过程。

误区 2. 内镜手术 = 一切手术

任何手术都有其适应证和禁忌证，适应证和禁忌证都是相对的，不是绝对的。手术的选择除了疾病和治法，还有两位重要的人，即医者和患者。我们不能要求，也不可能以一种手术方式解决一切问题。

误区 3. 内镜手术 = 最好的手术

内镜手术固然有其优点，但各种手术方式和技术，都各有其长、各有其短，应取长补短，相辅相成。实际上是没有最好，只有更好。

误区 4. 微创技术 = 最安全的手术

微创技术以创伤小、出血少、对机体的干预小和恢复快等为特征，但可能并发问题依然存在。一般的内镜手术系二维空间、视野局限，有各种能量操作应用；阴道手术空间狭小，照明及视野亦受到影响。在上述手术中问题的发现与处理都较之开腹手术有诸多不便。所以，微创可以变巨创！预防和避免并发症是任何手术都须臾不可小视的。

误区 5. 内镜技术专家 = 只做内镜手术

我们主张一专多能的专家是最好的专家。内镜技术必须有良好的疾病诊治的基础和全面的训练。内镜技术的学习、培训和考核渐成制度化，且已推出腹腔镜和宫腔镜操作后与分级标准。君子(技术专家)不是器，器不是君子。器只是工具，只是技术。专家是掌握和应用技术的行家里手，一个成熟的医生应该灵活地应用各种技术，又善于形成自己的特长。

3. 严格技术培训和资质认定。一方面，我们要提高内镜技术专家队伍，一方面要普及内镜技术的广泛应用。而完善培训、考核、资质认定与准入都至关重要。现今国家卫生计生委已经有专司此事的机构和相应政策规定和方法实施。一批培训基地已经得到认可和开展工作，必将推动上述进程。

内镜手术有较长学习曲线，要求有开腹手术经验、阴道手术经验和熟悉内镜技术，三者结合方可施行内镜手术。还要经历四级水平的磨炼，达到一定的数量和质量，使自己成长、成熟起来，使内镜技术提高、普及开来。

内镜手术作为微创技术，受到医生和病人的青睐。技术日臻完善，应用前景广阔。开腹手术、内镜手术和经阴道手术三者是相辅相成的，不可能也不应该以一种代替其他，掌握好适应证，避免并发症是基本的诊治准则。内镜手术的普及与提高也是相辅相成的，它既是21世纪妇科医生的必备技能，也要形成内镜技术专家队伍。规范的建立与实施、培训及资质认定是内镜技术发展的重要保证。

（郎景和）

第二节 宫腔镜手术的发展与现状

1869年，Pantaleoni开展了第1例人体宫腔镜检查，开创了宫腔镜诊断宫内病变的先河。但是受当时生产力水平低下的影响，宫内光线传导不良，宫腔不能适度膨胀，宫腔内出血妨碍视野，镜体直径偏大，不易置入宫腔等问题阻碍了宫腔镜的应用，该技术的发展十分缓慢。直到进入20世纪以来，随着器械的微型化，冷光源的问世，持续灌流取代单向灌流膨宫，宫腔镜技术才逐渐完善起来。尤其是20世纪90年代中期以来，手术宫腔镜的诞生为某些妇科疾病的治疗带来了划时代的变革。1986年，Nd-YAG激光子宫内膜去除术得到美国食品与药品监督管理局（FDA）认可，但很快激光就被电外科手术所替代。1989年，FDA正式批准使用宫腔电切镜，为今天的妇产科医生创新了诊治手段。随之，成像技术也日新月异地向前发展，集成电路晶片（couple charge device，CCD）的发明，解决了摄像机的微型化问题，可与目镜连接，将图像呈现在电视屏幕上，大大提高了图像的清晰度，缓解了术者通过目镜观察宫腔图像以及进行操作时颈背部的疲劳感。为宫腔镜电切术专门设置的液体膨宫泵可设定压力和流速，使手术在满意的膨宫和清晰的视野下进行。其液体回收器可精确计算出水和入水间的差值，能有效地预防TURP综合征，使得今天的宫腔镜技术简单、安全和有效。宫腔镜检查是现代诊断宫腔镜病变的金标准，宫腔镜手术以其低创伤比值和高效价比，被誉为微创外科成功的典范。

我国宫腔镜的发展得益于2000年中华医学会妇产科分会妇科内镜学组的成立，继而全国各省、市、自治区相继成立地方学组。妇科内镜的学术会议如雨后春笋，遍地开花。这些学术组织为从事宫腔镜手术的医师们提供了互相交流，切磋技艺，提高认识，学习先进的高端平台，是推动我国宫腔镜技术的巨大动力。许多国外的专家们也曾经给过我们很多帮助。

1980-1990年是我国宫腔镜诊断快速发展的年代，1990-2000是宫腔镜手术迅速普及的年代，近10年则是宫腔镜技术在我国得到广泛应用的年代。我国公开发表的论文数不断攀升即是见证这段技术发展史的明证。检索中国知网（www.ckni.net），1980-1990年共发表有关宫腔镜的论文82篇，1990-2000年407篇，2000-2010年3451篇。近十年发表的论文是10年前总和489篇的7倍。1990年以前的报道多以宫腔镜诊断内容为主，1990年以后，宫腔镜手术的报道逐渐增多，综述和进展也见诸杂志。新千年以来的十年，在视频监控下进行的宫腔镜技术深受患者和妇科医生欢迎，对子宫腔和宫颈管疾病，宫腔镜已几近常规的手术。此间发表的论著以宫腔镜手术为主，还有不少针对某种疾病应用宫腔镜诊治的论著，并有系列的宫腔镜手术录像出版，拓宽了宫腔镜手术的应用范围，内容新颖，实用性强，安全性提高。概述于后。

一、经典六项手术已成精品,改善生殖预后的作用明显

随着实施手术例数的增多,操作规范,宫腔镜医师们的手术技能普遍得到了提升。子宫内膜预处理提高了宫腔镜子宫内膜切除术(TCRE)的成功率。吸宫后电切治疗有生育要求的多发子宫内膜息肉病例,保留了正常子宫内膜组织,不损害患者的生育功能。GnRH-a 的应用加子宫肌瘤手术中的“开窗”能够切除 5~7cm 直径的Ⅱ型黏膜下肌瘤,贯通肌瘤,壁间内突肌瘤和邻近黏膜的壁间肌瘤,避免了腹腔镜剔除此类肌瘤留下的子宫切口,防止日后妊娠子宫破裂。与传统的中隔子宫矫形术相比,宫腔镜子宫中隔(transcervical resection of septum,TCRS)不开腹,子宫无切口,电手术不出血,视野清晰,在腹腔镜透光试验和 B 超声的宫底成型试验引导下,中隔易于完全切除,术后 2 个月即可妊娠,产科子宫破裂的概率极低。宫腔镜宫腔粘连切除术(transcervical resection of adhesions,TCRA)是治疗宫腔粘连的金标准。术后宫腔镜二探评估手术效果,防止再次粘连,提高成功率。Thomson 报道 90% 恢复月经,妊娠率 50%~60%,活婴率 40%~50%。

二、阴道内镜的应用

阴道内镜(vaginoscopy)检查,又称非接触性(nontouch)宫腔镜检查。应用细径的纤维或硬质宫腔镜检查阴道、宫颈和宫腔。术时不放窥器,不把持宫颈,不扩张宫颈管,不探宫腔,低压膨宫。可以在患者清醒、镇静状态下进行。术时膨宫介质膨胀阴道后,先检查阴道、宫颈阴道段,然后进入宫颈管,通过宫颈内口,进入宫腔。适用于女性婴儿、幼女的阴道出血或异常排液的鉴别诊断,包括异物、创伤、肿瘤和感染等。Micgael 等报道 6mm 直径宫腔镜能够插入新生儿的阴道而不引起损伤。

三、子宫内膜的窄带成像

宫腔镜检查和定位活检在诊断宫腔内病变中起着重要作用,但诊断子宫内膜癌的敏感度仅为 80%,说明仅凭观察子宫黏膜的形态学变化不足以做出诊断的结论。许多研究指出血管生成的强度可视为恶性病变的预后因素,子宫内膜癌的肿瘤血管结构和功能异常以及结构上的变化均与血管浸润频率增加和生存率下降有关。因此,了解子宫内膜的血管结构十分重要。窄带成像(narrow band imaging,NBI)是一种新的成像方式,即在可见光谱中选择一个窄范围的波长来成像,利用氙气光源产生波长在可见光谱(415 ± 30) nm 中的蓝光来成像,可以很好地显示人舌下黏膜毛细血管类型。由于穿透深度局限于 0.15~0.3nm,使用 415nm 波长的光成像可以很清楚地显示黏膜的浅层结构。Faruggia 等报道用 NBI 容易看到子宫内膜的病变,并易于评估其真正的扩展范围。Surico 等在做宫腔镜时用 NBI 和放大的内镜评定绝经后的 AUB 患者,初步经验显示 NBI 可以清楚地看到微血管的结构,帮助医生识别伴有密集的和不规则的微血管的可疑部位,以早期探测子宫内膜病变,增加镜下识别子宫内膜癌和子宫内膜增生的准确性。子宫内膜异位症是血管源性病变并且在腹膜层产生多种的微血管类型。腹腔镜用 NBI 很容易识别表浅子宫内膜异位症,能很好地判断病变范围。由于微血管的改变和炎症反应增加了与正常腹膜的对比度,所以即使很小的病变应用 NBI 也能很清楚地被发现。

四、宫腔镜应用于不孕症

综合文献报道,不孕症妇女实施体外受精 - 胚胎移植(in vitro fertilization and embryo transfer,IVF-ET)失败者 33%~45% 有宫腔内病变,宫腔镜检查是现代诊断宫腔内病变的金标准。国外早在 2003 年即已提出:宫腔镜是不孕症的首选和常规检查。不孕妇女宫腔镜检查子宫内膜息肉的发现率高达 25%~37%,宫腔镜子宫内膜息肉切除术后 80% 在 12 个月内妊娠。宫腔镜手术对有息肉,肌瘤,中隔或宫腔粘连致生育能力低下妇女有明显的改善作用。IVF 成功率低,最近系统复习和荟萃分析发现 IVF 的预后可以改善。

五、新设备的问世降低了手术难度

(一) 宫腔内粉碎器(intrauterine morcellator,IUM)

IUM 旋切器长 35cm,安放在 9mm 的双极电切镜操作孔道内,手术时旋切器将息肉或肌瘤绞碎并吸出。Emanuel 和 Wamsteker 报道应用 IUM 切除 27 例子宫内膜息肉和 28 例黏膜下肌瘤。其最大的优点是便于取出组织碎片,手术时间及学习曲线均较常规电切术短,手术视野清晰,避免了为取出肌瘤碎屑而多次进出电切镜导致的空气栓塞,明显减少了体液超负荷,低钠血症,子宫穿孔等严重并发症。van Dongen 等比较培训中的住院医师行 IUM 和常规电切术切除息肉或肌瘤,IUM 没有学习曲线,其手术时间较常规电切术明显缩短,$P<0.001$。

(二) 可吸引的新型电切设备

使用一次性套管在电切或电凝宫腔内病变的同时,通过连续的吸引装置清除切下的组织碎屑,保持宫腔空虚状态,手术视野清晰,缩短了手术时间。其临床应用价值正在评估中。

六、宫腔镜诊治子宫畸形的进展

完全双角子宫融合术在宫腔镜下行人为子宫底横向全层切开,腹腔镜下纵向缝合,出血少,操作准确,矫形效果明显优于传统的开腹手术。宫腔镜斜隔子宫矫形术更是避免了灾难性的子宫切除。T 型子宫及单角子宫均可在宫腔镜下行子宫壁切开术(transcervical uterine incision,TCUI)矫形均可成功施术,Giacomucci 等报道 T 型子宫手术后足月分娩率 66.7%。宫腔镜子宫矫形术微创,效果肯定,腹腔镜和 B 超声的联合应用有助于明确畸形类别,提高手术的安全性和成功率,具有良好的发展前景。

七、宫颈的预处理

宫腔镜手术的宫颈预处理是避免子宫穿孔和 TURP 综合征的最好方法。已报道宫颈预处理方法有用国产扩张棒的,有用细径球囊导尿管置入后球囊注水下拉压迫宫颈内口的,有用乳胶管的。米索前列醇(米索)200~400μg 术前 4~6 小时阴道后穹隆放置是较常用的药物宫颈预处理方法,米索半衰期短,不良反应少,置于室温下性能稳定,价格便宜,使用方便。尽管有限的随机对照研究支持其有扩张宫颈管作用的结果甚少,但使用者甚众。近年来有应用口服米非司酮行宫颈预处理者,疗效有待临床研究证实。

八、宫腔镜并发症新解

(一) 宫腔压力过高导致子宫穿孔

以往均认为子宫穿孔是器械穿通子宫肌壁所致。Wortman 报告 1 例患者是采用环状电极切除子宫肌层。在短短的几秒之内,子宫中线基底部穿孔。在重放录像的过程中清楚地显示穿孔事实上是由于肌壁过薄随后发生子宫破裂。录像带显示子宫基底部破裂是在作用电极撤向宫颈的过程中,此时宫腔内的膨宫液体压力增高,子宫基底部肌壁过薄,子宫穿孔是两者共同作用的结果,而电极并没有穿过宫壁,值得临床借鉴。

(二) 反向气体栓塞

宫腔镜手术中室内空气可经开放的外阴,阴道,宫颈,通过子宫腔开放的静脉系统进入右心。然而,2008 年 Rademaker 等报道 1 例宫腔镜手术时经超声心动发现心脏反向气体栓塞。该例在双极宫腔镜子宫内膜电切术进行至 20 分钟时,呼气末二氧化碳(CO_2)分压下降至 2.4kPa,脉搏血氧饱和度下降至 90% 以下,最低 49%,心脏听诊闻及碾磨音,诊断静脉气体栓塞。立即停止手术,倒转患者为 Trendelenburg 位,连续纯氧通气,颈内静脉插入中心静脉压导管,未吸出气体。CO_2 分压下降 15 分钟时,放入 7.4MHz 经食管超声心动探头(transesophageal echocardiography),见右心房和右心室无气体。然而,点状密集回声提示反向栓子存在于左心房和左心室,而不在右心。此报道描述了反向栓子

(paradoxical emboli)栓塞的气体经过房、室间隔缺损、未闭的卵圆孔,肺脏的动静脉畸形或动静脉瘘由右心进入左心,解释了静脉栓塞时会迅速出现心血管和神经系统并发症,甚至危及生命。因此,在遭遇宫腔镜手术猝死病例时,应争取尸体解剖,以发现其有无导致气体栓塞的解剖学缺陷。

九、宫腔镜在宫颈手术的应用

宫腔镜子宫颈病变切除术(transcervical resection of cervical lesion,TCRC)是治疗宫颈良性病变的有效方法,它不但可以切除宫颈阴道段的病变,而且可以进入宫颈管,了解宫颈管病变的范围,进行有目的的切除,并可精确止血,兼有整形作用。切除组织的病理组织学检查显示仅表面 1~2 层细胞变形变性,不影响病理检查结果。因有一定的并发症,目前保留宫腔鞘膜的子宫切除(classic intrafascialsupracervicalhysterectomy,CISH)手术已很少应用。有多篇报道采用腹腔镜子宫次全切除术加 TCRC 替代 CISH 手术,达到了保留宫颈环,不损伤主韧带,保持盆底结构完整的目的,而比 CISH 操作简单,安全。

十、宫腔镜手术在产科的应用

剖宫产瘢痕妊娠有两种转归,其一为胚胎向子宫肌壁内生长,需腹腔镜切除。其二为胚胎向子宫腔内生长。后者可在 B 超声监护下行宫腔镜电切除术,为安全起见,可行腹腔镜,B 超声交替监护,为有效控制或减少出血,还可先行可逆或不可逆的腹腔镜子宫动脉阻断术。

剖宫产瘢痕憩室剖宫产瘢痕薄弱,内陷,形成憩室,导致经血潴留,经期延长或常年淋漓出血不断。宫腔镜下切出或切开定位准确,如憩室较深,联合腹腔镜修整缝合。发挥了宫腹腔镜手术的微创优势。

未破裂宫角妊娠可以在腹腔镜监护下,用宫腔镜将胚物完整取出,避免了开腹手术。

十一、宫腔镜子宫内膜切除术对卵巢功能的影响

实施宫腔镜子宫内膜切除术(transcervical resection of endometrium,TCRE)患者,分别于术前、术后 1 个月,3 个月及 6 个月行经阴道彩色多普勒超声测定卵巢动脉血流阻力指数(RI)和搏动指数(PI),同时行血清六项性激素检查。术后随访 9~18 个月,结果:无月经 34.2 9%、经量减少 4.29%、复发 11.43%,满意率 88.57%。卵巢动脉血流则与 PI 术后低于术前,多无显著性差异。性激素 FSH、LH、E2、P 及 T 手术前与术后 1 个月,3 个月及 6 个月相比,变化无显著性差异,故认为 TCRE 使卵巢动脉血流阻力降低,对卵巢功能无显著性影响。

展望未来,我国人口众多,不乏病例,宫腔镜设备和器械已国产化,国家卫生计生委批准和培育了多家妇科内镜培训基地,正规地培训妇科内镜医师,妇科内镜医师的执业资质即将启动。所以,可以预见,今后的宫腔镜手术医师队伍将更优秀,操作更规范,设备国有化,患者更满意。

(夏恩兰)

第三节 腹腔镜手术的发展与现状

腹腔镜作为微创手术的工具,是用途最为广泛的一种内镜,腹腔镜下的手术治疗是微创治疗方式的典型代表。

现代腹腔镜技术始于1901年的GeorgKelling在活狗腹腔内充入气体用膀胱镜检查狗的腹腔内脏。1910 年,Jacobaeus H.G. 通过套管穿刺针和通过套管向腹腔内输入空气后进行腹腔镜窥视人体腹腔,并首次将此项检查命名为腹腔镜检查术(laparoscopy)。百余年工业技术的发展成就了腹腔镜技术在临床上应用的可能。其中 20 世纪 50 年代可屈光导纤维的发明,20 世纪 70 年代自动 CO_2 气腹机及气腹压力监测系统的出现,各种腹腔镜下的手术器械等都促使腹腔镜技术在临床的应用急速向前发

展。特别是20世纪80年代，微小CCD的开发使得摄像机连接于腹腔镜，将直视的腹腔镜手术转变成电视腹腔镜手术，大大加快了腹腔镜手术在所有手术领域的普及和应用。在国内，自1992年9月第一例妇科腹腔镜附件切除和1993年2月第一例腹腔镜全子宫切除迄今的20年发展后，我们在21世纪进入了微创手术治疗时代，腹腔镜手术是今后妇科疾病治疗的主流手术方式。

腹腔镜手术的出现改变了多数医生的治疗观念，也改变了患者对手术治疗的要求，其手术方式引领了微创治疗理念的发展。在手术治疗疾病的过程中，患者和医生共同的目的是在整个围术期中，减少被手术者机体的机械、生理、心理及精神创伤的总量。医生要帮助患者减少应激反应，帮助患者调控创伤反应过程，尽力维护患者机体内环境稳定，促进创伤愈合，使患者在最短时间内恢复机体的正常机能，并使患者有良好的远期预后。近20年的手术实践使我们认识到，要达到此目的，腹腔镜手术是盆腹腔疾病首选的治疗方式。我们还知道，虽然腹腔镜手术是设备依赖性的技术，但仍然是手术医生双手延长的手术工具，优质的设备和器械为手术提供了极大的便利，但手术设备先进与否、手术器械种类、腹部穿刺口的大小、多少等不等于微创。微创是一种概念，是需要手术医师、麻醉医师、护士、营养师等在内的治疗组共同努力使患者手术后达到与手术前无明显差别的一种状态。因此认为，无论手术难易，要使患者“微创”，腹腔镜手术绝不是手术医生个人的行为，而是一组医护人员的集体行为和职责。

我国妇科手术性腹腔镜技术经历20年的发展后，呈现出和国外同行共同前进和发展的良好现状。

腹腔镜手术成为女性盆腔生殖系统良性疾病治疗的常规手术和主流手术方式。腹腔镜手术设备已经普及到区、县级医院，近50%的妇科医生能进行不同级别的腹腔镜手术。很多医院使用腹腔镜手术治疗的比例达90%以上，妇科急腹症腹腔镜手术比例可以达到近100%。随着手术医师在手术技巧上的成熟，手术禁忌证已仅限于麻醉禁忌证和严重凝血功能障碍。除受限于医生的手术经验外，腹腔镜手术涉及了几乎所有女性盆腔生殖系统疾病的手术治疗。

腹腔镜手术成为或将成为越来越多的疾病治疗的金标准手术方式。这些疾病有：盆腔子宫内膜异位症，腹腔镜手术使患者避免可能的多次腹壁切开；妇科急腹症，如输卵管妊娠、卵巢囊肿蒂扭转、卵巢破裂、化脓性附件炎等；卵巢良性肿瘤。

子宫肌瘤剔除和子宫切除是占妇科50%之多的手术，因此在腹腔镜下进行该手术成为评价腹腔镜手术技术等级的标准之一。经腹子宫切除在各医院、不同年资医生中呈不同比例的被腹腔镜手术、腹腔镜辅助阴式术式及经阴道手术方式所取代。循证医学证据已经显示，在手术中出血、手术时间、术后病率、术后住院日、术后恢复上，腹腔镜手术式明显优于经腹手术式。我们可以做到90%以上的子宫切除手术不再需要切开腹壁进行。预计在21世纪，经腹子宫切除将成为少见的手术方式。而且随腹腔镜子宫切除比例增加，促进了古老的微创手术方法之一——阴式手术的发展，使越来越多妇科医生掌握了经阴道手术方法。

腹腔镜手术普及带来近10年在妇科恶性肿瘤中应用的大力发展。腹腔镜手术正在逐渐成为治疗妇科恶性肿瘤主要手术方式。在相同的患者预后情况下，腹腔镜手术在早期子宫内膜癌和宫颈癌的治疗上更显现出其微创伤性，腹腔镜下高度清晰的手术视野，局部解剖的放大作用，使手术可以精细到保留细小的重要神经。手术器械更能到达随心所欲的手术部位而优于经腹手术。近年来腹腔镜机器人操作系统的应用，突显了腹腔镜在盆腔恶性肿瘤手术中的优势，随着机器人手术系统在国内的逐渐普及，将给腹腔镜手术治疗妇科恶性肿瘤治疗带来更广阔的应用前景。但由于女性盆腔各种恶性肿瘤的不同的生物学特性（特别是卵巢恶性肿瘤繁多的组织学类型和生物学复杂特性）、腹腔镜手术CO_2及其物理压力的影响、手术技术要求及盆腔解剖的复杂性，从事盆腔恶性肿瘤腹腔镜手术的医生仍在少数，晚期卵巢恶性肿瘤的腹腔镜手术仍存在较大的争议。我们期待腹腔镜技术的进一步普及，期待可以在腹腔镜下进行细胞减灭术的手术器械（超声吸引+激光）的普及应用。

虽然腹腔镜手术在妇科手术治疗领域迅速发展，比较经腹手术有明显的优点，但腹腔镜手术的并发症并没有比经腹手术减少。特别是以腔镜+视频图像为基础衍生出的自然腔道手术/阴道手术(NOTES)、无气腹腹腔镜手术及腔镜辅助的小切口手术和机器人等各种微创手术方式，需要手术医生必须改变传统的观念，重新建立自己的学习曲线，在这个过程中，出现的高于传统经腹手术的并发症不容忽视。因此，转变观念，加强和腹腔镜手术相关的基础理论研究，加强各级腹腔镜手术技术培训及进行随机多中心大样本的临床研究并得到一个好的循证医学证据和结论是今后妇科腹腔镜手术良性发展的趋势。

(刘 彦)

参考文献

1. El-Toukhy T, Campo R, Sunkara SK, et al. A multi-centre randomised controlled study of pre-IVF outpatient hysteroscopy in women with recurrent IVF implantation failure: Trial of Outpatient Hysteroscopy-Reprod Health, 2009, 3(6): 20.
2. Emanuel MH, Wamsteker K. The intra uterine morcellator: a new hysteroscopic operating technique to remove intrauterine polyps and myomas. J Minim Invasive Gynecol, 2005, 12(1): 62-66.
3. VanDongen H, Emanuel MH, Wolterbeek R, et al. Hysteroscopicmorcellator for removal of intrauterine polyps and myomas: a randomized controlled pilot study among residents in training. J Minim Invasive Gynecol, 2008, 15(4): 466-471.
4. 夏恩兰, 刘玉环, 黄晓武, 等. 宫腹腔镜联合完全双角子宫矫形术——附一例报告. 中华临床医师杂志(电子版), 2009, 3(1): 135-139.
5. Capito C, Sarnacki S. Menstrual retention in a Robert's uterus. J Pediatr AdolescGynecol. 2009.22(5): e104-e106.
6. Giacomucc E, Bellavia E, Sandri F, et al. Term delivery rate after hysteroscopic metroplasty in patients with recurrent spontaneous abortion and T-shaped, arcuate and septate uterus. GynecolObstet Invest, 2010, 71(3): 183-188.
7. Morris Wortman, Keith Isaacson. Gynecologic endoscopic surgery.Philadephia: Saunders.2006.
8. Rademaker BM, Groenman FA, van der Wouw PA, et al. Paradoxical gas embolism by transpulmonary passage of venous emboli during hysteroscopic surgery: a case report and discussion. Br J Anaesth, 2008, 101: 230-233.
9. 王斌, 夏恩兰. 腹腔镜子宫次全切除术联合宫腔镜宫颈电切术的临床研究. 中国内镜杂志, 2010, 16(2): 143-145, 149.
10. 刘玉环, 夏恩兰, 张丹, 等. 宫腔镜子宫内膜切除术对卵巢动脉血流动力学及卵巢功能的影响. 中国内镜杂志, 2004, 10(4): 9-12.

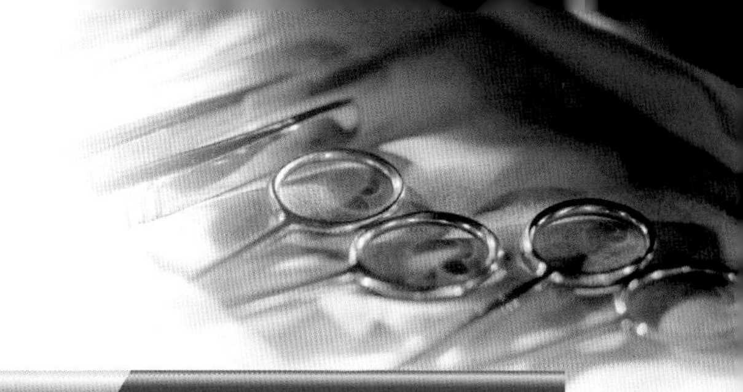

第二章

宫腔镜手术相关解剖

第一节 子 宫 形 态

子宫是维系女性月经生理和胎儿生长发育的器官。子宫位于女性盆腔中央，为单一的肌性中空器官，主要由平滑肌构成，壁厚而腔小，富于扩展性。其形态大小及结构随年龄不同而异，并受月经周期和妊娠的影响而发生改变。

成年未孕女性的子宫前后略扁，上宽下窄，成倒置的梨形。其长宽厚径分别为7~9cm、4~5cm、2~3cm，重40~50g。经产妇女子宫的重量、各径线大小和内腔均略有增加。

根据形态结构和功能，子宫又可分为子宫体与子宫颈两部分（图1-2-1）。

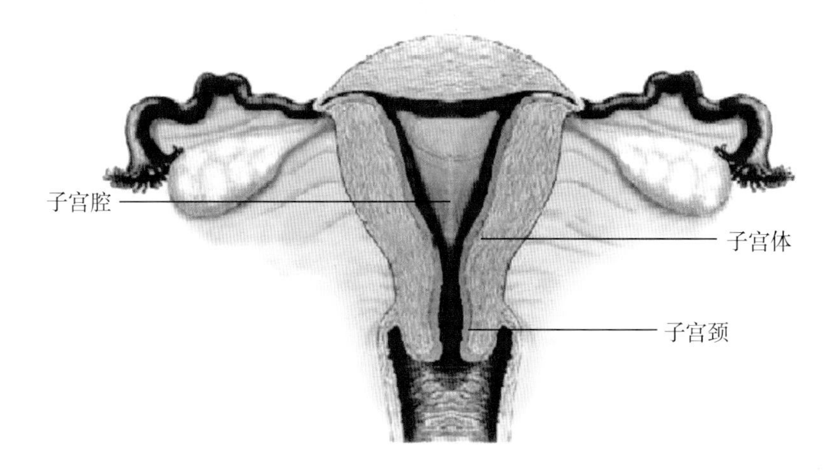

图1-2-1 子宫矢状面图

一、子宫体

子宫体是子宫最宽大的部分，上宽下窄，下端缩窄与子宫颈相连，宫底两侧角与双侧输卵管相连接，分为子宫腔和子宫肌壁。

1. 子宫腔 是子宫体内的中空部分，呈尖端向下的“倒三角形”结构。一般宫腔底长与高度的比例为1∶2。宫腔侧壁的平均夹角为28.76°（22°~38°）宫腔“倒三角形”结构的底部朝上，其平均横径为3.08cm（1~5cm），子宫腔下端缩窄并移行于子宫峡部，其表面光滑，全长平均4.19cm。子宫腔底部的两侧各有一开口，即输卵管子宫口，与输卵管相通。正常情况下，因子宫体前后壁几乎相互贴附，子宫腔仅为一潜在的腔隙；宫腔镜手术中，膨宫压力与介质可使子宫腔膨胀（图1-2-2）便于观察子宫腔

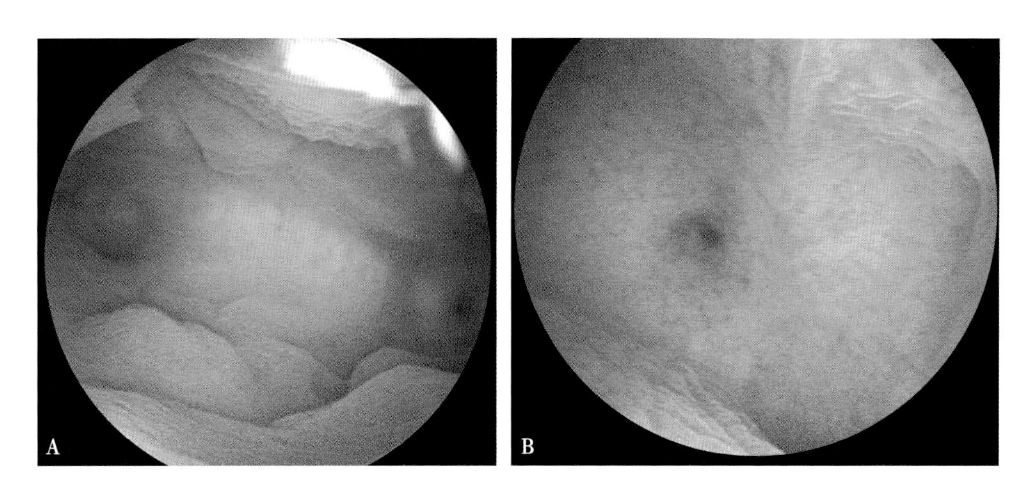

图 1-2-2
A. 正常子宫腔与子宫内膜;B. 输卵管开口

全貌。

(1) 输卵管开口:正常情况下,输卵管口位于子宫腔的底部两侧角,宫腔镜手术中,受膨宫介质和压力的作用,输卵管开口扩张,呈现圆形、星月形或漏斗形(图 1-2-3)。

(2) 子宫内膜:子宫内膜按其结构和功能的特点,又分为功能层与基底层两部分。从青春期开始,

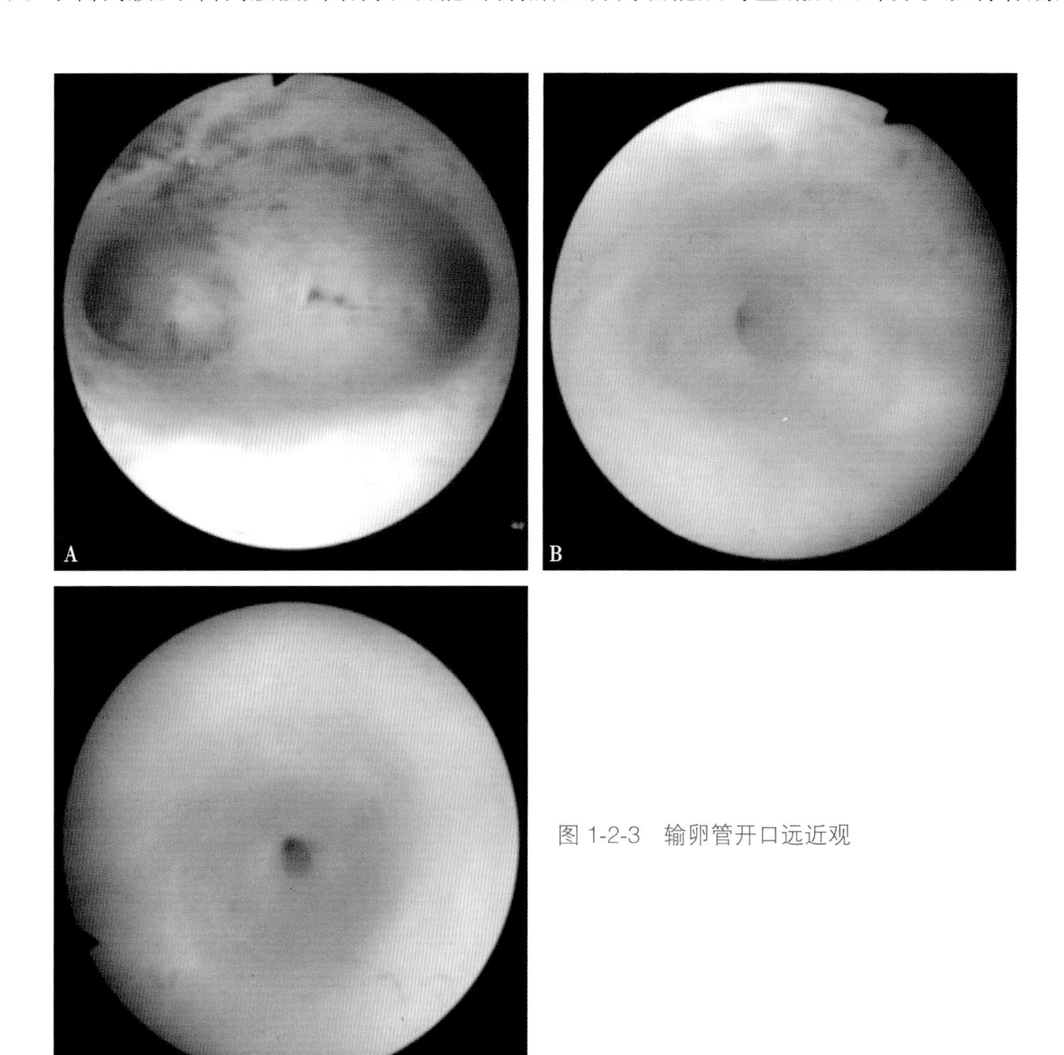

图 1-2-3 输卵管开口远近观

子宫内膜受卵巢激素的影响，其表面 2/3 于月经来潮时发生脱落，称为功能层（functional layer）；其下 1/3 靠近子宫肌层的内膜不发生周期性变化，月经期不脱落，称为基底层（basal layer）。基底层内膜具有较强的增生和修复能力，可以产生新的功能层子宫内膜。子宫内膜厚度受卵巢激素的影响，在月经周期的不同阶段发生相应改变，可以由增生早期的 2~3mm 到分泌晚期的 5~7mm，甚至可达 10mm 以上。

2. 子宫肌层　由成束的平滑肌和肌纤维间结缔组织组成，肌层自内向外一般可分为三层：黏膜下层，中间层和浆膜下层。黏膜下层和浆膜下层主要由纵形的平滑肌束组成；中间层较厚，由环形和斜形肌束组成，并含有丰富的血管。临床研究证实，不同部位的子宫肌壁厚度存在差异，正常子宫肌壁的厚度为：①子宫底部平均厚度 1.4cm；②子宫前壁平均厚度 1.8cm；③子宫后壁平均厚度 1.9cm；④子宫峡部最薄处厚度仅 0.7cm；⑤子宫角部近输卵管入口处平均厚度 0.6cm。

二、子宫颈

1. 子宫颈内、外口　子宫颈位于子宫体的下部，外观缩窄呈圆柱状、中间为管腔状的组织结构。子宫颈上端起始于子宫解剖学内口（internal os of anatomy），呈圆形或椭圆形，是子宫体腔下端解剖学最狭窄的部位；下界为组织学内口，即子宫内膜和子宫颈内膜的转换部位，正常情况下，在近宫颈外口处，宫颈阴道部的鳞状上皮与宫颈管的柱状上皮形成一明显的分界线，即是鳞柱交界。在未经产妇呈圆形或卵圆形，经产妇呈大小不等的横裂或边缘不规则的裂隙。

2. 子宫颈管　子宫颈管（cervical canal）为圆形或椭圆形的管筒状结构，其中间部轻度扩张而呈菱形，直径为 4~7mm，形状可随宫颈扩张程度变化。正常子宫颈长度为 3~4cm，宽 2cm。阴道穹隆部附着其周围，并将子宫颈分为阴道上端和阴道段两部分。子宫颈阴道部经阴道窥器扩张后可以视及。

3. 宫颈黏膜与肌肉　宫颈管黏膜淡红、泛白或红色，纵横皱襞较多，明显异于子宫腔内膜。宫颈管管壁有黏膜层和结缔组织构成。其黏膜层为单层高柱状上皮及其下附的基底膜，无黏膜下层，因而，宫颈的腺体从黏膜的表面直接深入到其下方的结缔组织中，受性激素的影响，上皮细胞及腺体的形态及其分泌黏液的形状、酸碱度发生周期性变化。子宫颈的主要成分是结缔组织，富含血管和弹力纤维，偶有平滑肌纤维，结缔组织的状态决定着宫颈的物理性能。无论在妊娠期或是分娩期，宫颈的扩展都是被动的，与胶原组织的离解有关。

（段　华）

第二节　子宫内膜

一、子宫内膜的组织结构

子宫内膜覆盖于子宫腔表面，由单层柱状上皮和固有层组成。其上皮组织由纤毛细胞和分泌细胞构成。固有层较厚，除含有较多的网状纤维，淋巴细胞，巨噬细胞，肥大细胞，浆细胞，丰富的血管，淋巴管和神经外，还有大量的分化程度较低的梭形细胞或星形细胞，称为基质细胞，其核大而圆，胞质较少，可合成和分泌胶原蛋白，并随妊娠及月经周期变化而增生和分化。固有层内还有黏膜上皮向其内凹陷而成的单管状腺（uterine gland），其末端常有分支。腺上皮主要是分泌细胞，纤毛细胞少。

二、子宫内膜的生理作用

子宫内膜可分为表浅的功能层（functional layer）和深部的基底层（basal layer）。功能层较厚，自青春期开始，在卵巢激素的作用下发生周期性生长与剥脱出血，产生月经。子宫内膜随月经周期变化其色泽、厚度及皱襞亦发生相应变化（图 1-2-4）。

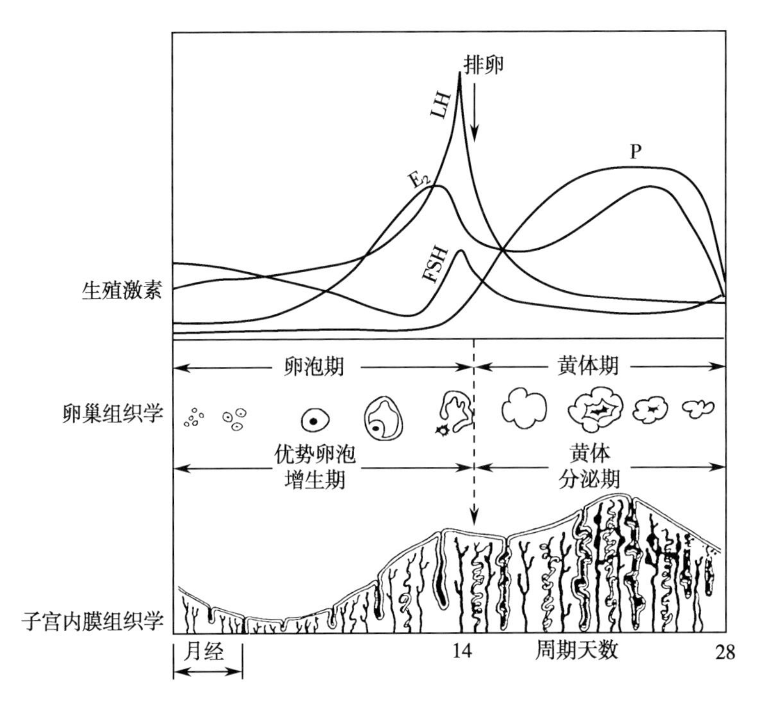

图 1-2-4 子宫内膜周期性变化

1. 增生期 月经周期的 5~14 天，此时在雌激素的作用下，剥脱的子宫内膜由基底层增生修复，并逐渐增厚到 2~4mm；固有层内的基质细胞分裂增殖，产生大量的纤维和基质。至增生末期时，子宫腺开始分泌，腺腔变宽大，同时螺旋动脉亦伸长和弯曲。至月经周期第 14 天左右，通常卵巢内有一个卵泡发育成熟并排卵，子宫内膜随之进入分泌期。

2. 分泌期 月经周期的 15~28 天。此时卵巢内黄体形成，又称为黄体期。在黄体分泌的孕激素和雌激素的作用下，子宫内膜继续增生变厚，可达 5~7mm；螺旋动脉继续增长变得更弯曲并伸入内膜浅层。妊娠时基质细胞继续分裂增殖并发育成为蜕膜细胞；如未妊娠，随着黄体的蜕变和雌激素及孕激素下降，内膜功能层脱落，进入月经期。

3. 月经期 月经周期的 1~4 天。由于卵巢激素含量的骤然下降，引起子宫内膜功能层的螺旋静脉收缩，使内膜缺血，功能层发生萎缩坏死。继而螺旋动脉又短暂的扩张，致使功能层内膜的血管破裂，血液流出并积聚在内膜浅部，最后与内膜一起脱落并经阴道排出，即为月经。在月经期之末，内膜基底层残留的子宫腺上皮开始增生，使子宫内膜表面上皮逐渐修复并转入增生期。

（段 华）

第三节 子宫血管

子宫是一个血供极其丰富的器官。双侧子宫动脉分别来自髂内动脉分支，进入子宫肌壁后再逐级分支，血管管径逐渐变细，直到营养子宫内膜的螺旋动脉；双侧子宫肌壁的血管分支于中线处相吻合形成丰富、密实的血管网络（图 1-2-5）。

一、子宫动脉

子宫的血供主要来源于子宫动脉。子宫动脉于子宫峡部水平到达子宫后主要分为上下两支供应子宫的血供：上支又称宫体支，血管比较粗大，沿子宫侧迂曲上行，至宫角处又分为宫底支、卵巢支和输卵管支；下支称宫颈-阴道支，管径较细，分布于宫颈与阴道上部。子宫动脉的分支进入子宫肌壁后，

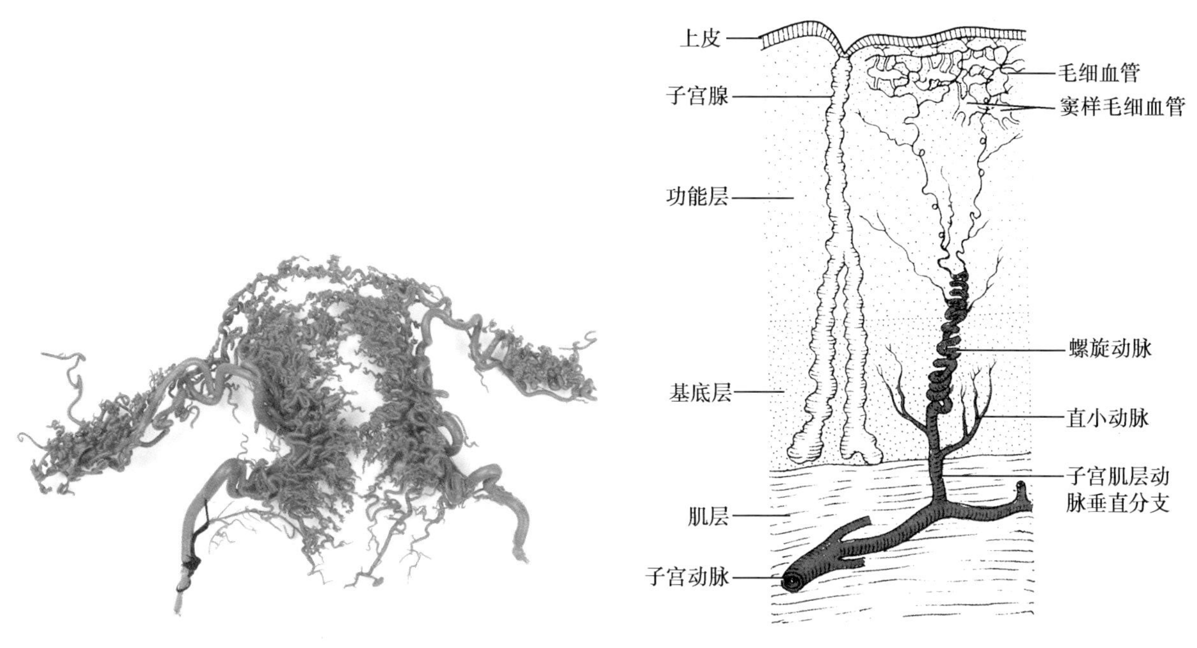

图 1-2-5 子宫动脉灌注所见子宫血管

图 1-2-6 子宫内膜血管与腺体模式图

逐级分支走行于肌层中最后进入子宫内膜(图 1-2-6),血管的管径也逐级变小,直至细小密集的子宫内膜螺旋动脉,从基底层直达内膜表层形成子宫内膜的血供。螺旋动脉随着月经周期的变化其管径扩大,弯曲程度增加直到最后破裂,形成子宫内膜的周期性出血;而供养子宫基底层的动脉不参与月经周期的变化。

二、子宫静脉

子宫静脉较发达,起自内膜中毛细血管网和血窦汇合为小静脉,穿过子宫肌层后汇入子宫静脉。进入子宫体内的静脉常与子宫动脉伴行,直到子宫内膜表面与螺旋动脉吻合。螺旋动脉的终末支与小静脉有两种连接形式:①螺旋动脉穿入功能层后再分为数支,在内膜表层彼此吻合形成毛细血管网,再由此汇集成小静脉;②动、静脉吻合,是独立较大的血管,在吻合支进入小静脉处扩大成血窦。

宫腔镜手术中,随着子宫腔内操作对子宫内膜及其下方肌肉组织的破坏,受损子宫血管的管径逐渐增粗,受损血管面积越大,出血量越多。大量开放裸露的血管不仅模糊了手术视野,影响手术操作,而且,由于宫腔镜膨宫与灌流介质的作用,大量灌流介质可能通过开放的血管进入患者的体循环,致使血容量增加、心脏负荷加大。如果手术中使用的灌流介质为非电解质液体,进入体内的介质还可能使血液呈稀释状态,进而引起血浆电解质紊乱,如稀释性低钠血症,产生一系列临床症状,若处理与纠正不及时,可能致患者死亡。

(段 华)

参考文献

1. 郎景和,张晓东 . 妇产科临床解剖学 . 济南:山东科技出版社,2010
2. 刘新民 . 妇产科手术学 . 第 3 版 . 北京:人民卫生出版社,2005
3. 苏应宽,栾铭箴,汤春生,等 . 妇产科临床解剖学 . 济南:山东科学技术出版社 .2002.
4. 高英茂 . 组织学与胚胎学 . 第 2 版 . 北京:人民卫生出版社 .2010
5. 原林 . 妇产科临床解剖学图谱 . 济南:山东科学技术出版社 .2005

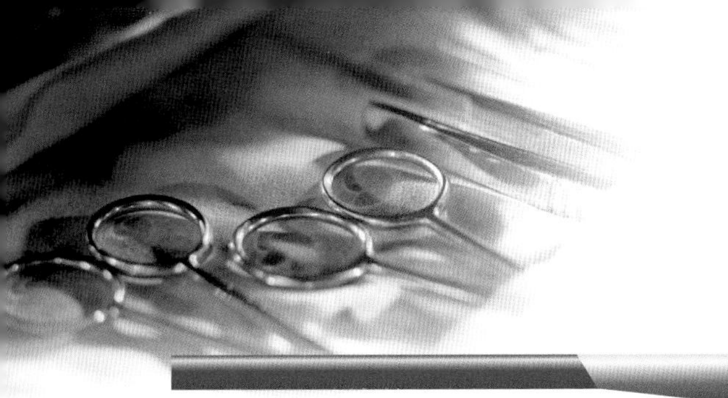

第三章

腹腔镜手术相关解剖

第一节　腹壁相关解剖

选择腹部手术切口的部位、大小主要是根据手术的需要，以清楚暴露手术野、保证手术安全为前提。医生要在手术前充分了解病情，还应该考虑患者的体质、肥胖程度，注意腹部有无手术瘢痕。医生应熟悉腹壁的解剖(图 1-3-1)，了解肌肉、腱膜、血管及神经的位置和走行，尽量避免出血和减少损伤。

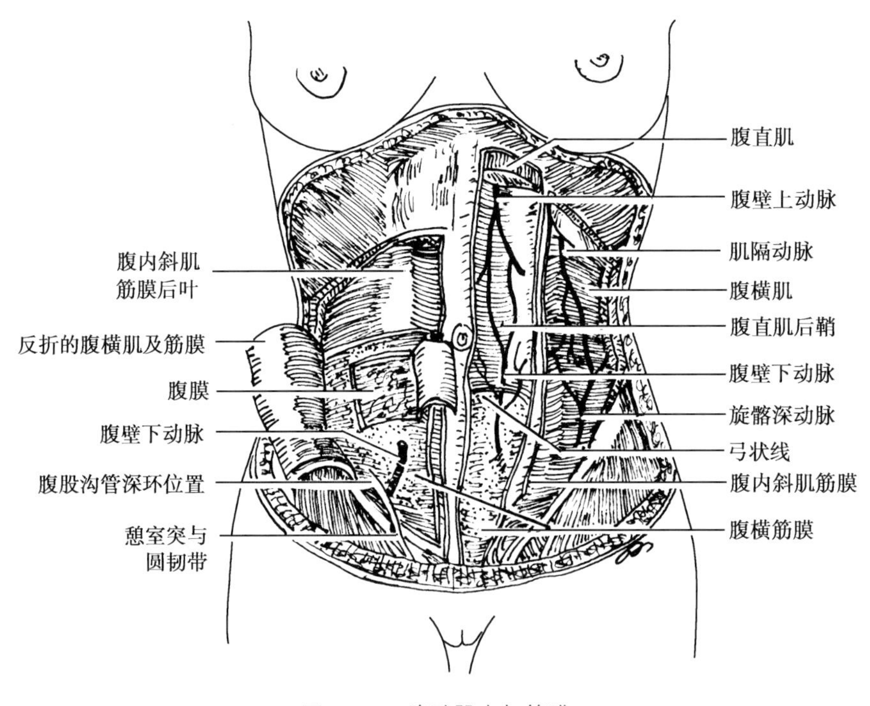

图 1-3-1　腹壁肌肉与筋膜

一、脐孔

脐孔既是腹壁的最薄之处，又是闭锁的腹腔与外界连接的自然通道，在妇科腹腔镜手术中被认为是最理想的穿刺与置镜部位。在解剖学上，脐孔是腹壁肌肉脂肪的汇集处和终止点，由外到内依次由皮肤、腹直肌前鞘、腹直肌后鞘和腹膜组成，由于缺乏皮下脂肪组织及肌肉组织，并且血管分布稀疏，大大减少了在该处进行穿刺所致出血和术后形成皮肤瘢痕的概率。脐孔的位置和形态可因年龄、体重和腹肌张力等情况而有所变化，通常情况下，脐孔的左下方 1~2cm 处正对腹主动脉分叉处和下腔静脉。经脐部进行穿刺针穿刺时，应从中线垂直进针（图 1-3-2），气腹形成后，其余穿刺套管针亦应在无血管区垂直局部皮肤置入腹腔（图 1-3-3）。

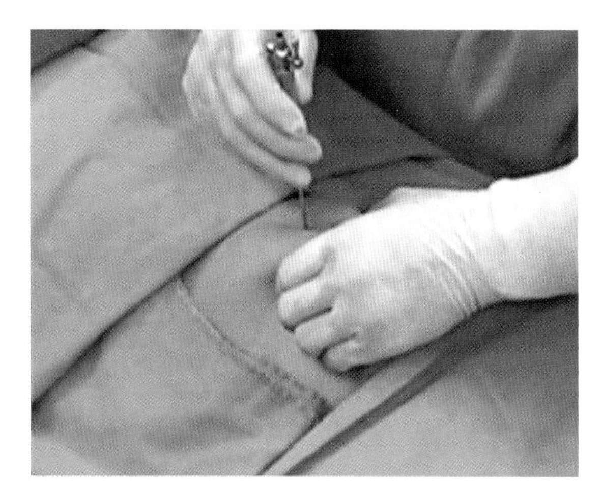

图 1-3-2　穿刺针垂直进入腹腔

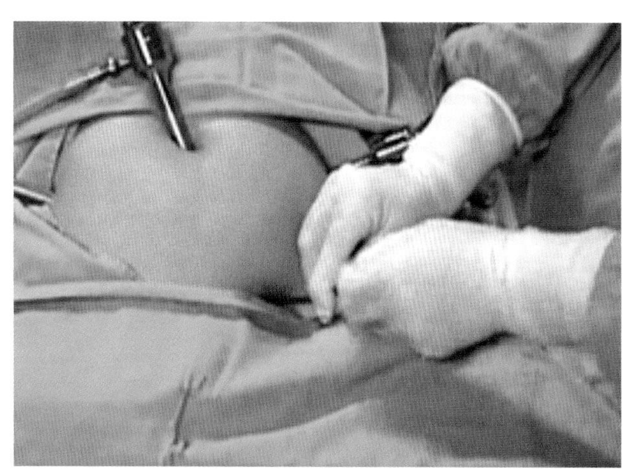

图 1-3-3　穿刺套管置入

二、腹壁血管

1. 腹壁浅层血管　腹前壁下半部有两条较大的浅动脉，分别是腹壁浅动脉和旋髂浅动脉，分布并营养腹前壁肌肉与脂肪，与之伴行的分别有同名的静脉（图 1-3-4），腹腔镜手术在下腹壁选择穿刺点置入操作器械时，应注意避开这些血管，以免损伤致皮下出血与血肿。

（1）腹壁浅动脉：起源于股动脉前壁，绕过腹股沟韧带上方后分为腹上支和旋髂支，在腹壁皮下分别向脐部和髂腰部潜行，沿线分出若干分支营养皮肤、皮下、肌肉与筋膜。多数分为内、外两支，其体表投影为：腹股沟中点下方 2.5cm 处向上作一垂直线，线的内侧为浅动脉的内侧支，线的外侧为外侧支。

（2）旋髂浅动脉：起自于股动脉的外侧壁，其体表投影为：自腹股沟韧带中点下方 1.5cm 处向髂前上棘作一连线，此线的上、下 1cm 范围为该动脉的体表投影区。

腹腔镜手术时，下腹两侧的 Trocar 穿刺点可在腹腔镜直视下，避开腹壁浅层血管穿刺置入，以免引起出血和腹壁血肿形成。

2. 腹壁深层血管　与腹腔镜手术有关的腹壁深层血管主要是腹壁下动脉、旋髂深动脉及伴行的静脉。

（1）腹壁下动脉：起源于髂外动脉，其起点位置在腹股沟韧带稍上方，行于腹横筋膜和壁腹膜之间，穿过腹横筋膜，进入腹直肌与腹直肌后鞘之间，与腹壁上动脉吻合。其体表投影为腹股沟韧带内、中 1/3 交点到脐孔的连线。腹壁下静脉与动脉伴行。其血液回流经髂外静脉汇入下腔静脉。在腹腔镜手术时，腹腔镜辅助穿刺套管针容易伤及此血管（图 1-3-5）。

（2）旋髂深动、静脉：多数起自髂外动脉，其起点与腹壁下动脉相对，向外上方达髂前上棘稍内方，穿腹横肌，沿髂嵴或其稍上方，行于腹横肌与腹内斜肌之间，其分支与髂腰动脉吻合。旋髂深静脉在旋髂深动脉的前上方汇入髂外静脉，在清扫腹股沟深淋巴结时，极易损伤该静脉（图 1-3-6）。

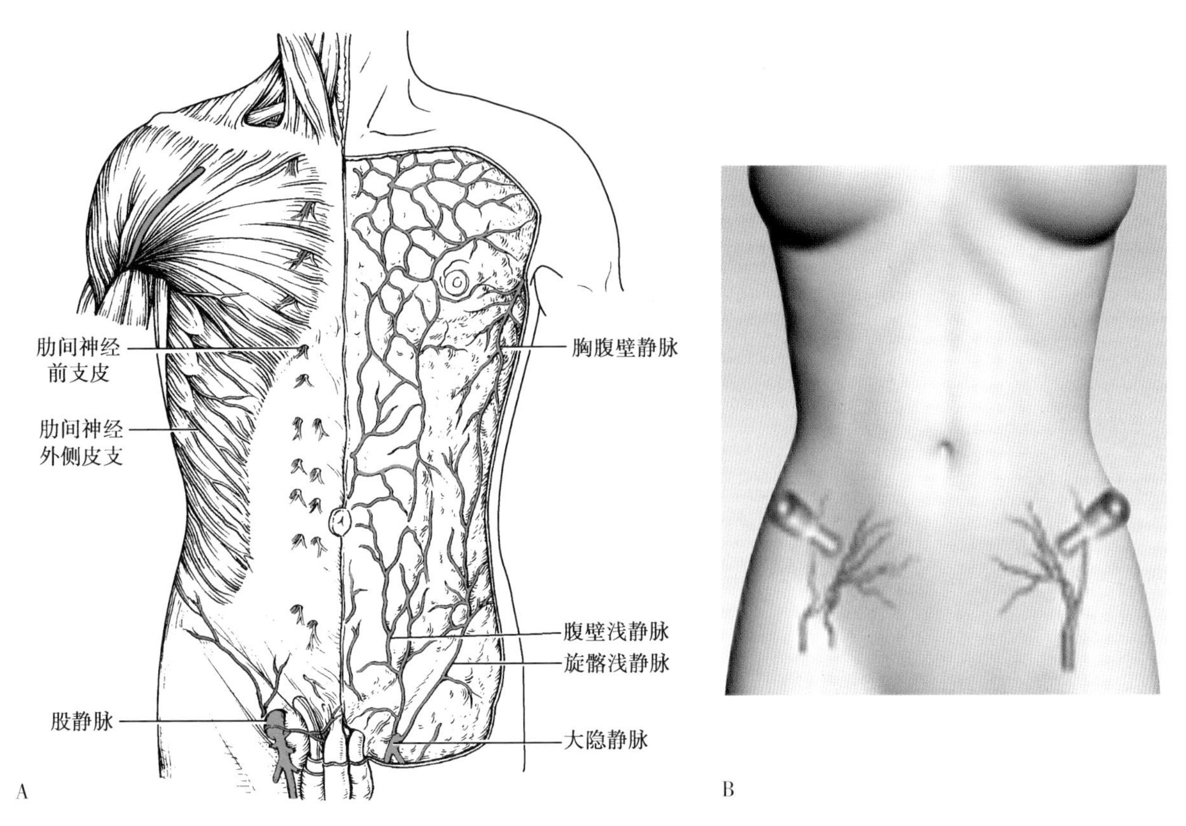

图 1-3-4 腹壁浅层血管

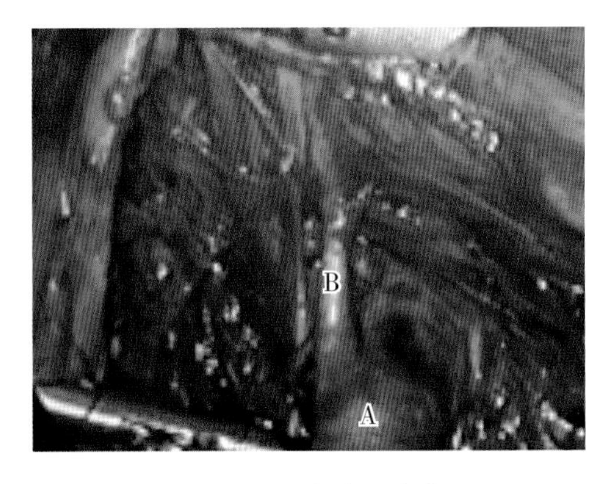

图 1-3-5 腹壁下动脉
A. 髂外动脉；B. 腹壁下动脉

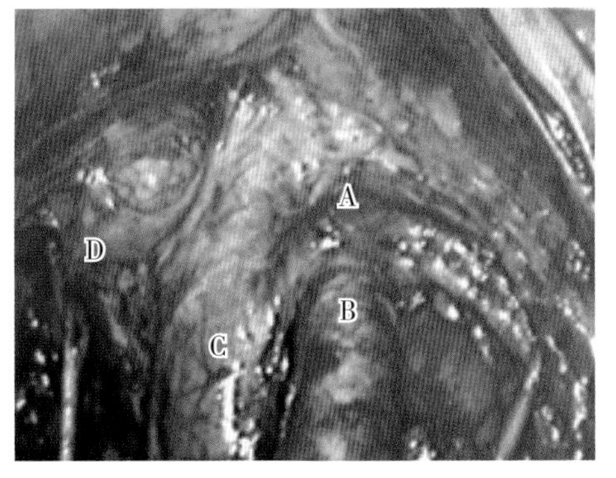

图 1-3-6 旋髂深动脉
A. 旋髂深静脉；B. 髂外动脉；C. 髂外静脉；D. 腹壁下静脉

（段 华 彭燕蓁）

第二节 子宫与卵巢韧带

一、子宫

子宫是女性重要的生殖器官，为单一的肌性器官，主要由平滑肌纤维构成，壁厚腔小，成年未孕女性的子宫前后略扁，上宽下窄，呈倒置的梨形。子宫重约 40~50g，长 7~9cm，宽 4~5cm，厚 2~3cm，生育过的子宫重量比未生育过的子宫约重 1 倍。子宫一般分为前、后两面和左、右两缘。子宫的正常位置主要依靠子宫的韧带维持(图 1-3-7),同时,盆底肌和阴道的托持、周围结缔组织和腹膜皱襞等因素对子宫位置的固定也起很大作用。

二、维持子宫与卵巢的韧带

1. 圆韧带　由结缔组织与平滑肌组成的一对圆索状韧带,长 12~14cm,起于子宫体前面的上外侧,宫角的前面、输卵管近端的下方,在子宫阔韧带前叶的覆盖下向前外侧伸展达两侧骨盆壁,再穿过腹股沟管终于大阴唇前端(图 1-3-8)。

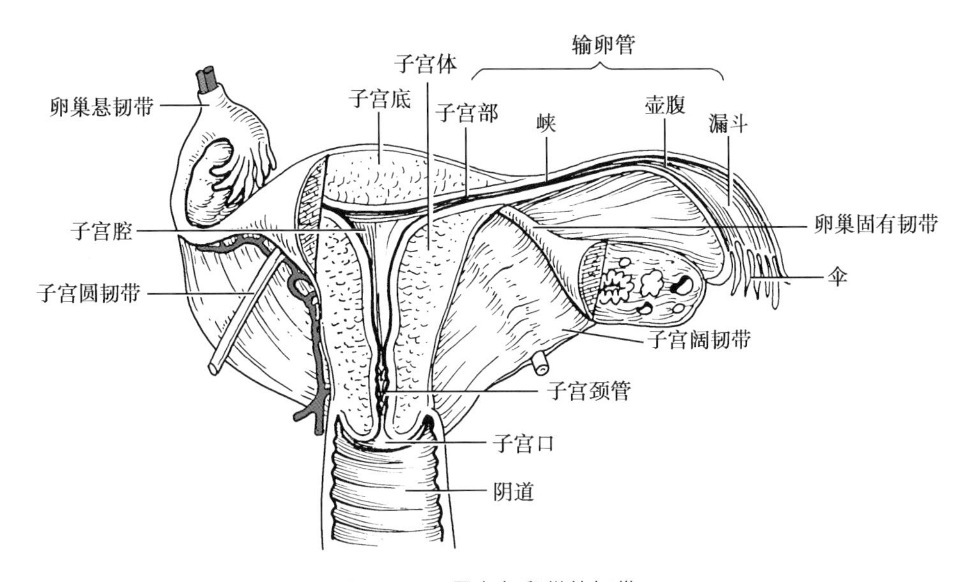

图 1-3-7　子宫与卵巢的韧带

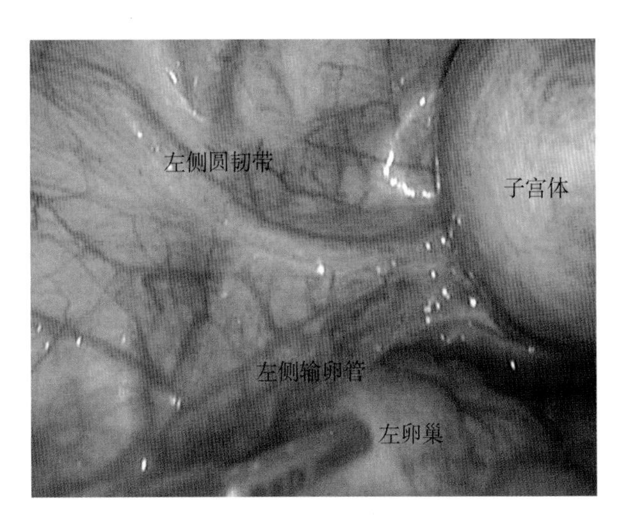

图 1-3-8　子宫圆韧带

2. 阔韧带　位于子宫两侧的双层腹膜皱襞,呈翼状,由覆盖子宫前后壁的腹膜自子宫侧缘向两侧延伸达盆壁而成。分为前后两叶,其上缘游离,内 2/3 部包裹输卵管(伞部无腹膜遮盖),外 1/3 部移行为骨盆漏斗韧带(或称卵巢悬韧带),卵巢动静脉由此穿行。在输卵管以下、卵巢附着处以上的阔韧带称输卵管系膜,其中有结缔组织及中肾管遗迹。卵巢与阔韧带后叶相接处称卵巢系膜。卵巢内侧与宫角之间的阔韧带稍增厚称卵巢固有韧带。在宫体两侧的阔韧带中有丰富的血管、神经、淋巴管及大量疏松结缔组织称宫旁组织。子宫动静脉和输尿管均从阔韧带基底部穿过(图 1-3-9)。

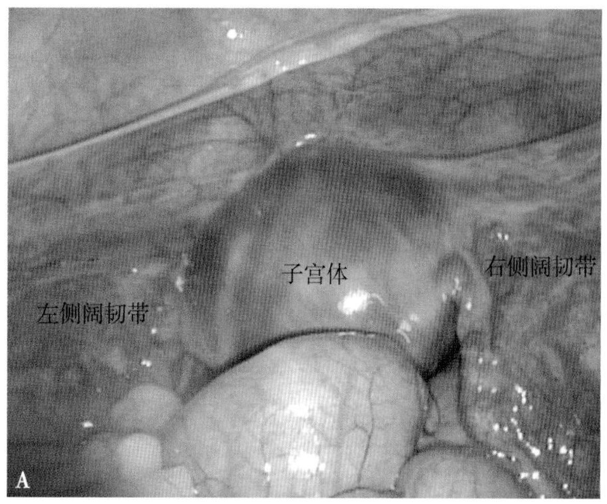

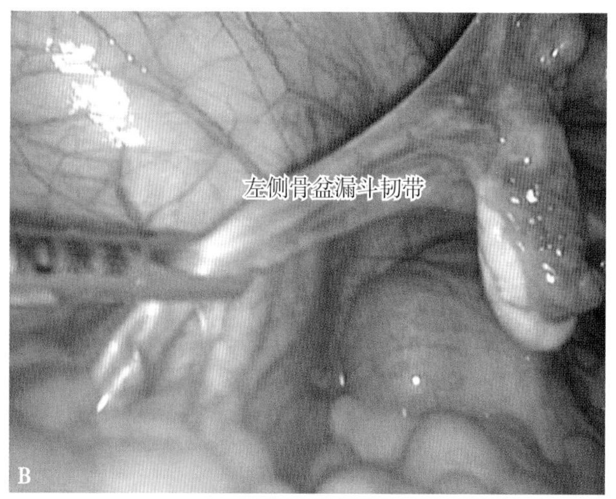

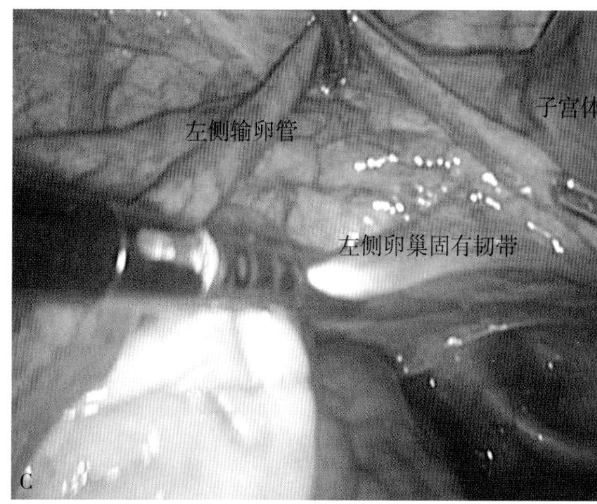

图 1-3-9
A. 子宫阔韧带；B. 左侧骨盆漏斗韧带；
C. 左侧卵巢固有韧带

3. 主韧带 在阔韧带的下部，横行于宫颈两侧和骨盆侧壁之间，为一对坚韧的结缔组织纤维束，是固定宫颈位置、保持子宫不致下垂的主要结构（图 1-3-10）。

4. 宫骶韧带 从宫颈后面的上侧方（相当于组织学内口水平），向两侧绕过直肠到达第 2、3 骶椎前面的筋膜。韧带含平滑肌和结缔组织，外有腹膜遮盖，短厚有力，将宫颈向后向上牵引，维持子宫处于前倾位置（图 1-3-11）。

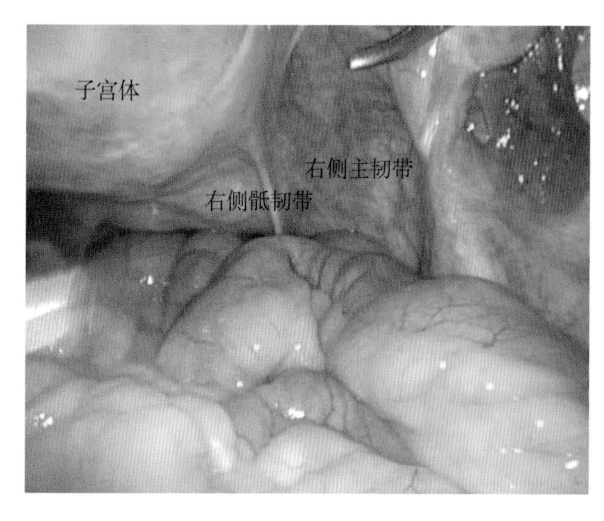

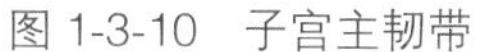
图 1-3-10 子宫主韧带

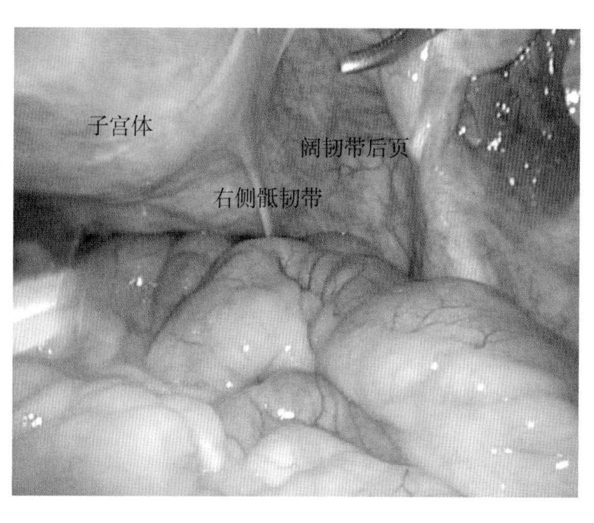

图 1-3-11 子宫骶韧带

5. 耻骨宫颈韧带又称膀胱宫颈韧带，自子宫颈前和阴道上部，向前绕经膀胱两侧，附着于耻骨后面。有限制子宫后倾和后屈的作用（图 1-3-12）。

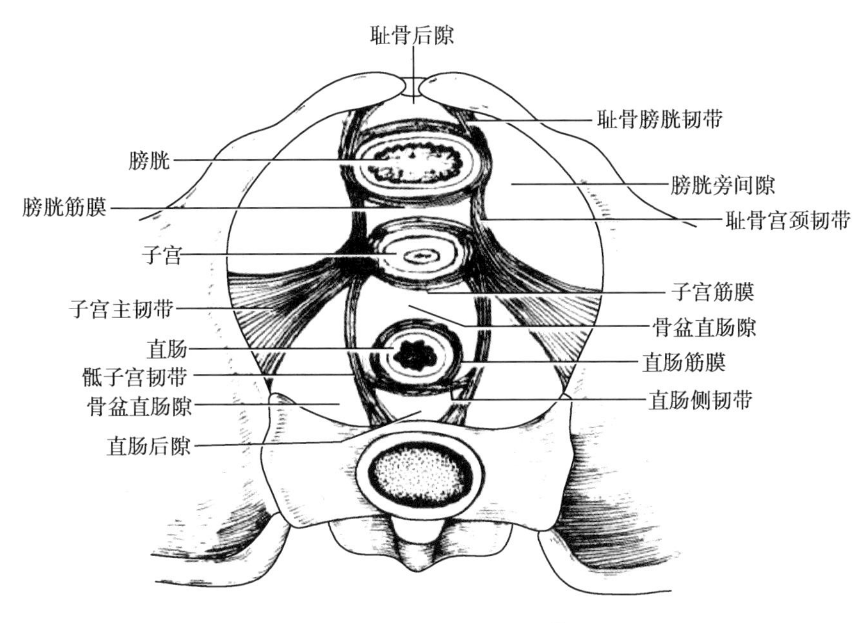

图 1-3-12 耻骨宫颈韧带

6. 腹膜皱襞是子宫与其前面的膀胱和后面的直肠以及两侧盆壁之间的腹膜反折形成的皱襞，对子宫的位置也有一定的支持作用，故又称腹膜韧带。主要有膀胱子宫襞和直肠子宫襞。

(1) 膀胱子宫襞或称膀胱子宫韧带：通常称为膀胱子宫腹膜返折，是由子宫颈与子宫体结合处前面，有防止子宫后屈和后倾的作用（图 1-3-13）。

(2) 直肠子宫襞又称直肠阴道襞：其构成了子宫直肠陷凹的侧界，从子宫颈后面，经直肠两侧到达盆腔后壁。有防止子宫过度前倾的作用（图 1-3-14）。

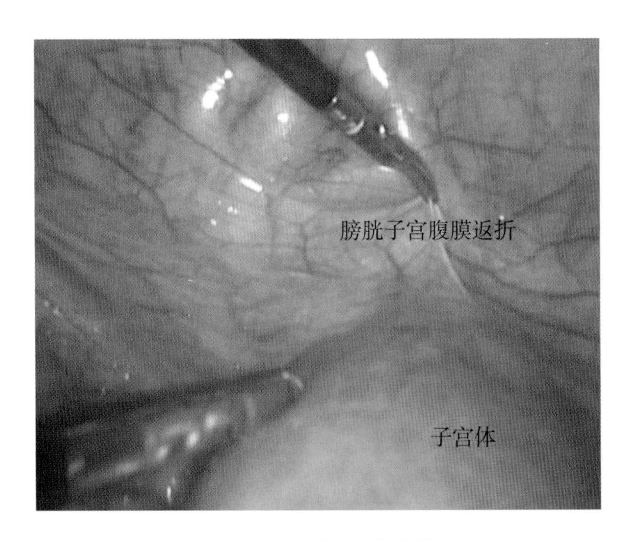

图 1-3-13 子宫膀胱襞

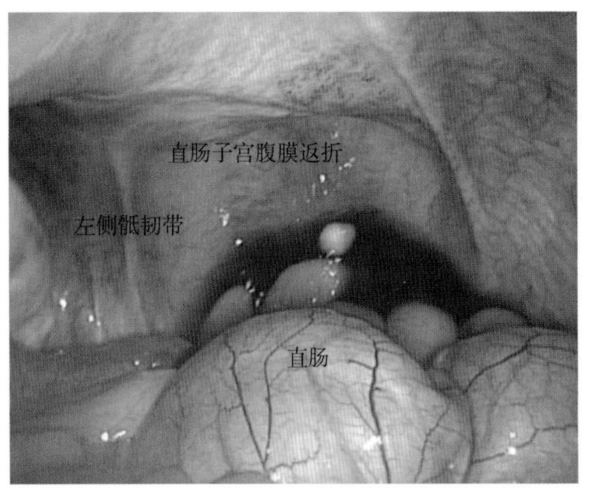

图 1-3-14 直肠子宫襞

（段 华 彭燕蓁）

第三节 输卵管卵巢解剖与血供

一、输卵管解剖与血供

输卵管是女性生殖系统重要的组成部分之一，是卵子与精子相遇并受精的场所，是受精后的孕卵由输卵管向宫腔运行的通道。

（一）输卵管解剖

输卵管为自子宫角向外侧延伸的细长而弯曲的肌性管道，左右各一。全长 8~14cm（左侧 6.3~12.5cm，右侧 7.1~16.3cm）。输卵管内侧端与子宫角相通连，开口于子宫腔，呈细漏斗状，称输卵管子宫口；外侧端游离，接近卵巢外侧端，开口于腹膜腔，称为输卵管腹腔口。输卵管与卵巢系膜之间为输卵管系膜，系膜内为输卵管的血管、淋巴管和神经。输卵管为腹膜内位器官，移动度大，其位置随子宫和卵巢的位置和大小的变化而变化。左侧输卵管与左输尿管盆段、乙状结肠和直肠毗邻，右侧输卵管与阑尾、小肠和右侧输尿管盆段毗邻。

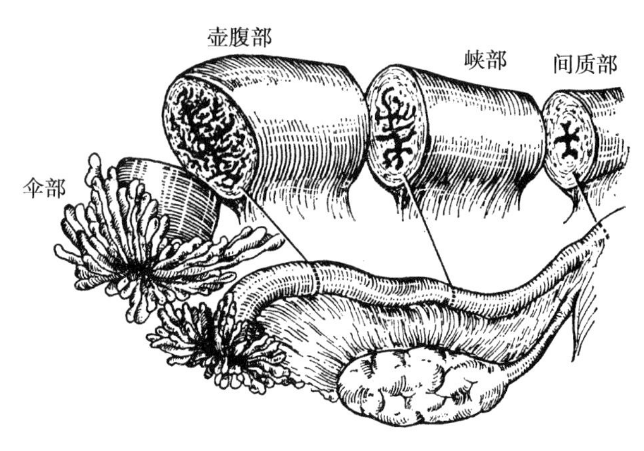

图 1-3-15 输卵管解剖

根据输卵管的形态不同，由内侧端向外侧端分为 4 个部分：间质部、峡部、壶腹部和伞部(图 1-3-15)。输卵管间质部，又称壁内部（interstitial or intramural portion），是穿透或潜行于子宫角部肌壁内的一段输卵管，平均长度 1~1.2cm，是管腔最细的一段，管径 0.4~0.5cm。输卵管峡部（isthmic portion）是输卵管间质部外侧的一段，细直而短，长约 2~3cm，管壁厚，管腔狭窄，管径 0.1~0.3cm。外续输卵管壶腹段，内侧端与子宫底外侧角相接。输卵管壶腹部（ampulla）是输卵管峡部外侧至腹腔口之间的膨大部分，长 5~8cm，壶腹部壁薄而弯曲，管腔宽大但宽窄不一，长 0.6~0.8cm。卵子多在此处受精，然后经输卵管进入子宫而着床。输卵管伞部（fimbria）或漏斗部（infundibulum）是输卵管的最外侧端，长 1~1.5cm，开口于腹腔，游离端呈漏斗状，管口周缘为许多放射状分布的细长指状突起，呈伞状，故名“伞部”，有“拾卵”的作用。伞部内面为黏膜，较大的伞有纵行的黏膜皱襞，向内移行于输卵管壶腹的纵行皱襞。输卵管伞中最长的一个突起，与卵巢输卵管端相接触，名叫“卵巢伞”，此处伞内面黏膜上的沟，比其他部位伞上的深，有人认为它可能是卵子进入输卵管腹腔口的路径。

（二）输卵管血供

输卵管的血液供应来自子宫动脉的输卵管支和卵巢动脉的伞支(图 1-3-16)。输卵管支自子宫动脉分出后，即在输卵管系膜内紧贴着输卵管壁向输卵管伞部方向走行，沿途发出 20~30 支细小分支分布到输卵管壁，是输卵管的主要血液供应来源。输卵管支有一与其口径差不多相同的分支，自发出后即走行到输卵管峡部，分支供应输卵管峡

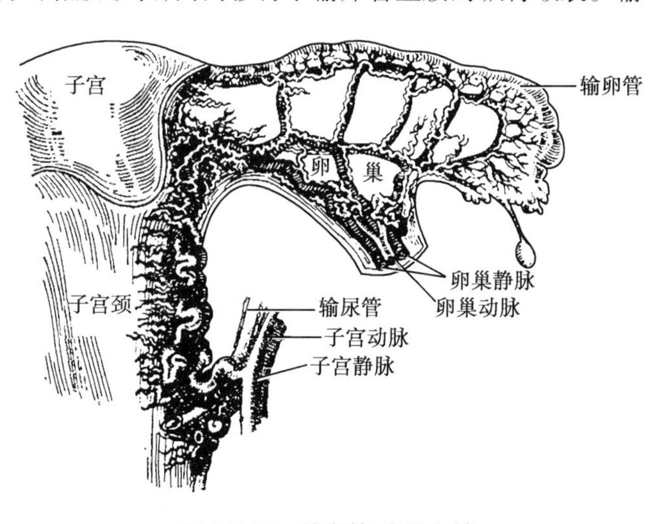

图 1-3-16 输卵管、卵巢血管

部，又称为子宫动脉峡支。峡支还发出几个较小的动脉支到子宫角区的子宫底。在输卵管中部附近，输卵管支发出 2 条大的分支通过输卵管系膜，与卵巢动脉的一个大分支吻合。当输卵管支走行到输卵管系膜和输卵管的外侧 1/3 段时，它终止在一个有许多细支的血管网中，这些细支与卵巢动脉的伞支吻合。其他细支延伸到伞部的浆膜，分布开来形成一片由细螺旋状血管构成的大血管网。输卵管静脉与动脉伴行。许多细小静脉收纳来自整个输卵管的血液；在伞端，许多小静脉构成网状，收纳来自每一条细伞的血液；这些静脉汇入卵巢静脉丛，另一部分汇入到子宫阴道静脉丛。动静脉之间毛细血管网分布于输卵管黏膜、肌层和浆膜层。

二、卵巢解剖与血供

卵巢是女性生殖腺，具有产生和排出卵子，并分泌女性性激素的重要功能。

(一) 卵巢解剖

卵巢左右各一，呈扁椭圆形，位于子宫两侧，输卵管的后下方。卵巢通过卵巢系膜连接于阔韧带后叶，此处称之为系膜缘。卵巢系膜缘朝向前外方，中部有血管、淋巴管和神经出入的凹陷，成为卵巢门(hilum of ovary)。卵巢内侧(子宫端)借卵巢固有韧带与子宫相连，外侧(盆壁端)借骨盆漏斗韧带(卵巢悬韧带)与骨盆后外侧壁相连。卵巢的移动度大，一般位于卵巢窝内；卵巢窝位于髂内、外动脉分叉的起始部之间，前界为闭锁的髂内动脉终支——脐动脉索，后界为输尿管和髂内动脉，窝底腹膜外为闭孔血管和神经、闭孔肌及其筋膜。卵巢的位置也随子宫位置和大小的变化而变化。

卵巢的大小、形态因年龄的不同而差异较大。青春期以前，卵巢表面光滑；青春期开始排卵后，卵巢表面逐渐凹凸不平，呈灰白色；生育年龄妇女的卵巢约 4cm × 3cm × 1cm，重 5~6g，也呈灰白色；绝经后卵巢逐渐萎缩变硬而最终呈条索状。

卵巢为腹膜内器官，表面无腹膜，而由单层立方上皮覆盖，这些单层立方上皮称为生殖上皮(germinal epithelium)。生殖上皮深面为一层致密的纤维结缔组织，称为卵巢白膜(tunica albuginea)。卵巢白膜深面的卵巢组织分为皮质和髓质。外层为皮质，内有数以万计的始基卵泡、不同发育阶段的囊状卵泡和致密结缔组织，卵泡的数量随着年龄的增长而减少，年龄越大，卵泡数量越少，皮质也变薄。髓质是卵巢的中心部分，与卵巢门相连接；髓质内无卵泡，但含有疏松结缔组织和丰富的血管、神经、淋巴管，并有少量和卵巢悬韧带相连续、与卵巢运动相关的平滑肌纤维(图 1-3-17)。

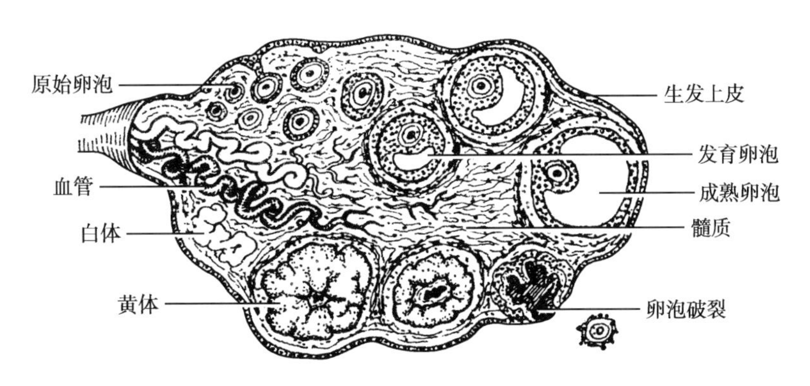

图 1-3-17 卵巢解剖

(二) 卵巢血供

卵巢的血液供应来自于卵巢动脉和子宫动脉的卵巢支(图 1-3-16)。卵巢动脉在 T12、L1 椎间盘至 L3~4 椎间盘之间水平自腹主动脉前外侧壁发出，其中左侧 64.2%、右侧 64.8% 在 L1~2 椎间盘至 L3~4 椎间盘水平，部分左侧卵巢动脉可自左肾动脉发出。卵巢动脉发出后分别在腹主动脉两侧、在腹膜后沿着腰大肌前方向下外侧走行，跨过输尿管前方时发出小分支供应输尿管中段；继续向下外至骨盆入口边缘时，在输尿管外侧跨过髂总或髂外动脉前方进入骨盆漏斗韧带内，经卵巢系膜入卵巢门。卵巢动脉在输卵管系膜内贴近卵巢系膜缘向前内侧走行，在进入输卵管系膜时发出输卵管伞支与子宫动脉输卵管支终末支形成的血管网吻合，供应输卵管伞部。进入输卵管系膜后，卵巢动脉发出若干分支与子宫动脉的输卵管支的分支吻合，其终末支在子宫角附近与子宫动脉的卵巢支吻合。卵巢髓质内的静脉在出卵巢门前形成卵巢静脉丛，然后汇集成卵巢静脉，与卵巢动脉伴行，左侧汇入到左肾静脉，右侧汇入到下腔静脉。

子宫动脉卵巢支是子宫动脉两条终支中较粗的一支，其在阔韧带内向卵巢门走行，与卵巢动脉终末支相互吻合。依据子宫动脉和卵巢动脉对卵巢血液供应的状况，卵巢血供可分为 4 种类型：

Ⅰ型　由子宫动脉和卵巢动脉的分支互相吻合成网，共同供给卵巢。

Ⅱ型　由子宫动脉卵巢支供应卵巢内侧部、由卵巢动脉供应卵巢的外侧部。

Ⅲ型　仅由子宫动脉供应卵巢。

Ⅳ型　仅由卵巢动脉供应卵巢。

（乔 杰　熊光武）

第四节　重要比邻器官

女性生殖器官周围主要的比邻器官包括膀胱、直肠、输尿管与阑尾。由于生殖器官病变或盆腹腔病变造成的盆腔器官广泛粘连实施手术操作时，可能损伤这些比邻器官，因此，了解盆腔器官的解剖学关系，避免损伤，是提高手术安全性的重要前提。

一、膀胱

膀胱是储存尿液的锥体形囊状、肌性器官，其大小、形状和位置均随尿液充满的程度而异，并且随着年龄、性别及个体也有很大不同。正常成年人膀胱容量350~500ml，最大容量可达800ml。膀胱充盈时呈卵圆形，膀胱空虚时呈三棱锥体形，分为膀胱尖、体、底和颈 4 个部分。在膀胱底的内面有一个三角形区域，由于缺少黏膜下层，黏膜与肌层紧密结合，无论在膀胱膨胀或收缩时都保持平滑状态，此区称膀胱三角区，位于两输尿管口与尿道内口三者连线间。膀胱收缩时该三角区约为等边三角形，每边长大约 2.5cm，两侧输尿管口之间的黏膜形成一横行皱襞，称输尿管间襞，实施膀胱镜检查时，可见此区域为一苍白色带状结构，据此可作为寻找输尿管口的标志（图 1-3-18、图 1-3-19）。

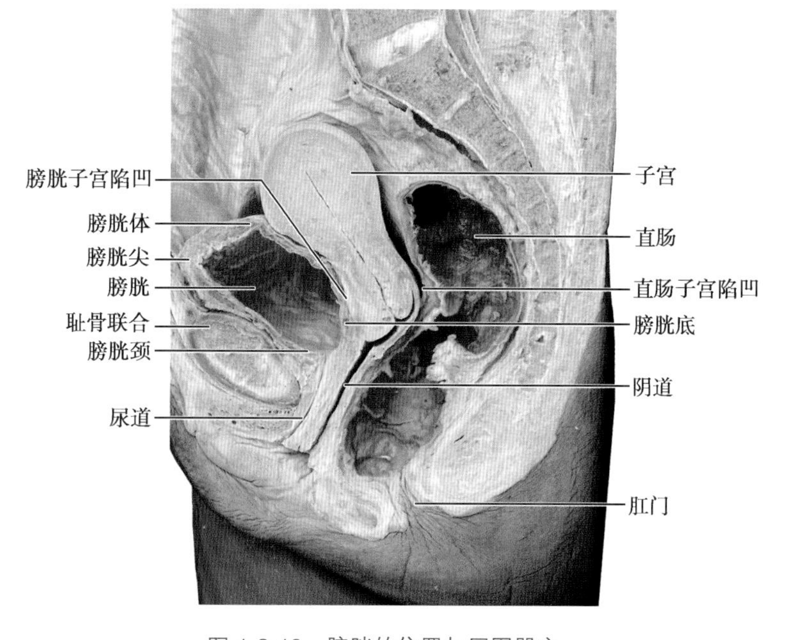

图 1-3-18　膀胱的位置与周围器官

二、输尿管

输尿管属腹膜后器官，是一对细长的肌性管道，左、右各一，长20~30cm，左侧长于右侧1cm，管径为0.5~1cm，起于肾盂，终止于膀胱。输尿管分为三段：输尿管腹段、盆段和壁内段。输尿管的腹段从肾盂开始，沿腰大肌前面下降，在小骨盆入口处，右侧输尿管跨过髂外动脉始段，左侧输尿管跨过髂总动脉末端的前方进入盆腔，成为输尿管盆段（图1-3-20、图1-3-21）。

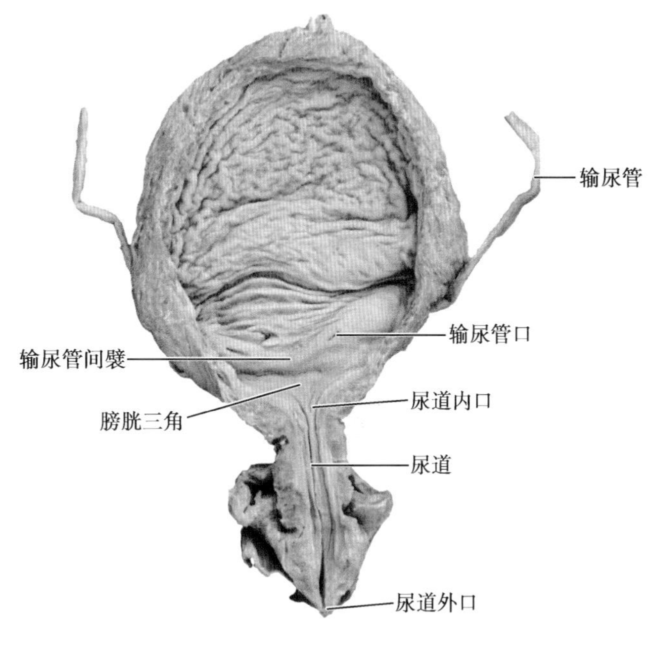

图1-3-19　膀胱三角区

盆段输尿管沿盆腔侧壁先行向后下至坐骨棘平面再转向前内，并以该平面为界，其上方为输尿管壁部，其下方为脏部。脏部输尿管经行于子宫阔韧带基底附近的结缔组织内，至子宫颈和阴道穹隆两侧，在距离子宫颈约2.5cm处从子宫动脉的后下方绕过，经阴道侧穹隆的稍上方，在子宫颈阴道上部约2cm处向前行，然后斜向内侧，经阴道前面至膀胱底，输尿管进入盆部的走向及其与子宫动脉的关系（图1-3-22~图1-3-23）。

在实施腹腔镜全子宫切除术与腹膜后淋巴结清扫手术时，应特别注意输尿管的走向及其与子宫血管的毗邻关系。结扎或电凝处理没有充分分离的子宫动脉，很容易误扎输尿管或由于电热效应损伤输尿管。

输尿管在膀胱底外上角处向内下斜穿膀胱壁，开口于膀胱内面的输尿管口，此部称输尿管的壁内段，长约1.5cm。

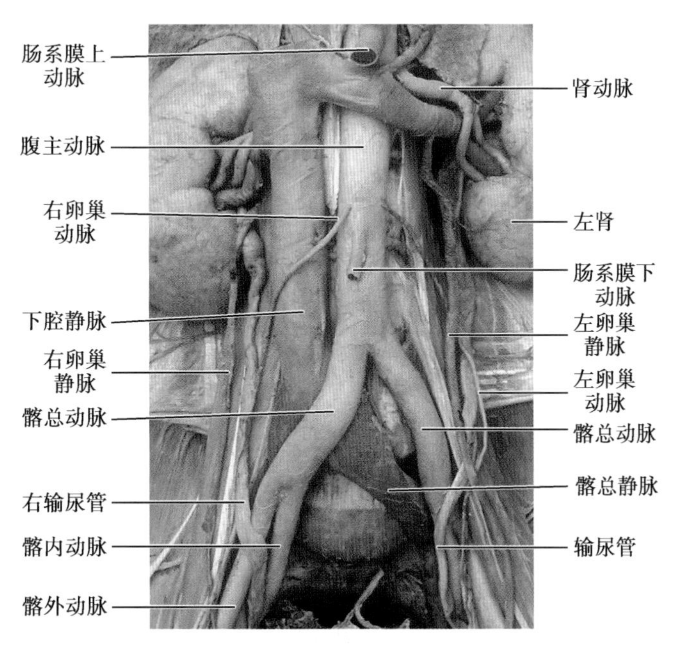

图1-3-20　输尿管走向及其与周围血管的关系

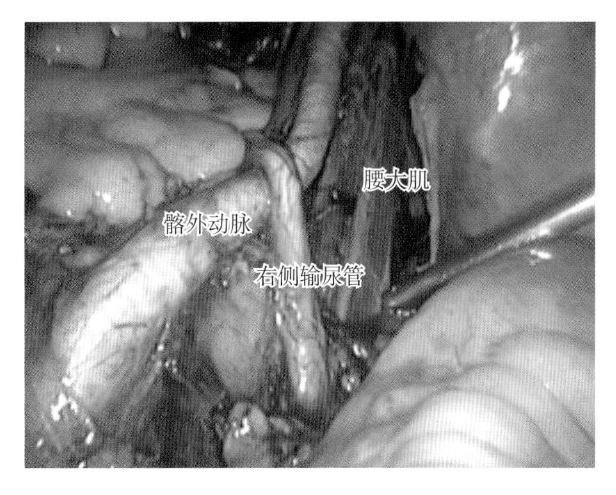

图 1-3-21 输尿管跨过髂外动脉进入盆腔

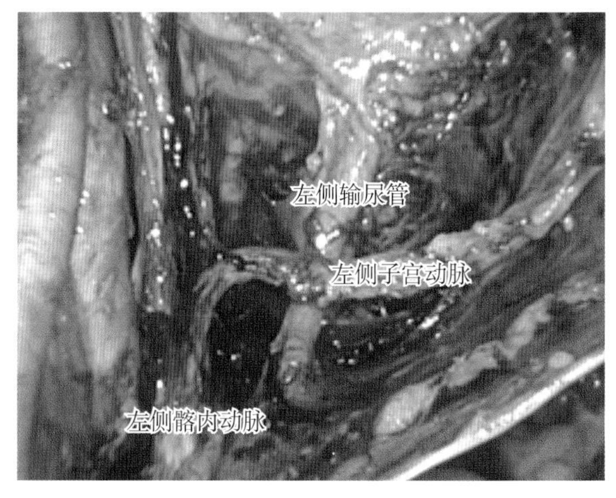

图 1-3-22 输尿管盆部走向及其与子宫动脉的关系

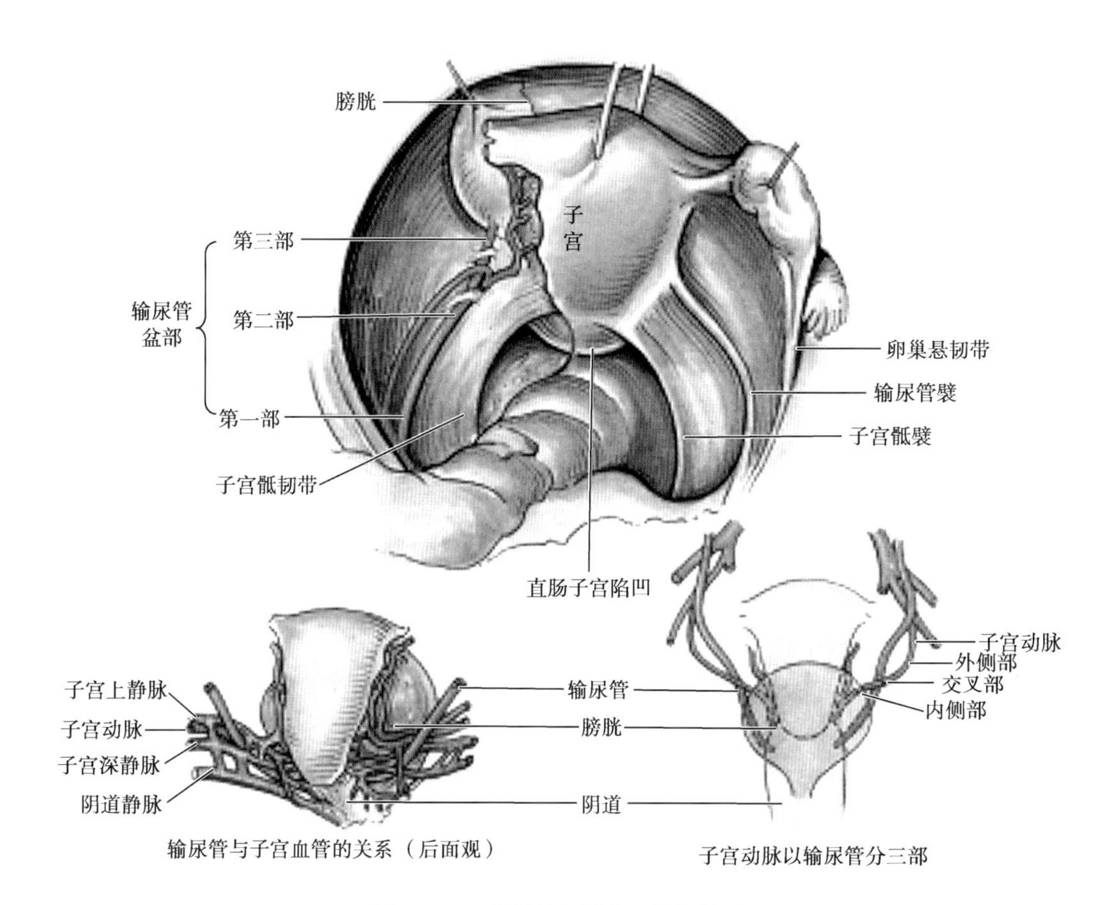

图 1-3-23 输尿管与子宫血管的关系

三、直肠

直肠位于骶、尾骨与子宫、阴道之间，上端平第 3 骶椎处接续乙状结肠，沿骶骨和尾骨的前面下行，穿过盆膈，下端以肛门而终，全长 15~18cm。直肠上部有腹膜覆盖，至中部腹膜转向前方，覆盖子宫后面，形成直肠子宫陷凹。直肠下部为肛管，长度为 2~3cm（图 1-3-24~ 图 1-3-26）。

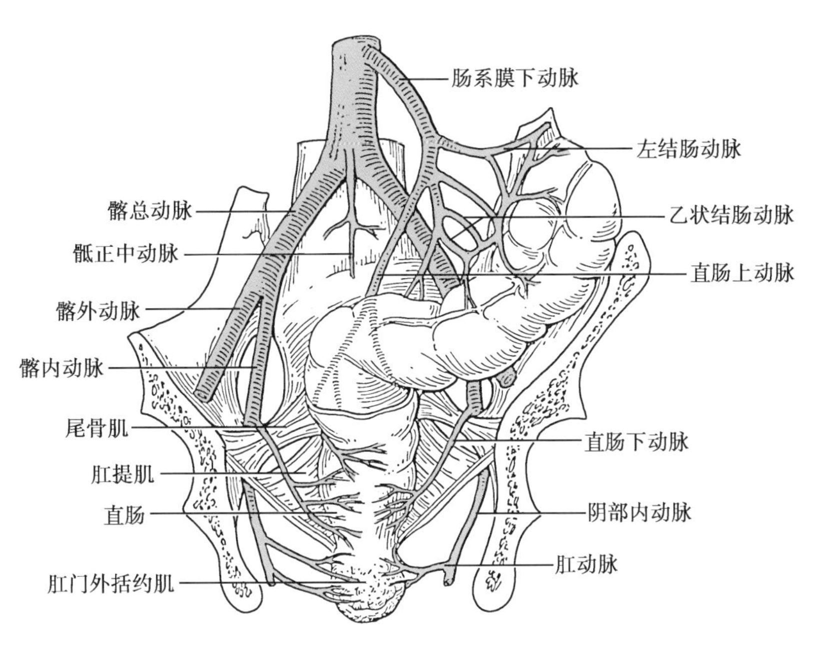

图 1-3-24　直肠位于盆腔内

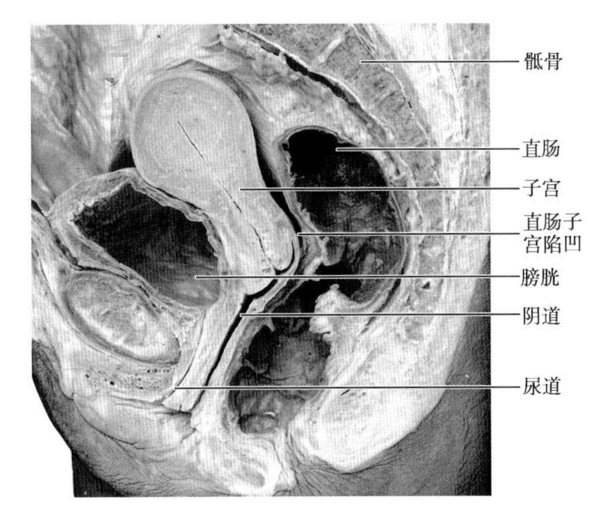

图 1-3-25　直肠与子宫的比邻关系 - 矢状面

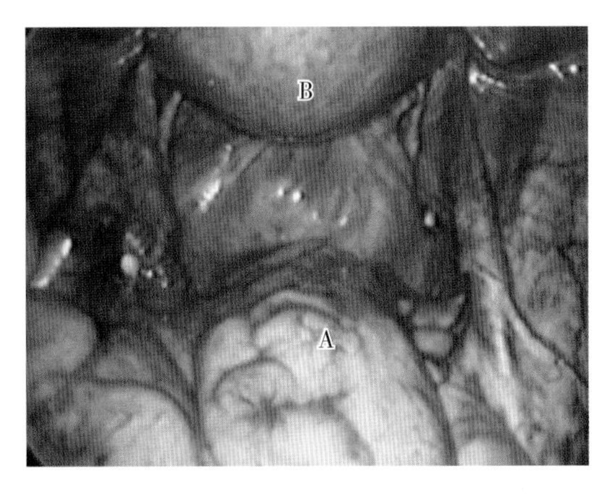

图 1-3-26　腹腔镜下的直肠与子宫
A. 直肠；B. 子宫

四、阑尾

阑尾是连于盲肠下端后内侧壁的盲端细管，形似蚯蚓，也是盲肠远端缩细退化的遗迹。阑尾长5~7cm，其外径最大可达1.5cm，小则仅0.2cm，一般在0.5~1cm之间。阑尾近端开口于盲肠，属腹膜内位器官，包被阑尾的脏腹膜，沿其上内侧壁形成双层三角形的阑尾系膜，内有分布于阑尾的血管、淋巴管与神经等。阑尾的末端是管腔特小、壁相对较厚的盲管，不具消化功能，有丰富的淋巴组织(图1-3-27)。

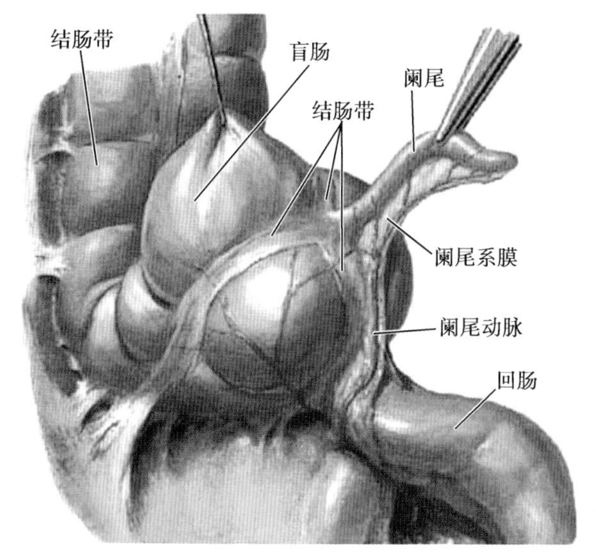

A. 阑尾模式图

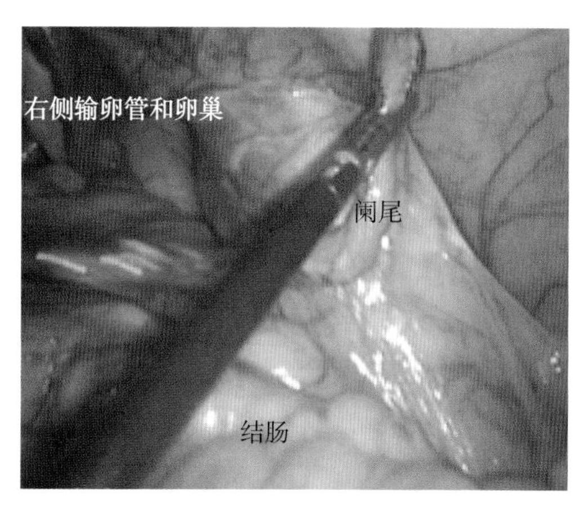

B. 腹腔镜所见阑尾

图 1-3-27

（段 华　彭燕蓁）

第五节　盆腹腔相关血管与淋巴

一、盆腹腔相关血管

（一）盆腹腔动脉

1. 腹主动脉（abdominal aorta）　是人体的大动脉，直接延续于发自左心室的主动脉、胸主动脉，自膈的主动脉裂孔处沿脊柱左前方下行，至第 4 腰椎体左前方下缘附近分为左、右髂总动脉，主要负责腹盆腔脏器和腹壁的血液供应（图 1-3-28）。腹主动脉上的比邻依次是前为胰、左肾静脉、十二指肠升部及小肠系膜根；后为 1~4 腰椎；右侧为下腔静脉；左侧为交感干腰部。分为三条不成对脏支即腹腔干、肠系膜上动脉及肠系膜下动脉，均由其前壁发出，进入腹膜腔及其脏器层次，其中前者达结肠上区，后二者达结肠下区。

（1）肠系膜下动脉：约在平第 3 腰椎高度起于腹主动脉前壁（图 1-3-29），向左下方行走至左髂窝进入乙状结肠系膜根内，沿其下降入小骨盆后移行为直肠上动脉。是腹腔镜手术腹主动脉旁淋巴结清扫时，界定清扫范围的重要标志。

（2）卵巢动脉（ovarian artery）：在肾动脉起点的稍下方自腹主动脉发出（左侧可来自于左肾动脉），在腹膜后沿腰大肌前行，向外下行至骨盆缘处。跨过输尿管和髂总动脉下段，经骨盆漏斗韧带向内横行，再向后穿过卵巢系膜经卵巢门进入卵巢。卵巢动脉在进入卵巢前，分出若干分支走行于输卵管系膜内供应输卵管，其末梢在子宫角附近与子宫动脉上行的卵巢支相吻合。

（3）骶正中动脉（median sacral artery）：胚胎期为腹主动脉干的直接延续，后退化；出生后末端已萎缩形成细小的骶正中动脉。约在腹主动脉后壁、距两髂总动脉分叉处上方 1~1.5cm 处发出，行于腹下丛，在第 4、5 腰椎体的前方、直肠后面进入骨盆经尾骨球，其发出最下腰动脉供应髂肌及腰方肌。并发出分支与骶外侧动脉、髂腰动脉支、臀上动脉及直肠上下动脉相吻合。

2. 髂总动脉（common iliac artery）　左右髂总动脉是腹主动脉的终末支（图 1-3-30），起于正中平面稍左正对第 4 腰椎体及第 4、5 腰椎椎间盘处，在骶髂关节前方分由腹主动脉分出后，向下外行至腰骶

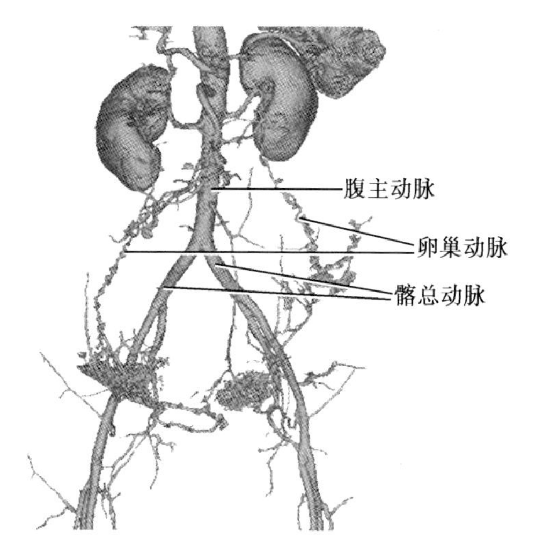

图 1-3-28 腹主动脉、髂总动脉、卵巢动脉

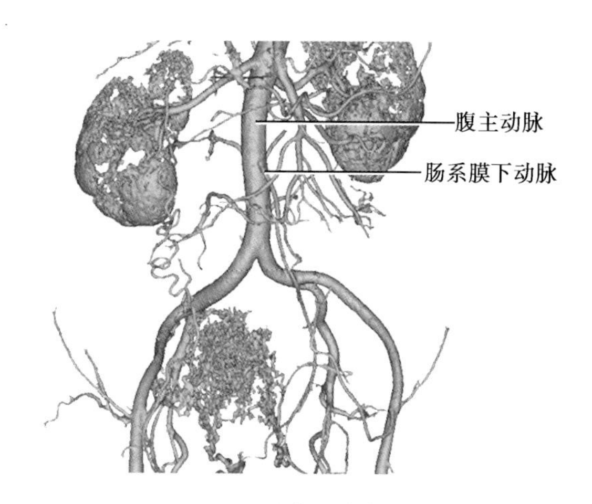

图 1-3-29 肠系膜下动脉、腹主动脉

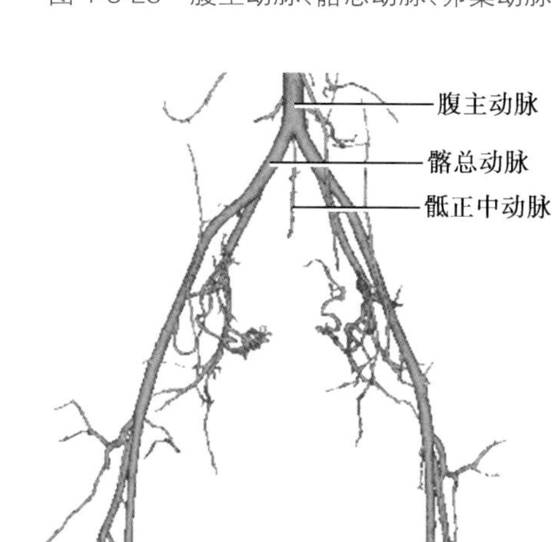

图 1-3-30 腹主动脉、骶正中动脉、髂总动脉

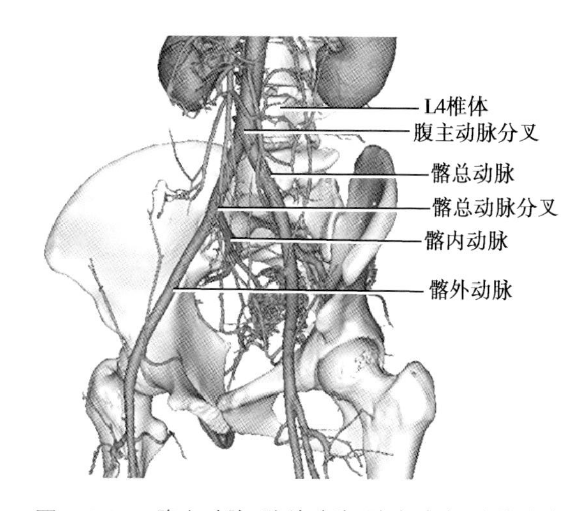

图 1-3-31 腹主动脉、髂总动脉、髂内动脉、髂外动脉

椎间盘平面，沿腰大肌内侧下至骶髂关节处分为髂内动脉和髂外动脉。通常情况下，左髂总动脉较右侧略长且细。

3. 髂外动脉（external iliac artery） 髂外动脉在骶髂关节前方，起自髂总动脉分叉处，沿腰大肌内侧缘下外行至腹股沟中点处，经腹股沟韧带后方的血管腔隙入股部，移行为股动脉，全程长10~11.5cm。左髂外血管的腹侧有乙状结肠，右髂外动脉起始部的前方有右输尿管及回肠末端经过；髂外动脉起始部的前方有卵巢动、静脉越过，其末段的前上方有子宫圆韧带斜向越过，生殖股神经的生殖支经过髂外血管的前方。在近腹股沟韧带处发出腹壁下动脉和旋髂深动脉，后者向外上方贴髂窝走行，分布于髂肌和髂骨等。髂总动脉及髂外动脉的投影：自脐左下方 2cm 处至髂前上棘与耻骨联合连线的中点间的连线，此线的上 1/3 段为髂总动脉的投影；下 2/3 段为髂外动脉的投影。上、中 1/3 交界处即为髂内动脉的起点（图 1-3-31、图 1-3-32）。

4. 髂内动脉（internal iliac artery） 髂内动脉于骶髂关节前方由髂总动脉分出后，斜向内下进入盆腔，不仅是盆腔脏器及盆壁的主要血供来源，也是骨盆腔侧壁与后壁的分界标志。其比邻关系内侧有腰大肌，前外侧有输尿管越过，后方邻近腰骶干，髂内静脉和闭孔神经行于其内侧；为一短干，长约 4.5cm，下降致骨盆平坐骨大孔上缘分为前干与后干。前干发出脏支，包括脐动脉、膀胱上动脉、膀胱下动脉、子宫动脉、直肠下动脉以及阴部内动脉等营养盆腔内脏器。后干发出髂腰动脉、骶外侧动脉分布于盆壁，后干的末端延为臀上动脉分布于臀部（图 1-3-33）。

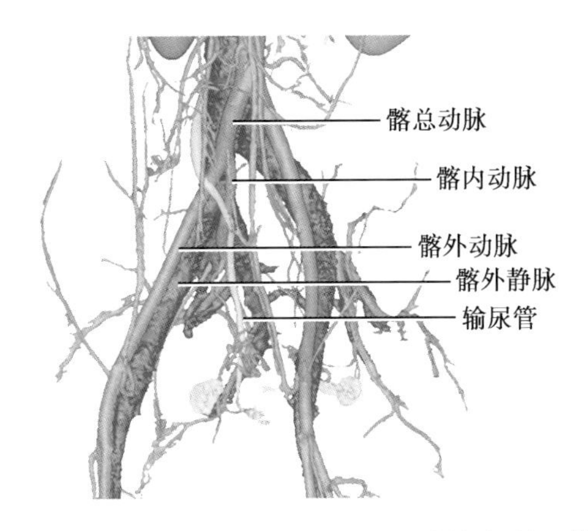

图 1-3-32 髂内动脉、髂外动脉、髂外静脉、输尿管

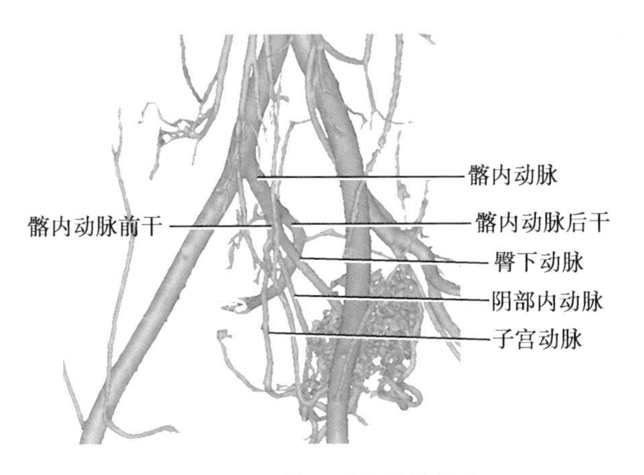

图 1-3-33 髂内动脉及其分支

5. 子宫动脉(uterine artery) 起自髂内动脉前干,沿盆侧壁向下向前行,穿越子宫阔韧带基部、宫旁组织,到子宫外侧(子宫峡部水平)约 2cm 处横跨输尿管至子宫侧缘。于阴道上子宫颈部分为上下两支:上支较粗,沿子宫侧缘迂曲上升,称子宫体支,其至子宫角处分为子宫底支、输卵管支及卵巢支,后者与卵巢动脉分支吻合。下支较细,分布于子宫颈及阴道上部,称宫颈 - 阴道支(图 1-3-34)。

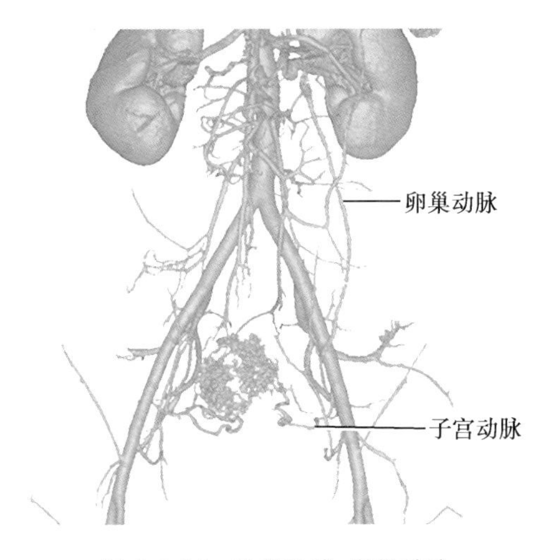

图 1-3-34 子宫动脉、卵巢动脉

6. 阴道动脉(vaginal artery) 为髂内动脉前干分支,有许多小分支分布于阴道中下段前后壁、膀胱顶及膀胱颈。阴道动脉与宫颈 - 阴道支和阴部内动脉分支吻合。阴道上段由子宫动脉宫颈 - 阴道支供应,阴道中段由阴道动脉供应,阴道下段主要由阴部内动脉和痔中动脉供应。

7. 阴部内动脉(vaginal artery) 为髂内动脉前干终支,经坐骨大孔的梨状肌下孔穿出骨盆,环绕坐骨棘背面,经坐骨小孔到达会阴及坐骨肛门窝,并分出 4 支:①痔下动脉:分布于直肠下端及肛门部;②会阴动脉:分布于会阴浅部;③阴唇动脉:分布于大、小阴唇;④阴蒂动脉:分布于阴蒂与前庭球。

8. 直肠上动脉(superior rectal artery) 起自肠系膜下动脉的主干向下的延续支,其离开乙状结肠系膜后,在直肠后方、髂总血管的前方盆筋膜内下行,发出 1~4 支乙状结肠直肠动脉,分布于直肠上段与乙状结肠末端。直肠上动脉下降至第 3 骶椎平面,分左右两终支分布至直肠壶腹部。

(二) 盆腹腔静脉

1. 下腔静脉(inferior vena cava) 是人体最大的静脉,收集下肢、盆部和腹部的静脉血(图 1-3-35)。位于脊柱的右前方,由左、右髂总静脉汇合而成,汇合部位多在第 5 腰椎水平,少数平第 4 腰椎,沿腹主动脉的右侧上行,经肝的腔静脉沟、穿膈的腔静脉孔,开口于右心房。下腔静脉的前面有肝、胰头、十二指肠水平部及小肠系膜根越过。后面有膈脚、第 1~4 腰椎、腰交感干和腹主动脉的壁支。右侧与腰大肌、右肾、右肾上腺相邻,左侧为腹主动脉。下腔静脉的属支有髂总静脉、右卵巢静脉、肾静脉、右肾上腺静脉、肝静脉、膈下静脉和腰静脉,其中大部分属支与同名动脉伴行。

2. 髂总静脉(common iliac vein) 由髂内和髂外静脉在骶髂关节的前方汇合而成(图 1-3-35)。右髂总静脉长约 4.2cm,伴随在同名动脉后方,垂直上行至第 5 腰椎的右前方,在右髂总动脉的外侧与左髂总静脉汇合构成下腔静脉。左髂总静脉长约 6.4cm,在同名动脉内侧沿正中线上升,至右髂总动脉的后方,与右髂总静脉汇合。在髂总静脉上,有一些小静脉直接汇入,实施腹腔镜盆腔淋巴结清扫时,应避免钝性撕拉髂总静脉上的淋巴组织，以免损伤静脉壁，引起大出血。

3. 髂内静脉（internal iliac vein） 是髂总静脉的最大属支之一，起始于坐骨大孔的上部，经同名动脉的后内侧上行，至骶髂关节前方与髂外静脉汇合成髂总静脉。髂内静脉的属支可分为壁支及脏支两类。壁支中除髂腰静脉可汇入髂总静脉末段或髂内静脉外，其余属支均入髂内静脉。脏支起于盆腔脏器，先于各脏器周围形成静脉丛，再集合成静脉干（图 1-3-36），可见髂内静脉比髂内动脉变异更多，走行更复杂。

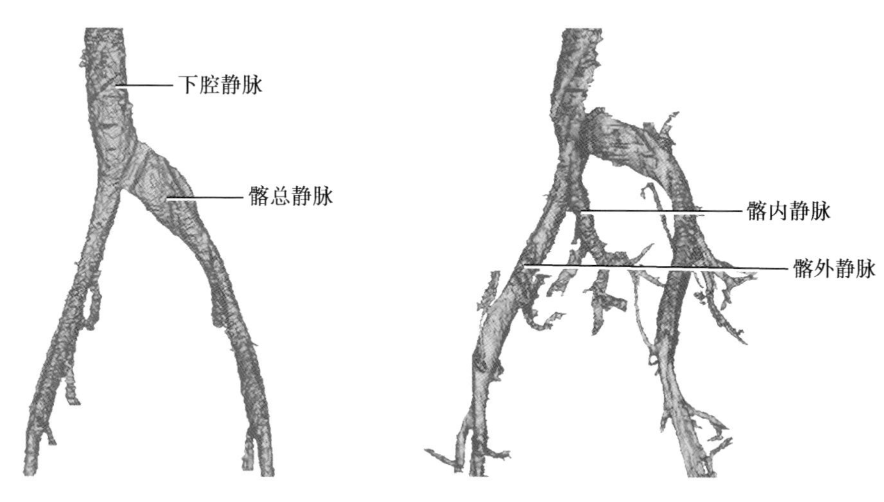

图 1-3-35 下腔静脉、髂总静脉　　图 1-3-36 髂内静脉、髂外静脉

4. 髂外静脉（external iliacvein） 腹股沟韧带下缘后方，续接股静脉起始，沿骨盆上口外缘，与同名动脉伴行向上（图 1-3-36）。左髂外静脉全程行经同名动脉内侧；右髂外静脉初行经同名动脉内侧，向上逐渐向其后方。髂外静脉的属支有腹壁下静脉、旋髂深静脉和耻骨静脉。

5. 骶正中静脉（median sacralvein） 由骶骨前面两支静脉汇合而成，与同名动脉伴行，多汇入左髂总静脉。

6. 卵巢静脉（ovarian vein） 卵巢髓质内的静脉出卵巢前形成卵巢静脉丛，然后汇集成卵巢静脉，与同名动脉伴行，右卵巢静脉注入下腔静脉，左卵巢静脉注入左肾静脉。

7. 子宫静脉（uterine vein） 起始于子宫壁中海绵状静脉间隙，大部分于子宫颈部离开子宫侧壁，与阴道静脉吻合形成子宫阴道静脉丛，然后汇合成子宫静脉，注入髂内静脉。子宫静脉丛与膀胱静脉丛、直肠静脉丛和阴道静脉丛相续。

（三）盆腔静脉丛

盆部静脉丛是由髂内静脉属支构成，有阴部静脉丛、膀胱静脉丛、直肠静脉丛、子宫阴道静脉丛等。这些静脉丛的管壁极薄，位于脏器周围的疏松结缔组织中，交织成网。

1. 膀胱静脉丛（vesical venous plexus） 位于膀胱两侧及底部，并可延伸到尿道起始部，收集膀胱、阴道下部及尿道的静脉血，并与阴道静脉丛相交通，汇合后注入髂内静脉。

2. 子宫静脉丛（uterine venous plexus） 位于子宫两侧，子宫阔韧带两层之间，阴道静脉丛（vaginal venous plexus）环绕阴道周围，从子宫静脉丛延续，并与膀胱丛及直肠丛相通。子宫和阴道静脉丛收集子宫、阴道及输卵管的静脉血，汇合成子宫静脉最后注入髂内静脉。该丛中有部分血液经子宫静脉的卵巢支与卵巢静脉的卵巢支相交通，经卵巢静脉注入下腔静脉。

3. 阴部静脉丛（pudendal venous plexus） 位于耻骨联合后方，收集阴蒂背静脉、膀胱前壁、膀胱间隙及阴道壁的小静脉，与膀胱静脉丛吻合，经膀胱静脉汇入髂内静脉。

4. 骶前静脉丛（presacral venous plexus） 在骶前由骶外侧静脉及骶正中静脉的分支形成，与椎静脉丛有交通吻合；从而形成上、下腔静脉的沟通路径。

5. 蔓状丛(plexus pampiniformis) 由卵巢门、输卵管及圆韧带的小静脉在阔韧带内组成静脉丛，然后合成卵巢静脉。

二、盆腹腔淋巴

(一) 盆部淋巴结

根据所在部位分为盆壁(壁侧)淋巴结及盆部内脏(脏侧)淋巴结。

1. 盆壁淋巴结(pelvis-parietal lymph nodes) 位于盆壁内面，多沿盆部的动静脉主干及其分支排列，可分为髂总淋巴结、髂外淋巴结、髂间淋巴结及髂内淋巴结四群，各群由多个淋巴结组成。

(1) 髂总淋巴结(common iliac lymph nodes)：由 4~6 个淋巴结组成，成群状围绕在髂总动脉周围，可分为内、外、中间 3 群。①内侧淋巴群，位于髂总动脉内侧或髂总静脉前方淋巴结，每侧 1~2 枚，多者可达 5 枚；②外侧淋巴群，左侧者位于左髂总动脉与腰大肌之间，右侧者位于右髂总动脉的外侧、右髂总静脉的前方，有 1~3 枚；③中间淋巴群，又称髂总后淋巴结，位于髂总动、静脉的后方，部分患者无此淋巴结。3 个亚群即排列成内侧、外侧和中间的 3 条淋巴链，分别位于髂总动静脉的前内侧、外侧及后方。其中外侧链是主要的回流途径，有 1~3 个，左侧者位于左髂总动脉与腰大肌之间，右侧者位于右髂总动脉外侧、右髂总静脉前方。骶岬淋巴结亦称主动脉下淋巴结，有 1~2 个，位于主动脉分叉处的下方，左右髂总动脉起始部之间，第 5 腰椎或骶骨岬的前方。

腹腔镜下施行髂总淋巴结切除时，一般在髂总动脉分叉的上方 2~3cm 开始，把内侧与外侧的淋巴结切除。

(2) 髂外淋巴结(external iliac lymph nodes)：沿髂外动、静脉排列约有 3~10 枚(图 1-3-37~图 1-3-38)。按分布位置不同分为三群：①外侧淋巴群 1~3 枚，沿髂外动脉外侧排列；②内侧淋巴群 2~5 枚，位于髂外静脉前内侧，与腹股沟深淋巴结相延续；③中间淋巴群有 1~3 枚，位于髂外动、静脉后方与腰大肌之间。腹腔镜下清除髂外淋巴结时，先将髂外血管与腰大肌之间分离，然后，沿髂总淋巴组织向下将髂外动、静壁上的淋巴组织钝、锐性剥离，直至旋髂深静脉，便将髂外的三群淋巴结彻底清除干净。

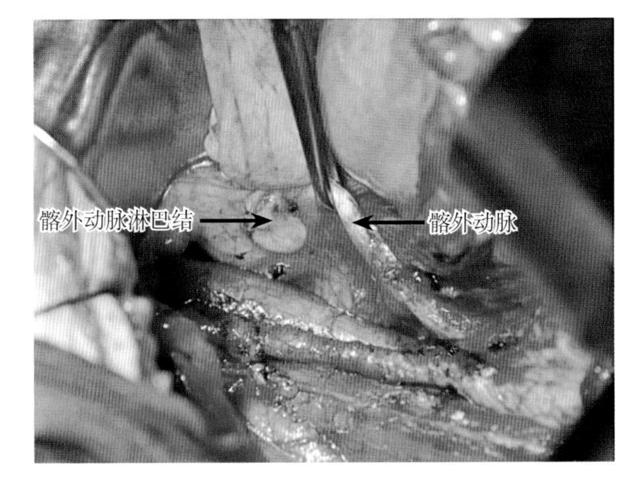

图 1-3-37 髂外动脉淋巴结、髂外动脉

(3) 髂内淋巴结(internal iliac lymph nodes)：围绕髂内血管分布，除沿该动脉主干排列的主群外，沿其壁支排列的有闭孔、臀上、臀下淋巴结。闭孔淋巴结沿闭孔动脉排列，多位于闭孔神经、血管出入闭膜管内口处，有 1~3 个，接收子宫颈、阴道上部、膀胱及阴蒂的集合淋巴管，输出淋巴管注入髂间和髂外淋巴结(图 1-3-39)。臀上淋巴结沿臀上动脉起始处排列，有 1~3 个，另外，沿该动脉浅、深支尚可有 1~2 个小淋巴结；接收臀部深层、子宫颈及阴道中部的集合淋巴管，输出管注入髂内、髂总或骶岬淋巴结。臀下淋巴结位于臀下动脉和阴部内动脉起始处，有 1~4 个；接收子宫、阴道、直肠、会阴及臀部的淋巴管，输出管注入髂内、髂总淋巴结。腹腔镜下髂内淋巴结切除时，从髂内、臀外动脉分叉处开始，沿髂内动脉向下剥离，逐步将整组髂内淋巴结分离达髂内动脉闭锁端。一般只能清除髂内动脉内、外侧群，髂内静脉旁淋巴结由于深藏盆底，不易切除。整组髂内淋巴结切除后，可见子宫动脉从髂内动脉分出并横跨于输尿管上。

(4) 髂间淋巴结(interiliac lymph nodes)：位于髂总发出髂内与髂外动脉的分叉部位，有 1~2 个淋巴结，接受髂外、髂内淋巴结及盆腔器官旁的输出淋巴管；收纳来自下肢、会阴、外生殖器、肛门及腹壁下半部及腰部淋巴结。髂间淋巴结的集合淋巴管注入髂总淋巴结。

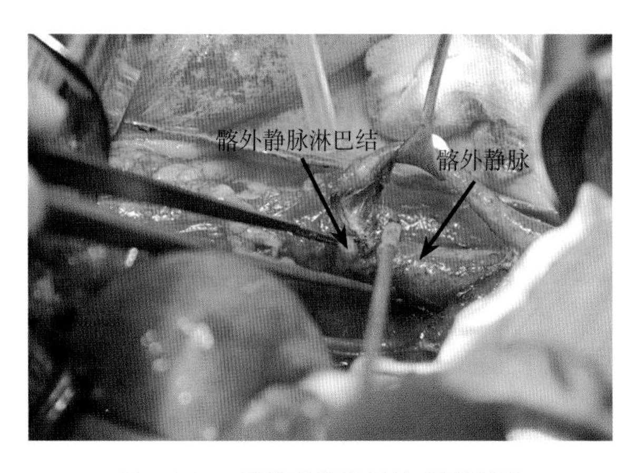

图 1-3-38 髂外静脉淋巴结、髂外静脉

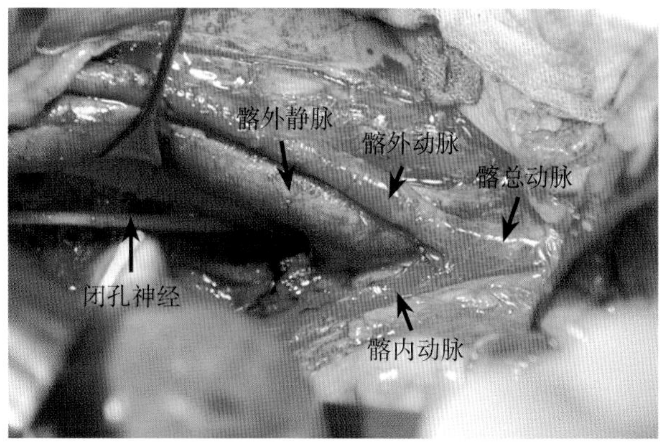

图 1-3-39 髂总动脉、髂内动脉、髂外动脉、髂外静脉、闭孔神经

(5) 骶淋巴结(sacral lymph nodes):位于骶正中动脉与骶外侧动脉之间,有 1~4 个。接收盆后壁、子宫体下部及阴道上部的淋巴管;输出管注入骶岬淋巴结及髂总淋巴结,可看做是髂内淋巴结的外周淋巴结。

(6) 闭孔淋巴结(obturator lymph nodes):多排列于闭孔神经的周围,约 1~3 枚(图 1-3-40)。主要汇集膀胱、输尿管、子宫和阴道的淋巴,汇入髂外内侧淋巴和髂间淋巴结。

(7) 腹股沟深淋巴结(deep inguinal lymph nodes):位于股管内,静脉内侧,约 1~2 枚(图 1-3-41)。最重要的是位于腹股沟韧带与旋髂深静脉交叉的三角区内侧的股管淋巴结(cloquet's node)。在腹腔镜盆腔淋巴结清除术时,必须清扫该枚淋巴结。

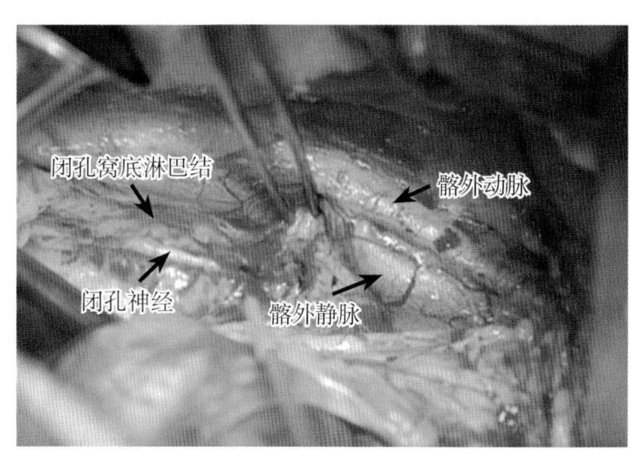

图 1-3-40 闭孔窝底淋巴结、髂外动脉、髂外静脉、闭孔神经

2. 器官旁(脏侧)淋巴结 对位于盆腔内脏器周围,沿髂内动脉的脏支分布,淋巴结的数目、大小不恒定。可分为膀胱旁淋巴结、子宫旁淋巴结、阴道旁淋巴结及直肠旁淋巴结。

(1) 膀胱旁淋巴结(paravesical lymph nodes):分为膀胱前淋巴结及膀胱外侧淋巴结,位于膀胱前方及闭锁的脐动脉周围,接受膀胱及阴道壁的集合淋巴管,其输出淋巴管注入髂内及髂间淋巴结。

(2) 子宫旁淋巴结(parauterine lymph nodes):接受宫颈及宫体下部的淋巴管,其输出淋巴管注入髂内及髂间淋巴结。

(3) 阴道旁淋巴结(paravaginal lymph nodes):接受阴道上部及宫颈的淋巴管,其输出淋巴管注入髂内及髂间淋巴结。

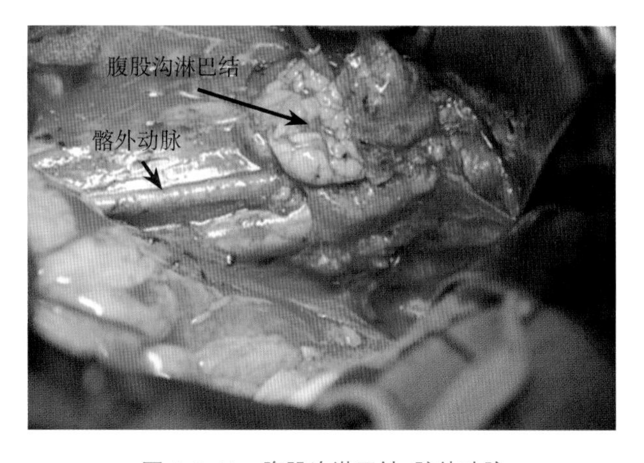

图 1-3-41 腹股沟淋巴结、髂外动脉

(4) 直肠旁淋巴结(pararectal lymph nodes):分为上下两群,主要接受直肠壶腹部淋巴,直肠上群的淋巴管注入肠系膜下淋巴结,下群的淋巴管注入髂内淋巴结。

（二）腰淋巴结群（即主动脉旁淋巴结群）

腰淋巴结群沿腹主动脉及下腔静脉周围分布，根据分布的位置不同，可以分为左腰淋巴结、中间腰淋巴结、右腰淋巴结。左腰淋巴结位于腹主动脉周围，分为主动脉旁（外侧）群、主动脉前群、主动脉后群（图 1-3-42）。其中主动脉旁群排列于腹主动脉外侧，腰大肌内侧缘，膈脚和交感干前方，上达主动脉裂孔，下至主动脉分叉处，有 2~14 个。主动脉前群位于主动脉前面，以卵巢动脉起始部为界分为上下两群。主动脉后群位于主动脉后方，多数位于第 1、2 腰椎前面。中间腰淋巴结多有 1~2 个，沿主动脉与下腔静脉间分布，主要在右肾动脉起点之下。右腰淋巴结位于下腔静脉周围，分为腔静脉外侧群、前群、后群。外侧群多为 3~5 个，位于下腔静脉外侧，腰椎体前方，上至右肾蒂上方的膈肌右内侧脚，下至右髂总静脉与下腔静脉交角处。前群位于右肾动脉下的下腔静脉前方，有 2~3 个。后群多为 2~4 个，位于下腔静脉的后方，上至右肾静脉平面，下至腹主动脉分叉处。

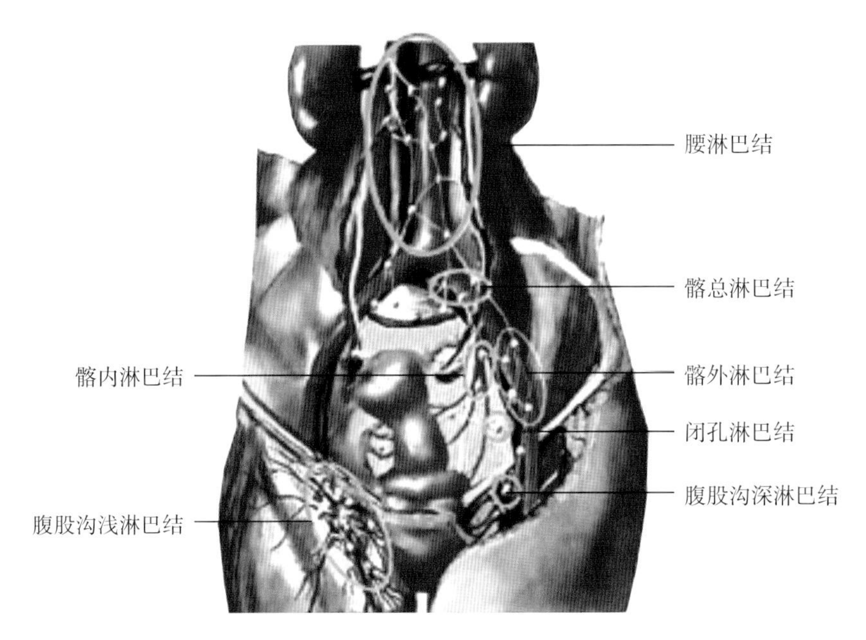

图 1-3-42 女性生殖器淋巴流向示意图

（三）女性生殖器官的淋巴引流情况

女性生殖道的淋巴较丰富。分别来自女性生殖器官和盆腔组织，伴行血管，汇入沿髂动脉的各淋巴结内，然后注入主动脉周围的腰淋巴结，最后在第 2 腰椎处汇入胸导管的乳糜池。

1. 卵巢淋巴回流　有 3 条通路：①经卵巢骨盆漏斗韧带入卵巢淋巴管向上回流至腹主动脉旁淋巴结；②沿卵巢门淋巴管达髂内、髂外淋巴结，再经髂总淋巴结至腹主动脉旁淋巴；③偶沿圆韧带入髂外及腹股沟淋巴结。

2. 子宫淋巴回流　有 5 条通路：①宫底部淋巴常沿韧带上部淋巴网、以骨盆漏斗韧带至卵巢、向上至腹主动脉旁淋巴结；②子宫前壁上部或沿圆韧带回流到腹股沟淋巴结；③子宫下段淋巴回流宫旁、闭孔、髂内外及髂总淋巴结；④子宫后壁淋巴可沿宫骶韧带回流至直肠淋巴结；⑤子宫前壁也可回流至膀胱淋巴结。

3. 子宫颈淋巴回流　宫颈淋巴主要沿宫旁、闭孔、髂内、髂外及髂总淋巴结，然后可回流至腹主动脉旁淋巴结和（或）骶前淋巴结。子宫颈的集合淋巴管在子宫旁组织内行向外侧至髂外淋巴结，行向后外侧至髂内淋巴结，在骶生殖襞内行向后方至直肠和骶淋巴结；一些子宫颈淋巴输出管可能达闭孔和臀淋巴结。子宫颈的淋巴管大部分汇入髂外淋巴结；

4. 阴道淋巴回流　阴道淋巴管与子宫颈、直肠和外阴部淋巴管相连，分为 3 群，但引流区域并没有明显的界限。阴道上段淋巴回流基本与宫颈相同，下段淋巴回流与外阴相同。

5. 外阴淋巴回流　外阴淋巴回流至腹股沟浅淋巴结，然后可至腹股沟深淋巴结、汇入闭孔髂内等淋巴结。

（陈春林　祝江红　彭燕臻）

第六节　腹盆腔与腹股沟区神经

一、腹盆腔与腹股沟区神经的概述

人体神经分为中枢神经系统及周围神经系统，周围神经系统又分为脑神经系统、脊神经系统以及自主神经系统（即自主神经系统）。女性腹盆腔神经包括脊神经腹侧支在腹盆部的部分及腹盆腔的自主神经。前者是分布到腹盆壁的躯体神经，支配下腹部、盆部的感觉与运动。后者分布到腹盆腔脏器，调节腹盆腔脏器的功能。

脊神经腹侧支在腹盆腔构成腰丛、腰骶干、骶丛、尾丛。其中腰丛位于腰大肌后方、腰椎横突前方。腰丛的组成包括：髂腹下神经、髂腹股沟神经、生殖股神经、闭孔神经、股外侧皮神经、股神经以及副闭孔神经。骶丛贴近盆壁，位于梨状肌前面，髂内血管和输尿管的后方，左侧位于乙状结肠后方，右侧位于回肠袢后方，与臀上、臀下血管关系密切。骶丛及尾丛的分支主要支配盆底肌群。

腹盆腔及腹股沟区自主神经包括交感神经及副交感神经。副交感神经部分有来自迷走神经背核的迷走神经，其纤维分布于上腹部的胃、小肠、盲肠、阑尾、升结肠、结肠右曲和大部分横结肠；与妇科手术关系密切的下腹腔器官及盆腔器官则由来自第2、3、4骶神经腹侧支的盆腔内脏神经支配。交感神经的分布比副交感神经广泛，除腹盆腔的内脏外还分布于血管、汗腺、竖毛肌及非横纹肌等。就腹盆腔内脏而言，交感神经与副交感神经起拮抗作用。腹腔交感神经包括腰交感干、内脏大小神经、椎前神经丛（包括腹腔丛、腹主动脉丛、下腹上丛）。腹股沟区的交感神经主要为腹下神经。盆腔交感神经主要包括盆交感干、下腹下丛及其分支或次级丛。

二、与妇科内镜手术相关的神经解剖

妇科内镜手术手术部位包括下腹腔、盆腔、宫腔、髂血管区，分布在这些部位的神经主要有生殖股神经、闭孔神经等躯体神经以及腹主动脉丛、下腹上丛、腹下神经、下腹下丛及其分支、盆腔内脏神经等自主神经。术者若对这些神经的走行、位置不熟悉，易导致术中神经损伤引起相应并发症，本书特地从传统解剖学及临床应用解剖学角度对此部分神经进行详细描述。

（一）腹盆腔及腹股沟的躯体神经

1. 生殖股神经（genitofemoral nerve）　生殖股神经位于盆壁侧腹膜后，沿腹膜下腰大肌表面下行，斜过输尿管后方，在髂总动脉外侧、腹股沟韧带上方分成生殖支和股支（图1-3-43）。生殖支越过髂外动脉下部，于腹股沟管深环处进入腹股沟管，与圆韧带伴行，终止于阴阜和大阴唇皮肤。股支沿髂外动脉外侧下行，行于腹股沟韧带深面，穿经股鞘分布于股三角上部皮肤。

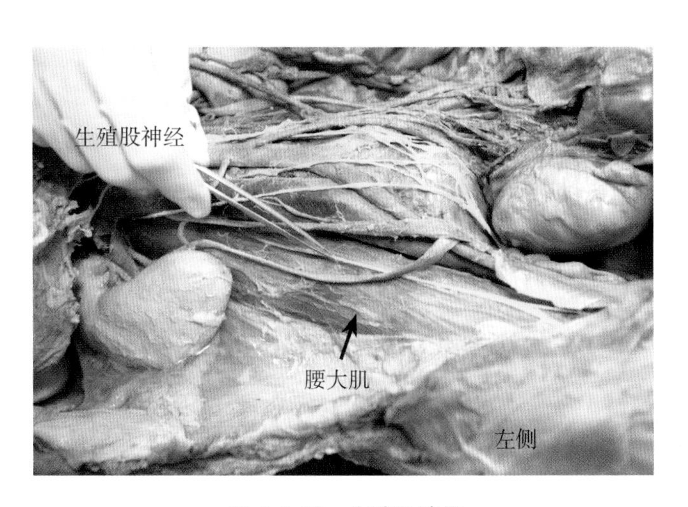

图 1-3-43　生殖股神经

2. 闭孔神经（obturator nerve）　闭孔神经在腰大肌内下行，至骨盆缘处由腰大肌内侧缘穿出，行于髂总血管后方，髂内血管外

侧,然后沿闭孔内肌表面向下前行,在闭孔血管的前上方与其伴行到达闭孔,经闭孔上部进入大腿,并在闭孔附件分为前后两支,支配股部收缩肌群及股内侧下 2/3 的皮肤感觉。闭孔神经将盆侧壁分为两部分,上部为裸露的耻骨,下部为闭孔内肌及其筋膜。闭孔神经的周围满布极为疏松的结缔组织,下面为盆底静脉丛(图 1-3-44~ 图 1-3-47)。清扫闭孔淋巴结时,以闭孔神经为界,不可超越,否则会损伤盆底静脉丛。

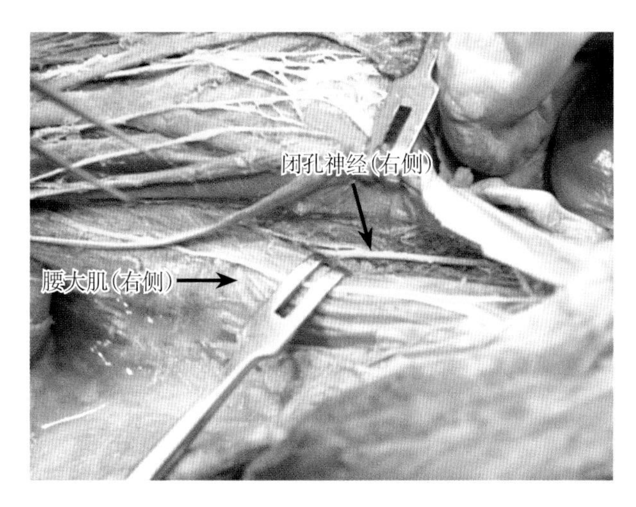

图 1-3-44 闭孔神经

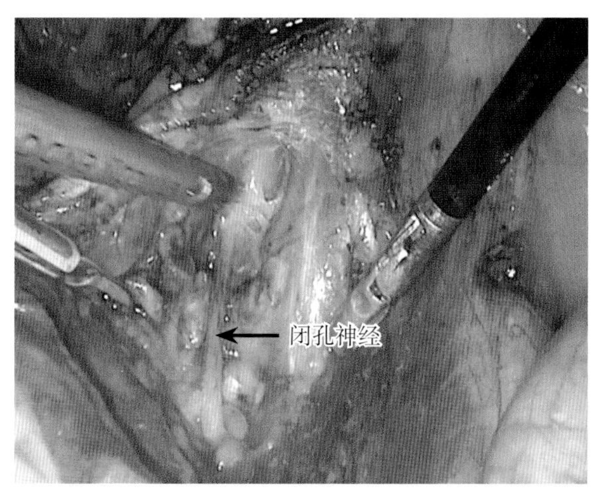

图 1-3-45 闭孔神经——从腰大肌髂总血管间隙找闭孔神经

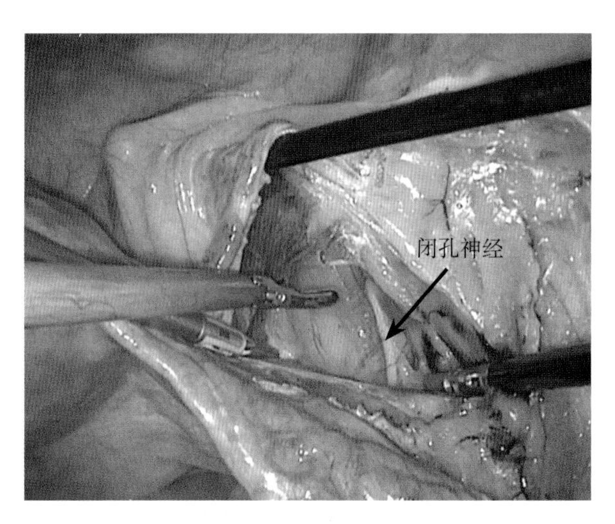

图 1-3-46 闭孔神经——从阔韧带下方找闭孔神经

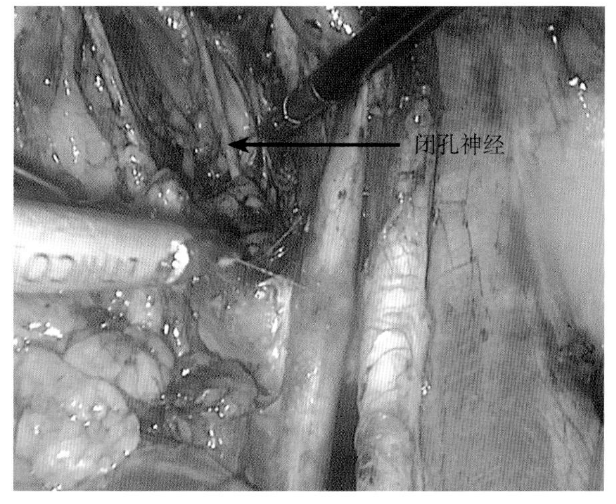

图 1-3-47 闭孔神经——髂总静脉分叉处找闭孔神经

(二) 腹盆腔及腹股沟区的自主神经

1. 腹主动脉丛(abdominal aortic plexus) 腹主动脉丛是腹腔丛的直接延续,位于主动脉的两侧和前方,肠系膜上、下动脉起始部之间,向下与下腹上丛相连,并发出分支组成肠系膜下丛(图 1-3-48)。在行腹腔镜下腹主动脉淋巴结切除术时注意保留主动脉旁的神经组织。

2. 下腹上丛(superior hypogastric plexus,SHP,又译为上腹下丛 / 骶前神经) 下腹上丛位于第五腰椎及第一骶椎上部的前面,腹主动脉的末端及其分叉处,伴骶正中动脉下行入盆内。此丛常称为骶前神经,大约宽 5mm,长 4~5cm,其纤维来自腹主动脉丛,肠系膜下丛以及腰交感神经节的第三、四内脏神经,属于交感神经。该丛紧贴骶岬表面(图 1-3-49),与前方疏松结缔组织易分离,故在腹腔镜下淋巴结切除术时不易损伤,但在骶前神经切除术中易损伤。

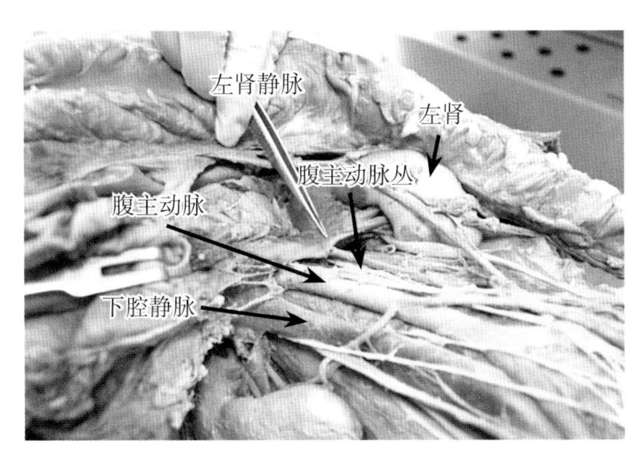

图 1-3-48　腹主动脉丛

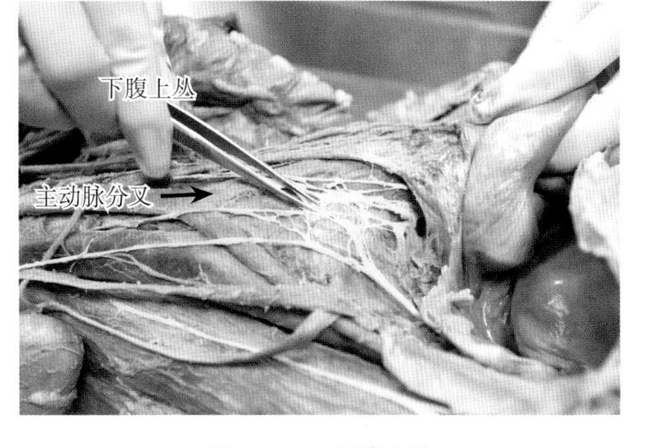

图 1-3-49　下腹上丛

3. 腹下神经（hypogastric nerve，HN）　腹下神经于骶岬表面水平由上腹下丛延续而来，位于直肠旁间隙，沿直肠系膜向下走行至盆腔，为宽约 4mm，双侧对称的交感神经纤维，在骨盆入口位于输尿管内侧约 1.6cm，并与之平行，在此平面以下位于输尿管的内侧、背侧，沿盆侧壁向尾侧下行参与盆丛的构成，主要分布于子宫骶韧带的外侧面并与之紧贴，属于交感神经。

4. 盆腔内脏神经（pelvic splanchnic nerves，PSN）　盆腔内脏神经（图 1-3-50）由脊髓骶副交感神经核发出，出骶前孔后，向前向下汇入腹下神经共同形成盆丛，行程约 25~30mm，大部分纤维随盆丛分支分布到所支配的脏器（如子宫、膀胱、阴道、直肠）附近或者脏器壁内交换神经元属于副交感神经。盆腔内脏神经走行于主韧带底部或神经部的外侧段，部分穿过直肠侧间隙（图 1-3-51）。在腹腔镜广泛性子宫切除术中处理主韧带时，在子宫深静脉下方的主韧带神经部中可找到该神经。

5. 下腹下丛（inferior hypogastric plexus，IHP）及其次级丛　下腹下丛又称盆丛（ pelvic plexus，PP），在腹膜外壁层筋膜内，位于骶骨前面和直肠、子宫颈、阴道穹的外侧，膀胱的后方，延伸入子宫阔韧带。其外侧是髂内血管及其分支、肛提肌、尾骨肌和闭孔内肌，后方是骶尾神经丛，上方是膀胱上动脉和闭合的脐动脉。盆丛神经分支细小而密集，既有交感神经成分，又有副交感神经成分。其分布呈网状四角形结构，为一大约 3~4cm × 2~3cm 的网状神经组织平面，大部分位于子宫动静脉及膀胱动静脉的下方，即主韧带底部、膀胱宫颈阴道韧带深层及阴道旁组织中。此丛伴随髂内动脉的分支组成膀胱丛、直肠丛、子宫阴道丛等，并随动脉分支分布到盆腔各脏器（图 1-3-52）。

（1）膀胱丛（vesical plexus）：位于阴道旁组织复合体中，沿膀胱动脉分为膀胱上、下神经，分布于膀胱的上、下部。膀胱壁及内括约肌接受交感和副交感神经的双重支配。副交感神经传出冲动引起膀胱逼尿肌收缩和内括约肌松弛，引起排尿功能；交感神经传出纤维对膀胱的作用不够明显，但能使内

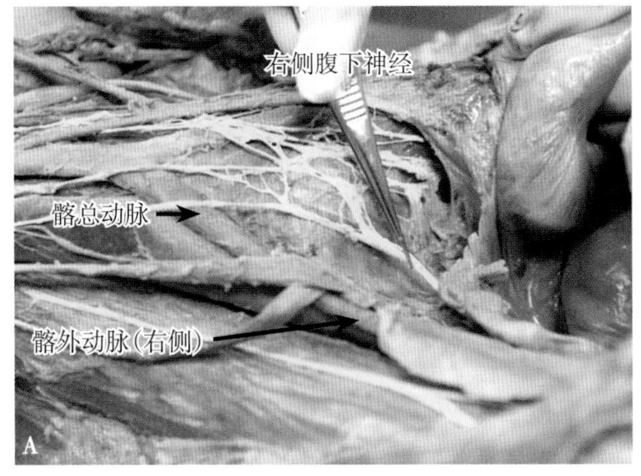

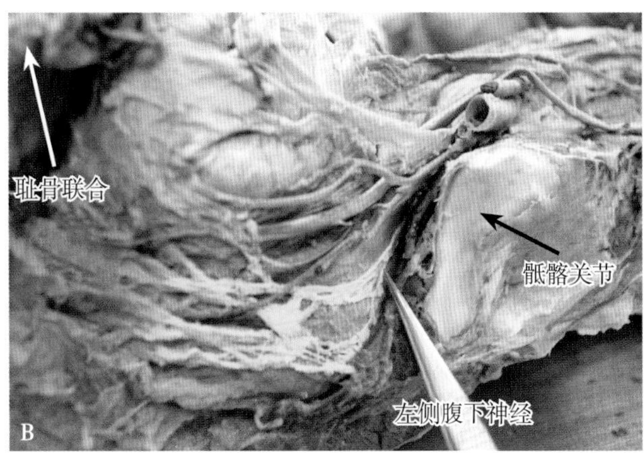

图 1-3-50　腹下神经

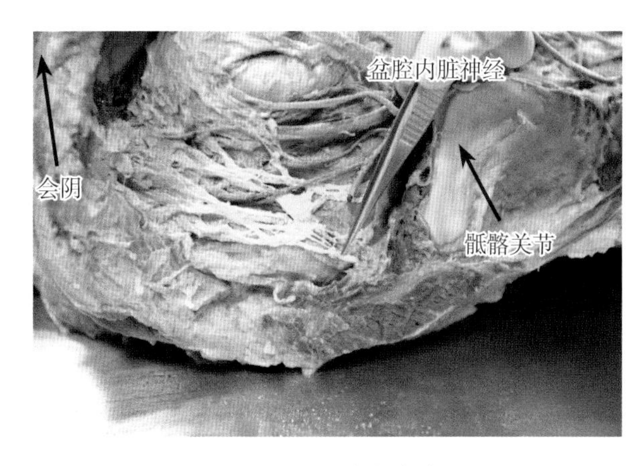

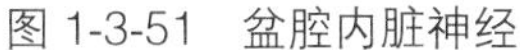
图 1-3-51 盆腔内脏神经

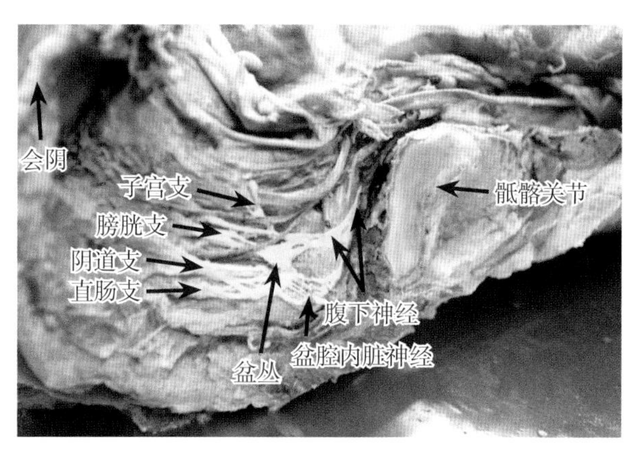

图 1-3-52 盆丛及其分支

括约肌紧张性加强，有阻止排尿的作用，此外还可使膀胱的血管收缩。

(2) 直肠丛(inferiorrectal plexus)：伴直肠下动脉至直肠，分布于肛门内括约肌。交感神经的传出纤维使直肠舒张，肛门内括约肌收缩；副交感神经传出纤维使直肠收缩及肛门内括约肌舒张。

(3) 子宫阴道丛(uterovaginal plexus)：位于子宫阔韧带两层之间的基底部，子宫颈及阴道上部的两侧。伴阴道动脉下行，穿主韧带分布于阴道，一些纤维直接分布至子宫颈；也有的纤维伴子宫动脉上行，分布于子宫体及输卵管，还与卵巢丛的小支相连接。至阴道的神经沿阴道动脉及其分支分布于阴道壁、前庭球的勃起组织及阴蒂、尿道、前庭大腺。交感神经使子宫及血管收缩，副交感神经其作用可能引起子宫及血管舒张。

三、如何在术中寻找与妇科内镜手术相关的神经

1. 生殖股神经 腹腔镜下盆腔淋巴结清扫，打开阔韧带前叶腹膜即可暴露沿腰大肌走行的生殖股神经，其位于腰大肌表面，髂外血管外侧，有时其走行的过程中与髂外动脉下段交叉。在切除髂血管区淋巴结时需看清髂外血管外侧的生殖股神经行径，应尽量保留该神经，以避免大腿内侧皮肤感觉功能障碍。

2. 闭孔神经 根据闭孔神经走行，腹腔镜下盆腔淋巴结清扫时显露闭孔神经可有三种方法：①从腰大肌和髂总血管之间进入，显露闭孔神经——闭孔神经位于髂总血管与腰大肌之间，其表面覆盖脂肪组织，由于此位置较为狭窄，分开即可见闭孔神经，是较易寻找闭孔神经的方法之一；②沿髂内动脉寻找闭孔神经——沿髂内动脉寻找脐侧韧带，并提起该韧带，向外侧分出进入闭孔间隙，在髂外血管的下方，可见闭孔神经，由于此处间隙宽大，有时寻找闭孔神经较为困难；③在髂总静脉分支处寻找闭孔神经——首先找到该分叉，在其下方仔细寻找，这是较为传统的方法，有一定的困难及风险。

3. 腹主动脉丛 该丛位于腹主动脉左侧，在行腹主动脉淋巴结切除时，需注意保留左侧的网状结构，即为神经。

4. 下腹上丛 打开骶前腹膜，在骶骨表面即可见到下腹上丛神经，在腹腔镜强光的照射下，该神经泛白色荧光。

5. 腹下神经 腹下神经与骶韧带、直肠侧间隙关系密切，在腹腔镜广泛性子宫切除术中打开欧氏间隙(直肠侧间隙的内侧部分)后，可在骶韧带的外侧面或者输尿管系膜下方组织中找到腹下神经。

6. 盆腔内脏神经 盆腔内脏神经位于子宫深静脉下方的主韧带神经部内，切断子宫深静脉后，向内上方提起该静脉断端，清除其下方的疏松组织，即可见盆腔内脏神经。

7. 下腹下丛或盆丛及其分支 沿腹下神经表面和盆腔内脏神经表面即可找到盆丛。在解剖出膀胱上、中、下静脉后(膀胱静脉共 4~6 支，数量不定)，可找到盆丛的膀胱支。

(陈春林 李维丽)

第七节 腹股沟区血管与淋巴

腹股沟区(inguinal region)是指腹股沟韧带、腹直肌外侧缘及髂前上棘水平连线所围成的三角区域。

一、腹股沟区血管

腹股沟区的血管主要有股动脉、腹壁浅动脉、旋髂浅动脉、阴部外浅动脉与其同名静脉。

(一)腹股沟区动脉

1. 股动脉(femoral artery) 是股三角内的中心结构,有四大分支。向前发出三条动脉即:腹壁浅动脉、旋髂浅动脉和阴部外动脉。向后发出股深动脉,该动脉又发出旋股内、外侧动脉和穿动脉,股动脉与股深动脉(图 1-3-53)几乎处于同一垂线上。

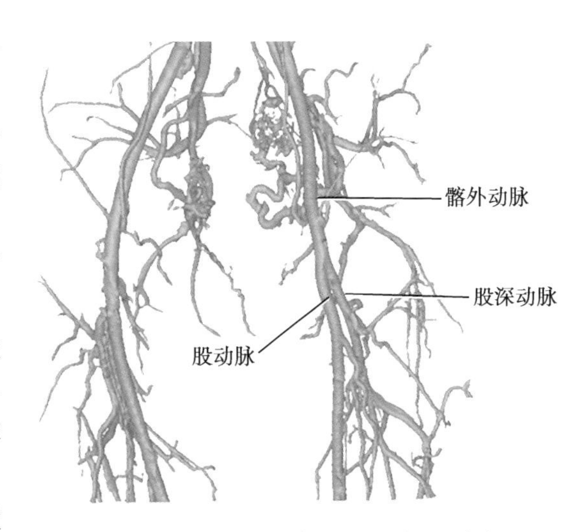

图 1-3-53 髂外动脉、股深动脉、股动脉

股动脉是下肢动脉的主干,由髂外动脉延续而来。在腹股沟韧带中点的深面入股三角。在股三角内,股动脉先位于股静脉的外侧,逐渐从外侧跨到股静脉的前方,下行入收肌管,再穿收肌腱裂孔至腘窝,易名腘动脉。股动脉在腹股沟中点处位置表浅,可摸到搏动,是临床上急救压迫止血和进行穿刺的部位。

股动脉的体表投影:在大腿稍屈和外展外旋位置时,由腹股沟中点到内收肌结节绘一直线,该线的上2/3 是股动脉的表面投影线。

2. 股动脉的分支 有腹壁浅动脉、旋髂浅动脉、阴部外动脉及股深动脉(deepfemoral artery)。股深动脉是股动脉最粗大的分支,在腹股沟韧带下方 3~5cm 处发自股动脉的后外侧壁。先在股动脉的外侧,以后行于股动脉和股静脉的深面,至长收肌后方继续下行,终于大腿的下 1/3。

(二)腹股沟区静脉

股静脉(femoral vein) 在收肌腱裂孔处续腘静脉,行经收肌管,至股三角尖时位于股动脉后方,往上渐斜向,随之位于股动脉的内侧,并包在股鞘内。除接受伴随股动脉分支的同名静脉外,还收纳大隐静脉。有四条属支,与动脉的分支同名但归属有异。其前方为一支,即大隐静脉。后方为三支,即股深静脉、旋股内、外侧静脉。而髂外静脉是股静脉的直接延续。

二、腹股沟区淋巴

女性外生殖器的淋巴多注入腹股沟淋巴结群(inguinal lymph nodes),其位于腹股沟韧带、大腿根部的前面,以阔筋膜为界,分为浅、深两群,即腹股沟浅淋巴结及腹股沟深淋巴结。引流下肢,下腹壁和会阴部的淋巴。

1. 腹股沟浅淋巴结(superficial inguinal lymph nodes) 由近侧和远侧两组组成。近侧组通常有5~6 个淋巴结,分布于腹股沟韧带的远端;远端组常含 4~5 个淋巴结,沿大隐静脉末端排列。其中与妇科恶性肿瘤关系密切的淋巴结为近侧组的内侧淋巴结,接受外生殖器及伴子宫圆韧带来的子宫淋巴管等。

2. 腹股沟深淋巴结(deep inguinal lymph nodes) 腹股沟深淋巴结位于股静脉内侧,通常有 1~3 个数量不等。其中之一位于隐 - 股静脉汇合处的远端,另一个位于股管内,最近端的一个位于股环的外侧,其中间淋巴结常不恒定,近端淋巴结常常缺如。

(陈春林 祝江红)

第八节 盆底手术相关解剖

盆底重建手术的特点是恢复盆腔脏器的解剖学位置和生理功能,手术操作重点是将缺损的组织进行加固、悬吊,甚至是用化学合成或生物替代品进行替代。因此,了解手术相关的盆腔器官和盆底解剖非常重要和必要,下面予以简要介绍。

一、盆底手术相关的盆腔器官

盆腔器官包括子宫 - 输卵管 - 卵巢、膀胱、输尿管、尿道以及阴道与直肠等。在本书的有关章节已经介绍了子宫 - 输卵管 - 卵巢、膀胱、输尿管与直肠。下面简要介绍尿道和阴道的解剖学特点和功能特征。

(一) 尿道

女性尿道全长约 4cm,直径平均 6mm。尿道经过耻骨后隙(尿道管腔发生轻微的弯曲),贯穿会阴膜,以其外口终止于阴道口上方。

尿道黏膜具有纵向的皱襞以及较多的小腺体,这些小腺体开口于尿道。尿道黏膜主要是复层扁平上皮。黏膜组织由一层疏松纤维弹性结缔组织支撑,即固有层。固有层含有多束胶原纤维和纤维细胞,以及丰富的弹性纤维。丰富的薄壁静脉是固有层的另一个特性,而丰富的血管供应有利于尿道阻力的产生。

条纹状的尿道和尿道周围的肌肉形成外部尿道括约肌机制,包括外部段和内部段,外部段由盆膈骨骼肌纤维构成,内部段是由尿道括约肌(围绕尿道近端三分之二的肌肉纹理带)和尿道膜部括约肌以及尿道阴道括约肌构成,上述三个肌肉作为一个整体发挥作用,通常称为条纹泌尿生殖括约肌。这三种肌肉在尿流量自主间断以及通过反射肌收缩引起的应激性尿道关闭过程中起一定作用。

(二) 阴道

阴道是一个具有皱褶的中空纤维肌性管道,这些皱褶能够从前庭延伸至子宫颈。在女性站立状态下,阴道上三分之二几乎是水平位的,而下三分之一几乎是垂直方向。组织学上,阴道壁由三层构成。阴道壁的里面由未角化的复层扁平上皮构成,上皮组织下是一层薄的疏松的结缔组织层即固有层。固有层不含有腺体。固有层下是阴道肌层,肌层的外周是外膜层,外膜是围绕阴道和邻近盆底器官的内脏盆筋膜的延伸,外膜的作用在于允许这些器官独立的膨胀和收缩。

除了被子宫颈处拉开的管腔之外,阴道壁通常处于闭合状态。阴道具有一个“H”形的腔,管腔的主要尺度是横向的。另外,阴道上段是由子宫主韧带和子宫骶韧带所支撑。耻骨宫颈筋膜和直肠阴道筋膜是指发育中阴道上皮从肌层分离出来的组织。阴道前方毗邻并支撑膀胱底,两者之间被膀胱阴道筋膜所隔离。尿道与阴道前壁相融合,阴道后壁与肛管、直肠壶腹相联系,阴道后壁下段与会阴体相联系。

二、盆底手术相关的盆底解剖

(一) 盆底肌肉

盆底骨骼肌包括肛提肌、尾骨肌、肛门外括约肌、尿道横纹括约肌和浅表会阴肌(球海绵体积、坐骨海绵体肌和浅表横向会阴)。盆膈由肛提肌和尾骨肌构成。肛提肌是耻骨直肠肌、耻骨尾骨肌和髂骨尾骨肌。

盆膈在耻骨（前）和尾骨（后）之间像吊床样伸展，沿着外侧盆壁附着于闭孔筋膜上形成增厚的线性带，即肛提肌腱弓（图 1-3-54）。

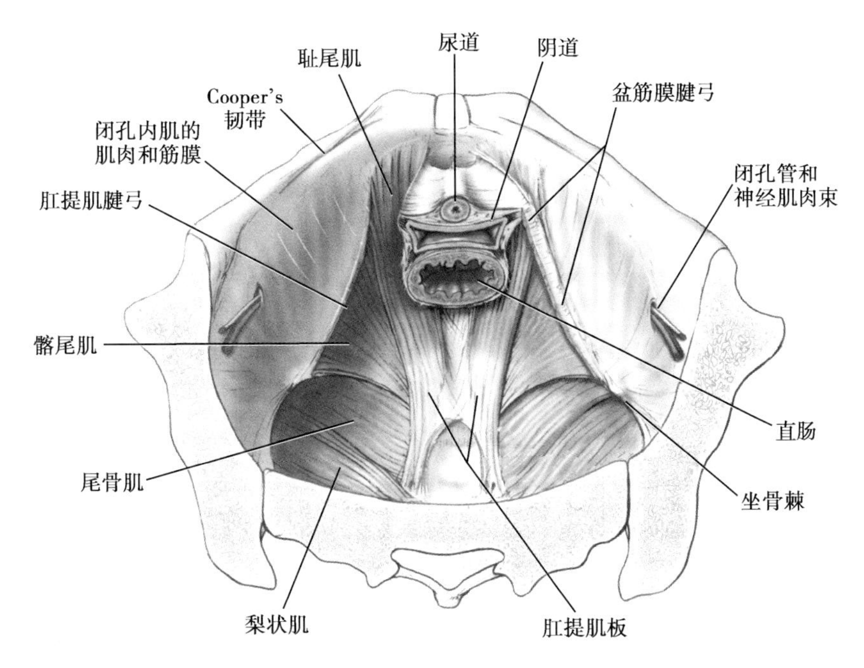

图 1-3-54 盆底、侧壁的肌肉之间的关系及其附着点

耻骨直肠肌起自耻骨盆面和肛提肌腱弓的前份，肌纤维向后止于肛管侧壁、后壁及会阴中心腱。在直肠肛管移行处，两侧束构成“U”形袢，是肛直肠环的主要组成部分，作用在于控制排便。

肛提肌能够自主收缩。肛提肌含有Ⅰ型（慢抽搐）纤维来维持恒定性以及Ⅱ型（快抽搐）纤维来完成反射和自主收缩。除了在排泄、排便和瓦尔萨尔瓦动作时发挥作用外，盆底的恒定性为骨盆脏器提供了恒定的支撑作用。肛提肌和尿道及肛门括约肌的骨性成分在应激反应如咳嗽或喷嚏时能够快速收缩从而防止尿或粪失禁。

（二）会阴

会阴通常被一纤维结缔组织（会阴膜）分为两部分：浅表层和深层。会阴膜是一个横跨骨盆出口前半部的三角形致密纤维肌性组织薄片，以前称为泌尿生殖膈。会阴的边界分别为坐骨耻骨支、坐骨结节、骶结节韧带和尾骨。会阴体是球海绵体肌、会阴浅横肌、会阴深横肌、会阴膜、肛门外括约肌、后阴道肌层和耻骨直肠肌与耻尾肌插入点集合点的标志。

会阴深层肌部分是由会阴深横肌、外尿道括约肌部分（尿道膜部括约肌和尿道阴道括约肌）、肛门括约肌部分和阴道肌筋膜附属物构成。

图 1-3-55 显示了会阴的神经肌肉解剖图。会阴的运动和感觉神经分布经过阴部神经。阴部神经起源于 S2~S4 穿过梨状肌下孔，与起自髂内系统的阴部内动静脉伴行，绕坐骨棘后面入坐骨小孔至坐骨直肠窝外侧，靠近闭孔内肌进入阴部管（Alcock 管）。在坐骨结节的后内侧分成三个分支分布于会阴：阴蒂支、会阴支和直肠下支（肛门直肠下支）。会阴的血供来自于阴部动脉，此动脉在骨盆内与阴部神经伴行。

（三）闭孔解剖

闭孔膜是一个横跨闭孔的纤维鞘，其中有闭孔神经血管束经过闭孔管。闭孔动静脉是髂内血管的分支，当这些血管从闭孔膜下缘出现然后进入闭孔时分为许多小的分支供应大腿内收肌肌群。最近来自于 Whiteside 和 Walters（2004）对尸体的解剖研究资料发现，与以前报道相反的结果即闭孔血管分为中支和远侧支，而且，这些分支血管主要是直径小于 5mm 的小血管。大腿中部肌和内收肌从

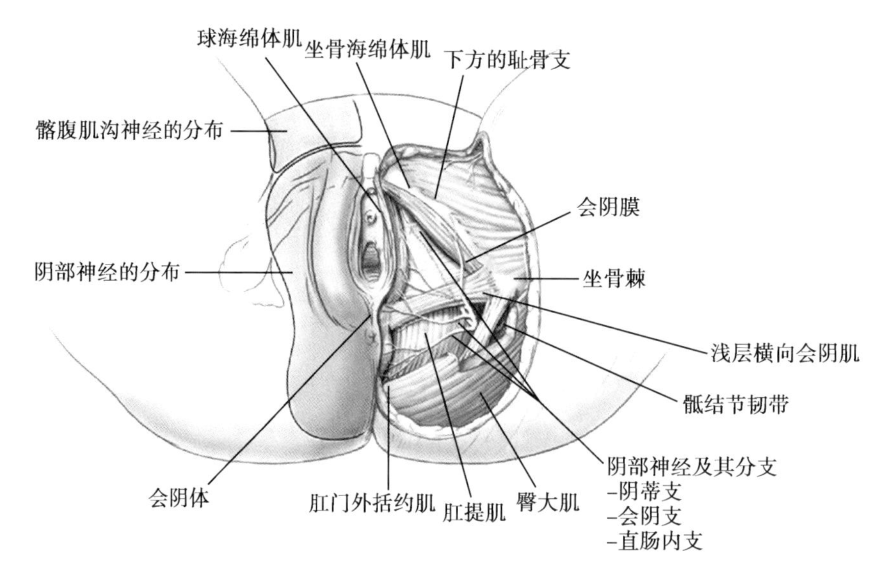

图 1-3-55 会阴部的神经肌肉解剖图

浅至深分别是：股薄肌、长收肌、短收肌和闭孔外肌。

闭孔神经从闭孔膜出来，自腰丛发出后，于腰大肌内侧缘穿出，循小骨盆侧壁前行，穿闭膜管出小骨盆，分前、后两支，分别经短收肌前、后面进入大腿内收肌群。其肌支支配闭孔外肌、大腿内收肌群，皮支分布于大腿内侧面的皮肤。当处于膀胱截石位时，神经和血管循着大腿向后远离坐耻骨支的方向行走。

(四) 盆腔器官支持结构

1. 盆底支持组织“三水平理论” 正常的骨盆支撑来自于盆底肌肉和结缔组织附属物之间的相互作用。在大多数情况下，盆底肌肉是盆内器官的主要支撑来源，它为这些器官支托处提供一个坚实而具有弹性的基底。结缔组织附属物（盆内筋膜）为处于正常位置下的盆内器官从骨盆肌肉处获得最佳的支撑。当骨盆肌肉处于松弛状态时，如在排尿或排便的过程中，结缔组织附属物能够暂时起到支撑骨盆器官的作用。

盆内筋膜是一个疏松结缔组织网能够遮盖所有的盆内器官并将这些器官与支持性肌肉和骨盆骨骼相连接。盆内筋膜是由胶原、弹性蛋白、脂肪组织、神经、血管、淋巴隙和平滑肌构成。这些成分使得盆内筋膜能够在发挥稳定作用和支撑作用的同时也能允许盆内脏器移动、膨胀和收缩从而起到尿液、粪便的蓄存以及性交、分娩和排便。

除了宫颈，子宫并不具有固定支持，这使得其在分娩过程中能够无限制的扩展。Delancey 将盆底支持组织分为三个水平，Ⅰ水平指的是子宫骶韧带 / 子宫主韧带复合体，Ⅱ水平指的是来自于沿着阴道至盆筋膜腱弓的阴道旁附属物的支撑作用，Ⅲ水平是指阴道下段或远端部分的支撑，包括会阴体。每个区域在维持盆内器官支撑中发挥着重要作用。

Ⅰ水平的子宫骶韧带和子宫主韧带分别从侧面和后面附着于子宫颈，两者之间的纤维相互交错混合。子宫主韧带和子宫骶韧带相融合。侧向走行的纤维主要构成子宫主韧带，而走向骶骨的纤维主要构成子宫骶韧带。这些纤维形成一个三维复合体将阴道上段、宫颈和子宫下端附着于骶骨和骨盆侧壁（梨状肌、尾骨肌和肛提肌以及位于坐骨棘之上的闭孔内肌的位置）。子宫骶韧带和子宫主韧带复合体支撑着宫颈和阴道上段从而维持着阴道长度以及保持阴道轴处于水平位，这样才能使得阴道位于直肠之上并能够获得提肌板的支撑。上述位置关系使得宫颈恰好位于坐骨棘水平之上。

Ⅱ水平支撑力量主要是阴道旁附属物，这些组织是侧阴道和盆内筋膜的连接物，其位于盆筋膜腱弓之前、直肠子宫陷凹之后（水平Ⅱ的支撑作用在于保持阴道中线恰好位于直肠之上）。

盆筋膜腱弓或者称为“白线”是一个增厚的盆壁筋膜。阴道旁盆内筋膜连入盆筋膜腱弓从而支持阴道,形成阴道前外侧沟。如同肛提肌腱弓,盆筋膜腱弓起源于坐骨棘。但是,当它到达耻骨联合时,从肛提肌腱弓中下部经过,在耻骨直肠肌起始点之上插入耻骨支上缘的下面。在站立位时,肛提肌腱弓轴和盆筋膜腱弓轴均接近于水平位。

与阴道前壁和旁侧壁的支持作用类似,阴道后壁的支持作用也同样存在。盆内筋膜从环绕直肠的后外侧阴道沟延伸出,附着于阴道,最后到达盆底。这些纤维在前方与阴道肌层相融合,后方与直肠肌层相融合,在下方与会阴体相融合。(图 1-3-56)。直肠阴道腱弓大约 4cm 长。 阴道远端与直肠子宫腱弓的连接使得前者形成了垂直轴。

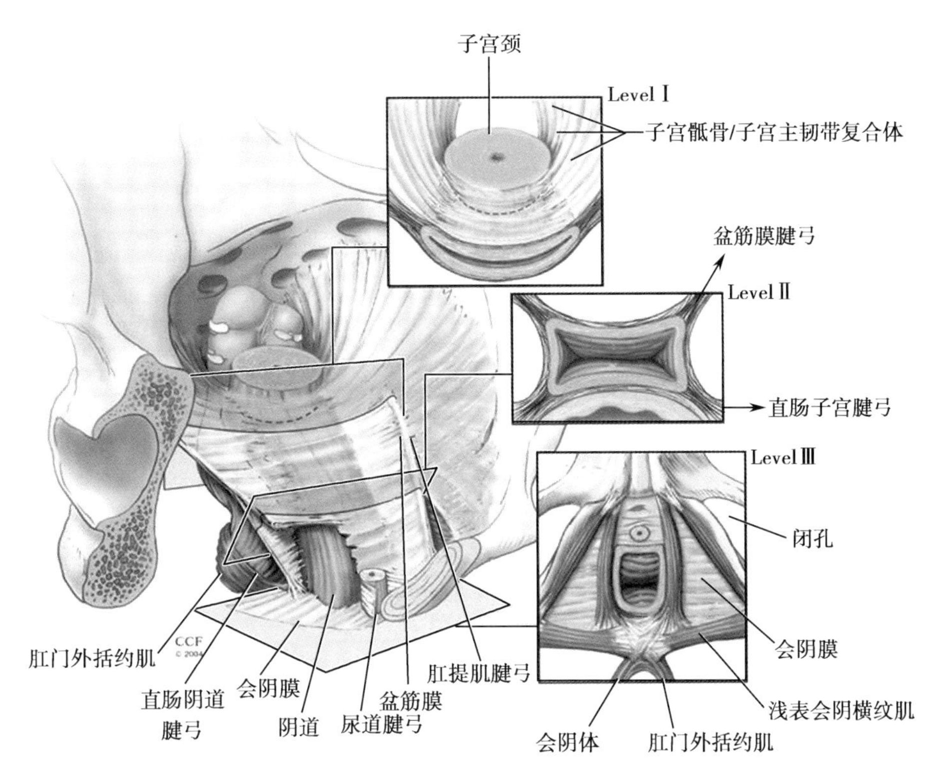

图 1-3-56　盆底支撑整体水平

图中阴道和尿道三个水平的支撑显示了整个生殖道支持结构的连续性。Ⅰ水平中,盆内筋膜从盆底侧壁悬吊阴道上部和子宫。Ⅱ水平中,阴道附着于盆筋膜腱弓和肛提肌上部筋膜。Ⅲ水平中,远端尿道由会阴膜和肌肉所支撑。

Ⅲ水平的支持作用来自于会阴体、会阴膜、会阴浅肌、会阴深肌和盆内筋膜,这些结构主要是支持和维持阴道远侧三分之一和阴道口处于正常位置。盆内筋膜和阴道肌层在前方相融合并与尿道的支持结构延续。会阴体对于维持阴道下部的支持和肛管的固有功能的发挥十分重要。会阴膜固定于会阴体和尿道远端的侧面,坐耻骨支的前面。会阴体若从会阴膜处的分离将引起会阴的下降,导致排便功能功能障碍。

三个水平的支持作用是相互关联而且相互独立的。Ⅲ水平的结构与围绕阴道和直肠的盆内筋膜连接从而与Ⅱ水平支持相延续。通过外侧盆内筋膜附属物与子宫主韧带 / 子宫骶韧带复合物的融合,Ⅱ水平和Ⅰ水平支持结构相延续。各水平线上充足的支持作用是维持盆内器官处于自身正常解剖位置所必需的。

当阴道、膀胱和直肠位于肛提肌板和盆底肌肉之上水平位时,腹内压和重力垂直作用于阴道和盆底,而盆底肌肉则是对抗这些作用力。盆内器官的水平位和肛提肌的支撑作用有利于维持盆内器官的支持。盆底肌肉(肛提肌)的协调作用能够减少作用于外侧阴道旁附属物的压力。

当盆底支撑力量变弱，如神经损伤或机械性肌肉损伤时，盆内筋膜成为主要的支持作用。随着时间的推移，这些压力对抗盆内筋膜附着物作用力，最终通过断裂、伸展或减弱盆内筋膜的支撑作用导致盆内脏器失去正常解剖位置。

2. 盆腔“三腔室观点” 有学者将盆腔分为三个腔室，即前、中、后盆腔。前盆腔是指膀胱、尿道和阴道前壁以及相关肌肉、神经和结缔组织。中盆腔主要包括子宫、宫颈、阴道穹隆和相关组织。后盆腔以直肠、肛门和阴道后壁以及相应支持组织为主。实际上，盆底是一个整体，盆腔器官涉及泌尿系统、生殖系统、肛肠系统，盆腔器官的排尿、排便和生育功能密切相关，任何一个器官和系统的功能异常，均有可能影响到其他系统和器官的功能，因此，临床上，强调盆腔和盆底的整体观念。

（王建六）

参考文献

1. 丰有吉，沈铿．妇产科学．第2版．北京：人民卫生出版社，2010
2. 曹泽毅．中华妇产科学．第3版．北京：人民卫生出版社，2014
3. 陈春林，刘萍．妇产科放射介入治疗学．北京：人民卫生出版社，2003
4. 郎景和，张晓东．妇产科临床解剖学．济南：山东科学技术出版社，2010

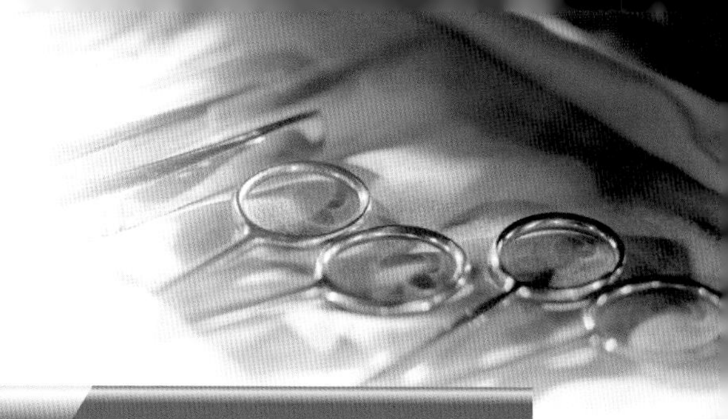

第四章

四级妇科内镜手术的麻醉

第一节　腹腔镜手术对生理的影响

腹腔镜手术具有许多优点，但腹腔镜手术时的气腹和体位所引起的病理生理改变使麻醉处理更加复杂。为了做好腹腔镜手术的麻醉，麻醉医生必须了解腹腔镜手术所引起的病理生理改变及可能造成的问题，并根据需要做好充分的术前准备，及时发现和处理问题。

一、腹腔镜手术对循环功能的影响

妇科腹腔镜手术对循环功能造成影响的主要原因是二氧化碳（CO_2）气腹、高碳酸血症、迷走神经张力增高、患者头低脚高位以及麻醉因素，老年人、高血压和心脏病患者影响更大。

1. CO_2 气腹对血流动力学的影响　气腹压力超过 10mmHg 者可影响循环功能，表现为 CO 下降、高血压、体循环和肺循环血管张力升高，其影响程度与气腹压力高低有关。

CO_2 气腹可以使手术视野更好，为手术提供必要的操作空间。CO_2 气腹可以使腹腔内压力（intra-abdominal pressure，IAP）增高和膈肌抬高导致回心血量减少。同时由于气腹和 CO_2 吸收过多导致的高碳酸血症直接作用是抑制心肌，从而使 CO 下降，间接作用是使交感肾上腺素系统活动增加，儿茶酚胺、肾素 - 血管紧张素 - 醛固酮系统（RAAS）和血管加压素等神经内分泌因子释放增加，心率增加，CO 升高。因此气腹可导致心脏后负荷、静脉阻力及周围血管阻力增加。随着气腹时间的延长，可导致时间依赖的主动脉血流和心排量的下降，并且其改变与气腹压和手术的延长成正比，这对心血管疾病患者至关重要。所以，气腹对患者的循环影响较大，手术时应注意减少高气腹压时间和缩短气腹时间，如果术中生命体征变化较大时，应降低或解除气腹压，进行生命体征的纠正。

近年低气腹压或零气腹压腹腔镜的出现，可能避免了气腹对患者循环的影响。但是，对比低气腹压腹腔镜和传统气腹压腹腔镜的血流动力学变化时发现，低气腹压腹腔镜只是让患者得益于术后疼痛的减轻，并没有在术中的血流动力学方面有很大的积极作用。

2. Trendelenburg 体位对血流动力学的影响　Trendelenburg 体位是妇科腹腔镜最常用的体位，可以使术者有更好的手术视野，临床常规使用的度数为 10°~20°。

Trendelenburg 体位会导致下腔静脉回心血量增加、中心静脉压（central venous pressure，CVP）上升和心输出量（cardiac output，CO）增加。正常情况下，机体会通过减压反射使外周血管扩张、心率下降，缓冲头低位引起的血流动力学变化。因此，心血管功能正常患者，血流动力学变化并不明显。但如果患者术前合并冠心病或严重心室功能受损，减压反射调节功能减弱，头低位带来的血流动力学变化就可能导致心脏做功增加、心肌氧供需失衡。

截石位由于双下肢屈曲抬高，下腔静脉回流量增加，下肢突然放平后，回心血量骤减，心功能较差患者可能会引起血压下降，故应将双下肢先后缓慢放平。截石位期间，患者双膝弯曲，血流在下肢淤滞，腹腔镜气腹本身对下肢静脉回流有阻碍作用，因此患者的双下肢必须得到妥善安置，切忌再受到任何束缚与压迫，以防止下肢深静脉血栓（DVT）形成。

二、腹腔镜手术对呼吸功能的影响

CO_2 气腹对患者的呼吸功能影响较大，包括特殊手术体位对患者生理功能的干扰、气腹对呼吸功能的影响、CO_2 吸收后的高碳酸血症等。

1. Trendelenburg 体位对呼吸功能的影响　据报道，将健康清醒志愿者置于 Trendelenburg 体位，发现呼吸系统各项指标与水平仰卧位时并无显著差别。麻醉状态下，腹腔脏器由于重力和气腹压双重作用而上移，导致膈肌上抬、胸腔纵轴缩短，胸肺顺应性（compliance，C）、功能残气量（FRC）和肺总量（LTC）降低，气道阻力增大，严重时还可出现肺膨胀不全甚至肺不张。倾斜角度大、气腹时间长、患者过度肥胖或年老体弱，上述变化越显著。但对无心肺并存疾病患者，IAP≤14mmHg、头低位≤20 度时，通常对生理无效腔量和肺内分流率（Qs/Qt）无显著影响，机体可通过自身调节，纠正体位改变引起的呼吸变化。

2. 气腹对呼吸功能的影响　人工气腹可造成 IAP 升高和膈肌上抬，胸肺顺应性可迅速减小 30%~50%，肺阻力明显上升，气道峰压和平台压升高，肺泡通气量减少，肺通气功能降低。当人工气腹建立并稳定后，患者胸肺顺应性通常相对稳定，体位改变和潮气量调节一般影响不大。人工气腹对肺换气功能也有一定影响，膈肌上移可压迫肺基底段，致肺扩张受限或肺不张，FRC 降低、通气 / 血流（V_A/Q）比失调、肺泡 - 动脉氧分压差（A -aDO_2）增加，严重时可影响氧合功能，引起动脉血氧分压（PaO_2）和氧饱和度（SaO_2）下降。FRC 降低幅度与患者体型呈正相关，肥胖者可降低 50%。

3. $PaCO_2$ 升高与高碳酸血症　CO_2 气腹致动脉血二氧化碳分压（$PaCO_2$）升高主要有两方面原因：一方面，由于胸肺顺应性下降，导致肺泡通气量（V_A）降低；另一方面，CO_2 通过腹膜快速吸收则更为重要。观察 CO_2 气腹过程中机体氧耗量和 CO_2 释放量变化发现，建立气腹后，氧耗量基本无变化，而 CO_2 释放量明显增加。CO_2 的吸收与 IAP、气体的弥散性能、腹膜面积、腹膜灌注情况、手术创面、钠石灰罐失效等因素有关。CO_2 在血浆中的弥散性和溶解度高，人工气腹开始后，CO_2 吸收量随气腹压力上升逐渐增加，$PaCO_2$ 逐渐升高。人工气腹 IAP 一般维持在 10~15mmHg，注气速度 0.5~2L/min，CO_2 自腹膜的吸收速率约 14~90ml/min。当 IAP≤10mmHg 时，CO_2 吸收量与 IAP 成正比；当 IAP≥10mmHg 时，CO_2 吸收量不再呈线性增加，而呈现一个平台，与 IAP 升高后显著减少腹膜灌注（包括心排血量下降和血管受压）有关。因此，IAP 升高至≥10mmHg 或以上水平，对 CO_2 吸收速率起一定延缓作用。手术结束后 IAP 降低，腹膜灌注改善，腹腔内残留 CO_2 吸收加快；通气改善后，组织内潴留的 CO_2 逐渐释放入血，使术后短时间内 $PaCO_2$ 仍保持较高水平。此时，麻醉药、镇静药、肌松药残留对呼吸仍有部分抑制效应，故应加强呼吸监测，必要时行呼吸支持。术中 $PaCO_2$ 升高原因还包括体位的影响、机械通气不足、CO 减少等能导致 V_A/Q 比例失调和生理无效腔量增加的因素，尤其是肥胖和危重病患者。若腹腔镜手术期间监测到 $PaCO_2$ 异常升高，应考虑到其他方面原因，如 CO_2 皮下气肿、气胸、气栓等并发症，若同时伴体温异常快速升高，要注意是否为恶性高热，应及时判断和区分。

$PaCO_2$ 升高可引起高碳酸血症（hypercapnia），对器官功能有一定影响，如体循环和脑血流量（CBF）增加、肺循环阻力（PVR）增大、交感神经兴奋等，故应避免过度的 $PaCO_2$ 升高，若同时伴有大量出血可发生严重心律失常。关于高碳酸血症，目前的观点与 20 年前的认识水平已有明显差别。“可容忍性高碳酸血症（endured hypercapnia）”已成为临床治疗成人呼吸窘迫症（ARDS）、慢性阻塞性肺疾患（COPD）和哮喘持续状态（status asthmatics）的一种肺保护性通气策略（PPVS），并取得了良好疗效。所谓可容忍性高碳酸血症，是指机械通气期间，采用较小潮气量（V_T 为 6~8ml/kg），允许一定程度 $PaCO_2$ 升高，以减少通气相关肺损伤，达到临床满意通气效果，提高患者生存率。实验研究和临床观察均证明，一定程度的高碳酸血症是机体可以接受的。至于可容忍高碳酸血症 $PaCO_2$ 高限，目前尚无统一标准。多数人认为这种耐受能力与患者基础状态、酸碱平衡机制是否健全，以及单位时间内 CO_2 吸收量有关。一般认为 $PaCO_2<60\sim80mmHg$，$PaCO_2$ 上升速率 $<10mmHg/h$，$pH>7.20$ 是较为适宜，不会引起心律失常和神经系统损伤。当然，并不是所有患者都可以实施该策略，禁忌证包括颅内压(ICP)升高如颅脑损伤、颅内出血、颅内占位、脑水肿、心肺功能严重受损、严重代酸、组织低氧等。

为避免发生高碳酸血症，术中应常规监测呼气末二氧化碳分压($PetCO_2$)。$PetCO_2$ 可间接反映 $PaCO_2$，正常情况下两者间相差 3~6mmHg，即 $PetCO_2$ 小于 $PaCO_2$3~6mmHg。这主要是由于呼出气中部分无 CO_2 无效腔气的稀释作用，所以对呼出气中的 CO_2 起到稀释作用，致 $PetCO_2$ 小于 $PaCO_2$。CO_2 气腹后，虽然 $PetCO_2$ 和 $PaCO_2$ 间平均差值无显著变化，但不同个体间的差异较大，危重患者尤其是术前呼吸功能不全者，两者间差值可达 10~15mmHg，此时如采用 $PetCO_2$ 反映 $PaCO_2$ 时应谨慎。疑有 CO_2 蓄积时，应间断行动脉血气分析(BGA)，BGA 是 CO_2 气腹期间监测 $PaCO_2$ 的金标准。一旦发生高碳酸血症，且超过可容忍范围时，应提高分钟通气量行过度换气，排出体内过多的 CO_2。但此时应注意速度不能过快，以避免发生“CO_2 过度排出综合征”。CO_2 过度排出综合征是指经过一段时间通气不足或 CO_2 吸收，造成了机体高碳酸血症状态，机体的呼吸和循环中枢已经适应了高碳酸血症的刺激，如突然去除这一刺激，会出现周围血管麻痹、心排血量锐减、脑血管及冠脉血管收缩而导致血压剧降和呼吸抑制等一系列循环虚脱、呼吸暂停、心功能降低等表现的症候群。

三、腹腔镜手术对凝血的影响

CO_2 气腹下，下肢静脉血流淤滞，理论上增加了下肢深静脉血栓(DVT)形成的可能性。近年来虽有个别腹腔镜手术后 DVT 报道，但尚未见血栓发生率明显升高的大样本临床对照研究。头低脚高位时，观察股静脉血流从 23.1cm/s 增加到 31.5cm/s，当建立气腹压后，又减少到了 15.9cm/s。所以，头低脚高位这种血流回流增加并不能抵消气腹对回流的影响，需要注意凝血变化避免 DVT 的形成。

四、腹腔镜手术对其他脏器的影响

1. 对肾功能的影响　腹腔镜手术期间患者尿量通常可减少 50%，可见气腹对肾功能影响较大，原因包括：①IAP 升高，压迫肾实质、肾动脉和肾静脉，致肾血管阻力尤其是肾静脉压力升高，肾脏灌注减少，肾小球滤过率(GFR)和尿量减少；②下腔静脉受压，肾静脉回流受阻；③少尿使 ADH 分泌增加；④ RAAS 活动亢进，引起肾血管收缩，肾灌注进一步下降。因此，长时间腹腔镜手术，或术前肾功能已受损患者，应注意降低气腹压力，密切观察尿量。

2. 对腹部其他脏器的影响　腹腔其他脏器如肝、胃肠等，由于 IAP 升高对脏器和血管的压迫、肌源性自身调节等因素，其血流灌注也有一定程度的降低，但 CO_2 的扩血管效应，可发挥部分代偿作用。研究显示，当 IAP 低于 13mmHg 时，腹腔脏器未见明显缺血。也有研究显示气腹条件下轻度失血性休克的兔子死亡率为 33.3%，而中重度失血休克的兔子死亡率高达 100%。由于 CO_2 气腹可能导致下腹部器官的血流量下降，腹腔镜谨慎应用于失血性休克者，特别是没有复苏条件时。

3. 对脑的影响　头低位可影响脑循环，尤其是颅内顺应性降低患者，可能引起颅内压(ICP)升高。维持 CO_2 分压正常时，气腹对脑血流的影响较小，但对颅内顺应性降低患者，仍有可能引起明显 ICP 升高，应引起重视。

4. 对眼睛的影响　有研究显示，CO_2 气腹可使眼内压升高，头低位也会升高眼内压。眼内压升高与上腔静脉回流受阻、巩膜静脉充血致房水循环不畅及脉络膜血管扩张致房水生成增多有关。因此，对合并青光眼、视网膜剥脱、眼外伤病以及高血压、内分泌疾病(糖尿病、病态肥胖)患者，应尽量减小头低位倾斜角度，密切关注围术期眼内压变化，必要时采取相应的降眼压措施，避免患者病情恶化造成医源性损害。

(徐铭军　张青林)

第二节　腹腔镜手术的麻醉选择和要求

一、术前评估

腹腔镜手术患者的术前评估主要应了解患者各系统有无严重并发症，判断患者对气腹的耐受性。有无气腹的相对禁忌证如颅内高压、眼内高压、低血容量、脑室腹腔分流术后等。

1. 对于有呼吸系统疾病患者，应常规了解检查肺功能。由于术后影响轻，呼吸功能不全的患者应用腹腔镜手术更具优势，但术中管理困难加大。

2. 心脏疾病患者应考虑IAP增高和体位要求对血流动力学的影响，一般对缺血性心脏病的影响程度比对充血性或瓣膜性心脏病轻。虽然手术中的影响腹腔镜手术大于开腹手术，但术后影响以腹腔镜手术为轻，所以应综合考虑。

3. 对有肾部疾病患者，IAP增高对肾血流不利，肾功能不全的患者应加强血流动力学监测管理，并避免应用有肾毒性的麻醉药物。

4. 术前用药　应选择快速起效和恢复的药物以适应于腹腔镜手术术后恢复快的特点，术前应用非甾类抗炎药对减少术后疼痛和镇痛药的应用有好处，能减轻术中应激反应。

二、麻醉选择

腹腔镜下手术，首选全身麻醉，目前已不主张选择椎管内麻醉（包括连续硬膜外麻醉和/或腰麻）。麻醉方案一般根据手术时间长短和手术难度以及患者的健康状况来选择最佳麻醉方案、麻醉药物和监测内容。

1. 全身麻醉　全身麻醉的优点是可应用肌松药行控制呼吸，既保证了适当的通气和氧合，又有利于血流动力学的调控，以及控制膈肌的活动，方便手术操作。全身麻醉的缺点是麻醉技术和麻醉设备要求较高，麻醉费用较高。

(1) 全身麻醉的安全特点：腹腔镜手术时由于术野经过了放大，这对患者不能体动提出严格要求，加之气腹和头低脚高位会使膈肌上抬，肺通气功能受限，尤其是头低脚高体位时，生理性无效腔增加，通气/灌流失衡，保留自主呼吸的患者会有气短、胸憋、压迫感、头部充血等不适，甚至使患者躁动，所以，腹腔镜手术选用气管内插管或喉罩置入和控制呼吸的全身麻醉最为常用和安全。

(2) 全身麻醉用药注意事项：对心血管功能较差的患者应避免应用直接抑制心肌的麻醉药。吸入麻醉药中，七氟烷、地氟烷对血压和心肌收缩力影响小，有利于维持冠脉灌流。芬太尼、舒芬太尼等麻醉性镇痛药可减少全身麻醉药用量，减轻心肌抑制。深度肌松和低气腹压是目前腹腔镜手术麻醉的趋势，良好的肌松条件有助于提供更大的手术空间，肌松药的选择主要取决于手术时间的长短，中短效、无组胺释放作用和心血管影响的肌松药是最佳选择。腹膜牵张能增加迷走神经张力，术前、术中要做好随时应用阿托品的准备。

近年来，在短小腹腔镜手术中，联合使用丙泊酚和瑞芬太尼全凭静脉麻醉（total intravenous anesthesia，TIVA）和靶控输注技术（target controlled infusion，TCI）发展较快。丙泊酚、瑞芬太尼的快速清醒特点和较少的术后副作用使其应用较多，更适用于日间腹腔镜手术麻醉。

喉罩通气对喉部损伤小，可以考虑应用在腹腔镜全麻手术中。但有观点认为气腹和胸肺顺应性降低使得气道压超过20mmHg，喉罩有漏气的问题，存在反流误吸的风险，所以喉罩限于较瘦的患者。目前喉罩技术的不断发展，使得封闭更好，可以在气道压30~40mmHg时不漏气；双管型喉罩可以下胃管进行胃肠减压以减少反流的发生，所以喉罩越来越多的应用在了腹腔镜手术中。

为了降低气腹和头低脚高位对气道压的影响，气腹期间通气量一般应增加15%~25%。呼吸参数

应根据 $PetCO_2$ 的变化及时调整，潮气量可调整至 6~8ml/kg，而呼吸频率可调至 14~18 次 / 分，以保持呼气末 CO_2 在 35~45mmHg。慢性阻塞性肺疾患（COPD）、有自发性气胸病史等患者应以增加呼吸频率为主来加大通气量。

2. 椎管内麻醉　对于基层医疗单位慎重选择连续硬膜外麻醉或硬 - 腰联合麻醉（combined spinal epidural anaesthesia，CSEA）。但要求患者一般情况好、能合作、人工气腹的腹腔内压力要尽量低、手术技术要求高，所以仍不能作为主要的麻醉方法。

理论上患者保持清醒状态下可代偿性增加分钟通气量并保持正常的 $PaCO_2$、和脉搏氧饱和度（SpO_2），此类患者因咽喉保护性反射存在而不致发生误吸。但临床事实上恰相反，值得提醒的是：①大量 CO_2 对膈肌的过度牵引和 CO_2 对膈肌表面的直接刺激，常产生放射性肩痛，需辅以较大剂量的麻醉性镇痛、镇静药才能缓解。大量的辅助用药可抑制呼吸、降低气道保护性反射，加重高 CO_2 血症；②要消除上腹部刺激所致的不适常需阻滞平面高达 T_2~T_4，这样易抑制心肌和减少静脉血回流，加重气腹对血流动力学的不良影响和迷走神经介导的心率减慢并且平面过高抑制呼吸；③椎管内麻醉不能消除 CO_2 刺激膈肌所致的肩胛部疼痛，也可发生寒战；④如患者出现明显腹式呼吸可影响手术操作；⑤气腹致迷走神经兴奋，椎管内麻醉亦是使迷走神经相对兴奋的麻醉方式，易导致术中心跳骤停。

在选用椎管内麻醉时，应注意气腹、体位及阻滞平面对循环、呼吸功能的综合影响，控制好阻滞平面，恰当地使用镇静药、镇痛药。有放射性肩痛时，须减慢腹腔充气的速度（1~1.5L/min），维持较低的 IAP［<1.33kPa（10mmHg）］，一旦出现呼吸抑制可采用面罩加压给氧或改为喉罩或气管内插管全身麻醉。

3. 复合麻醉　对于患有比较严重心血管疾病或呼吸系统疾病的患者可考虑复合麻醉。复合麻醉是将几种不同麻醉方法联合使用，取长补短，发挥不同麻醉方法的优点。气管内插管或喉罩全麻复合硬膜外阻滞能有效地控制呼吸，消除气腹所造成的不适，获得满意的肌肉松弛，减少全身麻醉药与肌松药的用量，手术后不仅患者苏醒快，而且可利用硬膜外腔给药进行术后镇痛处理。对于肝脏功能差的患者，此种麻醉方法还有利于维持有效的肝脏血流，减轻气腹对肝脏的影响。对冠心病患者有利于防止或减少手术后心肌缺血、心绞痛或心肌梗死的发生。

三、术中监测

由于 CO_2 气腹等因素对患者呼吸和循环系统有较大影响，术中和术后必须有相应的有效监测，以便及时发现生理功能的紊乱。术中监测主要包括血压、心率、心电图、SpO_2、$P_{ET}CO_2$，心血管功能不稳定的患者，需行 CVP 和肺动脉压监测，必要时监测动脉血气，因有心脏或肺疾病的患者 $PetCO_2$ 和 $PaCO_2$ 可能存在较大差异。

四、并发症与防治

了解术中、术后麻醉并发症的发生和发展过程，可帮助及时发现和处理并发症。

1. 低氧血症　人工气腹时 IAP 过高、患者呼吸功能不全、病态肥胖、手术中体位或机械通气不当等，均可导致手术中出现低氧血症。手术前应充分了解患者的肺功能，术中根据 SpO_2 及血气分析结果及时处理。对于手术中高呼吸道阻力且有顽固性低氧血症者，应考虑从腹腔镜手术转为开腹手术。

2. 气管导管进入支气管　CO_2 气腹导致膈肌上升，气管隆凸同时上升，气管导管可进入支气管，造成单肺通气，在妇科腹腔镜手术采用头低脚高位时可发生。主要表现为 SpO_2 下降和气道压升高，短时间内可能不会发生缺氧表现，仅仅气道压升高需与气腹造成的气道压升高相鉴别。导管进入支气管同时也存在 CO_2 气腹，所以气道压升高更明显。术中如有 SpO_2 下降和气道压升高表现应及时听诊双肺呼吸音是否对称，是否有异常呼吸音。通过听诊双肺呼吸音调整气管导管的深度。

3. CO_2 皮下气肿　CO_2 皮下气肿多为建立气腹过程中注气失误造成。发生皮下气肿后，CO_2 的吸收很快，$PetCO_2$ 显著升高，这种情况下依靠调节潮气量往往不能有效地降低 $PetCO_2$，所以术中若出现

$PetCO_2$ 显著升高而增大潮气量仍不能很快使其恢复者，应高度怀疑 CO_2 皮下气肿的可能。发生皮下气肿，检查患者上胸部时可见气肿局部隆起，质地较正常组织韧硬，指压皮肤有凹陷，触之有明显的捻发音和握雪感，即可诊断。皮下气肿的严重程度与气腹压力和 CO_2 吸收量有关。轻度皮下气肿通常无须特殊处理，如发生严重高碳酸血症，一般措施不能纠正时，无术中紧急情况，应暂停手术或暂时解除气腹，待高碳酸血症纠正后，再重新正确建立气腹，重新开始手术。

4. 纵隔气肿、气胸、心包积气　脐带残存结构可能导致腹腔与胸腔、心包腔相通或其间结构薄弱，膈肌裂孔存在或手术撕裂等均可能导致腹腔 CO_2 进入胸腔、纵隔和心包，或腹膜外气肿延至纵隔。纵隔气肿范围大时后果严重，表现为呼吸气促，心脏传导障碍及自发气胸，甚至休克或心搏骤停。此时，应立即停止手术，穿刺排气。

气胸的原因除了腹腔气体经过胸腹腔之间的上述薄弱结果漏入胸腔外，手术中为保证通气量而增大通气压力造成的肺大泡破裂也是气胸原因之一。两种类型的气胸表现和处理有一定差别，CO_2 漏入胸腔造成的气胸，CO_2 吸收面积增大，吸收显著加快，$P_{ET}CO_2$ 升高明显；而肺大泡破裂的气胸，$P_{ET}CO_2$ 不增加，还有可能减低。这是因为从肺泡进入胸腔的气体是肺泡气，其 CO_2 含量较低，血液不会从胸腔气中吸收 CO_2。

因胸膜吸收 CO_2 的速度很快，在停止充气后，漏入胸腔内的 CO_2 在 30~60 分钟内会全部自行吸收，不需行胸腔引流；而肺大泡破裂的气胸，胸腔内气体为呼吸的气体，不易被吸收，而且因为肺泡破裂口的存在，会有气体持续进入胸腔，所以应行胸腔闭式引流，单次胸腔抽气可能作用不大。非肺大泡破裂引起的气胸可加呼气末正压通气（PEEP），肺大泡引起者禁用 PEEP。

5. 气栓　气体进入血管内则形成气栓。患者出现呛咳，呼吸循环障碍，大量气栓可致猝死。

气栓发生率低但后果严重，腹腔镜和宫腔镜同时进行时发生率增加。气栓一般发生在 CO_2 气腹建立时，多为注气针误入血管所致，可能为误入腹壁血管，也有误穿内脏的可能，尤其在有既往腹腔手术史的患者。也有报道气栓发生在手术后期。CO_2 溶解和弥散性能好，且能被血红蛋白、血液碳酸氢盐结合，小的气栓能很快消失，这也是气腹常用 CO_2 的原因之一。CO_2 注入血管的致死量约为空气的 5 倍。因多系气体大量注入血管，所以症状凶险，表现为气体存留于腔静脉和右心房导致回心血量减少，循环衰竭。空气栓塞常见的支气管痉挛和肺顺应性变化在 CO_2 栓塞时少见。

气栓的诊断对及时处理是非常关键的，少量气栓（0.5ml/kg 空气）可引起心脏多普勒声音改变和肺动脉压力升高，大量气栓(2ml/kg)可发生心动过速、心律失常、低血压、CVP 升高、心脏听诊有“磨坊”样音、发绀、右心扩大的心电图改变等，虽然经食道超声或胸前多普勒、肺动脉漂浮导管对诊断有主要价值，但在腹腔镜患者很少作为常规使用。SpO_2 可发现缺氧，$P_{ET}CO_2$ 可因肺动脉栓塞、心排血量减少和肺泡无效腔增加而下降，但又可因为 CO_2 的吸收而表现为早期升高。经中心静脉导管抽出气体可诊断气栓，但这种方法不能起到早期诊断作用。

CO_2 气栓的治疗包括：立即停止气腹充气、气腹放气；将患者置于头低左侧斜坡卧位(Durant 体位，患者处于此体位时，气泡会置于右心室心尖一侧，远离右室流出道，气体进入肺循环的量会较少)；吸纯氧，以提高氧合并防止气泡扩大；调节机械通气参数设置，维持较高的肺泡通气量，以对抗肺泡无效腔量增加的影响；给予补液和血管活性药物等循环支持功能，必要时可插入中心静脉导管或肺动脉导管抽气；已有体外循环用于治疗大量气栓成功的报道。心脏骤停患者必须及时进行心肺复苏，心外按压可将 CO_2 栓子粉碎成小气泡，有助于缓解 CO_2 栓塞症状。复苏成功后，血管内可能仍残留气体栓子，特别是当怀疑有脑血管栓塞时，一定要考虑高压氧治疗。

6. 术后恶心、呕吐恶心、呕吐是腹腔镜手术后常见并发症，发生率约 40%~50%，持续 48 小时，是造成住院时间延长的主要因素。发生的原因可能与以下因素有关：①人工气腹和腹腔镜手术操作刺激压迫胃肠道；②迷走神经兴奋；③ CO_2 扩张脑血管使 ICP 升高；④术中、术后使用阿片类药物。预防和治疗药物有格拉斯琼、昂丹西琼、欧必亭、氟哌利多、甲氧氯普胺、地塞米松等。

7. 其他并发症　特殊体位如截石位可能导致腓总神经损伤，上臂过分外展可致臂丛神经损伤。

下肢静脉血流淤滞可能增加 DVT 和肺栓塞风险。高危人群可考虑给予低分子肝素、下肢间歇充气装置等预防措施。腹腔镜下意外血管损伤(腹主动脉、下腔静脉、腹壁血管、腹膜后血管等)可能造成术中大出血等。尽管大多数并发症的发生可能是外科操作引起,但是作为麻醉医师,必须密切监测,及时诊断和处理各种并发症,确保手术患者安全。

(徐铭军 张青林)

第三节 宫腔镜手术的麻醉选择和要求

一、术前评估

术前评估包括详细询问病史,注意有无心脏病及过敏史。检查腰椎是否有病变,检查是否存在困难气道可能。宫腔镜手术时截石体位使下肢静脉回流受阻,增加围术期 DVT 风险,故对高危患者术前应行下肢血管超声检查,围术期也应积极预防。

二、麻醉选择

宫腔镜手术操作可使患者产生痛苦感觉,如疼痛、小腹酸胀、心悸或心动过缓、出冷汗,甚至昏厥等,因此所有的宫腔内手术操作均宜在麻醉下进行。

1. 局部麻醉 子宫颈疼痛的神经传入是从宫颈经第 2、3、4 骶神经根进入脊髓。若在宫颈旁阻滞,对于小手术可达到满意的镇痛效果。特别是用于存在器质性疾病及老年患者。具有生理干扰小、恢复快和节省医疗费用的特点,其缺点在于对手术部位较深及手术难度较大的操作难以提供满意的麻醉效果。

2. 椎管内麻醉 宫腔镜手术操作刺激主要由 T_{10} 以下神经传导,宫底刺激由骶神经传导。骶管阻滞、硬膜外阻滞、蛛网膜下隙阻滞、联合腰麻硬膜外阻滞(CSEA)均可被用于宫腔镜手术。

骶管阻滞用于宫腔镜手术,对患者的各项生命体征影响不大,尤其对呼吸几无影响,患者术中清醒,麻醉管理简便且骶部肌肉松弛,术者操作更为满意,但由于骶管解剖结构的变异可能增加阻滞操作难度。

预计手术时间较长的宫腔镜手术可在硬膜外阻滞或 CSEA 下进行。膜外阻滞可选 L_3~L_4 或 L_2~L_3 间隙为穿刺点,向上或向下置管,控制麻醉平面在 T_{10} 以下,就能满足手术要求。硬膜外阻滞的优点是患者安静无痛,血流动力学影响小,麻醉维持平稳,不受手术时间长短的限制,术后还有一段时间的镇痛作用。但也有一些不足,穿刺是有创操作,可能会增加神经损伤、术后腰背痛、感染的发生;局麻药用量较大、误入血管或吸收过快可发生局麻药毒性反应;麻醉起效时间相对较慢且麻醉准备比较费时。

蛛网膜下隙阻滞简称腰麻,已有一百年历史,其特点是穿刺简单和麻醉成功率高,麻醉效果切实可靠。笔尖式腰麻针的应用明显降低了腰穿后头痛的发生率,仅为 1% 左右甚至更低。缺点有:阻滞平面过高可导致血压下降、呼吸抑制或憋闷感;穿刺也是有创操作,可能会增加神经损伤、术后腰背痛、感染的发生。预防措施包括:预先补充液体扩容、准确定位、注意腰麻用药量及给药速度、严格执行无菌操作等。

近年来,随着麻醉技术的发展,CSEA 因其起效快、麻醉效果确切临床上应用越来越多。有研究显示,与硬膜外阻滞比较,CSEA 在注入局麻药后麻醉平面达 T_8 的时间明显缩短,且术后运动神经阻滞恢复较快。

椎管内麻醉能使患者保持一定的清醒度,这对观察患者体征和与患者交谈提供了方便。椎管内麻醉后由于支配膀胱的骶神经恢复较晚,或下肢麻木患者不习惯卧位排尿等因素均可引起尿潴留。

个别尿潴留时间过长的患者可配合放置导尿管。长时间留置导尿管增加了尿路感染的机会。

3. 静脉全身麻醉 随着短效静脉麻醉药效能提高,可采用静脉全身麻醉,短效的丙泊酚和瑞芬太尼的联合应用效果确切,应用面罩或喉罩通气,术后苏醒迅速。较长时间的手术可行气管内插管和喉罩通气的全身麻醉,术中静脉或吸入麻醉维持,应用肌松药有助于防止患者体动造成子宫穿孔等并发症。由于喉罩的优越性,其在宫腔镜手术的应用越来越多。

据报道,与硬膜外麻醉相比,全身麻醉下的宫腔镜手术时间无差别,而膨宫液的吸收却明显少于硬膜外患者。膨宫液的吸收多少会直接影响血钠、血糖的变化,甚至是影响宫腔镜手术是否发生经尿道电切前列腺综合征(transurethral resection of prostate syndrome,TURP)的主要因素。所以全身麻醉下由于膨宫液的吸收过多而导致的低钠血症的发生也会相应地减少。硬膜外麻醉时,患者神志清楚,对可能发生的 TURP 的早期症状易于发现,及时处理,从这一方面来讲优于全身麻醉。

三、术中监测

宫腔镜手术虽然操作简单,但由于可发生严重并发症如空气栓塞、前列腺电切综合征(TURS)等,仍应加强术中监测。主要包括血压、心率、心电图、SpO_2,心血管功能不稳定的患者,可行有创动脉压监测,必要时监测动脉血气。由于糖类膨宫液的吸收因素对循环有较大影响,术中必要时监测血糖、血钠变化,以便及时发现生理功能的紊乱。

四、并发症与防治

1. 机械性损伤和出血宫颈撕裂或子宫穿孔。一旦发生损伤,应立即停止手术操作,加深麻醉或更改麻醉方案,为下一步手术操作提供条件。对出血多者,疑有邻近脏器穿孔,应立即开放多条静脉通路,包括行颈内静脉穿刺置管指导快速补液。必要时行有创血压检测和使用血管活性药物和止血药等。

2. 空气栓塞 宫腔镜手术的一个特殊风险就是空气栓塞。宫腔镜手术时,患者取头低臀高位,心脏低于子宫水平,心脏舒张时静脉产生负压,如子宫壁深层大静脉窦开放,并与外界相通,外界空气可被吸入静脉循环,在右心形成泡沫,阻碍血流,致肺动脉压上升,$PetCO_2$ 下降,心动过缓,SPO_2 下降,心前区听诊闻及大水轮音,当更多气体进入时,血流阻力增加,导致低氧,CO 减少,低血压,呼吸急促,最后循环衰竭死亡。

治疗:怀疑空气栓塞时应立即做出反应,停止使用任何注入气体的方法。倒转头低臀高位,左侧卧位,放置中心静脉导管。如在椎管内麻醉下行手术,应立即气管插管控制通气。

3. TURS 是经尿道前列腺电切术(TURP)最严重的并发症之一,也可以发生在宫腔镜电切术中。TURS 是指术中大量灌流液经手术创面大量、快速吸收所引起的以稀释性低钠血症及血容量过多为主要特征的临床综合征。临床表现为术中不明原因的高血压、低血压、心动过缓、恶心、呕吐、烦躁、胸闷、胸痛等,严重者表现为急性左心衰和肺水肿。结合电解质检测,Na 离子 $<125mmol/L$(低钠血症),排除其他原因即可确诊。对于复杂手术术中应加强监测,包括中心静脉压及血气监测,术中低压灌洗,控制液体入量和手术时间等。

TURS 的治疗:首先立即停止手术,同时采取利尿、脱水、补充高渗氯化钠及对症处理。

(徐铭军 张青林)

第四节 四级妇科内镜手术的麻醉管理

四级妇科内镜手术难度大、过程复杂、风险高,患者常常合并各种问题,实施麻醉时应关注这些问题的影响,只有全面了解患者的全身情况,做好充分的术前准备,制订周密的麻醉计划,术中严密监测，积极应对，术后进行必要而充分的镇痛，才能保证患者的安全和提高治疗效果。

一、患者的特点

1. 高龄　随着社会的老龄化，在四级妇科内镜手术中医生将面对越来越多的老年患者。虽然老年患者不需要特殊的麻醉剂，几乎所有的麻醉药都可以安全应用于老年患者，但恰当地使用麻醉药才能做到安全而舒适。

老年患者的特点是各脏器功能储备随年龄增长而下降（即使术前检查各脏器功能正常），这就意味着老年患者对手术应激能力下降。各器官功能储备的下降表现在：①基础代谢率下降；②心脏比年轻时增厚、弹性下降，心脏舒张功能障碍，心室充盈更依赖于心房的同步收缩。老年患者常出现收缩压增高伴脉压增大，这是动脉硬化的结果，使心脏泵血阻力增加，当麻醉药引起收缩压下降时，舒张压也会随之降低，从而影响冠脉的灌注，降低心肌氧供；③随着年龄增长肺功能的改变表现为：肺的弹性回缩力下降、慢性气道阻塞增加、残气量增加，这些使肺内通气/灌注比例失调，增加分流和生理无效腔，表现在全麻时气体交换效率降低，呼吸做功增加，对缺氧、高碳酸血症的心血管和通气反应延迟且反应幅度降低。在进行腹腔镜手术时，CO_2 气腹更容易出现严重的高碳酸血症，因此要注意老年患者可能发生术后呼吸功能不全；④随着年龄增长肾血流量、肾小球滤过率和肌酐清除率显著下降，在腹压增加时会进一步减少肾血流，因此必须小心维持术中液体和电解质平衡。

对于健康的老年患者来说，腹腔镜手术时麻醉的管理主要是根据手术范围选择适当的监护，必要时进行有创监测；全麻时可选用对血流动力学影响小的麻醉药，小量分次给药或采用靶控输注的方式，维持血流动力学平稳；根据术中出血量及时输液，必要时输血。对于手术时间短、手术相对容易的恶性肿瘤的腔镜手术，如果患者没有喉罩通气禁忌，全麻可以采用喉罩技术，优越性体现在喉罩刺激小、全麻诱导时可以不必过深的麻醉，从而避免全麻气管插管反应和气管插管后的低血压，使血流动力学稳定；手术结束后没有气管内插管的刺激，只要镇痛充分，患者可以平稳过渡到完全清醒再拔出喉罩。如果患者手术时间长、有误吸风险、合并有严重的肺部疾病或肥胖等不宜进行喉罩通气的情况，则采用气管内插管全麻，术中根据情况调整呼吸参数。

2. 心血管疾病　四级妇科患者常伴发的心血管疾病包括冠心病、心脏瓣膜病、高血压、心律失常、充血性心力衰竭和舒张功能障碍、心肌病及外周血管疾病等。伴随心脏疾病的患者行非心脏手术时应进行风险评估。影响预后的独立危险因素包括缺血性心脏病、充血性心衰病史、脑血管病史、需要胰岛素治疗的糖尿病、术前肌酐水平超过 2.0mg/dl。另外患者的活动耐量也是风险评估的重要决定因素，不能步行 4 个街区或上 2 层楼说明运动耐量很低，围术期心脏事件发生率高，属于高危患者。高危患者手术前要进行必要的心脏专科检查，评估心功能，进行必要的药物治疗，维持心血管稳定的药物都要服用至术日早晨。

对合并冠心病的四级妇科内镜手术患者来说，冠心病围术期麻醉的原则全都适用，中心目标就是维持心脏的氧供需平衡。麻醉医生在术前访视中应了解该患者冠心病的诊断和治疗，心绞痛的发作与缓解以及心电图的表现，是否有过心肌梗死，是否放过冠脉支架等。对心梗和冠脉支架手术后进行非心脏手术的时间应与心内科医生沟通。患者入手术室前进行必要的镇静、减少焦虑，可以口服咪达唑仑类药或肌注吗啡镇痛镇静；术中尽量贴标准五导联监测心电图，以便及时发现心肌缺血；麻醉过程中要保证足够的麻醉深度、充分的术中术后镇痛，避免各种原因导致的低血压和心动过速；采用必要的有创监测；适当降低气腹压力，提高氧供，减少氧耗，增加有效心排血量，维持血流动力学平稳。对严重的瓣膜病患者，气腹和头低位对心脏前后负荷的影响巨大，应严密监测血容量，缓慢提升气腹压力和降低头位，避免血压和心排量的剧烈波动。

3. 代谢综合征　四级妇科患者常合并代谢综合征，包括肥胖、高血压、动脉粥样硬化、血脂异常（高甘油三酯血症及高密度脂蛋白胆固醇低下）、糖耐量异常（或糖尿病）等，其结果就是心脑血管疾病和 2 型糖尿病。这类患者在进行腹腔镜手术麻醉时需特别考虑肥胖对麻醉的影响，主要体现在：肥胖患者容易产生阻塞性睡眠呼吸暂停、肥胖性低通气综合征、哮喘和肺动脉高压；容易发生心律失常、冠心病、高血压和心力衰竭；在麻醉过程中喉镜暴露声门困难和插管困难；在气腹条件下气道阻力增加，特别是头低位时可出现通气困难。肥胖患者麻醉药的药代动力学参数与普通患者不同，特别是对高脂溶性药物，多次给药或持续输注时要注意药物蓄积、药物作用时间延长（如咪达唑仑以及合成阿片类），可以辅助右美托咪定减少镇痛药和全身麻醉药量。直接动脉测压可以准确测量血压，避免袖带过窄致血压虚高；中心静脉置管既可以解决静脉通路，也可以监测容量，特别是心肺功能受损的患者。肥胖患者诱导药的总量较大，但大剂量可引起心血管和呼吸抑制，可以采用头高位进行诱导前给氧去氮，延长麻醉诱导时安全的呼吸暂停时间，考虑到插管困难时可采用琥珀酰胆碱或清醒插管。

4. 肺部疾患 四级妇科患者合并的肺部疾患包括限制性通气困难、阻塞性通气困难（包括慢性阻塞性肺疾病、哮喘）。进行腹腔镜手术时最好采用气管内插管全麻，麻醉管理主要是维持通气功能，避免低氧血症。术中监测氧饱和度、潮气量、呼吸频率、气道峰压、平台压、呼气末二氧化碳分压（$P_{ET}CO_2$）等。对阻塞性通气困难可通过术前准备改善肺功能，如抗炎、平喘、适当水化排痰等，术中避免使用可能引起组胺释放的药物（如阿曲库铵），气管插管时避免浅麻醉导致小气道痉挛，术后充分拮抗肌松药残余作用，患者清醒后拔除气管导管。在进行腹腔镜手术时常因为气腹和头低截石位出现限制性通气困难，可采取保护性通气策略，增加呼吸频率、降低潮气量，避免气道压过高。如果合并肺部疾患或由于肺内分流增加使 $P_{ET}CO_2$ 不能准确反映动脉血气中二氧化碳分压（$PaCO_2$），那么必要时需监测动脉血气来评估通气和代谢情况，如果高碳酸血症严重、通气困难或出现低氧血症，可减少头低位程度、适当降低气腹压。

5. 贫血 贫血在四级妇科患者中很常见，有些恶性肿瘤如子宫内膜癌本身就是以出血为表现。严重贫血可引起氧供不足、组织缺氧、器官功能障碍。正确判断贫血程度需要考虑患者的年龄以及合并的全身性疾病，必须确定患者总血浆容量。恶性肿瘤患者术前还常常存在低凝或高凝状态，应根据实验室检查结果进行成分输血，补充凝血因子或血小板，纠正低凝状态，同时对血栓高风险患者应进行围术期抗凝，既要减少围术期大出血的风险，也要防止血栓形成。对服用抗凝药的患者应术前改为低分子肝素治疗。

围术期的麻醉管理应着重判断患者的贫血程度和凝血状态，判断全身有效循环容量，必要时采用动脉内直接测压、监测中心静脉压。要积极纠正严重的贫血，制订血液保护计划，比如血液回收（对恶性肿瘤患者存在争议）、血液稀释技术（可根据心功能决定等容血液稀释或一定程度的高容血液稀释）、应用抗纤溶药物（如氨甲环酸），通过输注不同的血液成分、血液制品、血浆代用品，维持一定的血红蛋白（根据患者的年龄和心肺功能，维持血红蛋白水平不低于 6~9g/dl）来保证足够的氧供。同时要注意到腹腔镜手术时腹压增加可影响循环功能，特别是采用头低脚高位时动脉血压、中心静脉压会发生变化，既要注意这些压力的绝对值，也要注意这些压力值的变化趋势，判断压力的变化是否在心血管代偿范围内，要注意维持正常血容量和心排血量，维持正常的凝血状态。

二、麻醉特点

1. 手术特点与麻醉要求 四级妇科内镜手术通常手术时间长、手术创面大、术中出血多、体位要求高、体位变化次数多、术前饮食控制、宫腔镜手术灌流液量大等，具有难度大、过程复杂、风险高的特点，要求术者非常熟悉镜下盆底解剖结构、娴熟的腹腔镜下深部组织分离及缝合技巧。以下几个方面的处理是保证手术顺利完成并取得良好疗效的关键。①术前准备：充分的术前准备对于患者的预后极为重要，特别是对合并高血压、糖尿病、冠心病、心肌梗死及脑梗死的患者。除非绝对急症或不能配合，所有高龄患者无论是否有合并症均应进行细致而全面的术前检查，尤其是常规以外的特殊检查，包括超声心动图、肺功能检查等。②麻醉中处理重点：麻醉诱导应力求平稳，建议术中行直接动脉和中心静脉测压监测，避免血流动力学的较大波动，保证心肌氧供和氧耗的平衡。术中对于高龄患者麻醉用药量宜小，浓度宜低，应小剂量分次试探性给药，给药间隔延长，并注意药物相互作用，力求平稳。此外，高龄患者机体抵抗力明显降低，在动静脉有创穿刺、气管插管中应严格注意无菌原则。③阴道、盆底手术常伴有大量不显性失血，麻醉医生应密切观察生命指征，及时补充液体。术者在术野局部应正确、恰当、充分地注射 1∶20 万 ~40 万的肾上腺素生理盐水，以达到止血、使术野清晰的目的。但应了解患者术前是否有高血压、冠心病、心律失常等，及时与麻醉医生沟通，减少心脑血管和心脏不良事件并发症的发生。

2. 麻醉选择

(1) 椎管内麻醉(连续硬膜外麻醉、腰硬联合麻醉)：椎管内麻醉是经阴道类手术的首选麻醉方法。麻醉范围局限，生理干扰小，有利于患者术后迅速康复。经阴道手术在截石位下进行，有时还合并头低位，但宜在阻滞平面固定后再安置患者至头低位，避免麻醉平面意外上升，椎管内麻醉一般均能满足手术要求。经阴道手术常伴有大量不显性失血，椎管内麻醉阻滞区域血管又处于扩张状态，麻醉医生应密切观察及时补充液体，维持体内血容量平衡。

经阴道手术需要盆底组织松弛，过度牵拉或打开腹膜切除子宫时可发生反射性喉痉挛或呃逆，气管插管或喉罩全身麻醉可避免上述有害反射，还可对抗因头低仰卧膀胱截石位对患者呼吸功能的不利影响。经阴道手术的患者多为老年人，心肺功能常受累，长时间处于此种体位的手术最好采用气管内全身麻醉。控制呼吸应调节潮气量和通气频率，提供充足分钟通气量而又不造成过度膈肌移位，以免将腹内脏器推向术野影响手术操作。

(2) 连续腰麻：对于手术时间长、范围大、阻滞调控及肌松要求高的盆腔和下腹部手术可考虑使用连续腰麻。连续腰麻时将一根微导管留置于蛛网膜下隙，解决了单次腰麻及腰硬联合麻醉的不足，使操作时间更宽松，阻滞平面更可控，效果更佳。连续腰麻的新技术可应用于不适合硬膜外麻醉或腰硬联合麻醉的患者：如腰椎间盘突出、腰椎管狭窄、多次硬膜外麻醉考虑有硬膜外腔粘连等。连续腰麻镇痛效能起效快、实现了微量给药、镇痛完善、血流动力学稳定等优点，使它在心肺功能相对较差的老年患者的手术麻醉中有着明显优势。

(3) 气管插管全身麻醉、喉罩全身麻醉或全麻联合硬膜外麻醉：对于较为复杂的内镜手术，麻醉宜选用气管插管全身麻醉、喉罩全身麻醉或全麻联合硬膜外麻醉为佳。丙泊酚联合瑞芬太尼静脉靶控输注是较为合适的全身麻醉方法，如患者无腰椎病变可复合腰段连续硬膜外麻醉，可使盆骶部肌肉更为松弛，利于手术的进行。丙泊酚是目前广泛应用于临床的具有起效快、作用时间短、术后不良反应小、患者恢复快等特点的静脉全身麻醉药，同时其具有扩张外周血管，降低外周阻力、阻断交感神经末梢释放去甲肾上腺素等效应。瑞芬太尼是一种作用强的短时效 μ 阿片受体激动剂，其在血液中被非特异性酯酶代谢。瑞芬太尼在血浆中代谢迅速，半衰期 1.3 分钟，持续使用无蓄积效应，是真正的短效阿片类药。

(4) 严格掌握拔除气管导管(喉罩)指征：患者清醒，咳嗽反射和自主呼吸恢复，潮气量正常，对指令(如睁眼)反应良好，肌力恢复(如握拳有力，持续抬头 5 秒以上)，血流动力学稳定。拔管前必须清理口腔和气道分泌物。拔管后给予面罩吸氧，继续术中的基本监测。

3. 对喉罩的认识　喉罩操作简单，插、拔罩的应激反应小，不良反应少，适用于时间较短妇科的腹腔镜手术，ProSeal 喉罩(LMA-ProSealTM PLMA)和一次性使用的 Supreme 喉罩(LMA-SupremeTMSLMA)，在妇科腔镜手术中的应用日益增多，其独特的双气囊结构，使喉罩密闭性提高，可耐受较普通型喉罩平均高 10cmH_2O 的气道压，通过引流管(drain tube)可将胃内液体或气体引出，减少胃胀气及反流误吸等并发症。喉罩的突出问题是气道管理要精心，头低臀高体位人工气腹后，气道压升高，需密切观察喉罩是否漏气，确保通气和换气无障碍。

4. 复合麻醉的优点　一些四级妇科手术如腹腔镜下恶性肿瘤根治术，切除术范围广、创伤大、失血较多，要求镇痛和肌松非常完善，宜选用全身麻醉或全麻联合硬膜外麻醉为佳。近年来，全麻联合硬膜外麻醉的应用日益受到重视，与单纯全麻相比，其在降低应激反应、减少肺部和心血管并发症、促进肠蠕动、预防下肢深静脉血栓等方面有明显优势。

三、神经并发症

1. 常见手术相关神经损伤 由于妇科四级内镜手术多为复杂、困难手术，神经损伤难以避免。比如腹腔镜下骶前神经切断术，其可能引起的短期肠功能紊乱，可能与乙状结肠的部分神经支配被阻断有关。由第1腰神经前支部分纤维和第2腰神经前支大部分纤维组成的生殖股神经，在腰大肌的前面下行，在髂总动脉外侧分为股支与生殖支，前者支配大腿内1/3的皮肤感觉。腹腔镜下盆腔淋巴清扫时如果损伤该神经，可引起大腿内侧皮肤感觉功能障碍。闭孔神经由第2~4腰神经前支组成，在腰大肌内侧缘、髂总动脉后侧穿入小骨盆，在髂内血管和输尿管的外侧，经过闭膜管到达股部，支配股部收缩肌群及股内侧下2/3的皮肤感觉。闭孔神经的周围满布极为疏松的结缔组织，下面为盆底静脉丛，腹腔镜手术时，有时会钳夹不慎误伤甚或剪断闭孔神经。当该神经损伤后，大腿内收肌群瘫痪，两下肢交叉有困难，大腿外旋无力。来自脊髓第2~4骶节副交感核的副交感神经节前纤维，其作用可引起子宫肌及血管舒张。副交感神经传出纤维使直肠收缩和肛门内括约肌松弛。腹腔镜下子宫恶性肿瘤根治术时，如果伤及副交感神经纤维及传入神经纤维，否则会导致排尿、排便的困难。

2. 麻醉相关神经损伤 近年来麻醉临床报告多例不明原因的神经损害，麻醉操作和影像学检查没有明确证据，但术后出现严重的脊神经损害。妇科手术后常用椎管内持续输注药物镇痛，可能使用的药物包括局麻药，镇痛药有吗啡、舒芬太尼等，也有人加入氟哌利多、曲马朵等药物。这些药物本身的理化性质不一定适宜椎管内使用，其中含有的防腐剂可能导致或加剧局麻药的神经损害。另外这种持续长时间（一般2天以上）输注给药等于将某一个区域内的几支神经长时间泡在药物中，其损害可能大于单次用药。临床表现为短暂神经刺激症状、马尾综合征、延迟性腰骶神经功能障碍，甚至横断性脊髓损害。目前认为神经损害很可能有相同的机制，但由于损伤程度不同和个体敏感性差异，因而表现出从单纯的会阴部感觉迟钝到合并有排便异常的马尾综合征，直至横断性脊髓损害致截瘫等不同程度的神经功能障碍，目前大多归咎于药物对神经的毒性作用。

3. 神经毒性损害常见表现 无论是局麻药还是其他化学或渗透性毒性损害，其表现目前分为三种：短暂性神经综合征（TNS）多见于腰麻，不同局麻药（利多卡因、丁卡因、布比卡因、罗哌卡因）、不同浓度、不同比重、不同手术体位均有TNS的报道。原因尚不清楚，可能的因素包括：局麻药固有的脊神经毒性作用，特别是利多卡因可刺激神经根引起神经根炎；穿刺损伤；神经缺血；手术体位过度牵拉坐骨神经；加入葡萄糖和注射速度过慢等使局麻药分布不匀，骶尾部可能是局麻药神经毒的敏感部位；脊髓背根神经元兴奋引起的肌肉痉挛。在腰麻后4~5小时出现腰背中等度或剧烈疼痛，向臀部和小腿放散或感觉异常，无明显运动和反射异常，一般持续3~5天，7天内都可恢复，无后遗运动感觉损害，影像学和电生理检查均无异常。马尾综合征（CES）是在硬膜外麻醉或腰麻后出现低位脊神经根损伤症状，有人认为与TNS的机制相同。主要表现为膀胱、直肠功能受损、会阴部知觉障碍及下肢运动麻痹等。

术中机械损伤神经、周围组织水肿压迫神经所产生的临床表现有时很难与麻醉操作及麻醉药物神经毒性损害临床表现相鉴别。故术毕应密切观察患者，如术毕4~6小时患者出现膀胱、直肠功能受损、会阴部知觉障碍及下肢感觉或运动麻痹等应及时与麻醉科沟通会诊。

4. 意外风险的防范 手术难度的增加也会导致麻醉意外的发生率增加，因此只有加强管理体系，选择合适的麻醉方式，加强术中、术后麻醉管理，做足预防措施，才能最大程度地降低麻醉风险。

(1) 提高麻醉安全意识：任何麻醉都有麻醉风险，“手术有大小，麻醉无大小”。我们不能因为只作椎管内阻滞而不准备麻醉机等抢救物品和抢救药物。

(2) 严格执行各级医师负责制：严格执行各级医师负责制，根据不同手术选派合格的麻醉医生，特大或危重患者可由2~3名麻醉医生共同完成手术麻醉。

(3) 加强自身保护意识：随着社会的发展人均寿命的延长，越来越多的老年人进行手术，麻醉的危险性不断增大，一些麻醉意外是无法避免的，而新的医疗事故处理办法又要求医生提供证据，因此术前麻醉医师应找家属谈话，讲清楚麻醉期间可能遇到的麻醉风险，尤其是一些特殊患者可能遇到的意外及并发症情况，术中及时做好麻醉记录。麻醉患者要签署麻醉同意书；危重患者或高龄手术患者椎管内麻醉也应先制订麻醉计划，术中加强监测。

(4) 认真做好术前准备：①术前应常规了解患者病史及身体状况，充分评估麻醉的困难性和术中可能遇到的危险，必要时行术前讨论或向科主任请示汇报；只要患者情况许可，手术患者合并内科疾病的都应该尽力治疗，使患者在身体状况最佳的情况下手术，但也应防止过分强调麻醉风险而延误患者的手术时机。②严格掌握麻醉适应证，选择合适的麻醉方案。③手术当天再次检查患者，装备必要的仪器和设备。任何麻醉都要准备和检查气管插管、吸氧装置、抢救药品、麻醉机等一切抢救用物，做到随时可以立即使用。

(5) 严格执行各项麻醉规章制度：严格执行各项麻醉规章制度和操作常规，根据不同患者选择不同的麻醉药，尽量选择毒性或副作用较小的麻醉药。

(6) 加强工作责任心：要有良好的工作责任心，麻醉过程必须坚守岗位，认真观察患者，及时发现问题立即处理或遇到疑难问题向上级医生汇报。

（王东信　秦　翔）

第五节　孕中期腹腔镜手术的麻醉

临床上约有 1%~2% 的孕妇在孕期接受非产科手术和麻醉，因孕期的生理解剖改变可使外科合并症的症状变得复杂，从而给手术麻醉带来一定的困难，所以了解和熟悉孕妇的生理改变、术前充分评估、恰当选择麻醉药物、正确选择麻醉方法是麻醉医师必须重视的。保证母婴安全是主要原则，尽可能选择在孕中期手术和麻醉，保证孕妇安全的同时，还要避免新生儿窒息和早产，同时要考虑到麻醉药物的致畸作用。

一、麻醉对孕妇的影响

孕妇分钟通气量和氧耗增加、残气量和功能残气量减少，氧储备减少，在通气不足或呼吸暂停时容易产生缺氧和高碳酸血症。同时，孕妇由于胸廓增大（前后径增加 2cm，周径增加 5~7cm，腹径增加而膈肌上抬，上升幅度约 4cm，胸廓容量实际上是减少的）、乳房增大、上呼吸道淤血、体重增加、颈部粗短会导致开放气道技术（气管插管和喉罩、面罩）的难度增大，危险性增大；全麻过程中饱胃及误吸使手术的风险增大；与非孕期患者相比较，孕期 >20 周的孕妇胃内容量及胃 pH 虽无明显异常，但为了保护气道，临床上在孕 3 个月以后仍应采取降低胃酸、促进胃内容物排空的药物进行处理。

孕妇在怀孕期间的血流动力学变化包括：血容量和心输出量增加 40%~50%，红细胞比容减少 20%，孕 6~8 周开始出现生理性贫血，孕中期最严重。在妊娠 20 周后，取仰卧位，特别是在椎管内麻醉后，增大的子宫压迫下腔静脉，右心回心血量减少，血压下降，出现仰卧位低血压综合征。不断增大的子宫可导致静脉回流减少，诱发下肢和足部水肿，特别是孕期的高凝状态这一生理变化同时增加了深静脉血栓形成的风险。术中将子宫左移，控制低血压，监测凝血状态是很重要的。

在孕早期，胃排空基本是正常的，但在妊娠 20 周后，胃食道括约肌的压力降低，腹腔镜手术中腹压增大，术中头低位等综合因素易造成反流误吸，严重者会危及生命，术后肺部感染的风险增加。全麻中管理好气道，应用气管插管和喉罩的同时，下胃管进行持续引流。

孕期接受麻醉与手术会增加早产的危险性，早产率为 8.8%，手术组围产期胎儿、新生儿死亡率为 7.5%，（未手术组为 2.0%）。术后引起早产大部分是因为手术原因，而非麻醉技术所致，但孕期使用止呕药甲氧氯普胺需谨慎，和 / 或视为禁忌。甲氧氯普胺的止呕作用机制为加强贲门括约肌收缩，促进胃蠕动、胃排空，从而达到止呕作用，该药加强贲门括约肌收缩的同时也可引起子宫平滑肌收缩，导致流产；另外，甲氧氯普胺的代谢产物——甲氧氯普胺能够通过胎盘进入胎儿循环，有致畸可能。另有研究表明在孕期 3~6 个月内接受手术组，其流产发生率比未手术组高，而孕期接受全麻的孕妇较对照组自发性流产的比例（估计危险度 1.58）明显增高，接受妇产科手术的孕妇流产率最高（估计危险度 2.0），所以孕妇在任何时间内进行手术都会增加流产的危险，上述研究结论是指接受全麻的孕妇，需告知患者与家属。

二、麻醉对胎儿的影响

手术医生和麻醉医生都应该考虑胎儿宫内的健康发育。需注意以下几点：①维持子宫胎盘血流量和氧合，子宫胎盘血流量下降，可能是由于产妇低血压或子宫动脉收缩、阻力增加，避免术中产妇低血压很重要；②产妇缺氧导致胎儿宫内缺氧和代谢性酸中毒，从远期来看，对胎儿可能是致命的，术中应该防止产妇缺氧；③可卡因已被证实有致畸作用，因此麻醉中应避免使用含有可卡因的药物。④尽量少做与子宫有关的操作，避免早产。虽然手术和麻醉增加自然流产、早产和低体重儿的发生率，但在紧急情况下必要的操作是不可避免的。

全麻对胎儿是否致畸，以及麻醉技术和药物是否有致畸作用尚无可靠依据。N_2O 抑制蛋氨酸合成酶，从而抑制胸腺嘧啶及 DNA 合成，抑制细胞分裂，破坏甲基反应的生化途径，在对哺乳动物及女性的研究资料中提示：吸入性麻醉剂在微量及其亚麻醉浓度时，没有不良反应的生殖方面致畸的影响。然而，长期吸入 N_2O 有微弱致畸作用，这可能与 N_2O 的血管收缩作用有关。同时吸入异氟烷或氟烷可降低对胎儿的伤害作用和 N_2O 的致畸作用。有作者对 287 名孕期接受过麻醉手术的妇女进行调查，其中 187 例在孕期 3 个月内手术组的妇女与孕期未手术的对照组相比，出生的婴儿畸形率几无差异。分析 5405 例在孕期中接受手术和麻醉的孕妇，该组 65% 接受全麻，其中 98% 吸入 N_2O-O_2，结论是先天性畸形率未增加；但进一步分析后发现，在孕早期接受手术的婴儿中，术后神经系统先天性缺陷的危险有所提高；另一份报告指出同类小儿其脑积水、眼部异常，尤其白内障等先天性畸形的发生率有所增加（总发生率约 3%），所以，麻醉医师在术前评估时应提醒和告知患者可能有 3% 的畸形发生率。

三、妊娠期腹腔镜手术气腹的影响

腹腔镜手术因其微创性的特点，住院时间短，恢复快，在临床应用越来越广泛。孕中期腹腔镜手术的麻醉管理有别于普通患者。孕妇接受腹腔镜手术，气腹导致腹腔内压力增加，下腔静脉回流减少，从而降低心输出量。心输出量、心脏指数下降，如果母亲缺氧可导致胎儿死亡。增加腹腔内压力也导致子宫血流量减少，宫腔内压力增加，这些可能会造成胎儿缺氧并可能导致胎儿死亡。气腹导致膈肌上移，孕妇本身由于增大的子宫也导致膈肌上移，两者的作用可增加机械通气的气道峰压，减少肺功能残气量，通气 / 灌注不匹配，降低胸腔顺应性和增加胸膜压力。CO_2 气腹还可导致高碳酸血症和可能的低氧血症。CO_2 跨腹膜吸收，导致母婴呼吸性酸中毒。如果二氧化碳分压超过 40mmHg，易导致胎儿酸中毒。术中孕妇过度通气，可导致轻微的呼吸性碱中毒。在腹腔镜手术中监测产妇动脉血气远比监测二氧化碳分压重要。

四、麻醉特殊注意事项

1. 术前孕妇放置胃管，因为进行腹腔镜手术的孕妇是反流误吸的高危人群。术中应充分供氧，避免麻醉时母体过度机械通气，避免手术对主动脉的压迫，防止子宫血流量及其氧含量的减少。

2. 血压应维持于麻醉前水平，若发生低血压，首选药物为复合型肾上腺素能激动剂，如麻黄碱，同时适当补充血容量。

3. 腹部手术过程中，必要时请产科医护人员协助监测胎心变化。孕妇在接受全麻时胎儿也在接受麻醉，若出现胎心加速、过缓、持续心动过速等变化则表明胎儿有变化，麻醉医师应采取措施提高子宫胎盘灌注和胎儿氧合，例如将子宫左移，吸入高浓度氧，母体通气调整，母体血容量的补充，处理低血压，维持母体收缩压在 100mmHg 以上，术前连续监测胎儿及子宫的活动，较重大的手术应尽可能设法改进胎儿监测手段，如用多普勒探头置于母体子宫上，对早孕者可经阴道探头监测胎儿。

4. 术中产妇需要适度通气，维持呼气末二氧化碳分压 35mmHg 左右，二氧化碳注气压力小于 12mmHg，避免母婴酸中毒。避免过度通气导致的子宫胎盘低灌注。必要时监测孕妇的动脉血气。

5. 神经肌肉阻滞药虽不易通过胎盘，但是孕妇血浆中胆碱酯酶的浓度下降，药物分布容积广，肝脏血流相对降低，改变了该类药物的起效时间、持续时间及药物清除时间，应采取神经肌肉监测。

孕期应避免择期手术，如果必需，尽可能将手术延迟至孕中期。因为孕早期流产的危险性高达 12%，同时增加致畸的危险。孕晚期，有 30%~40% 的早产风险。因此孕中期被认为是最安全的妊娠期腹腔镜手术的时间，不增加流产的风险，没有致畸作用，流产的风险在孕中期只有 5%。

（吴安石　芮　燕）

第六节　妇科内镜手术后的镇痛

一、术后镇痛的现代观念

对术后镇痛的高度重视是近年来麻醉学和外科学领域中一个重要的观念更新。术后镇痛不仅旨在减轻患者手术后的痛苦，而且在于提高患者自身防止围术期出现并发症的能力。大量研究表明：术后疼痛引起的病理生理改变，对患者术后恢复产生众多不良影响，也是术后并发症增多的重要因素之一，许多术后呼吸和循环系统的并发症都可能与术后伤口疼痛和应激反应有关。因此，为了提高麻醉质量和术后患者的安全性和生活质量，开展术后镇痛十分有必要。

二、妇科内镜术后疼痛特点

微创不代表无创，腹腔镜术后的疼痛程度虽不及开腹手术，持续时间也相对较短，但腹腔镜手术中 CO_2 气腹后腹膜酸化引起的术后腹痛及膀胱尿道部刺激、肩部牵涉痛、盆腹腔的手术创面、切口痛会给患者带来一定程度的痛苦，仍属中度疼痛，须及时给予有效的镇痛治疗。宫腔镜手术后疼痛较轻，主要是由于子宫收缩引起，多不需要特殊治疗，但仍需离开手术室前给予各种中度的止痛药物治疗。

三、术后镇痛常用方法

妇科腹腔镜手术一般采用全身麻醉，术后镇痛是以阿片类镇痛药和/或非甾体类抗炎药（NSAIDs）药物静脉单次或持续输注为主要镇痛方法。

（一）镇痛药物

术后镇痛最常用的药物有阿片类药，如吗啡、芬太尼、舒芬太尼；非阿片类药，如曲马多等；NSAIDs，如帕瑞昔布钠、氟比洛芬酯等。硬膜外镇痛时局麻药常选用罗哌卡因，其作用时间较长，如浓度低于 0.2% 则对运动神经的阻滞较弱，比较安全。

（二）镇痛方法

1. 硬膜外镇痛　包括硬膜外单次和持续给药，常选用吗啡。吗啡可透过硬膜外间隙进入蛛网膜下隙，作用于脊髓后角的阿片受体。成人常用剂量为 2~3mg/ 次，用生理盐水稀释至 10ml 注入，注药后约 30 分钟起效；持续 6~24 小时，平均为 12 小时。疼痛再度出现时，可重复给药。

不良反应：常有恶心、呕吐、皮肤瘙痒、尿潴留和呼吸抑制。药液中加入氟哌利多 2.5mg，既可增强镇痛,又可减少恶心呕吐的发生。由于注射吗啡可产生延迟性呼吸抑制,故应密切观察,最好控制一次剂量在 2~3mg,对老年危重患者更应警惕。

2. 患者自控镇痛(patient controlled analgesia,PCA) 即在患者感到疼痛时,可自行按压 PCA 装置的给药键,按设定的剂量注入镇痛药,从而达到止痛效果。它弥补了传统镇痛方法存在的镇痛不足和忽视患者个体差异,以及难以维持血药浓度稳定等问题。

(1) 分类:

1) 患者自控静脉镇痛(PCIA):PCIA 方法简单,起效快,适应证广泛。常应用的是阿片类药或 NSAIDs 或两者复合应用,其中加入止吐类药物也是必要的。

2) 患者自控硬膜外镇痛(PCEA):目前多选用 0.1%~0.2% 浓度罗哌卡因或布比卡因与阿片类药物联合使用,可降低两种药物用量,减少药物的毒性和副作用。PCEA 用量小,止痛效果可靠,持续时间长久,对全身影响相对较小,特别适用于盆腹腔手术后的术后镇痛。

(2) 注意事项:PCA 的药物配方种类较多,PCIA 主要以麻醉性镇痛药为主,常用吗啡、舒芬太尼或曲马多等。PCEA 则以局麻药和麻醉性镇痛药复合应用,常用 0.1%~0.2% 罗哌卡因加小量的舒芬太尼或吗啡。无论采用 PCIA 或 PCEA,医生都应事先向患者讲明使用镇痛泵的目的和正确的操作方法。PCA 开始时,常给一负荷剂量作为基础,再以背景剂量维持。遇镇痛不全时,患者可自主给予单次剂量,以获得满意的镇痛效果。在此期间,医生应根据病情及用药效果,合理调整单次剂量、锁定时间以及背景剂量,达到安全有效的个体化镇痛的目的。

3. PCA 使用注意事项:①睡眠性呼吸暂停综合征的患者;②有药物成瘾史的患者;③神志不清、有觉醒障碍的患者;④循环功能不稳定,有低血容量、低氧血症的患者;⑤对 PCA 镇痛概念不理解的患者;⑥缺乏训练有素的医护人员的医疗单位。

4. 术后镇痛的常见并发症 术后镇痛的并发症可来自镇痛技术操作管理的不当和所用镇痛药物的副作用两个方面。

(1) 操作、管理不当而发生的合并症:①感染:是术后镇痛采用硬膜外腔留置导管可能发生的合并症,主要原因是操作中污染;②导管折断残留体内:多因拔管时用力过猛,加之患者体位不当,特别是老年人脊椎骨退行性改变,拔管时易被拉断,末端残留于硬膜外腔或皮下。一旦发生,如无继发感染及神经症状时,可不必特殊处理;③其他:诸如穿破硬脊膜、神经损伤、硬膜外腔血肿、脓肿等并发症。

(2) 因镇痛药物而发生的副反应:①呼吸抑制:是阿片类药物最常见亦是最严重的合并症,由于该药具有中枢性抑制作用,其发病率主要与剂量有关,不论经何途径给药。有研究表明单纯使用 PCA 极少引起呼吸抑制,其发生率仅为 0.22%。②恶心、呕吐:是阿片类药物非常多见的合并症,其发生率在 50%~60%,女性多于男性,多出现给药后 4~6 小时。③皮肤瘙痒:原因尚不清楚,可能与组织胺释放,机体的感觉调节机制等有关,发生率约为 40%~50%。④低血压及心动过缓:造成术后低血压的原因很多,应具体分析,加以鉴别和及时对症防治。采用术后镇痛特别是经硬膜外腔注射局麻药时,由于阻断交感神经的节前纤维,可引起外周血管扩张。当阻滞平面较高时还可能影响心脏交感神经进一步使血压下降,心率减慢。据统计因局麻药引起的明显低血压,其发生率为 2.6%~8%。

5. 平衡镇痛的概念 平衡镇痛(balanced analgesia)或多模式镇痛,其含义是同时伍用几种止痛药,使其作用相加和协同,以达到充分镇痛的同时减少所用药物的剂量,降低副作用。经大量的临床实践发现治疗术后急性疼痛,采用单一药物和镇痛方法常不能达到最佳效果,若增加药量又不可避免副作用的发生,因而推荐联合镇痛方案即平衡镇痛或多模式镇痛。理论上认为平衡镇痛方法用于"预先镇痛"或术后镇痛都具有较好的镇痛效果,故也可以理解为是"预先镇痛"和"术后镇痛"方法上的联合;不同止痛药物在不同的镇痛作用部位以及不同给药途径的联合。比如阿片类镇痛药与 NSAIDs 类药物及局麻药、α_2- 激动剂的联合使用,可分别在外周和中枢等不同部位发挥(产生)镇痛作用。其协同作用可以提高镇痛效果、同时因减少各自的剂量而降低了合并症、副反应的发生。当今被认为较合理的平衡镇痛方法包括:外周镇痛药(NSAIDs)复合小剂量吗啡硬膜外注射和以罗哌卡因为基础伍用小剂量阿片类药物,可增强镇痛作用,具有其中任何单一药物所不能达到的效果。

(徐铭军 赵国胜)

参考文献

1. Kalmar AF, Foubert L, Hendrickx JF, et al. Influence of steep Trendelenburg position and CO_2pneumoperi-toneum on cardiovascular, cerebrovascular, and respiratory homeostasis during robotic prostatectomy. Br J Anaesth, 2010, 104(4): 433-439.
2. Park EY, Koo BN, Min KT, et al. The effect of pneumoperitoneum in the steep Trendelenburg position on cerebral oxygenation. Acta Anaesthesiol Scand, 2009, 53(7): 895-899.
3. Rosen DM, Chou DC, North L, et al. Femoral venous flow during laparoscopic gynecologic surgery. SurgLaparoscEndoscPercutan Tech, 2000, 10(3): 158-162.
4. Skorzyński W, Jakiel G, Przesmycki K, et al. Haemodynamics during gynaecological laparoscopy. AnestezjolIntens Ter, 2008, 40(1): 7-12.
5. Kamolpornwijit W, Iamtrirat P, Phupong V. Cardiac and hemodynamic changes during carbon dioxide pneumoperitoneum for laparoscopic gynecologic surgery in Rajavithi Hospital. J Med Assoc Thai, 2008, 91(5): 603-607.
6. Falabella A, Moore-Jeffries E, Sullivan MJ, et al. Cardiac function during steep Trendelenburg position and CO_2 pneumoperitoneum for robotic-assisted prostatectomy: a trans-oesophageal Doppler probe study. Int J Med Robot, 2007, 3(4): 312-315.
7. Zhang LY, Zhao S, Li Y, et al. Effects of CO_2 pneumoperitoneum on blood flow volume of abdominal organs of rabbits with controlled hemorrhagic shock and liver impact injuries. Chin J Traumatol, 2009, 12(1): 45-48.
8. Kanwer DB, Kaman L, Nedounsejiane M, et al. Comparative study of low pressure versus standard pressure pneumoperitoneum in laparoscopic cholecystectomy—a randomised controlled trial. Trop Gastroenterol, 2009, 30(3): 171-174.
9. Mhuireachtaigh RN, Gorman DA. Anesthesia in pregnant patients for nonobstetric surgery.Review Article. Journal of Clinical Anesthesia, 2006, 18: 60-66.
10. Van de Velde M, De Buck F. Anesthesia for non-obstetric surgery in the pregnant patient. Anestesiology, 2007, 73: 235-240.
11. Walton NKD, Melachuri VK. Anaesthesia for non-obstetric surgery during pregnancy. Continuing Education in Anaesthesia, Critical Care and Pain, 2006, 6: 83-85.
12. Heidemann BH, McClure JH. Changes in maternal physiology during pregnancy. Continuing Education in Anaesthesia, Critical Care and Pain, 2003, 3: 65-68.
13. 黄绍农,曾邦雄 . 临床麻醉新理论和新技术 . 长沙:湖南科学技术出版社,2003.
14. 王国林,徐铭军,王子千 . 妇产科麻醉学 . 北京:科学出版社,2012.
15. 曾莉,陈洪琴,石钢 . 妇科腹腔镜手术并发症及其防治 . 实用妇产科杂志,2009,10:590-593.
16. 王慧霞 . 老年宫颈癌患者腹腔镜下广泛子宫切除及盆腔淋巴结清扫术临床疗效分析 . 中国老年学杂志,2011,31(24):4785-4786.
17. 严美娟,楼小侃,杜炜杰,等 . 腹腔镜下子宫颈癌根治术的麻醉处理 . 中国微创外科杂志,2011,11(3):204-206,209.
18. 马浩南,李恒林,车伟,等 .Supreme 喉罩用于妇科腹腔镜手术患者气道管理的效果 . 中华麻醉学杂志,2010,30(5):585-588.
19. Menes T, Spivak H. Laparoscopy: searching for the proper insufflation gas. SurgEndosc, 2000, 14(11): 1050-1056.
20. Agusti M, Elizalde JI, Adalia R, et al. The effects of vasoactive drugs on hepatic blood flow changes induced by CO_2laparoscopy: an animal study. AnesthAnalg, 2001, 93(5): 1121-1126.
21. Schafer R, Klett J, Auffarth G, et al. Intraocular pressure more reduced during anesthesia with propofol than with sevoflurane: both combined with remifentanil. Acta Anaesth Scand, 2002, 46(6): 703-706.
22. Lee JR, Lee PB, Do SH, et al. The effect of gynaecological laparoscopic surgery on cerebral oxygenation. J Int Med Res, 2006, 34(5): 531-553.
23. Demyttenaere S, Feldman LS, Fried GM. Effect of pneumoperitoneum on renal perfusion and function: a systematic review.

SurgEndosc, 2007, 21(2): 152-160.

24. Gutt CN, Oniu T, Mehrabi A, et al. Circulatory and respiratory complications of carbon dioxide insufflation. Dig Surg, 2004, 21(2): 95-105.
25. Salihoglu Z, Demiroluk S, Cakmakkaya S, et al. Influence of the patient positioning on respiratory mechanics during pneumoperitoneum. Middle East J Anesthesiol, 2002, 16(5): 521-528.
26. 张宁, 徐铭军. 连续蛛网膜下腔麻醉临床应用进展. 临床麻醉学杂志, 2010, 8: 730-732.

第二篇

宫腔镜手术

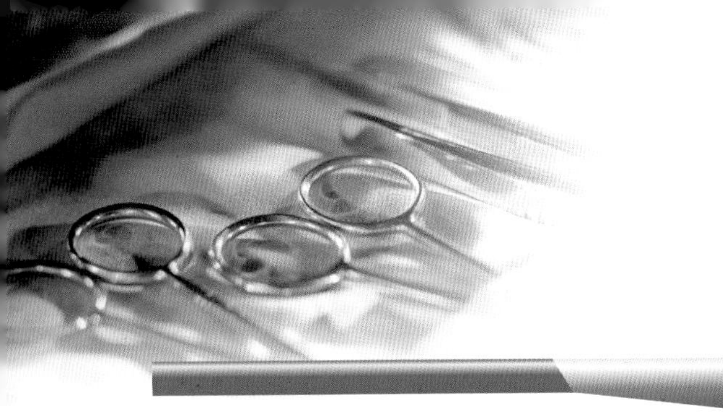

第一章

重度宫腔粘连分离术

一、概述

宫腔粘连（intrauterine adhesions，IUA）是由于子宫内膜基底层损伤、子宫肌壁组织相互粘连以及瘢痕形成。主要危害是对月经生理的影响和对生育功能的严重破坏。临床可以出现月经量减少、继发闭经或者经血流出不畅致周期性腹痛等；而对生育的影响则是继发不孕、习惯性流产、早产、胚胎停育以及死胎等；即使少数患者妊娠至足月，也常合并胎盘植入、残留并由此引起大出血等严重产科并发症，已经成为影响女性生理健康和破坏生育能力的常见疾病。

宫腔粘连的病因机制目前多认为与子宫腔的手术操作有关，特别是反复刮宫广泛损伤基底层子宫内膜，再加之局部感染和炎性物质的作用，使瘢痕形成并阻碍了子宫内膜的再生修复。妊娠期子宫内膜基底层广泛充血、组织结构疏松，此时实施子宫腔的手术操作如人工流产、胎停育清宫、胎盘胎膜残留清宫等操作，更容易使基底层子宫内膜损伤，形成粘连而丧失正常生理功能。

有关宫腔粘连的诊断标准目前在全世界范围内尚未统一。20世纪80年代后，宫腔镜凭借其微小创伤、直视直观的优势逐渐取代了传统的探针探测、子宫输卵管碘油造影等盲目与间接的诊断方法，成为宫腔粘连诊断的首选方法。然而，宫腔镜下虽然能够对子宫腔的形态、粘连的范围以及粘连的类型进行识别，但如何进行评价尚无统一的标准。较早被采用的是美国生育协会的评分标准（American Fertility Society classification of intrauterine adhesion，AFS-IUA，1988年）和欧洲妇科内镜协会提出的评分标准（European Society of Gynecological Endoscopy classification of IUAs，ESGE-IUA，1995年）。AFS-IUA评分系统通过宫腔镜直视宫腔形态，结合粘连累及子宫腔的范围、粘连的类型以及患者的月经改变，参数全面，简单易行，是目前临床采用较多的评分方法（表2-1-1）。ESGE-IUA评分方案虽然也是通过宫腔镜评估粘连范围和类型，同时还将双侧输卵管开口情况纳入评估体系，但是忽略了对月经模式的量化评估，虽然对子宫腔内改变的评估细致全面，但是参数颇多，描述过于繁琐，临床可操作性较差，相对使用较少。

AFS-IUA评分系统：根据粘连的范围、粘连类型以及月经模式进行三项指标进行量化评分，根据分值界定粘连程度，有轻、中、重之分，具体分值量化详见表2-1-1：Ⅰ（轻度）：1~4分；Ⅱ（中度）：5~8分；Ⅲ（重度）：9~12分。粘连严重程度随分值增高而增加。

在临床上，宫腔粘连的类型可以结合宫腔镜诊断所见依据粘连部位划分，分为宫颈粘连、宫腔粘连、以及宫颈与宫腔粘连。宫腔粘连按照粘连组织破坏子宫腔的位置不同，又分为中央型、周边型和混合型粘连三种：①中央型：粘连组织位于子宫腔中部，将子宫前后壁黏着一起，此型粘连有时需与中隔子宫相鉴别；②周边型：粘连组织分布在子宫底部或单/双侧子宫侧壁，单/双侧子宫角消失，子宫腔尚有一定空间但失去正常解剖学形态。③混合型：中央型合并周围型粘连。此时子宫腔解剖严重破坏，呈现"锥子形"或"窄筒形"或"蜂窝形"等。

表 2-1-1　宫腔粘连量化评分标准

粘连范围	<1/3 1	1/3~2/3 2	> 2/3 4
粘连类型	菲薄 1	菲薄 & 致密 2	致密 4
月经状况	正常 0	经量减少 2	闭经 4

Ⅰ(轻度):1-4 分;Ⅱ(中度):5-8 分;Ⅲ(重度):9-12 分。

近年来,微创外科的普及发展使宫腔粘连的治疗发生根本性改变,宫腔镜直视下的宫腔粘连分离已经取代了传统的开腹子宫剖开分离法和盲目的宫腔机械分离法,成为宫腔粘连治疗的“金标准”方法。经宫颈宫腔粘连分离(transcervical resection of adhesions,TCRA)作为子宫腔的整复性手术,强调的是在分离粘连、恢复子宫腔形态的同时,还要注重对残留子宫内膜的保护和术后宫腔再粘连的预防。在组织学上基底层子宫内膜是内膜再生的“根源”,大面积基底层子宫内膜的破坏如重度宫腔粘连,即使粘连分离 / 切除周边正常内膜也难以在短时间修复创面,更何况手术后创面组织的炎性渗出,特别是高频电手术以后作用电极的组织电热效应所产生创面表浅组织的坏死与炎性物质渗出,将使新的粘连很快再次形成。临床研究报道,重度 IUA 手术后再粘连率高达 62.5%,妊娠成功率仅约 20%,即使能够妊娠也常常以流产、胚胎停育等告终。因此,实施宫腔粘连的整复性手术时特别强调对子宫内膜的保护,术后选择适宜的预防宫腔再粘连措施,提高手术疗效。

二、手术指征

1. 由于宫腔粘连引起月经量减少或闭经;或不孕不育。
2. 宫腔粘连导致经血引流不畅或宫腔积血导致周期性下腹疼痛。

三、术前准备

1. 妇科常规检查　初步诊断并明确手术指征、排除手术禁忌。
2. 宫腔镜检查　全面了解子宫颈管及宫腔形态、明确粘连程度、类型,残留内膜面积与分布。
3. 闭经或月经稀发患者常规妇科内分泌检查　排除内分泌因素所致。
4. 宫颈预处理　手术前晚选择适宜软化宫颈方法,机械扩张或药物软化宫颈,如扩宫棒或卡孕栓放置阴道后穹隆进行宫颈预处理,便于术中扩张宫颈,避免或减少宫颈裂伤。
5. 其他　实施宫腹腔镜联合手术的常规准备。

四、麻醉与体位

根据粘连程度及分类选择麻醉方式

1. 气管插管全身麻醉　适用于需要宫腹腔镜联合手术的患者;
2. 静脉麻醉或腰硬联合麻醉　适用于轻度或膜状粘连或实施 B 超监护下的宫腔粘连分离手术。
3. 体位采用膀胱截石位或改良的膀胱截石位。

五、手术步骤

1. 腹腔镜探查　目的:①了解子宫外形结构、双侧输卵管形态、卵巢大小及盆腹腔情况,初步评估盆腹腔因素对妊娠有无影;②监护子宫腔内手术操作,避免子宫穿孔,或一旦出现子宫穿孔及时进行相应处理;③处理盆腹腔内同存病变如卵巢囊肿、盆腔粘连分离等手术操作。

(1) 常规气腹形成:通常脐孔处穿刺套管置入腹腔镜,全面观察子宫外形结构、双侧输卵管卵巢及盆腹腔情况，盆腹腔有无粘连以及粘连程度等，排除影响受孕的盆腹腔因素。

（2）在宫腔镜手术中监护手术操作：注意观察子宫浆膜面有无苍白、水疱、淤血以出血等，注意拨开肠管，以免电热损伤。

（3）处理盆腹腔相应病变及子宫穿孔（一旦发生）：重度宫腔粘连子宫腔解剖学形态严重破坏，粘连分离手术中由于失去子宫内膜的引导作用，可能使作用电极偏离中线，造成子宫穿孔。腹腔镜下及时发现并进行修补，尽可能将损伤降到最低。

2. 宫腔镜手术

（1）常规阴道消毒并放置窥器，探针探查宫腔深度后，Hegar 扩张棒逐号扩张宫颈至 10~12 号，置入手术宫腔镜全面观察宫腔形态，再次明确宫腔形态、粘连范围与程度、双侧子宫角及输卵管开口是否正常以及残留内膜的面积与分布，确定手术方案。

（2）沿子宫腔极向与对称性分离瘢痕组织。通常以针状电极划开瘢痕组织，再将其周围的残留内膜进行游离使其“躲开”瘢痕处，再以环形电极切除瘢痕。以周边型粘连为例，针状电极分离左侧壁与子宫角部之粘连组织（图 2-1-1）。

（3）针状电极分离子宫腔右侧壁及下段之瘢痕组织（图 2-1-2）。

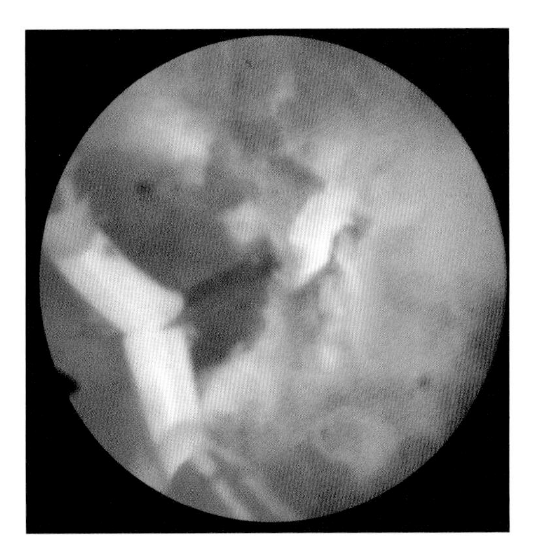

图 2-1-1　针状电极分离宫腔左侧粘连组织

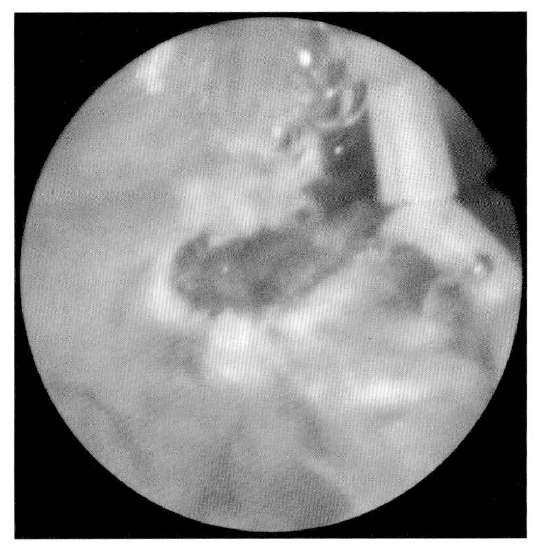

图 2-1-2　针状电极分离右侧壁粘连瘢痕组织

（4）分离双侧子宫角及子宫底部粘连组织，显露右侧输卵管开口（图 2-1-3~ 图 2-1-4）。

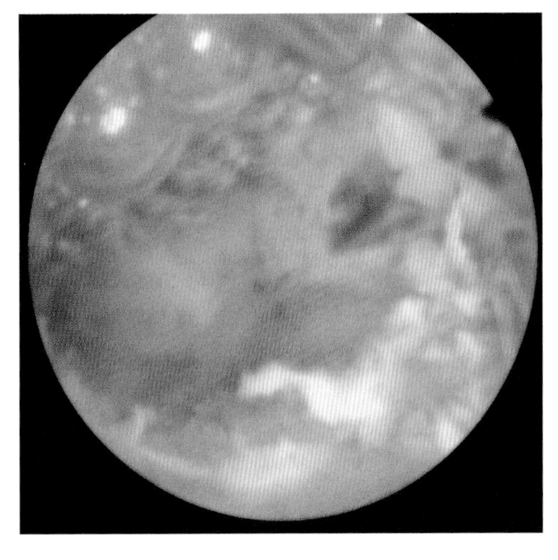

图 2-1-3　分离宫底和宫角部位粘连

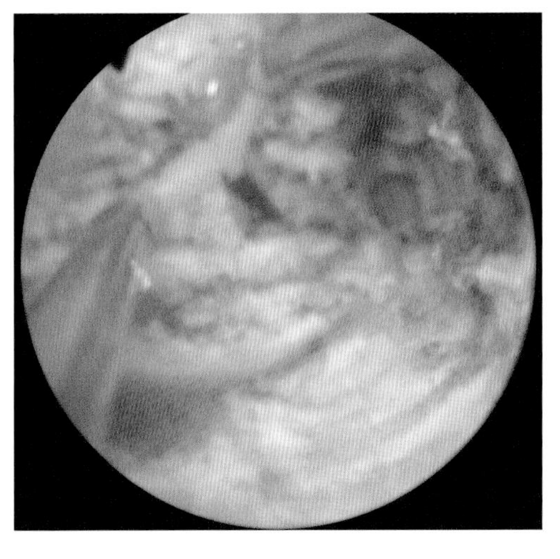

图 2-1-4　显示输卵管开口

(5) 将宫腔镜移至子宫内口处，全面观察子宫腔形态、双侧输卵管开口是否对称、宫腔形态是否恢复“倒三角形”结构(图 2-1-5)。

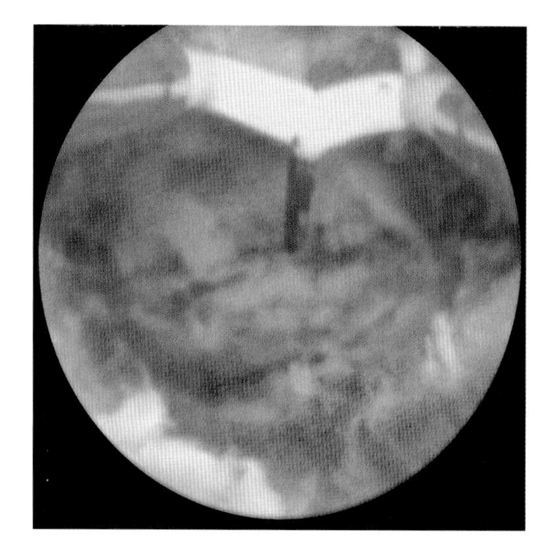

图 2-1-5　分离粘连后宫腔正常形态

(6) 如联合腹腔镜手术，可通过“透光试验”协助判断子宫肌壁厚度是否均匀一致，具体做法：

1) 将宫腔镜前端贴近粘连分离创面处，左右缓慢移动，调暗腹腔镜光源，可以看到自子宫腔透出均匀一致的光亮，说明分离深度合适。

2) 或将腹腔镜贴近子宫浆膜面与子宫腔创面对应的部位，调暗宫腔镜光源，可见光亮自腹腔镜透入子宫腔，此时，如若透光均匀一致，说明分离充分，宫腔形态恢复。

如联合 B 超声监护手术操作时，可借助子宫腔内压力与介质形成的双项透声，以及子宫腔膨胀的程度，推测粘连分离的情况并监护手术安全。

(7) 术毕放置预防再粘连及促进子宫内膜再生修复物质。目前常用适合子宫腔形态的球囊装置、生物胶类物质或联合使用预防再粘连形成，术后人工周期促进子宫内膜修复。羊膜制品对预防再粘连形成的价值有待进一步临床研究数据。

六、术后处理

1. 心电、血压监护、低流量吸氧 4 小时。
2. 保留尿管，术日静脉输液毕拔除。
3. 术后 6 小时即可下床活动，肛门排气后可进食半流质饮食，逐渐恢复正常饮食。
4. 酌情使用抗生素。
5. 术后 2~3 个月宫腔镜进行宫腔镜检查评估子宫腔形态，指导受孕。

七、难点解析

实施宫腔粘连分离手术是为了保留子宫、恢复患者生育功能和改善月经，手术操作时应注意以下问题：

1. 保护残留的子宫内膜　宫腔粘连分离是子宫腔的整复性手术，其目的是分离 / 切除粘连组织，恢复子宫腔的正常解剖形态以及子宫的生理生育功能。宫腔粘连特别是重度宫腔粘连，大面积子宫内膜遭受破坏，粘连瘢痕切除后依靠残留内膜修复创面，因此，施术中对子宫腔内原有内膜的保护关乎手术疗效。因此，对粘连组织的分离应围绕子宫腔的轴向进行，注意对称性，使用针状电极以减少电热效应对残留子宫内膜的损伤。重度宫腔粘连分离时作用电极推进的方向和深度很大程度上依靠施术者的经验，因此，应在具备娴熟宫腔内手术经验的基础上开展中度以上宫腔粘连分离手术。

2. 重视术中监护　B 超和腹腔镜均是宫腔粘连分离手术的重要监护方法，二者各有其优势和局限。B 超监护时利用充盈的膀胱和宫腔内灌流介质形成的双向透声，能够清楚观察宫腔形态，宫腔粘连的部位、范围、粘连是否合并积液以及程度、范围等；B 超引导下的 TCRA 手术，能够明确作用电极对粘连区域切割的深度和范围，当作用电极达到深肌层时，由于高频电热效应使组织脱水、皱缩，在超声声像图上显示增强的强回声光带，同时可见作用部位厚度变薄，一旦出现子宫穿孔，则表现为子宫浆膜面的连续性中断，灌流介质大量进入腹腔等，遗憾的是，超声只能提示子宫穿孔，而不能处理子宫穿孔。腹腔镜监护利用其镜体的直视、放大效应，不仅可以观察浆膜面的变化，如局部变白、起水疱、出现淤血斑等，还可以进行透光试验，了解子宫肌壁的厚度以及粘连分离的程度，一旦发生子宫穿孔还能够立即在镜下进行缝合，最大限度减少手术并发症及其带来的损伤；不仅如此，还能够对盆腔内其他病变进行同期诊断与治疗，其优势是其他监护方法不能比拟的。但是，腹腔镜监护是有创操作主要针对于宫腔粘连范围广泛，程度严重，有穿孔风险的宫腔粘连，建议使用腹腔镜监护。

3. 预防术后再粘连形成 再粘连形成和严重的子宫内膜损伤是导致 IUA 手术疗效降低的因素。宫腔粘连分离术后，传统的预防再粘连方法是放置 IUD，作为屏障防止子宫前后壁相贴敷，而且 IUD 可刺激子宫产生前列环素量，使月经量增多。但是，临床使用中发现，由于粘连的范围、类型不同，IUD 并不能够完全起到隔离创面避免再粘连形成的作用，与之相反，IUD 作为异物可能加重子宫腔创面的渗出，促进再粘连形成。目前，子宫腔适型球囊装置以其能够充分阻隔子宫腔创面贴附、注入并阻止子宫腔药物外渗以及引流宫腔创面渗出液等优势，有望在临床推广使用，为 TCRA 术后预防再粘连形成提供有使用价值方法。

4. 子宫内膜再生修复 目前研究认为，雌激素对于 TCRA 术后子宫内膜的再生修复作用是有积极作用的，结合孕激素使用的人工周期序贯疗法，能够增加月经量、改善生育结局，通常使用时间为 2-3 个月。需要强调的是，雌孕激素的使用必须要有足够的残留内膜为基础才能发挥其生物学效应，因此，重视施术中对于残留子宫内膜的保护是至关重要的。

（段 华）

参考文献

1. The American Fertility Society classifications of adnexal adhesions, distal tubal occlusion, tubal occlusion secondary to tubal ligation, tubal pregnancies, müllerian anomalies and intrauterine adhesions. Fertil Steril. 1988, 49 (6): 944-955
2. 宫腔粘连临床诊疗中国专家共识。中华妇产科杂志 . 2015, 50 (12): 881-887
3. 段华，夏恩兰，王岚，等 . 宫腔镜与腹腔镜联合手术 235 例临床分析 . 中华妇产科杂志，2002，37 (6): 342-345.
4. AAGL Practice Report: practice guidelines for management of intrauterine synechiae. J Minim Invasive Gynecol, 2010, 17: 1-7.
5. Liu X, Duan H, Wang Y. Clinical characteristics and reproductive outcome following hysteroscopicadhesiolysis of patients with intrauterine adhesion-a retrospective study. ClinExpObstet Gynecol, 2014, 41 (2): 144-148.
6. 中华医学会妇产科学分会妇科内镜学组 . 妇科宫腔镜诊治规范 . 中华妇产科杂志，2012，47 (7): 555-558.
7. 段华 . 宫腔镜手术预处理、膨宫与灌流介质子宫膨胀 . 继续医学教育，2006，20 (16): 26-29.
8. 王欣，段华 . 羊膜制品在重度宫腔粘连治疗中的应用及疗效分析 . 中华妇产科杂志 . 2016, 51 (1): 27-30.

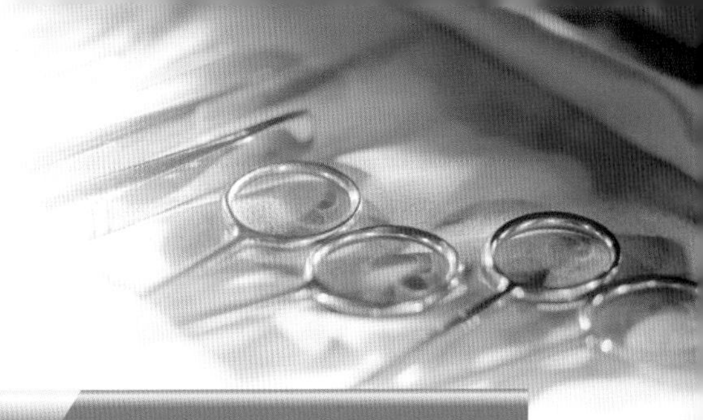

第二章 黏膜下子宫肌瘤切除术

一、概述

子宫肌瘤(leiomyoma uterus)是女性生殖器最常见的良性肿瘤,目前公认的分类方法是根据肌瘤与子宫肌壁的关系分为浆膜下肌瘤、肌壁间肌瘤和黏膜下肌瘤。浆膜下肌瘤大多无明显临床症状;而肌壁间内突肌瘤和黏膜下肌瘤可引起月经过多或异常子宫出血,导致继发失血性贫血,同时也可引起不孕、反复流产和早产,严重影响育龄妇女的身体健康和生活质量。

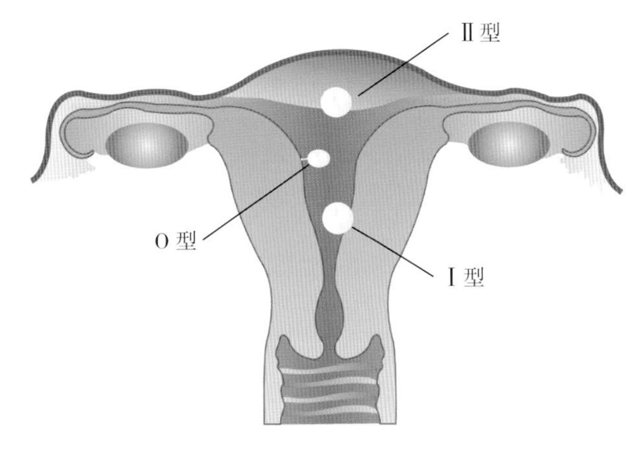

图 2-2-1 子宫黏膜下肌瘤分型

黏膜下肌瘤的分型目前大多采用荷兰 Haarlem 国际宫腔镜培训学校提出的分型标准,按肌瘤与子宫肌层的关系和对子宫腔形态的影响,分为三种类型(图 2-2-1):

1. O 型 有蒂黏膜下肌瘤,肌瘤瘤体未向肌层扩展完全生长在子宫腔内(图 2-2-2~ 图 2-2-3)。

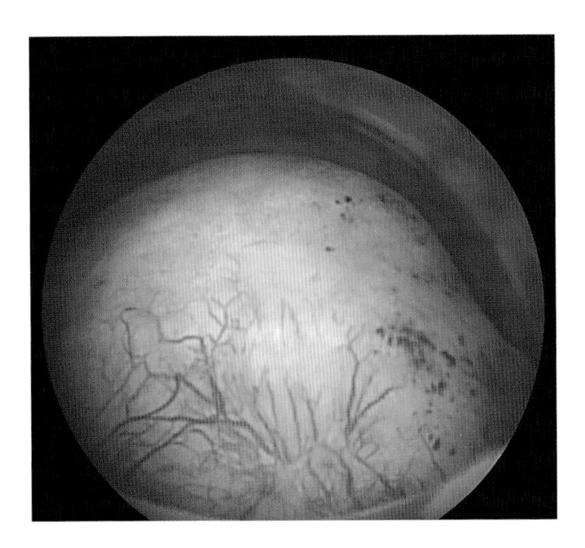
图 2-2-2 O 型黏膜下肌瘤

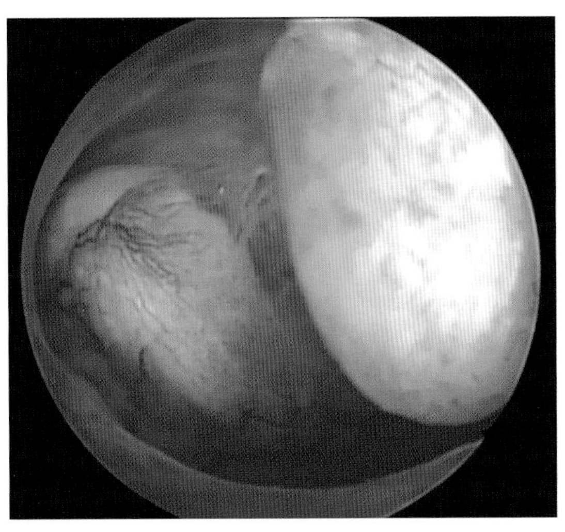
图 2-2-3 O 型黏膜下肌瘤(两个)

2. Ⅰ型　无蒂黏膜下肌瘤，肌瘤瘤体向肌层扩展 <50%，黏膜自子宫壁呈锐角向肌瘤瘤体移行（图 2-2-4）。

3. Ⅱ型　无蒂黏膜下肌瘤，肌瘤瘤体向肌层扩展 >50%，黏膜自子宫壁呈钝角向肌瘤瘤体移行（图 2-2-5）。

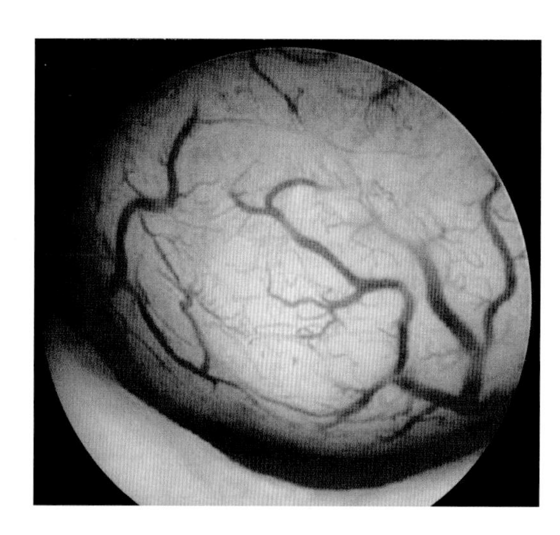

图 2-2-4　Ⅰ型黏膜下肌瘤

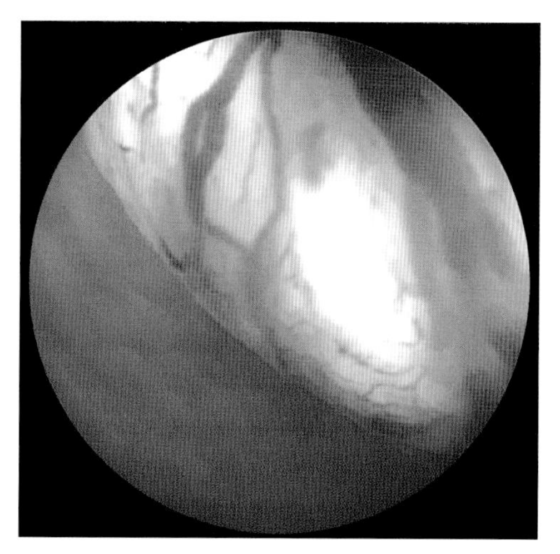

图 2-2-5　Ⅱ型黏膜下肌瘤

随着微创手术器械与手术技术日新月异的发展，宫腔镜子宫肌瘤切除术（hysteroscopic myomectomy；transcervical resection of myoma，TCRM）在临床广泛应用；这一术式可避免对子宫肌层及浆膜面的创伤，切除肌瘤后不会引起子宫瘢痕及盆腔粘连发生，提高术后妊娠率和活产率，从而为未生育患者提供了最佳的治疗术式。

被列入四级宫腔镜手术的子宫肌瘤类型与手术种类包括：①直径≥5cm 的Ⅰ型黏膜下肌瘤切除术；②Ⅱ型黏膜下肌瘤及壁间内突肌瘤切除术；③多发黏膜下肌瘤切除术。相对而言，此类手术操作难度大，手术并发症风险高，术前应充分评估施术的可行性、安全性与手术风险，慎重选择病例，减少并发症的发生。

二、手术指征

应依据子宫肌瘤的类型、大小，患者的临床症状，并结合患者年龄及其对生育的要求综合考虑选择最佳手术方式，宫腔镜子宫肌瘤切除术的手术适应证包括：

1. 宫腔与宫颈黏膜下肌瘤引起月经过多或异常出血。
2. 子宫≤10W 妊娠，宫腔≤12cm。
3. 直径≤5cm 的有蒂黏膜下肌瘤。
4. 直径≤4.0cm 无蒂或内突壁间肌瘤。
5. 脱入阴道的子宫或宫颈黏膜下肌瘤。

三、术前准备

病史与妇科检查是诊断子宫肌瘤的基本方法，绝大多数子宫肌瘤可以借此正确诊断。术前需对患者进行全面的评估和准备，包括手术指征的确认，高危因素的识别，麻醉方式的选择等；宫腔镜检查联合超声检查，可对子宫黏膜下肌瘤准确定位、明确分型；强调术前对宫颈及宫内膜检查的必要性，排除子宫恶性病变；术前子宫肌瘤预处理和宫颈预处理可减少手术并发症。

1. 宫腔镜检查　宫腔镜检查可以准确判断子宫黏膜下肌瘤的大小、数量、部位以及肌瘤与子宫腔的关系,评估是否可行宫腔镜下子宫肌瘤切除术,指导制定最佳手术方案。子宫黏膜下肌瘤宫腔镜检查一方面需要观察黏膜下肌瘤的形状、色泽、发生部位、蒂的粗细、单发或多发、表面覆盖的内膜情况、肌瘤向子宫腔内突出的程度等;另一方面由于壁间内突肌瘤导致宫腔变形,可观察到宫腔不规则,双侧子宫角及输卵管开口不对称等。宫腔镜检查对子宫黏膜下肌瘤的分型是以肌瘤是球形为假设基础,只能提供肌瘤突于宫腔内部分的情况,不能明确肌瘤累及肌层范围和肌瘤体积的判断。

2. 影像学检查

(1) B超声检查:超声检查是诊断子宫肌瘤的常用影像学检查方法,以其无创伤、可重复以及定位准确等优势广泛应用与临床。超声检查可以明确子宫肌瘤部位、大小、与子宫腔的关系等,同时了解盆腹腔内病变,为子宫肌瘤的手术前评估提供参考意见。

(2) B超联合宫腔镜检查:借助宫腔镜灌流介质与膀胱内液体形成的双向透声,准确定位肌瘤的部位、大小和突入子宫腔的程度,为术前评估提供准确的影像学信息。

(3) MRI检查:可准确显示肌瘤的位置、大小及与周围的关系,并能对病灶内部的病理改变进行诊断。由于费用相对较高,目前仅用于疑难病例的诊断以及术后随访等。

3. 排除子宫内膜癌变 术前准备着重强调对宫颈及宫内膜检查的必要性。尤其年轻妇女的子宫内膜癌多数是由诊断性刮宫发现。若术前发现问题可以主动改变治疗计划,避免治疗不足的严重后果。

(1) 患者均需常规做宫颈液基细胞学检查,必要时阴道镜下作宫颈活检和宫颈管搔刮以排除宫颈上皮内瘤样病变或早期浸润癌。

(2) 术前诊断性刮宫或宫腔镜检查直视下活检子宫内膜组织,排除子宫内膜癌,并对某些子宫肉瘤也有一定诊断价值。

4. 术前预处理 子宫肌瘤术前预处理主要用于子宫肌瘤致继发性贫血的患者或直径≥5cm的Ⅰ型黏膜下肌瘤、子宫体积较大的多发性肌瘤等。目前可供选择的药物包括GnRH-a、孕三烯酮等;使用3~6个月可使子宫及肌瘤体积缩小,肌瘤周围血运减少,有利于手术;同时,对于严重继发性贫血的患者,通过药物治疗所致的闭经,能够纠正贫血,避免术中输血,降低围术期并发症的风险。

5. 宫颈预处理 手术前晚宫颈管内放置海藻宫颈扩张棒或尿管软化宫颈,也可以阴道内放置使宫颈软化的药物(如卡孕栓、米索前列醇等),便于术中扩张宫颈,减少宫颈裂伤及相关并发症的发生。

四、麻醉与体位

宫腔镜手术前需要重视麻醉前手术风险评估,向患者和家属交代麻醉手术风险,签订麻醉同意书;告知患者术前禁食、禁饮8小时以上,并保持膀胱充盈,利于宫腔镜电切手术时超声监护。

宫腔镜子宫黏膜下肌瘤电切手术一般选用静脉全身麻醉,常用药物有快速催眠性药物依托咪酯联合芬太尼、异丙酚等,需有资格和经验的麻醉医师在呼吸辅助以及呼吸、心血管功能监测下给药,预防呼吸抑制、窒息、低血压、肌肉强直等麻醉意外以及宫腔镜手术可能发生的并发症,如TURP综合征等。

患者取膀胱截石位,臀部位于手术床沿外一拳位置,大腿与水平线呈30°~45°角,同时尽量外展,利于宫腔镜操作时观察和处理输卵管开口附近的病变;患者头部略低于臀部,并保持患者臀部与术者肩部在同一水平,减少术者长时间手术操作的疲劳。术前30分钟静脉给予抗生素,预防性使用抗生素可减少治疗性抗生素的使用率,并明显减少术后患者宫腔感染等手术并发症。

五、手术步骤

1. Ⅱ型黏膜下肌瘤及壁间内突肌瘤切除术 可采用逆向切割和顺向切割相结合的刀法,多次重复切割、钳夹、旋拧、牵拉、娩出五步手法:

(1) 切割:使用环形电极分次片状切割瘤体(图2-2-6);自肌瘤基底部沿肌瘤的上下或左右两端采

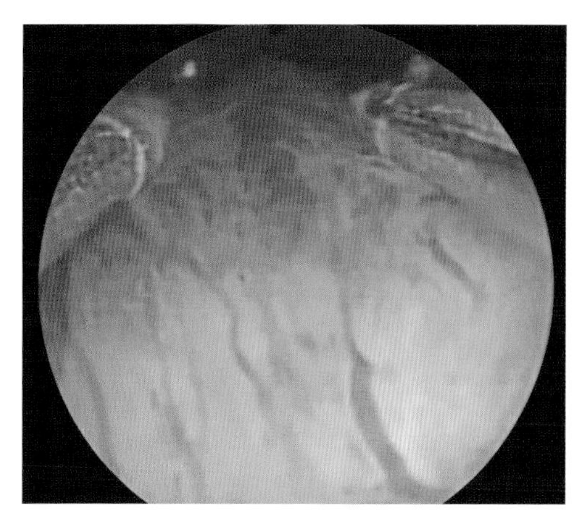

图 2-2-6 环形电极片状切割瘤体

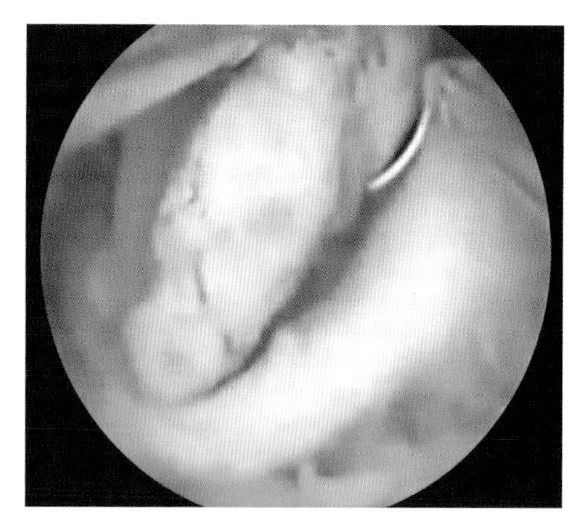

图 2-2-7 瘤体表面切开沟槽

用顺行或逆行切割的刀法，使肌瘤的切面形成相对的凹陷，适合卵圆钳钳叶夹持（图 2-2-7~ 图 2-2-8）。

(2) 钳夹：在超声引导下将卵圆钳置入宫腔内钳夹肌瘤，向阴道方向牵拉。

(3) 旋拧：按顺时针方向数周继而逆时针数周的方式转动卵圆钳的手柄，使肌瘤与其基底部分离。

(4) 牵拉：在旋拧肌瘤数周后，用力向阴道方向牵拉。

(5) 娩出：在向外牵拉的过程中，肌瘤逐渐自宫颈娩出。

(6) 术终：全面检查宫腔，无残存肌瘤，宫腔形态恢复正常（图 2-2-9）。

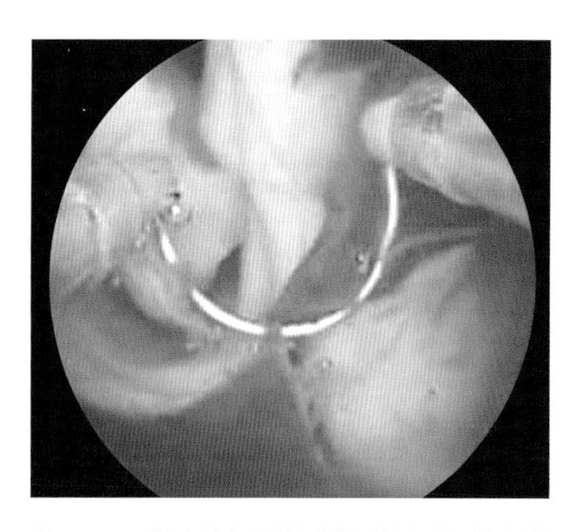

图 2-2-8 肌瘤的切面形成相对的凹陷，适合卵圆钳钳叶夹持

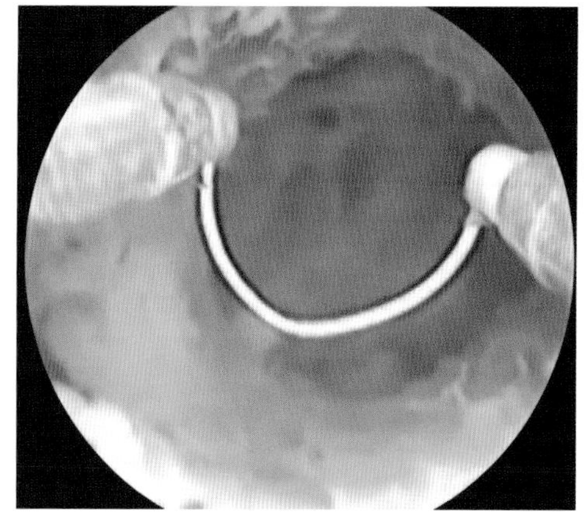

图 2-2-9 TCRM 术后宫腔形态

2. 直径≥5cm 的Ⅰ型黏膜下肌瘤切除术

(1) 明确肌瘤蒂部的位置，以及肌瘤与子宫肌壁的解剖关系（图 2-2-10）。

(2) 电凝肌瘤表面的粗大血管及肌瘤蒂部的血管，减少术中出血（图 2-2-11）。

(3) 用环形电极沿肌瘤蒂部的被膜逐步切开肌瘤与肌层的分界，并利用宫腔镜镜体钝性剥离，联合静脉滴注缩宫素，促使肌瘤脱离子宫肌壁，凸向宫腔，形成有蒂的黏膜下肌瘤（图 2-2-12）。

(4) 继而环形电极推切肌瘤蒂部使蒂部变细；并沿肌瘤的上下或左右两端采用顺行或逆行切割的刀法分次切割瘤体，使肌瘤核体积变小（图 2-2-13）。

(5) 可按照上述Ⅱ型黏膜下肌瘤及壁间内突肌瘤切除方法，多次重复切割、钳夹、旋拧、牵拉、娩出五步手法完全切除肌瘤。

(6) 术终全面检查宫腔，无残存肌瘤，并用球形电极彻底止血。

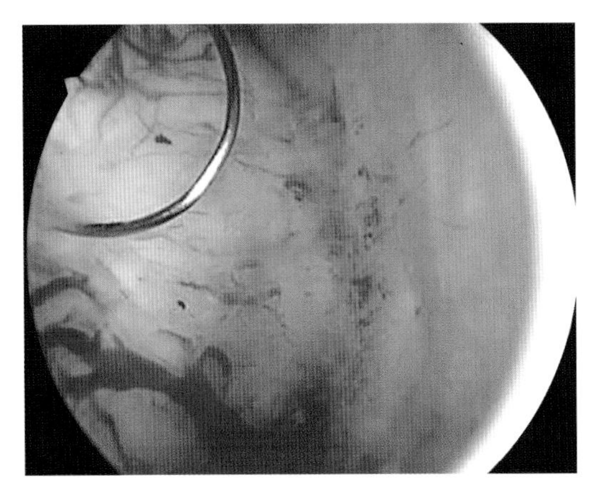

图 2-2-10　暴露黏膜下肌瘤蒂部

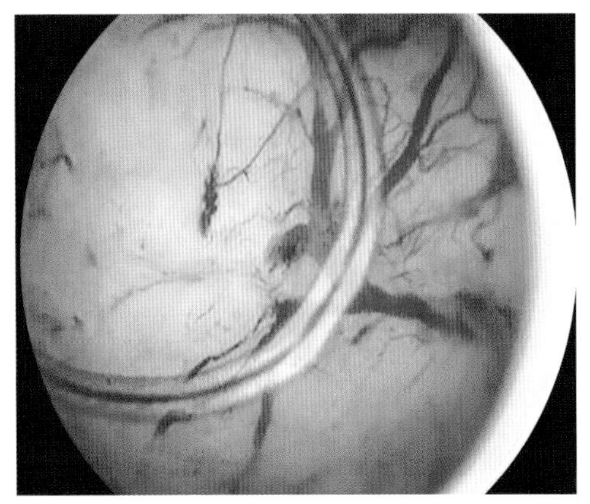

图 2-2-11　电凝肌瘤表面粗大血管

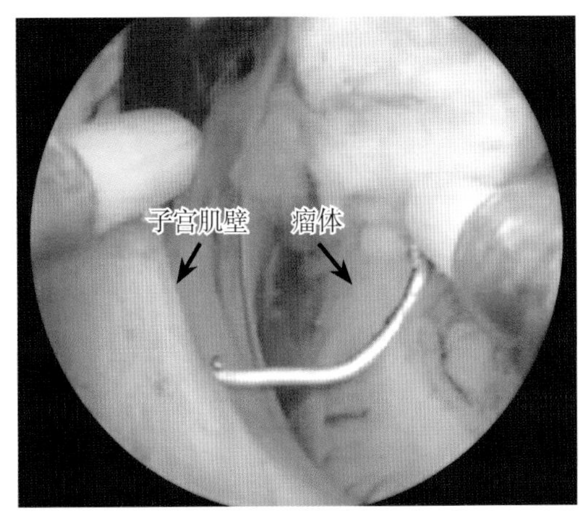

图 2-2-12　用环形电极沿肌瘤被膜逐步切开肌瘤与肌层的分界，促使肌瘤脱离子宫肌壁，凸向宫腔

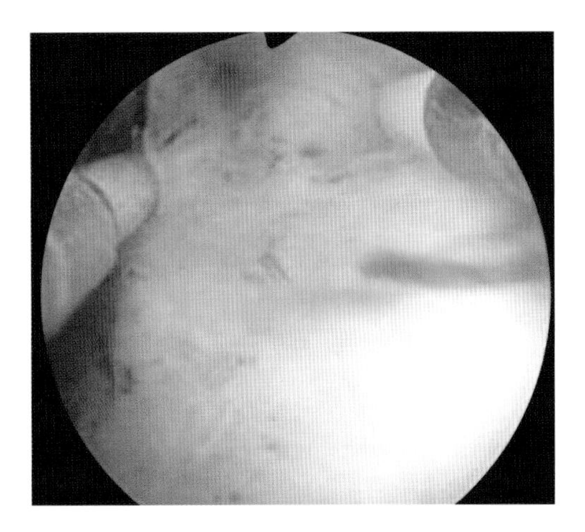

图 2-2-13　环形电极顺行切割的刀法分次切割瘤体

3. 多发黏膜下肌瘤切除术

(1) 对于多发性子宫肌瘤，术前需要进行预处理，使肌瘤体积缩小，以便手术中切除（图 2-2-14~2-2-16）。

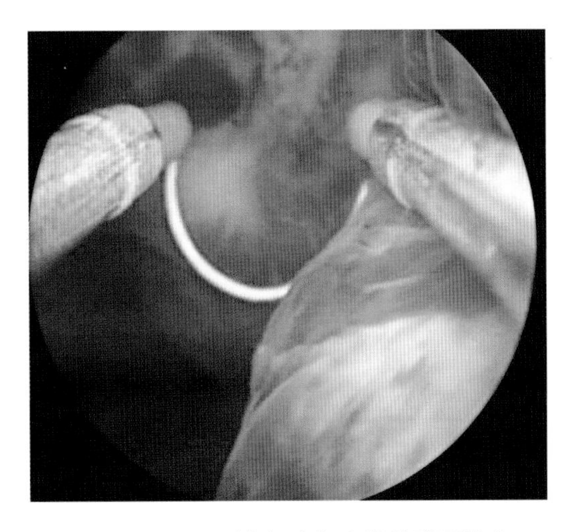

图 2-2-14　环形电极电切多发黏膜下肌瘤

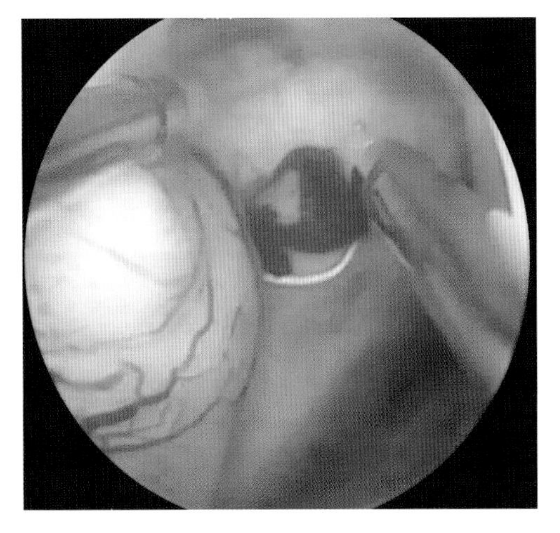

图 2-2-15　环形电极电切多发黏膜下肌瘤

(2) 酌情采用宫腔镜联合腹腔镜手术，利用两者的各自优势，尽可能剔除肌瘤保留子宫。

(3) 对于一次手术不能全部切净的肌瘤，不必强求。尤其不能在瘤腔内深入挖切，避免导致大出血和子宫穿孔等严重并发症；术后药物治疗 2~3 个月，如若肌瘤再次突出于宫腔，可实施二次手术。

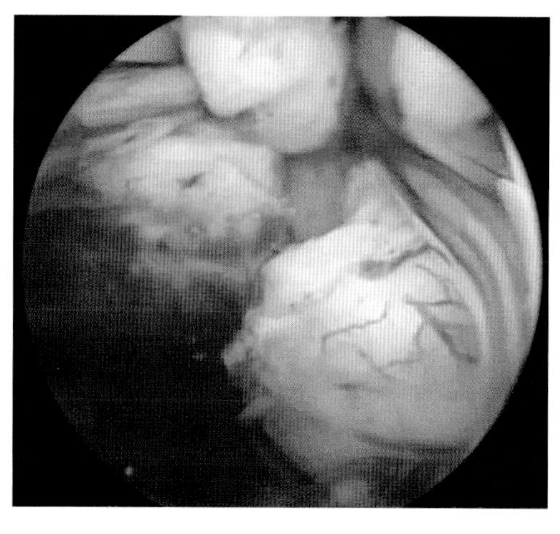

图 2-2-16　环形电极电切多发黏膜下肌瘤

六、术后处理

1. 术后雌激素的应用　TCRM 手术后通常不需要使用雌激素。只有当个别施术中大面积内膜损伤或术前应用 GnRH-a 治疗造成患者体内低雌激素时，才考虑小剂量雌激素刺激子宫内膜生长并加速上皮化过程，预防宫腔粘连的发生。

2. 放置宫内节育器　对于手术创面大，考虑有宫腔粘连可能时，术终放置 IUD；如果术中出血多需放置球囊压迫止血，可在术后拔出球囊后放置 IUD；第二次月经来潮后取出宫内节育器。

3. 阴道排液　术后 3 周内可有阴道排液，血性至淡红色血水至黄色水样至无色水样排液。若有月经量出血，需要排除残留的肌壁内肌瘤脱出。

4. 宫腔镜检查　一般术后 2~3 个月再次宫腔镜检查，了解子宫解剖学状态；对于多发黏膜下肌瘤初次手术没有切除干净者，必要时再次电切残余肌瘤。

七、难点解析

(一) 严格掌握手术适应证

1. 贯穿子宫壁全层的肌瘤是宫腔镜子宫肌瘤切除术的绝对禁忌证。

2. 采用宫、腹腔镜联合手术时，通常先行宫腔镜手术，然后再行腹腔镜手术，避免腹腔镜下肌瘤切除术进入宫腔或子宫创面缝合处膨宫液外渗至腹腔，致宫腔镜手术困难。

(二) 宫腔镜子宫肌瘤切除手术技巧

1. 将环形电极置于瘤体后方，启动电流，退回环形电极，直至切割的组织完全自瘤体上切除；不要把切割环完全退回鞘内，应将环形电极留在鞘外一点，以便清楚观察肌瘤和子宫壁间的关系，避免切除子宫肌壁组织。

2. 切割前需明确肌瘤与周围肌壁的解剖关系；切开子宫内膜和肌瘤的包膜，辨认肌瘤和肌层的界限。

3. 对于要求生育者，尤其注意尽量不要伤及瘤体周围正常子宫内膜，需用针状电极在宫腔内突出的肌瘤表面切开黏膜及肌瘤的包膜，再用环状电极切割瘤体；而无生育要求者，可直接用环状电极在肌瘤突出的表面切开黏膜及肌瘤包膜，再逐渐切割肌瘤。

4. 须顺行切割与逆行切割法相结合，反复切割、钳夹、旋拧、牵拉、娩出五步手法。

5. 严格控制手术时间。时刻记住发生体液超负荷即 TURP 综合征的可能。准确记录手术时间，尽量将手术时间控制在 30 分钟以内，不超过 60 分钟，避免 TURP 综合征的发生。

6. 术中监护是手术安全的重要保证。超声可以明确黏膜下肌瘤壁间部分与周围肌壁的界限，有助完整切除；同时超声可明确肌瘤外缘距离子宫浆膜层的距离，该距离大于 1cm 可以保证电切热量不会损伤邻近脏器；超声监护亦可清晰地监测器械在宫腔内的位置，提示手术者切割的方向及深度，手术者与监护者良好的交流可避免子宫穿孔和邻近脏器热损伤的发生。

(三) 术中出血的预防和处理

TCRM 最常见的并发症为子宫出血，处理方法如下：

1. 切开宫腔内突出的肌瘤表面黏膜及肌瘤的包膜时，酌情使用缩宫素，预防子宫出血过多，并促进肌瘤向宫腔内突出，利于手术切除瘤体。亦可联合其他促进子宫收缩的药物治疗。

2. 切割前用环形电极或滚球电极电凝肌瘤表面的大血管和瘤蒂的血管，减少术中出血。

3. 球囊导尿管可有效止血，减少中转子宫切除的发生率。球囊液体的注入量少于切除标本量；超声测量球囊的大小应该小于术前肌瘤的大小；当球囊注水不能止血，可以追加注水量，并8字缝合宫颈外口，提高宫内压力，并向外牵拉球囊，压迫颈管内出血。当拔出球囊前，拆除宫颈外口的缝线。

（王素敏　许　锋　夏恩兰）

参考文献

1. Jonathan S Berek. Berek &Novak's Gynecology, 14th Edition. Philadelphia: Lippincott Williams & Wilkins, 2007.
2. 乐杰. 妇产科学. 第7版. 北京：人民卫生出版社，2008.
3. Barbara Hoffman; John Schorge; Joseph Schaffer, et al. Williams Gynecology. New York: McGraw-Hill Companies, 2008.
4. V Bonney, JM Monaghan. Bonney's Gynaecological Surgery, 11th edition. Oxford: John Wiley & Sons Ltd, 2010.
5. 夏恩兰. 宫腔镜子宫肌瘤切除术. 实用妇产科杂志，2005，21(7)：387-389.
6. Bosteels J, Weyers S, Puttemans P, et al. The effectiveness of hysteroscopy in improving pregnancy rates in subfertile women without other gynaecological symptoms: a systematic review. Hum Reprod Update, 2010. 16(1): 1-11.
7. Mavrelos D, Naftalin J, Hoo W, et al. Preoperative assessment of submucous fibroids by three-dimensional saline contrast sonohysterography. Ultrasound ObstetGynecol, 2011. 38(3): 350-354.
8. Lasmar RB, Xinmei Z, Indman PD, et al. Feasibility of a new system of classification of submucous myomas: a multicenter study. Fertil Steril, 2011. 95(60): 2073-2077.
9. Kroon B, Johnson N, Chapman M, et al. Fibroids in infertility—consensus statement from ACCEPT (Australasian CREI Consensus Expert Panel on Trial evidence). Aust N Z J ObstetGynaecol, 2011, 51(40): 289-295.
10. Kresowik JD, Syrop CH, Van Voorhis BJ, et al. Ultrasound is the optimal choice for guidance in difficult hysteroscopy. Ultrasound ObstetGynecol, 2012, 39(6): 715-718.

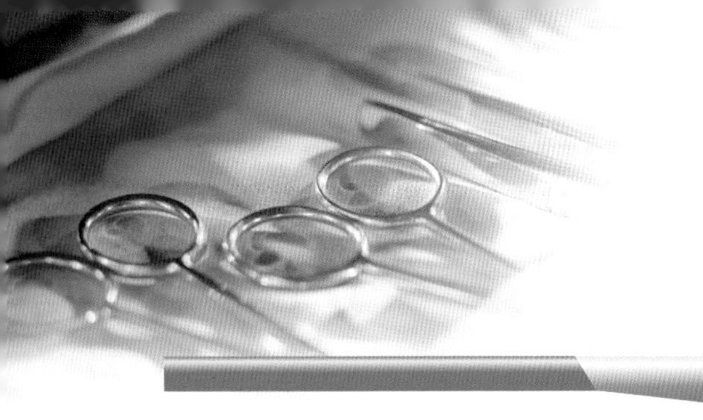

第三章

子宫内膜切除术

一、概述

子宫内膜切除术(transcervical resection of endometrium,TCRE)是应用高频电通过宫腔电切镜的单极环形电极系统切除子宫内膜的功能层、基底层及其下方2~3mm的肌肉组织,术后子宫内膜不能再生,月经量减少或无月经,是功能性失调性子宫出血(dysfunctional uterine bleeding,DUB)的首选外科治疗方法。在此术未问世之前,对保守性激素治疗和诊断性刮宫(D&C)无反应的难治性子宫出血的处理方法是子宫切除。美国纽约州健康部门曾统计35 000例子宫切除术,其中10%~15%是因月经异常施术,并无明显的器质性病变。虽然子宫切除是根除症状的方法,但手术侵入腹腔,需住院数日,活动明显受限,并可能罹患病率。自20世纪80年代起,TCRE合理地替代了子宫切除术。

1987年美国DeCherney使用前列腺电切镜,为患血液病致难以控制的子宫出血的妇女止血成功,开创了宫腔镜电切术治疗子宫内膜疾病的先河。1988年日本林氏报道通过前列腺电切镜电极电凝子宫内膜治疗子宫出血病,取得满意效果,命名为endometrial ablation(EA)。1989年英国Magos为16例有内科合并症患者,用环形线电极切除子宫内膜治疗月经过多的初步报告,经随访6个月,有效率86%,并将此术命名为Transcervical resection of endometrium(TCRE)。

二、手术指征与禁忌证

【手术指征】

1. 久治无效的异常子宫出血,排除恶性疾患。
2. 子宫≤9周妊娠大小,宫腔≤12cm。
3. 黏膜下子宫肌瘤≤5cm。
4. 患者无生育要求。

【禁忌证】

1. 宫颈瘢痕,不能充分扩张者。
2. 子宫屈度过大,宫腔镜不能进入宫底者。
3. 生殖道感染的急性期。
4. 心、肝、肾衰竭的急性期。
5. 对本术旨在解除症状,而非根治措施,无良好心理承受力者不建议施术。

Neis和Brandner指出凡有痛经症状,同时子宫体积>10周者,高度怀疑子宫腺肌病,因其增加失败率,应属TCRE术的相对禁忌证。

三、术前准备

1. 详细询问病史

(1) 年龄:40 岁以上、无生育要求的功血及子宫肌瘤患者是 TCRE 术的选择对象;年轻的血液病患者,此法是唯一替代子宫切除的方法;对围绝经期大量子宫出血患者,亦可考虑此术,但应除外子宫内膜非典型增生或恶性疾病。

(2) 产次:多数 TCRE 术患者已有子女,未产妇的宫颈长而硬,术时宫颈口至少扩张到 Hegar10 号,以置入电切镜。术前应做宫颈预处理,即宫颈插入扩张棒或前列腺素类药物等使宫颈软化。

(3) 手术的适应性:TCRE 术所需时间较子宫切除短,对有合并症或肥胖患者此术更具优越性。

(4) 生育:成功的 TCRE 术可导致无月经和不育,不适合有生育要求的患者。由于术后宫外孕的可能性仍存在,术中同时腹腔镜绝育可能更为合适。

(5) 出血:一般认为有以下情况者显然是月经过多,即有血块或经血涌出,会阴垫收不住,每一小时即须换会阴垫,经期因失血致心慌、气短或经后疲倦、乏力及低血红蛋白小细胞性贫血者。对于除外子宫内膜气质型病变的月经过多对 TCRE 术反应良好。

(6) 疼痛:TCRE 术后可能完全无月经,而因严重的痛经,只有子宫切除才能治愈。

(7) 既往子宫手术史:如多次刮宫,子宫肌瘤摘除术,尤其曾打开宫腔者及剖宫产史,术中均有子宫穿孔的可能,应予重视。

2. 全面体格检查

(1) 全身检查:血压、脉搏及全身体检,以发现全身性疾患,必要时请有关科室会诊。

(2) 妇科检查:TCRE 术成功的重要单一指标是子宫大小,尤其是子宫腔的大小,子宫 >12 孕周或宫腔 >12cm,手术将十分困难,手术时间延长,心脏血管超负荷的危险性增加。

(3) 实验室检查:包括血常规、出、凝血时间、血型;尿常规;肝、肾功能、澳抗,抗丙肝抗体;宫颈刮片细胞学检查;阴道分泌物真菌、清洁度及滴虫镜检;必要时作血沉、血糖、血脂及性激素测定;甲状腺功能 T_3、T_4、TSH 等。

(4) 特殊检查:心电图、胸透;针对可疑内科病进行必要的检查。

(5) 盆腔 B 超检查:了解子宫的大小、形态、位置、回声、宫腔线的方向、内膜厚度及附件有无包块等。

(6) 宫腔镜检查:提供有关子宫大小、宫腔形态、有无息肉及黏膜下肌瘤、内突及变形等的准确信息,估计手术的可能性和难易度,并可定位活检。

(7) 子宫内膜活检:围绝经期妇女的子宫内膜中度、重度非典型增生者有 25% 发展为子宫内膜癌,因此,必须采取内膜活检,排除子宫内膜非典型增生和子宫内膜癌。

3. 咨询　良好的咨询是使患者满意的关键,应详细解释有关不育、出血、近期并发症、远期预后、复发的可能性及最终需要切除子宫等问题,应指出虽然术后出血可能明显改善,但一小部分妇女会留有或发展为周期性腹痛,并可能十分严重、警告患者虽有报道术后原发痛经和经前紧张综合征均有改善,但因此术不影响卵巢功能,故对经前紧张综合征无治疗作用。应用文字解释以保证患者充分了解此术的含义,得到患者正式的允诺。

4. 子宫内膜预处理

(1) 药物性预处理:药物预处理可使子宫内膜萎缩,子宫的体积缩小,减少术中出血等,合并严重贫血的患者可进行药物预处理纠正贫血。常用药物:①达那唑(danazol)200mg,口服,2~4 次 /d,4~12 周;② GnRH-a,3.75mg,皮下注射,均每 28 天 1 次,用 1~3 次。

(2) 机械性预处理:于 TCRE 术前负压吸宫可薄化内膜厚度。Maia 报道经子宫内膜的机械性预处理者术后月经改善率与药物预处理同。

5. 手术时期选择

(1) 月经后，子宫内膜处于增生早期，子宫内膜的厚度 <4mm，为手术的理想时期。

(2) 已作子宫内膜预处理者，子宫内膜已薄化或萎缩，非经期亦可施术。

(3) 如有不可控制的出血，可急诊施术。

6. 手术前一日的准备

手术前晚患者宫颈插扩张棒或海藻棒。以使术时宫颈软化和扩张。插管困难时，可用吲哚美辛栓 100mg 塞肛。

7. 手术日的准备 早晨禁食，不排尿，以便于术中 B 超监视。

四、麻醉与体位

宫腔镜是一种广泛应用于多种妇科疾病诊断与治疗的技术。宫腔镜技术的进步和正确膨宫介质的应用，使得宫腔镜检查的适应证在数量上和种类上有所增加。几乎所有的诊断性宫腔镜检查在诊室就可以完成，并不需要麻醉医生在场。然而大多数治疗性宫腔镜手术的患者则需要在可以提供门诊手术和麻醉选择的门诊手术室内完成。

当需要麻醉时，要根据手术范围和刺激强度以及患者的要求，选择适宜的麻醉方式。从给予或不给予镇静的局部麻醉到区域神经阻滞或全身麻醉。

宫腔镜检查是一个相对安全的过程，但发生并发症的可能性也一直存在（治疗性宫腔镜要多于诊断性宫腔镜）。麻醉医生的责任就是早期发现并发症并试图干预治疗，使其不发展成为不良的后果。

（一）宫腔镜手术麻醉适应证

大多数诊断性宫腔镜和一些治疗性宫腔镜不需要麻醉干预。较小或中等的宫腔镜手术可用局部麻醉，轻微镇静或不需要麻醉，在诊室内完成。较大的宫腔镜手术需要在日间手术室内，在局部区域阻滞或全身麻醉下完成。麻醉的选择依赖几种因素：即手术种类和持续时间；手术技术和器械的选择；以及手术医生的经验。

（二）麻醉方法

诊断性和治疗性宫腔镜的理想麻醉是让患者没有不适感，为手术提供良好的条件，能早期发现容量过度负荷和稀释性低钠血症，将并发症降至最小。

1. 区域阻滞麻醉 采用局部阻滞麻醉有效地阻滞身体某一部位神经末梢，使之暂时性失去对疼痛刺激的反应。局部麻醉药物通过涂抹黏膜（表面麻醉）、皮下注射（浸润麻醉）、对神经丛或神经节发出的一束神经施行阻滞（宫颈旁神经阻滞），或者进入蛛网膜下腔（蛛网膜下腔阻滞）或硬膜外腔（硬膜外腔阻滞）进行椎管内阻滞。

2. 镇静麻醉 宫腔镜检查中使用的镇静药物应该是起效迅速，作用时间短，副作用少。良好的性价比更合心意。苯二氮䓬类药例如咪达唑仑；催眠性丙泊酚；阿片类例如芬太尼、阿芬太尼是可以使用的。

3. 全身麻醉 在短时间的宫腔镜检查中，全使用短效药物身麻醉可替代区域阻滞麻醉，减少住院时间。在短时间的宫腔镜手术中，理想的全麻药物需要起效迅速，术中适当的镇痛和遗忘，提供理想的手术条件，其药物的作用强度和持续时间可以预测，术后恢复迅速，没有或少有轻微的副作用和很好的性价比。麻醉诱导可以静脉给予丙泊酚，或吸入七氟醚。麻醉维持可以通过氧气 / 空气，同时吸入七氟醚、地氟醚等麻醉药，或静脉输注丙泊酚。全身麻醉的气道管理包括通过使用标准的或双腔喉罩（proseallaryngeal mask，LMA）维持自发通气和机械通气（保持气道峰压在 20~25cmH_2O 以下），喉罩不适用时，应使用气管内插管。

（三）体位

正确的截石位对于避免例如周围神经病变等并发症是必需的。如果被支撑腿和腓骨上段外侧面受压，腓神经会被损伤，内侧隐神经也会因对抗胫骨而被压迫。一个强迫的腿部屈曲位置会导致股神经和闭孔神经损伤，过度的臀部外旋会导致坐骨神经的牵拉。总之，一个综合征是由多因素引起的，例如长时间手术、易感患者等。

五、手术步骤

(一) 子宫内膜切除术(TCRE)

切除子宫内膜按一定的程序进行，首先用垂直电切环切割宫底部，此处最难切，又易穿孔，因此必须小心从事，宫底又易很快被切下的碎片所遮盖，妨碍视线，有人宁愿用滚球电极电凝宫底部内膜，然后换切割环作其余部分。术中应准备一两支适合处理宫底和宫角的电切环，在两角之间切除的子宫内膜呈碎片状，注意不要将切割环向肌层推得过深，尤其在切过肌层最薄的两角时，切宫角时每次浅些削刮，直至切净所有内膜，比一次深切穿孔的危险少。一旦处理完宫底，即用 90° 切割环或带状电极切除子宫壁的内膜，最好先处理后壁，因为切除的碎屑易聚集于此而渐被覆盖，虽然碎屑可自腔内一片片取出，但灌流液要从宫颈口流出，每次宫腔的膨胀和塌陷都会引起子宫出血，妨碍宫腔镜的视线，不如将碎屑留在宫腔，推向宫底部，直至手术终了，碎屑较小者便于管理，为此切割环的移动限制在 2.5cm 以内。应用此法，自 9 点开始反时针方向系统切割子宫内膜，首先切净上 1/3，之后切除中 1/3，如做全部子宫内膜切除，则切除下 1/3 直至宫颈管。技术十分娴熟时，亦可通过移动电切镜增加切割的长度，自宫底部开始到子宫峡部，每次将切除的组织条立即带出。切除的深度取决于子宫内膜的厚度，目的是切至内膜下 2~3mm，此深度足以切净除扩展极深者外的全层子宫内膜，又不致切到较大的血管，如子宫内膜曾经过预处理，一般很少需要一次以上的切割，即可达到预期的深度。如子宫内膜较厚，可在电切后再电凝一遍，可以提高疗效。约有 1/4 的病例合并肌瘤，同时切除 <3cm 的黏膜下肌瘤一般无困难，备有必要的设备也可切除较大肌瘤。切割完成后退出电切镜，卵圆钳或刮匙取出内膜碎屑，少量内膜碎片于术后数日可自行排出。将内膜碎屑送作组织学检查，与其他将子宫内膜在原位毁坏的子宫内膜去除术相比，这是 TCRE 术的最大优点。宫腔排空后，放回电切镜，检查有无残留内膜或大的出血点，前者需切除，后者用切割环或滚球电极电凝。灌流系统使宫内压增高，术中出血不常见，膨宫压力降低后出血点明显，除非出血量大，不值得耗费时间进行电凝。如手术的目的是无月经，可将宫颈管上半部的内膜切除，以保证切除了子宫内膜的下界，切割较浅，尤其侧壁有子宫动脉下行支。有人用滚球电极电凝宫颈管内膜，但是此处术后有继发出血的危险。切除子宫颈管内膜不会引起宫颈狭窄，可能因为手术实际上是加宽了宫颈管。术后形成新的焦黄色桶状宫腔。其具体操作步骤如下。

1. 检视宫腔，如内膜较厚，可先吸宫(图 2-3-1~ 图 2-3-2)。

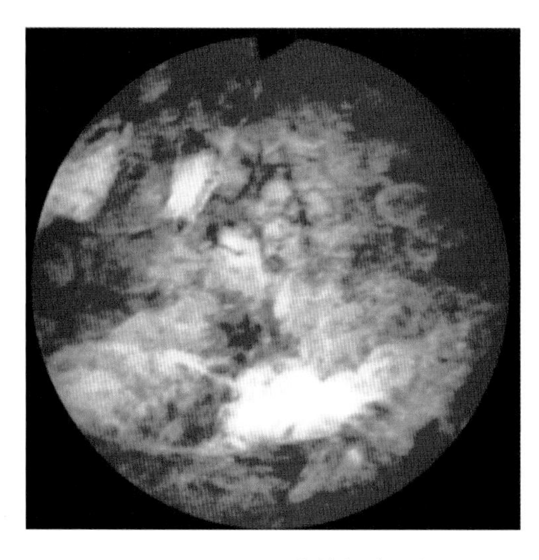

图 2-3-1 TCRE 术前宫腔形态

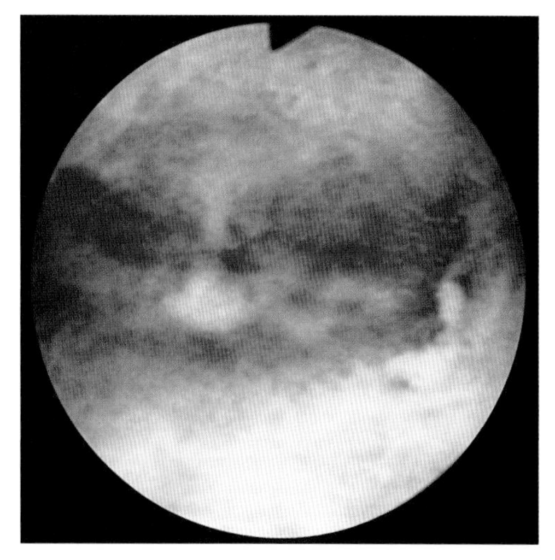

图 2-3-2 吸宫后宫腔

2. 首先用垂直电切环切割宫底部(图 2-3-3),电切深度达子宫内膜下方的浅肌层(图 2-3-4),用混合电流,电流功率 80~100W。也可用滚球电极电凝宫底部内膜(图 2-2-5)。

3. 用 90°切割环或带状电极(图 2-3-6~ 图 2-3-7)顺时针或逆时针方向,从宫底切面开始,自上而下,依序切除子宫壁的内膜及浅肌层(图 2-3-8~ 图 2-3-12)。

4. 电切一般先从子宫后壁开始(图 2-3-13),依序切除子宫侧壁及前壁的内膜及浅肌层组织。下界终止在子宫颈内口下 1cm,为全部子宫内膜切除(图 2-3-14),或终止在子宫颈内口上方 1cm,为部分子宫内膜切除(图 2-3-15)。

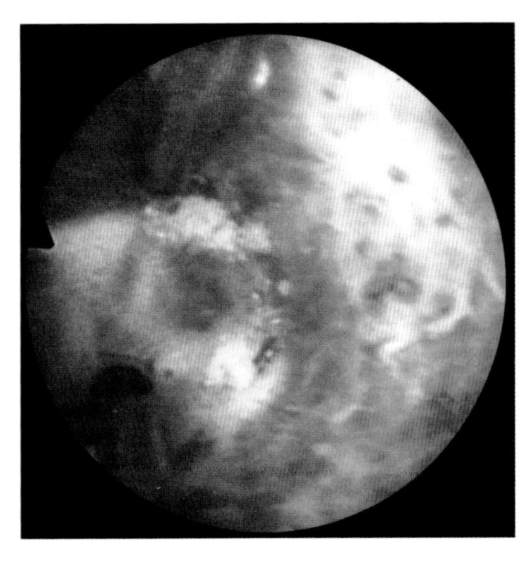

图 2-3-3　垂直电切环电切宫底部内膜

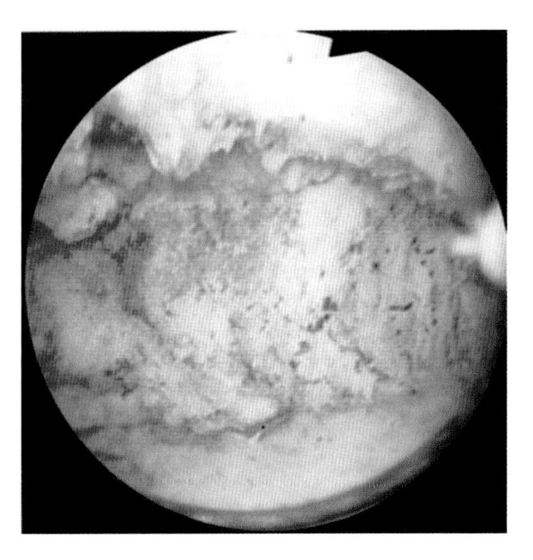

图 2-3-4　电切宫底部内膜后

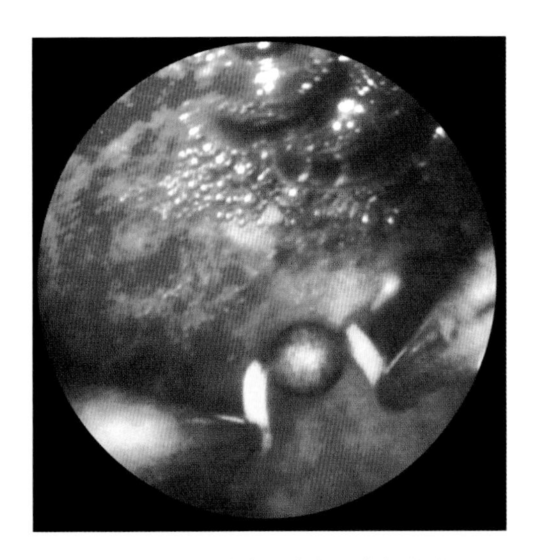

图 2-3-5　滚球电极电凝宫底部内膜

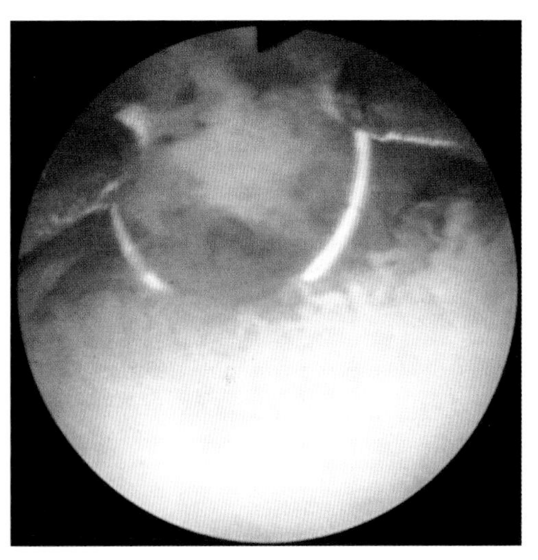

图 2-3-6　环形电极

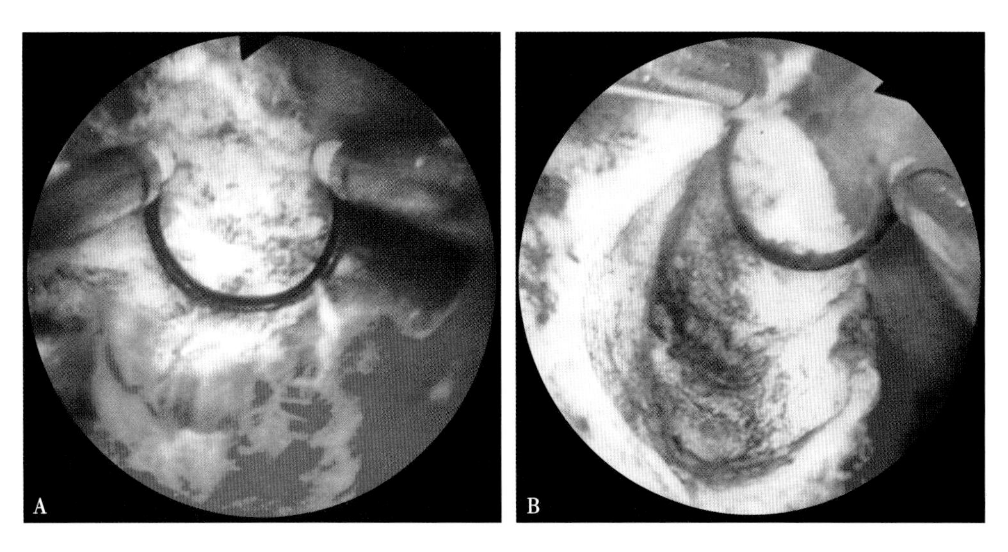

图 2-3-7　带状电极

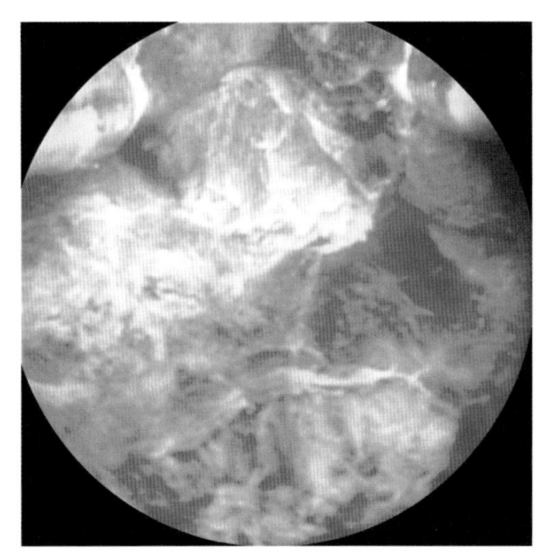

图 2-3-8　电切后壁内膜及浅肌层

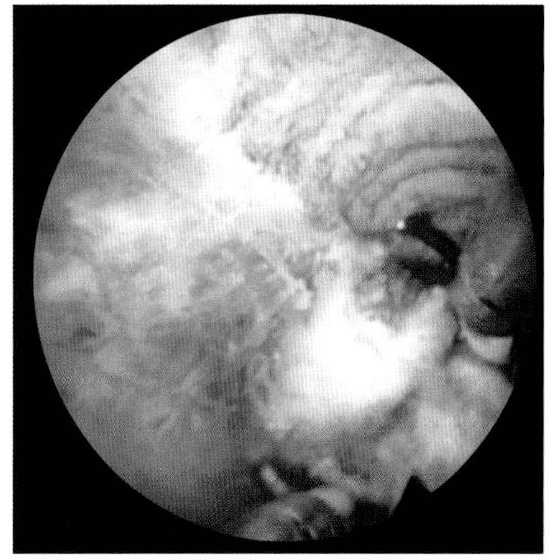

图 2-3-9　电切右侧壁

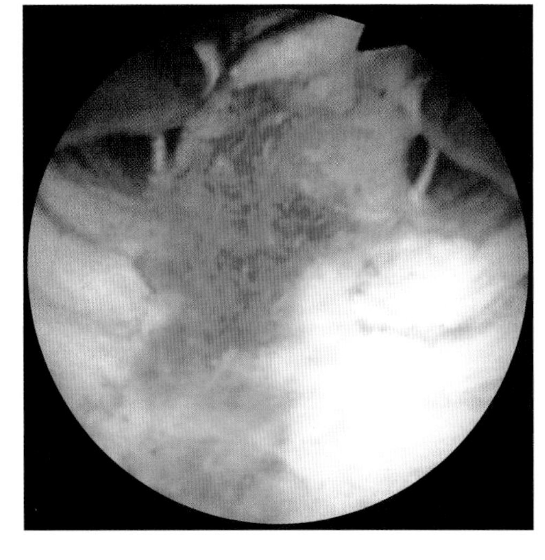

图 2-3-10　电切右后壁

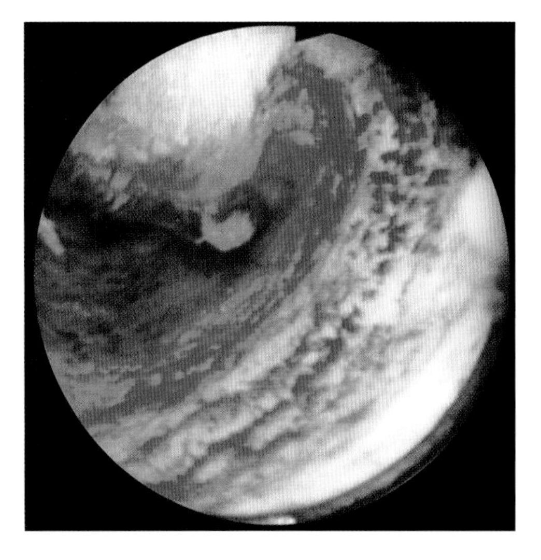

图 2-3-11　电切后壁→左侧壁→前壁

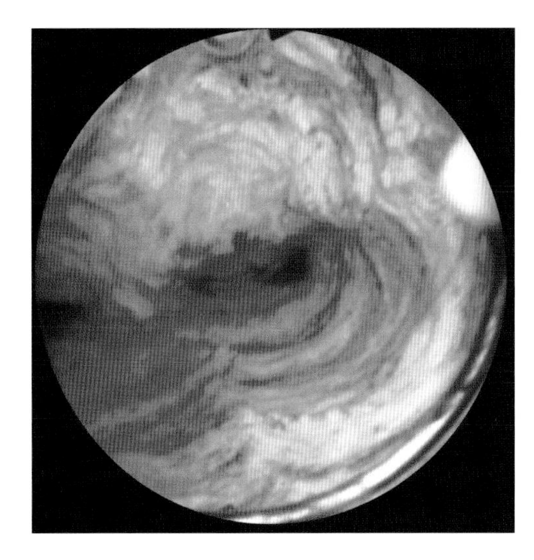

图 2-3-12　系统电切除内膜后的宫腔

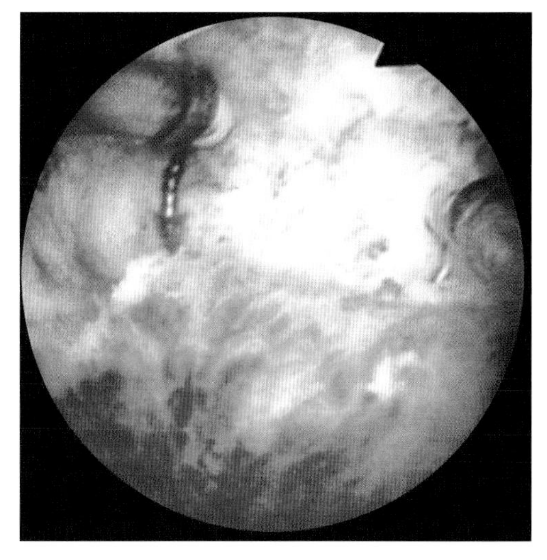

图 2-3-13　从宫底切面开始，反时针方向切割后壁内膜

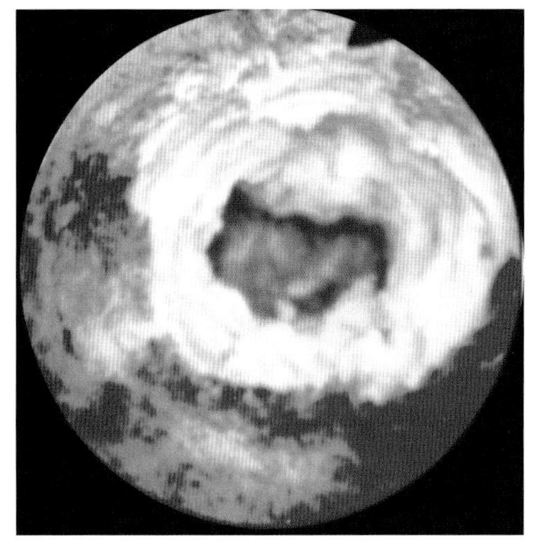

图 2-3-14　子宫内膜全部切除

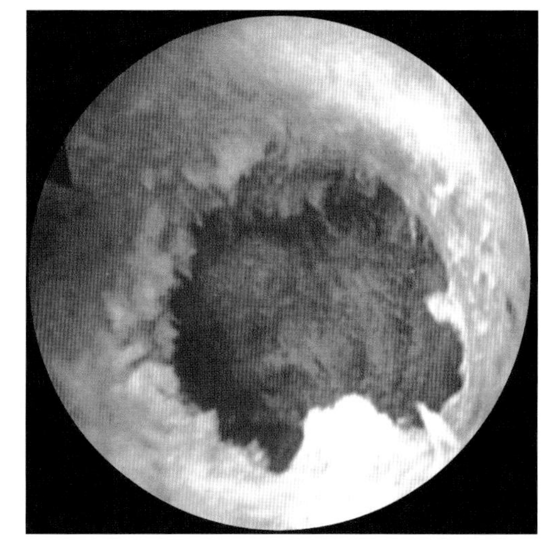

图 2-3-15　子宫内膜部分切除

5. 切割时一般将电切环的移动长度限制在 2.5cm 以内，首先切净子宫上 1/3 的内膜，之后切除中 1/3，如作全部子宫内膜切除，则切除下 1/3 直至宫颈管。用卵圆钳自腔内将组织碎屑一片片夹出，但灌流液要从宫颈口流出，每次宫腔的膨胀和塌陷都会引起子宫出血，妨碍宫腔镜的视线。少量内膜碎片于术后数日可自行排出。技术娴熟时，可通过移动电切镜增加切割的长度，自宫底部开始到子宫峡部，每次将切除的组织条立即带出（图 2-3-16~ 图 2-3-17）。

6. 宫腔排空后，放回电切镜，检查并切净残存的子宫内膜岛。

7. 术终降低膨宫压力，检查出血点（图 2-3-18），电凝止血（图 2-3-19），检视宫腔（图 2-3-20）。

8. TCRE 术后，形成焦黄色的筒状宫腔（图 2-3-21）。

9. 内膜碎屑送作组织学检查 Magos 将子宫内膜切除术分为全部切除（total resection）和部分切除（partial resection）两类，其区别在于切除的范围，而不在于切除的深度。全部切除包括全部宫腔和上端宫颈管。相反的，部分切除并不是部分深度切除的同义词，而是宫腔上 2/3 全层厚度内膜切除，留下未处理的内膜边缘，宽度近 1cm，位于子宫峡部。常规行部分切除者怕全部切除引起宫颈狭窄，如宫腔内还有功能性内膜，则可继发宫腔积血，临床所见积血多在底部，而非峡部，因此，除希望术后仍有

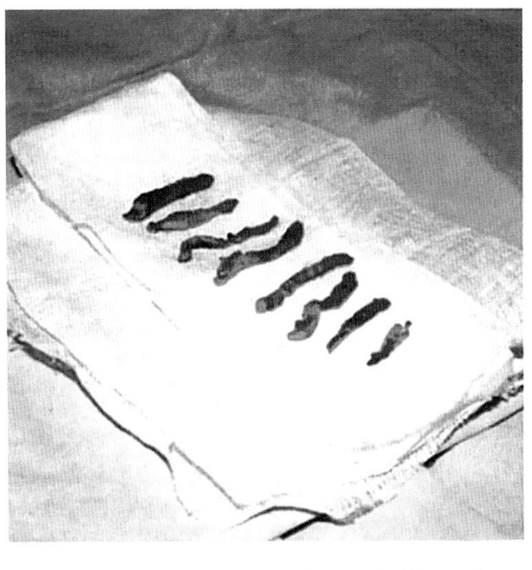

图 2-3-16　TCRE 切割的子宫内膜组织条

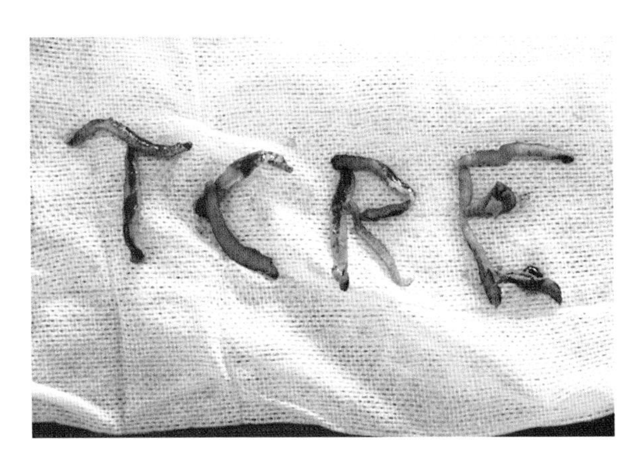

图 2-3-17　TCRE 术切割的内膜组织条组字

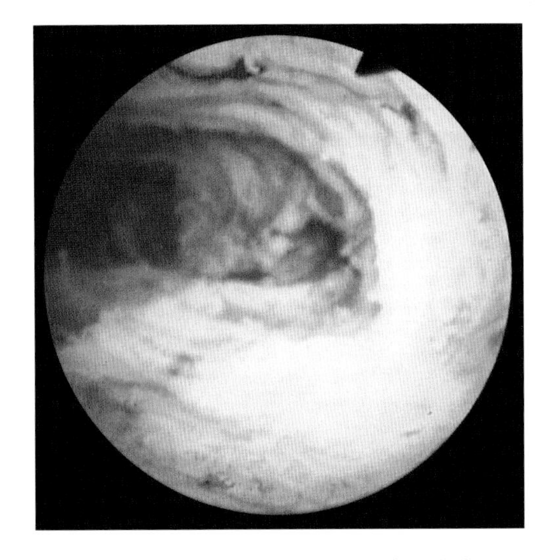

图 2-3-18　降低膨宫压力，观察出血点

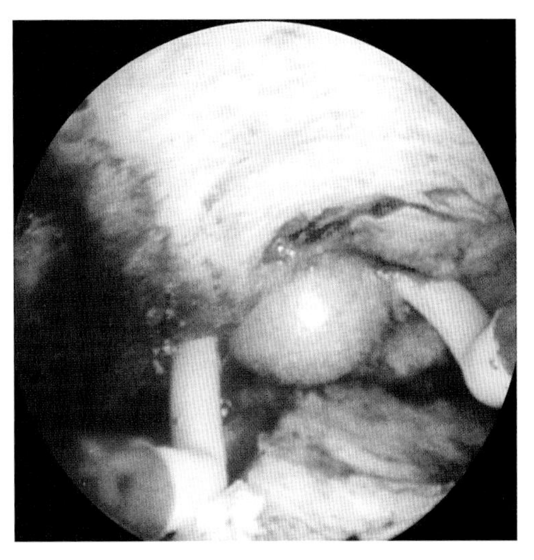

图 2-3-19　滚球电极电凝出血点

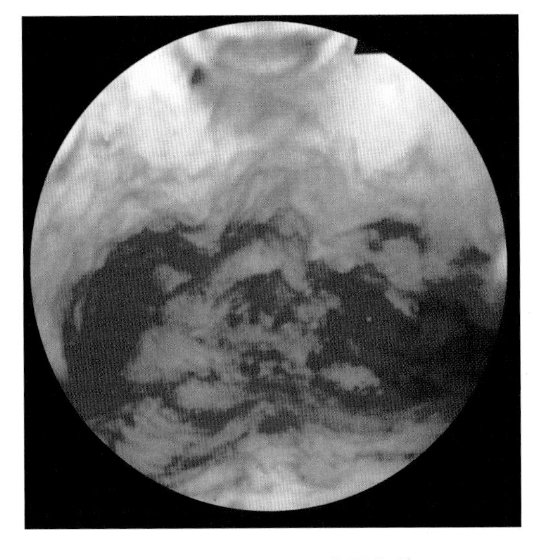

图 2-3-20　TCRE 术后宫腔

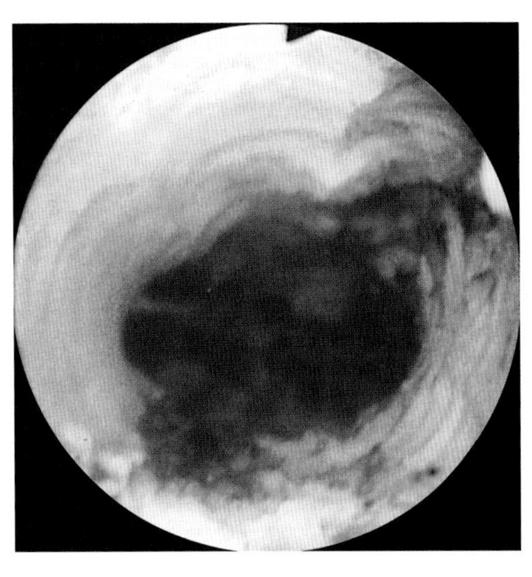

图 2-3-21　TCRE 术后焦黄色筒状宫腔

月经外,无必要行部分切除。资料证明切除越广泛,术后无月经或月经过少者比例越大,目前作部分切除者已罕见,多数学者切除的下界为子宫内口。

(二)子宫内膜去除术(endometrial ablation,EA)

置镜前处理同 TCRE 术。术前未作子宫内膜预处理者应先吸宫,将子宫内膜尽可能吸出,以保证手术的彻底性。轻压滚球电极(图 2-3-22)/ 滚筒电极(图 2-3-23),使与组织接触,然后脚踩电凝踏板通电,电流功率 40~60W。因电极破坏的组织量相对较大,故于电极移动之前需在同一点停留短暂时间,所需时间是等待电极周围的组织变白,约 <1 秒钟。一旦电极周围组织变白,即可缓慢向宫颈移动电极,移动时电极前面可见组织破坏区,以此监视电极滚动速度。系统电凝子宫各壁内膜,从何侧开始均可。在宫底和输卵管开口电极难以滚动,电凝时将电极置于一点,通电,然后退出,如此重复数次,直至宫底和邻近的宫角全部电凝为止。注意不要将电极向输卵管口推进。电凝终止于宫颈内口,但有时很难辨明,可于扩张宫颈前,用一滴亚甲蓝加 10~20ml 生理盐水,缓慢注入宫腔,用 5mm 或更细的检查镜观察,见子宫内膜蓝染,输卵管口为深蓝色点子,宫颈管呈平行的蓝线。因电凝改变了子宫内膜的外观,手术终了检查有无未凝到处非常困难。电凝内膜表面的形状有助术者发现子宫腺肌病,富于细胞的组织较纤维组织导电性能好,子宫内膜较肌层组织阻抗低,子宫内膜较周围肌肉组织破坏得更彻底,于是有子宫腺肌病处出现横槽,电极滚动时有碰撞之感。因子宫内膜腺体深达肌层以下,电凝腺体组织可能不完全,此区需用切割环切除。

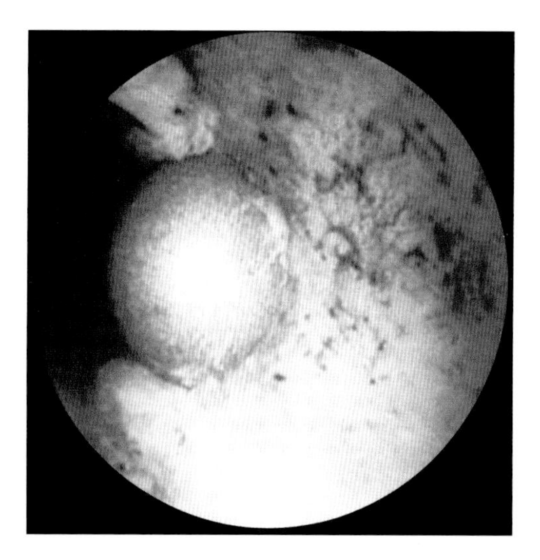

图 2-3-22 滚球电极与组织接触,电凝内膜

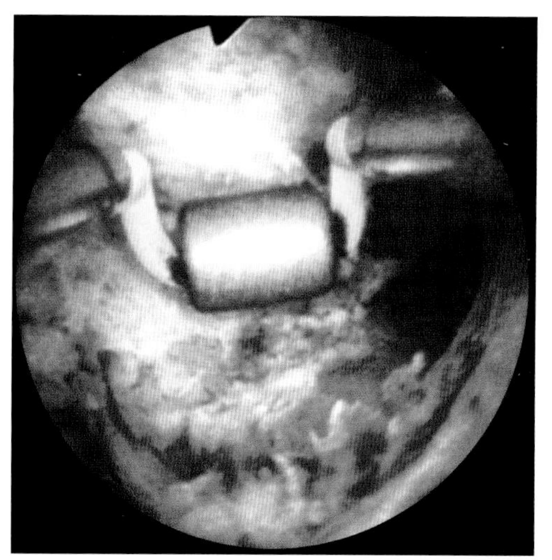

图 2-3-23 滚筒电极

Vercellini 等研究比较了用汽化电极(图 2-3-24)作 EA 和用标准环形电极切除子宫内膜两种术式的灌流液回吸收、手术时间和手术的困难程度,结果汽化电极 EA 组灌流液差值为 109 ± 126ml,TCRE 的灌流液差值为 367 ± 257ml,$P<0.001$,其他无差异。

六、术后处理

1. 术后酌情使用抗生素预防感染。

2. 观察体温、血压、脉搏、心率,麻醉恢复期及搬动后的反应,术中出血较多、血容量不足可引起低血压。如术时所用的灌流液温度过低,术后患者会出现体温下降及寒战,应采取保温措施。

3. 可给缩宫素和(或)止血药物,有急性活动性出血者,可将球囊导尿管放置宫腔内,球囊内注入灭菌生理盐水适量,至出血停止为止,一般约 8~20ml。必要时再次宫腔镜下电凝止血。

4. 因术后麻醉反应,常引起恶心、呕吐等,需禁食 6 小时。

5. 注意电解质及酸碱平衡(详见第二篇第八章第四节宫腔镜手术并发症)。

七、手术难点解析

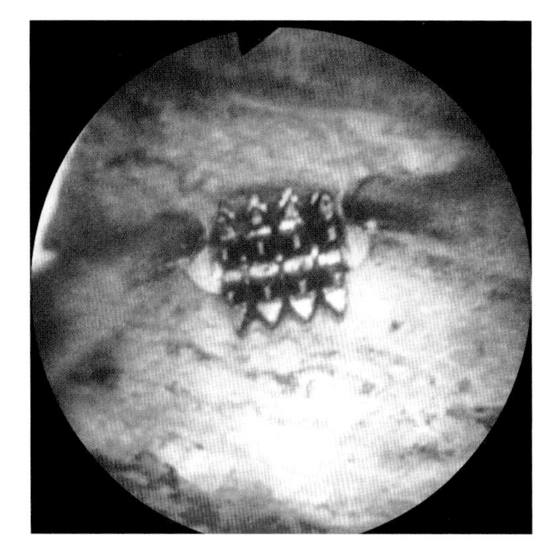
图 2-3-24　汽化电极

1. 宫腔膨胀不良　为最常见的问题。常见的原因有宫颈松弛、子宫穿孔和膨宫压力低下,因宫内压力低,后者常伴有出血。对宫颈松弛者,可缝合或用宫颈钳围绕宫颈挟持;可疑子宫穿孔应立即停止手术,检查腹部体征,B 超观察子宫周围及腹腔有无游离液体;有时膨宫不良是子宫收缩所致,可静脉滴注阿托品;值得注意的是有些子宫对以上处理无反应,多见于宫腔过小、有子宫肌瘤及子宫腺肌病者。入水、出水接口阀门不够通畅,内外镜鞘间有血块堵塞,入水管打折或盛灌流液容器进气不畅等亦可导致膨宫不良。

2. 宫腔内碎屑、血液清除过慢　出水吸引压不足,内外鞘间、外鞘筛孔或入水接口阀门被组织碎屑、血液堵塞,出水不利,灌流液在宫内循环减慢,致宫腔内碎屑、血液不能及时清除,影响视线及手术进程。增加吸引压,清洗镜鞘即可解决。

3. 切割不充分　被切割的组织未离断,组织块似大息肉飘浮在宫腔内,最常见的原因为切割环尚未退回鞘内即停止通电。若非此因,则应检查是否电切环断裂或变形,变形的切割环在切割终止时不能回到鞘内,可用手指将环轻轻向内推,使其能退回鞘内为止。此外,切割电流强度过低亦导致切割不充分,可增加电流功率。

4. 子宫内膜和宫腔观察不清　除上述宫腔膨胀不良及宫腔内碎屑、血液清除过慢等因素外,切割下的碎片、子宫前壁的气泡和突向宫腔的肌瘤等均妨碍视线(图 2-3-25~ 图 2-3-26)。在未学会将组织碎片推向和聚集于宫底之前,组织碎屑的干扰十分麻烦,可于再次切割前将组织碎片排出,或改为下移镜体切除全长组织条,并立即取出的方法。增加吸引压或调整体位有助于子宫前壁的气泡排出。宫内肌瘤妨碍视线只有全部或部分切除才能解决。

5. 灌流液吸收过快　原因有膨宫压力过高和子宫穿孔。发现后应立即停止手术,检查有无子宫穿孔,除外后手术可继续进行;宫颈撕裂及不全子宫穿孔亦增加灌流液的回吸收,如无子宫穿孔,应尽快结束手术;此外,还应注意灌流液有无泄漏,在膨宫压力过高时灌流液并未全部灌注于宫腔内。

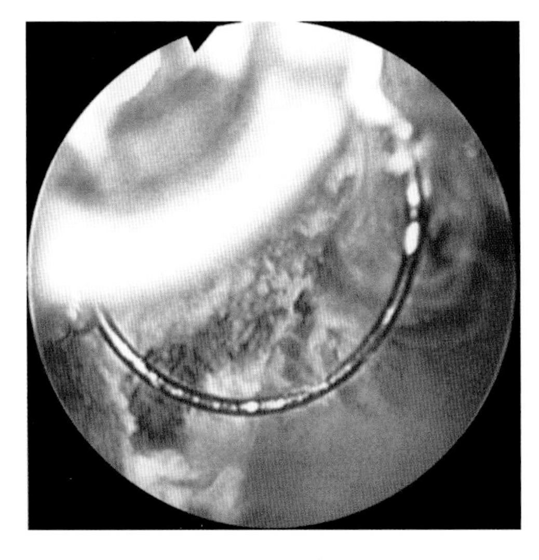
图 2-3-25　宫腔前壁气泡妨碍视线

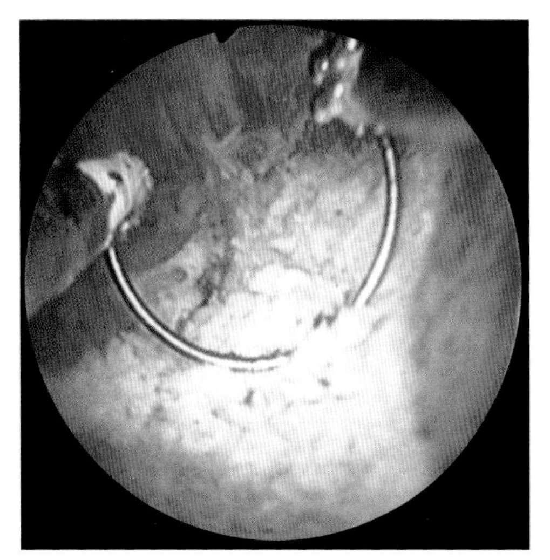
图 2-3-26　排出气泡后宫腔

6. 术中出血　膨宫压力低，切割时电凝电流强度不足，切割过深及子宫肌瘤等均可引起妨碍手术操作的出血。可增加膨宫压力，增加混合电流中电凝的强度，电凝出血的血管，子宫肌肉的血管层位于黏膜下 5~6mm 处，有较多血管穿行其间，切割深达血管层时，可致多量出血，所以切割深度应掌握在血管层之上；如为肌瘤出血，可围绕假包膜电凝血管。

7. 术后出血　常见的原因有切割过深、感染和组织碎屑残留宫腔。可于宫腔内放置球囊导尿管压迫止血，给抗生素，排空宫腔残留物，同时用宫缩剂、止血剂等。放置球囊导尿管 4~6 小时应取出，有因放置时间过长导致子宫肌壁坏死者。

8. 切割注意事项

(1) 宫底处最难切，又易穿孔，因此必须小心从事，注意不要将切割环向肌层推得过深，尤其在切过肌层最薄的两角时，切宫角时每次浅些削刮，直至切净所有内膜，比一次深切穿孔的危险少。

(2) 切除的深度取决于子宫内膜的厚度，目的是切至内膜下 2~3mm，此深度足以切净除扩展极深者外的全层子宫内膜，又不致切到较大的血管，如子宫内膜曾经过预处理，一般很少需要一次以上的切割，即可达到预期的深度。

(3) 膨宫压力不足时，子宫的两侧壁可呈闭合状，两侧子宫角较深，常有残存的子宫内膜，应于术终加大膨宫压力，检查和切除残存的子宫内膜组织。

(4) 子宫内膜及其浅肌层切除后，如自切割基底的肌层中出现粉红或鲜红色的子宫内膜组织，呈喇叭花状，为子宫腺肌病的病灶。

(5) 如子宫内膜较厚，可在电切后再电凝一遍，可以提高疗效。

(6) 资料证明切除越广泛，术后无月经或月经过少者比例越大，目前作部分切除者已罕见，多数学者切除的下界为子宫颈内口。

（夏恩兰）

参考文献

1. Maia Jr H, Calmon LC, Marques D, et al. Endometrial resection after vacuum curettage. GynaecolEndosc, 1997, 6:353-357.
2. Vercellini P, Oldani S, Yaylayan L, et al. Randomized comparison of vaporizing electrode and cutting loop for endometrial ablation. ObstetGynecol, 1999, 94:521-527.
3. Thijssen RFA, Rolland R. Radiofrequency endometrial ablation and GnRHa pretreatment. GynaecolEndosc, 1995, 4:49-52.

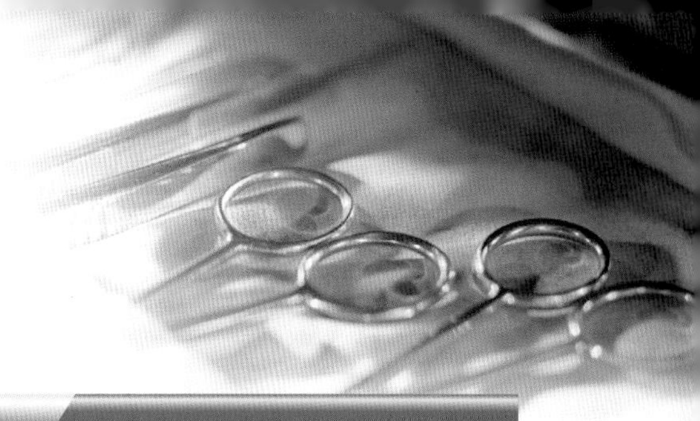

第四章

子宫纵隔矫治术

一、概述

女性生殖系统起源于双侧副中肾管/苗勒管(Mullerian duct)。约在胚胎发育4~6周,双侧副中肾管发育并向中线靠拢,其中段和尾端相互汇合形成子宫体、宫颈及阴道上1/3。在子宫形成过程中,双侧副中肾管要经过发育、合并、腔化、隔膜的融合吸收等复杂的演化过程;在这一过程中,由于受各种因素的影响并导致了发育异常,则可能引起各类生殖系统畸形。女性生殖道畸形大多以引起月经异常或生育失败而就诊,临床常见的生殖道发育异常包括:

1. 阴道发育异常　先天性无阴道、处女膜闭锁、阴道纵隔、阴道横隔、阴道斜隔/综合征、阴道闭锁。

2. 子宫发育异常　按照1988年美国生殖学会(American Fertility Society,AFS)分类:①苗勒管发育不全(阴道发育不全、子宫颈发育不全、子宫底部发育不全、输卵管发育不全、以上多种畸形合并存在);②单角子宫(两侧子宫腔相互连通、两侧子宫腔不连通,残角子宫没有内膜腔、没有未发育的残角子宫);③双子宫;④双角子宫(完全双角子宫、部分双角子宫);⑤纵隔子宫(完全纵隔子宫、部分纵隔子宫);⑥弓形子宫;⑦乙底酚药物相关的畸形;

3. 输卵管与卵巢发育异常　在上述生殖系统异常中,被列为四级宫腔镜手术矫治的畸形主要是纵隔子宫畸形和阴道斜隔综合征。

(1) 子宫纵隔的形成机制:子宫纵隔畸形是由于双侧副中肾管正常发育并融合后,其间的隔膜吸收退化障碍所致的子宫腔形态学异常,是女性生殖系统畸形中最为常见的类型。由于纵隔所致的子宫腔解剖学异常以及纵隔组织和被覆内膜与子宫肌壁组织的结构与组织学差异,有症状纵隔子宫的临床表现主要是流产与不孕。文献报道,在反复流产人群中,纵隔子宫发生率约占13%;而在不孕人群中,纵隔子宫的发生率为3.4%~17.9%。

(2) 纵隔子宫分类:根据纵隔子宫的形成机制,纵隔子宫与正常子宫外形特征基本相同或略有不同,典型的纵隔子宫外形特征是子宫横径略大于前后径,宫底平坦(图2-4-1)。根据纵隔组织的形态和纵隔尖端的附着位置,分为不全子宫纵隔和完全子宫纵隔。不全子宫纵隔的末端终止在子宫内口以上水平,将子宫腔一分为二,大部分子宫纵隔属于该种类型,在宫腔镜下可见不全纵隔组织,将宫腔分为左右两部分,分别可以看到二侧宫腔与输卵管开口(图2-4-2,图2-4-3),在宫腔镜下观察纵隔末端在宫腔内的位置,类似"鼻孔征"(图2-4-4)样的表现;联合B超检查,在膨宫液与膀胱内液体形成的双向透声中,纵隔子宫显示出类似"猫眼征"(图2-4-5)样的声像学表现;完全子宫纵隔末端终止在子宫内口以下水平或宫颈外口,外观看似"双宫颈"(图2-4-6),约占子宫纵隔的14%~17%,其在超声声像图上也有类似"猫眼征"样的表现(图2-4-7),有20%~25%的子宫纵隔合并阴道纵隔(图2-4-8)。

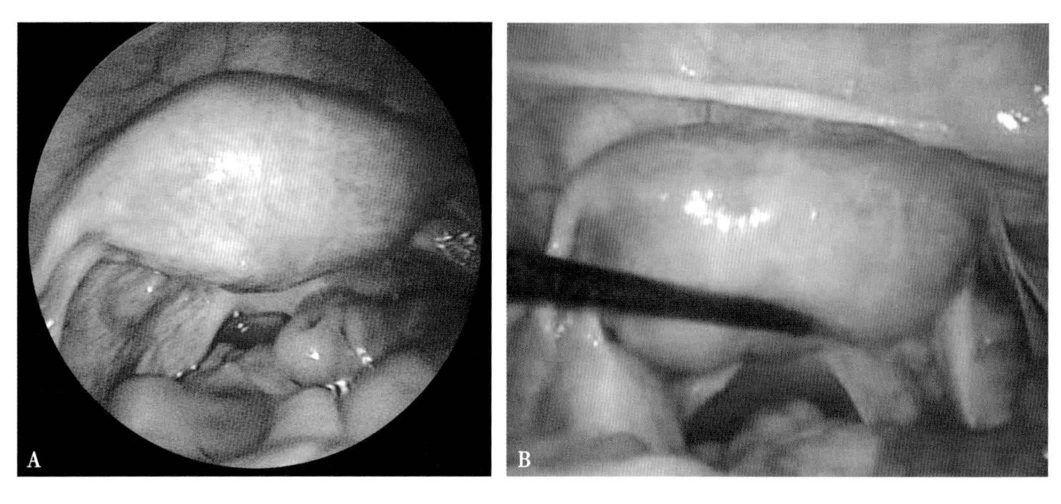

图 2-4-1　纵隔子宫外形

A. 中隔子宫的子宫横径略大于前后径;B. 中隔子宫的宫底平宽明显

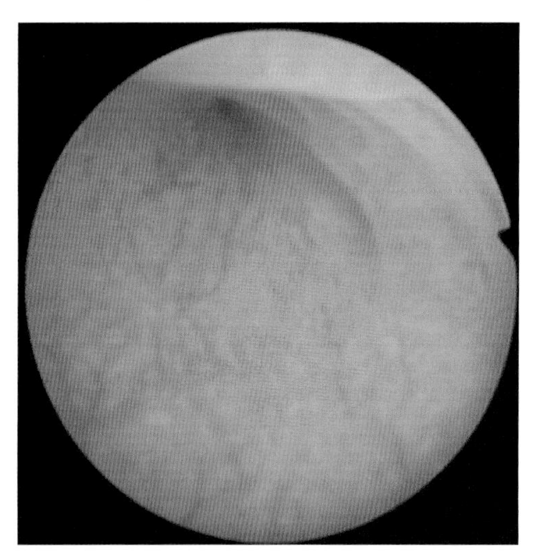

图 2-4-2　右侧宫腔

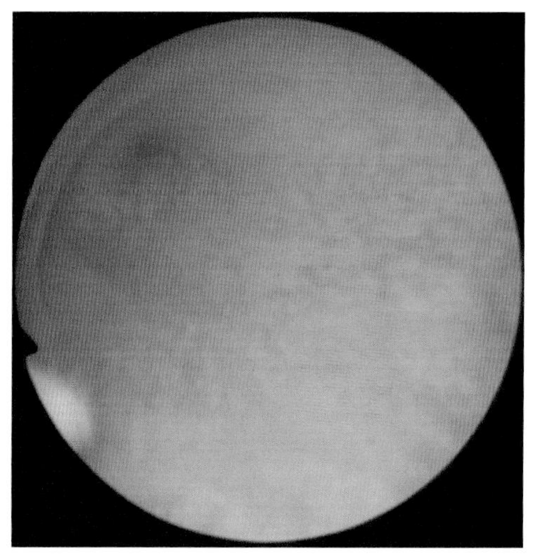

图 2-4-3　左侧宫腔

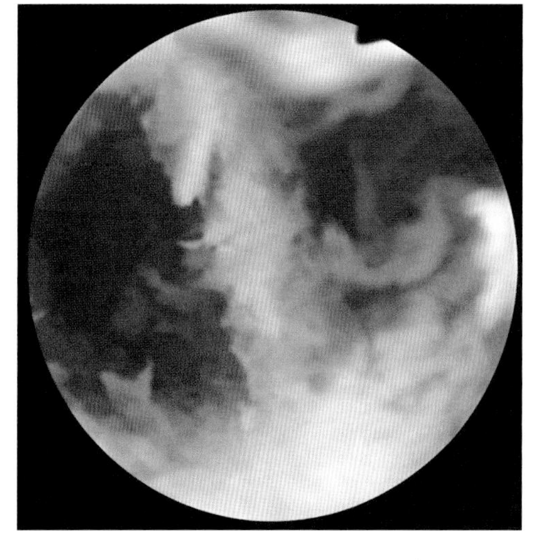

图 2-4-4　纵隔子宫宫腔镜图像:鼻孔征

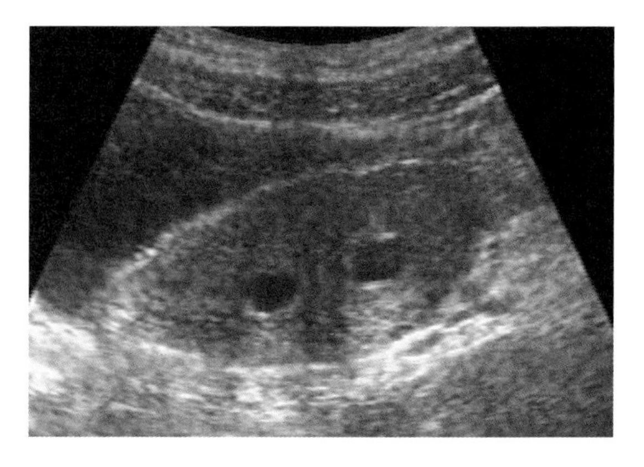

图 2-4-5　纵隔子宫 B 超图像:猫眼征

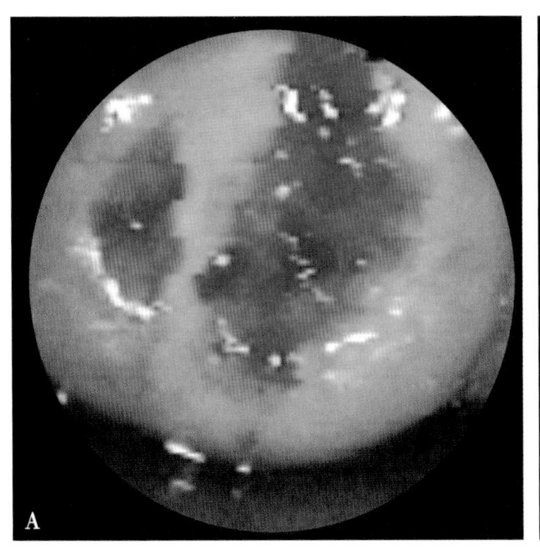

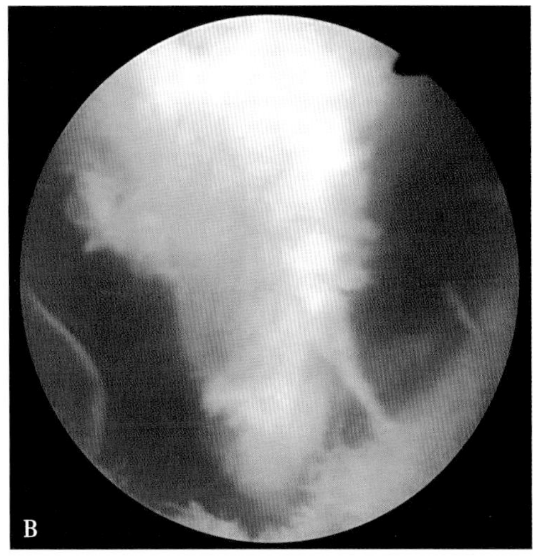

图 2-4-6 “双宫颈”

A. 完全中隔子宫见两个宫颈外口;B. 中隔组织将宫颈管分为左右两部分

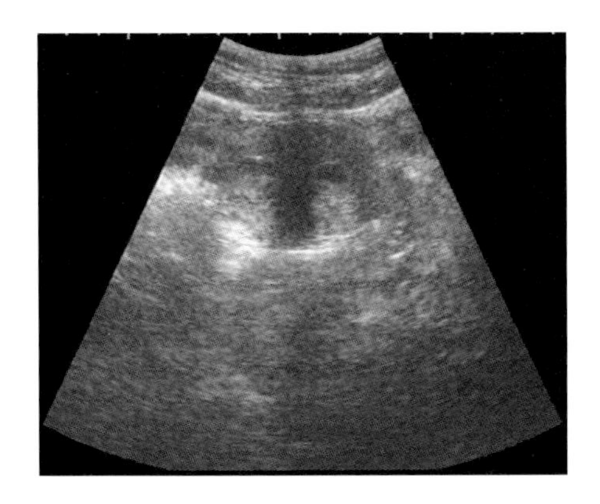

图 2-4-7 完全纵隔子宫 B 超

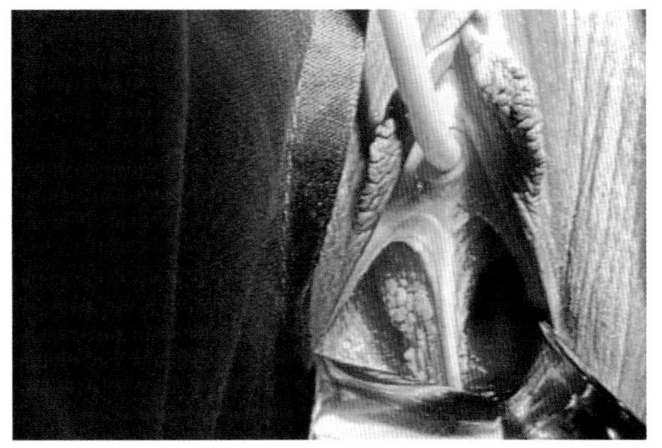

图 2-4-8 阴道纵隔

二、手术指征

1. 由于纵隔子宫所致妊娠失败,如反复妊娠丢失(流产、早产)、胎位异常、胎死宫内等。
2. 由于纵隔子宫所致不孕。

三、术前准备

1. 妇科常规检查,初步诊断并明确手术指征、排除手术禁忌证。
2. 宫腔镜检查,全面了解宫颈及宫腔形态、明确中隔类型、内膜状态以及可能引起不孕不育的相关因素。
3. 常规阴道清洁。
4. 宫颈预处理 术前晚放置宫颈扩张棒或后穹窿放置卡孕栓,软化扩张宫颈;对于完全纵隔合并阴道纵隔者,分别于双侧宫颈管放置宫颈扩张棒或后穹窿放置卡孕栓。
5. 宫腹腔镜联合手术术前常规准备。

四、麻醉与体位

气管插管全麻。膀胱截石位。

五、手术步骤

（一）子宫不全纵隔切除术

1. 腹腔镜探查　目的为了解子宫外形结构、双侧输卵管卵巢及盆腹腔情况，协助宫腔镜明确纵隔子宫诊断；监护子宫腔内手术操作；处理盆腹腔相应病变及子宫穿孔（一旦发生）。

(1) 常规气腹形成，脐孔处穿刺套管置入腹腔镜，全面观察子宫外形结构、双侧输卵管卵巢及盆腹腔情况；结合宫腔镜所见及子宫腔形态改变，明确诊断，排除双角子宫、鞍状子宫以及双子宫等畸形。

(2) 监护宫腔镜手术操作，注意子宫浆膜面变化，拨开肠管避免损伤；当宫腔镜分离至纵隔基底部与子宫交界处时，进行“透光试验”协助判断切割深度，避免子宫穿孔，一旦发生子宫穿孔及时进行相应处理。

(3) 处理盆腹腔同存病变。

2. 宫腔镜手术

(1) 常规阴道消毒并放置窥器，探针测量宫腔深度后，Hegar 扩宫棒逐号扩张宫颈至 11~12 号，置入手术宫腔镜全面观察宫腔，明确纵隔形态、长度、起始及其末端宽度、双侧输卵管开口以及被覆内膜情况。

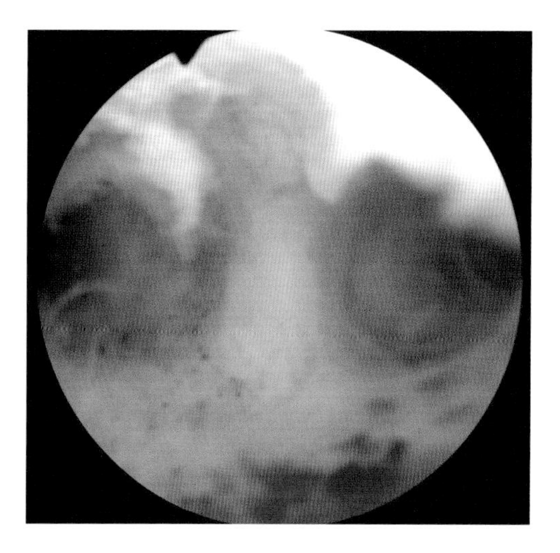

图 2-4-9　子宫不全纵隔宫腔镜图像

子宫不全纵隔宫腔镜下所见：宫腔形态失常，纵隔组织将子宫腔自上而下分为两部分，纵隔末端终止在子宫内口以上水平，纵隔的宽度和厚度各有差异，因人不同；宫底两侧各见一输卵管开口（图 2-4-9）。

(2) 通常以针状 / 环形电极自中隔末端自下而上，左右交替分离 / 切开纵隔组织（图 2-4-10），对于薄而膈面宽大的纵隔组织，也可直接用环形电极切除部分之（图 2-4-11）。

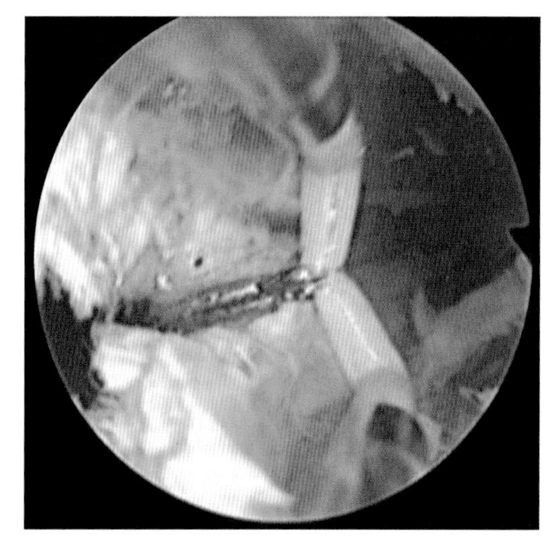

图 2-4-10　针状电极分离纵隔组织

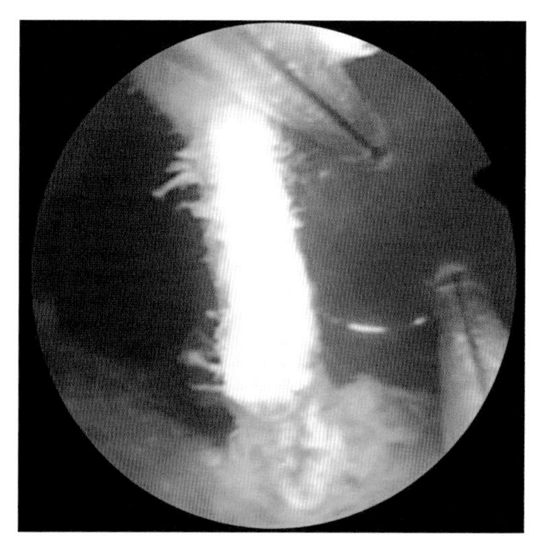

图 2-4-11　环形电极切除纵隔组织

(3) 待纵隔组织分离至宫底后，空腔内高出内膜平面的隔状组织可以环形电极切除至与周围内膜水平，注意勿损伤内膜，以免日后形成瘢痕影响月经及受孕卵着床（图 2-4-12）。

(4) 待纵隔组织分离近子宫底部时，常用针状电极小心分离隔状组织，直到恢复子宫底部解剖形态，显露两侧输卵管开口(图 2-4-13)。

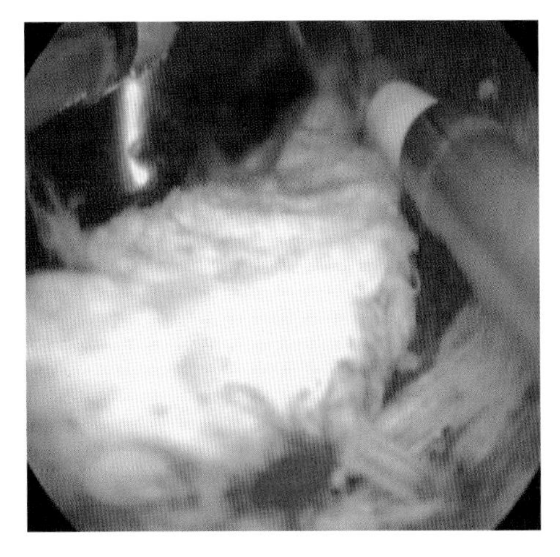

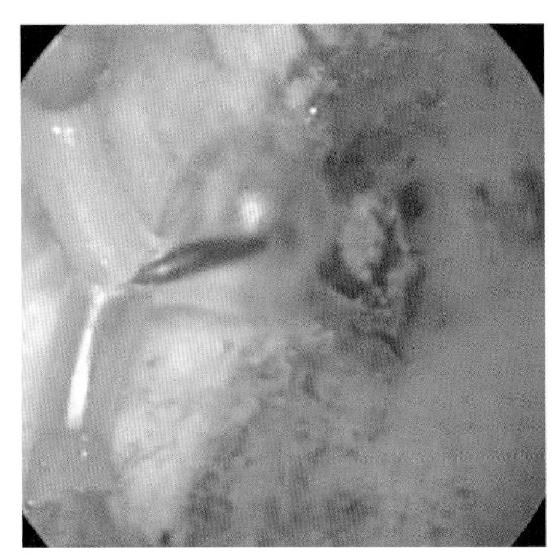

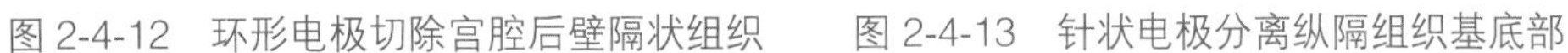

图 2-4-12 环形电极切除宫腔后壁隔状组织

图 2-4-13 针状电极分离纵隔组织基底部

(5) 透光试验协助判断纵隔组织切割程度，具体做法：

1) 将宫腔镜前端贴近子宫底部(膈底创面)并左右缓慢移动，调暗腹腔镜光源，可以看到自子宫腔透出均匀一致的光亮(图 2-4-14)，说明中隔组织切除合适。

2) 或将腹腔镜贴近子宫底部(浆膜面)，调暗宫腔镜光源，可见光亮自宫底透入子宫腔。

3) 透光不均匀或透光变暗，说明隔状组织切割不充分，应小心分离，并动态实施透光试验，直至透光均匀一致。

(6) 恢复宫腔正常形态，双侧输卵管开口可见，无活动性出血(图 2-4-15)，置入宫内节育器预防创面粘连。

图 2-4-14 透光试验(腹腔镜所见)

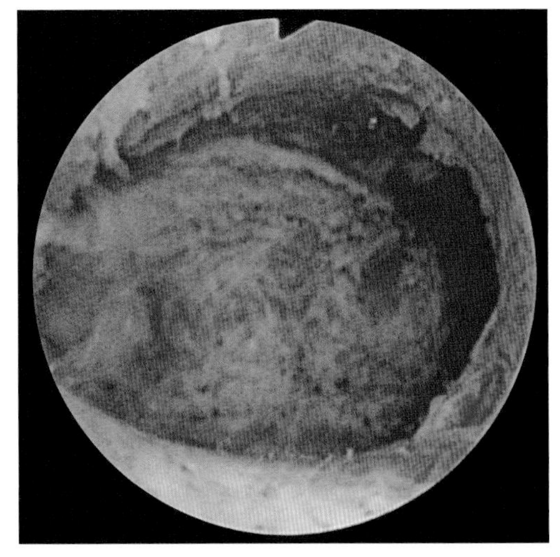

图 2-4-15 纵隔分离后之宫腔形态

(二) 完全子宫纵隔切除术

1. 腹腔镜全面探查与前述同。
2. 对合并阴道纵隔者，在实施纵隔子宫矫治前应先切除 / 分离阴道纵隔。

(1) 以两把 Killy 钳上下分别钳夹阴道纵隔组织，沿两钳中间切开，00 可吸收缝线缝合止血，如此逐步分离缝合，直到阴道纵隔起始部（图 2-4-16）。

(2) 钳夹分离纵隔组织，应注意勿偏离中线，以免向上损伤膀胱，向下损伤直肠。

3. 宫腔镜手术

(1) 以探针分别由宫颈的“两个开口”探查宫腔并记录深度，Hegar 扩宫棒分别经两侧逐号扩张宫颈至 11~12 号（图 2-4-17）。

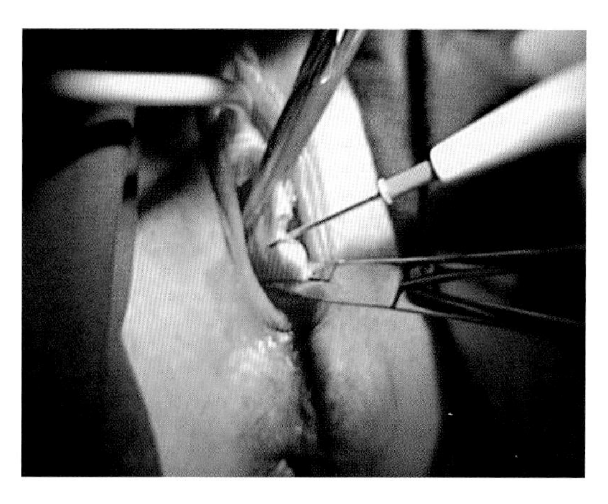

图 2-4-16　钳夹并分离阴道纵隔组织

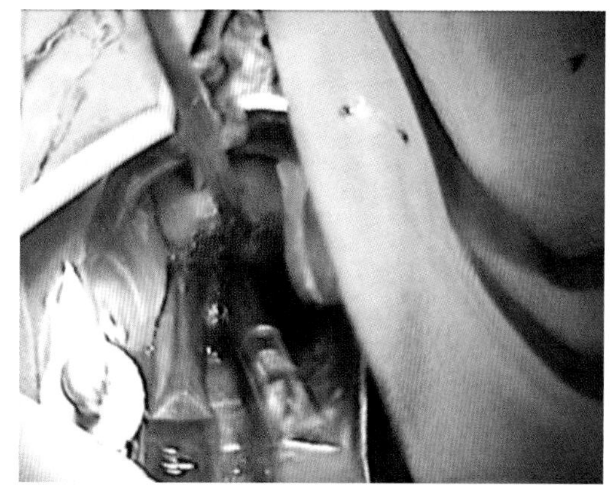

图 2-4-17　Hegar 扩宫棒分别扩张宫颈的“两个开口”

(2) 先自一侧宫颈开口置入宫腔镜，探查宫腔形态、输卵管开口情况以及中隔组织形态与延伸部位，然后推出镜体自另一侧进入，交替观察两侧上述情况。特别注意宫颈内口以下宫颈管内中隔组织的连续性，与对侧宫腔有无交通（中隔与宫颈黏膜的连续性中断）以及交通口的大小等。大部分完全纵隔子宫，宫颈管内纵隔区域一侧与宫颈黏膜连续性中断，形成部分缺损，向下延伸至宫颈外水平时，又恢复其完整，形成有交通支的完全纵隔子宫；极少情况下，宫颈管区域的纵隔组织无交通，隔状组织一直延伸至宫颈外口。

(3) 有交通支的完全纵隔，可自交通支的上端开始，以针状 / 环形电极左右交替分离进行分离 / 切开，具体方法与不全纵隔分离相同。

(4) 无交通支的完全纵隔，可在一侧宫颈管内放入探针或扩宫器作为引导，于子宫内口水平向对侧“打隧道”，待左右侧宫腔相通后，按不全纵隔进行手术处理。

(5) 宫、腹腔镜联合透光试验（同上），协助判断纵隔组织切割程度。

六、术后处理

1. 心电、血压监护、低流量吸氧 4 小时。

2. 保留尿管，术日静脉输液毕拔除。

3. 术后 6 小时即可下床活动，肛门排气后可进食半流质饮食，逐渐恢复正常饮食。

4. 酌情使用抗生素。

5. 使用人工周期促进子宫内膜修复，2~3 个周期后，宫腔镜二探，评估宫腔形态，取出宫内节育器，指导受孕。

七、难点解析

TCRS 是子宫腔的整复性手术，目的是切除或分离纵隔组织，恢复子宫腔的正常解剖形态。临床上，实施宫腔镜子宫纵隔切除和分离的方法有多种，如高频电切割分离法、光纤激光分离法、机械剪除法等，在这些方法中只是选用的能源不同，目的都是去除纵隔组织，其中以高频电为能源的宫腔镜子宫纵隔分离方法在临床上较为常用。由于接受子宫纵隔切除手术的患者均有生育要求，为避免对其生育功能的影响，手术操作时应注意以下几点：

1. 纵隔组织分离的对称性　组织学研究发现，纵隔组织中血管的分布较与之相连的子宫肌壁明显减少。手术中无论使用环形电极或针状电极实施分离操作，只要不偏离纵隔组织中线，一般很少出血。因此，手术中应对纵隔组织形态特征（膈长、膈宽、膈厚）应有全面了解，纵隔组织与子宫腔前后肌壁的交汇分界也是手术中操作电极不能逾越的"边界"，在这一范围内，实施作用电极左右交替的分离 / 切割操作，直到纵隔基底部。施术中偏离中线超越纵隔与子宫肌壁的交汇分界，不仅可致术中出血，而且损伤子宫内膜及肌壁组织，甚至子宫穿孔发生，影响日后妊娠。

2. 避免纵隔组织残留或"过切"　对纵隔基底部的处理关乎手术疗效。分离 / 切割过深可能损伤底部子宫肌壁，增加出血或子宫穿孔风险；但是，分离 / 切割不够纵隔组织残留增加再次手术可能。对纵隔组织基底部的处理宜"恰到好处"，既不要残留，也不能"过切"，从以下几个方面通常作为判断中隔分离是否合适指标：

（1）以双侧输卵管开口为标志，纵隔分离创面中点至双侧输卵管开口连线与两侧输卵管开口连线呈 15°夹角时，提示纵隔组织分离到位；

（2）纵隔组织中血管分布稀疏，当手术操作中创面出现较为密集血管，提示到达纵隔组织与子宫肌壁交汇分界；

（3）利用腹腔镜和宫腔镜光源实施透光试验，当子宫底部透光均匀一致并与周围子宫肌壁透光相同，提示纵隔组织分离合适；

（4）B 超影像观察，利用膀胱与宫腔内灌流介质形成的双项透声，在超声影像图上测量宫底部厚度与子宫体部相当。

3. 宫颈纵隔的去留　以往对完全纵隔宫颈部位纵隔的分离与否存有争议。理论上讲，切除宫颈部位纵隔降低手术难度，特别是对于无交通的完全纵隔。但是，由于纵隔组织对宫颈发育的影响，切除主要为纤维结缔组织的宫颈纵隔，可致宫颈管松弛，宫颈功能不全，并由此引起孕期早产的风险增加。因此，子宫完全纵隔的分离 / 切除手术应保留宫颈部纵隔组织。

4. 联合腹腔镜的意义　子宫纵隔是子宫发育异常所致的形态学改变，需要对子宫的内、外部结构全面了解的基础上做出正确诊断。与此同时，还要与其他子宫的形态学异常进行鉴别，例如双角子宫、双子宫等。腹腔镜以其能够直观、全面观察子宫的外形结构、双侧输卵管卵巢以及盆腹腔器官等优势，避免了 B 超影像学可能出现的"假阳性"干扰。特别是腹腔镜的直观优势，对于及时发现子宫不全穿孔或穿孔，为及时进行修补和相应处理提供了便利条件，避免了 B 超监护只能发现穿孔但不能进行修补的局限。不仅如此，联合腹腔镜还能够对盆腔内并存的病变进行同期处理。

（段　华）

参考文献

1. 段华. 妇科微创全真手术. 南京：江苏科学技术出版社. 2008.
2. 中华医学会妇产科学分会妇科内镜学组. 2012 妇科宫腔镜诊治规范. 中华妇产科杂志. 2012，47（7）：555-558.
3. 中华医学会妇产科学分会. 关于女性生殖器官畸形统一命名和定义的中国专家共识. 中华妇产科杂志. 2015（9）：648-651.
4. 段华，赵艳，于丹，等. 子宫中隔及宫腔镜子宫中隔切除术对妊娠及其结局的影响. 中华妇产科杂志. 2005，40（11）：735-738.
5. 段华，李长东，成九梅，等. 应用宫腔镜联合腹腔镜诊治子宫畸形. 中华医学杂志. 2006，86（45）：3222-3224.
6. 段华. 中隔子宫的特点及处理. 实用妇产科杂志. 2009，25（9）：520-521.
7. 段华. 宫腔镜子宫中隔切除术. 实用妇产科杂志. 2005，2（7）：393-394.

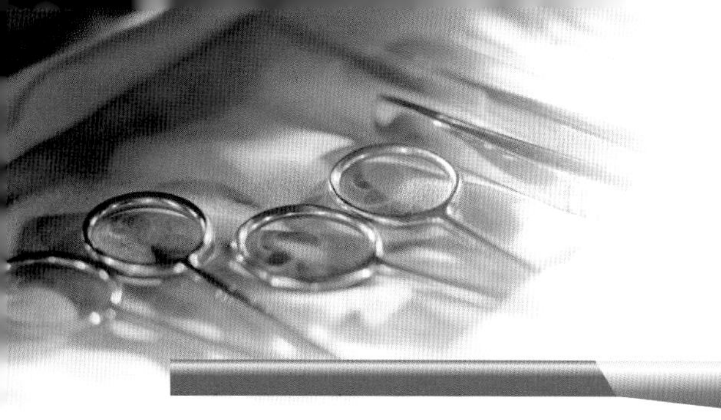

第五章

复杂宫腔内异物取出术

一、概述

常见的宫内异物主要是妊娠残留物和断裂、嵌顿、迷失的宫内节育器(intrauterine device,IUD),还有一些复杂的宫内异物如:断裂的探针、取环钩、宫颈扩张棒等。由于IUD与子宫腔不匹配、子宫萎缩以及某些医源性因素等均有可能造成IUD断裂、嵌顿、迷失、变形及移位。而妊娠物残留是人工流产术、大月份钳刮术、中期引产或稽留流产后常见的并发症。临床常见症状月经异常、阴道不规则出血、腹痛、带器妊娠等。一般根据异物的外观特征,结合病史、超声、X线检查等检查可诊断。宫腔镜能直视下辨别出宫内异物的性质、形态、大小及所在确切位置,避免取物盲目性,减少不必要的子宫壁损伤,成功率较高。

二、手术指征

有宫腔内妊娠物残留及IUD发生断裂、嵌顿、迷失、变形、移位等并发症,以及其他宫腔异物需取出的患者。

三、术前准备

施术前详细询问病史诸如放置节育器的时间、节育器的类型,前次妊娠、取器情况等,体格检查及妇科检查、除手术前常规项目化验外,需行B超和(或)盆腔X线摄片、阴道分泌物检查,排除宫腔镜手术禁忌证。未绝经妇女选择月经净后3~7天,无性生活史,术前可采用宫颈软化药物、硅胶棒等扩张宫颈;对绝经后子宫萎缩明显的患者,在宫腔镜检查前1周顿服尼尔雌醇2mg。

四、麻醉与体位

1. 麻醉 通常不需要麻醉,必要时宫颈注1%利多卡因5ml或用异丙酚静脉麻醉。若术前评估为复杂的宫内异物取出困难时,须行低位硬膜外麻醉。

2. 体位 取膀胱截石位,患者排空膀胱(需行B超监视者除外)。

五、手术步骤

1. 常规消毒外阴、阴道。

2. 铺无菌洞巾消毒宫颈后,扩张宫颈至Hegar7~8号。以5%葡萄糖液作膨宫介质,维持宫腔压力100~120mmHg。

3. 置镜观察宫内异物在宫腔内的位置、形态,从而确定取出的器械和方法。对于近期有宫腔操作手术史者,应仔细检查有无子宫穿孔及内膜损伤。

4. 宫腔镜检查确定异物位置后将异物钳或活检钳经宫腔镜操作孔深入宫腔在直视下钳取，或经宫腔镜检查确定异物所在的方位及至宫颈口的距离后，用取环钩钩取或用长弯血管钳夹出。有时仅见异物表面极少部分暴露或未见暴露但可见局部有可疑隆起，需切开其表面在直视下取出异物。

5. 取物后再行宫腔镜检查，排除 IUD 断片残留，了解子宫内膜损伤情况。同时作 B 超检查了解肌壁间是否存在残留异物。

必要时术中用 B 超、腹腔镜监视，如果经 B 超、X 线或宫腔镜检查，确定或高度怀疑 IUD 异位在盆腹腔内，则行腹腔镜探查取 IUD。

六、术后处理

术后抗生素预防感染，注意阴道流血、腹痛情况，必要时给予宫缩剂加强子宫收缩。此外需注意，由于宫腔镜术中患者取膀胱截石位时间长，导致下肢静脉回流受阻、增加了静脉栓塞的风险，尤其对于合并高血压、高血脂的患者，故术后 6 小时鼓励患者离床活动。

七、难点解析

1. 对于绝经后的患者由于子宫萎缩取物常有困难，可术前使用尼尔雌醇等雌激素制剂使宫颈组织变软、增加弹性，便于取物。

2. 在取 IUD 过程中感到阻力大时，不可强行硬拉，应轻柔缓慢拉扯及转动至宫口，剪断抽取或钳夹其游离残端，顺 IUD 的弧度取出。

3. 若 IUD 嵌顿肌层不能直接取出者，直视下用异物钳钳住 IUD 的暴露部分，退出宫腔镜后慢慢将其牵拉至宫颈口外，将环丝剪断换用血管钳钳住缓慢向外牵拉直到完全拉出。

4. 若内膜较厚可用刮匙将内膜刮除，使异物暴露后用钩取法或异物钳取法取出。

5. 宫腔治疗镜配有鳄鱼嘴钳、异物钳等，可在直视下挟取异物，如力度不够，或有嵌顿，特别是小段金属节育器残留，则需换手术宫腔镜，先用针状电极切开肌壁显露出大部分残留节育器，再用开放式半环形电切环或针状电极套入不锈钢圈丝钩出（图 2-5-1~ 图 2-5-3）。如 IUD 嵌入宫壁内，穿过肌瘤或套于肌瘤上，则用电切割环切开嵌顿环周围的肌壁或切除肌瘤后取出之。

6. 在异物嵌顿较紧，使用宫腔治疗镜或电切镜之切割环或钩不易拉动时，必须用宫腔异物钳或血管钳取出异物，强行使用上述器械则有损坏器械可能。这时的宫腔异物定位非常重要。可在宫腔镜下确定异物的具体部位，如中央、左前、右后等，再测量该异物与宫颈口的距离，这样在放置异物钳时就能较准确找到异物。也可在术时让 B 超协助寻找，但较小异物 B 超常不易找到。

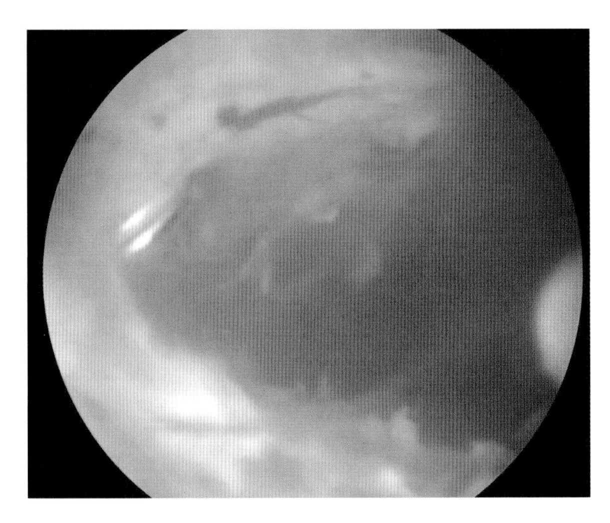

图 2-5-1 右侧宫壁显露出 0.2cm 残留金属节育器

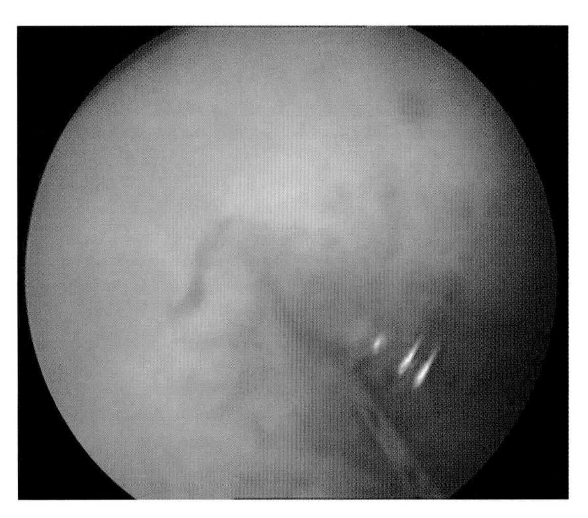

图 2-5-2 针状电极切开肌壁显露出大部分残留节育器

7. 对于有生育要求者，尽量不用电切割，即使需用电切割时，尽量保证子宫基底层不破坏的前提下切净残留组织，如有极少量妊娠组织残留而切除困难时不必强求切净，术后可予药物治疗，并随访HCG及B超了解子宫内膜恢复情况。

8. 对于胎骨残留，若无嵌顿可在B超监视下直接用卵圆钳夹出或电切环带出，如有嵌顿可用环形或针形电极切开嵌顿周围肌层组织后取出。

9. 子宫角胚物残留时，由于其特殊的解剖位置，手术操作不当时易发生宫角部位穿孔或破裂，并可引起大出血。故在行宫腔镜下子宫角残留胚物取出时，可增加膨宫压力达110~120mmHg，扩大宫角的操作空间，有利于手术；手术操作要轻柔，宫腔镜下可用垂直半圆形电切割环将残留胚物机械刮出或电切割切除（图2-5-4），电切割时一定要掌握切割深度，以免发生子宫角穿孔。

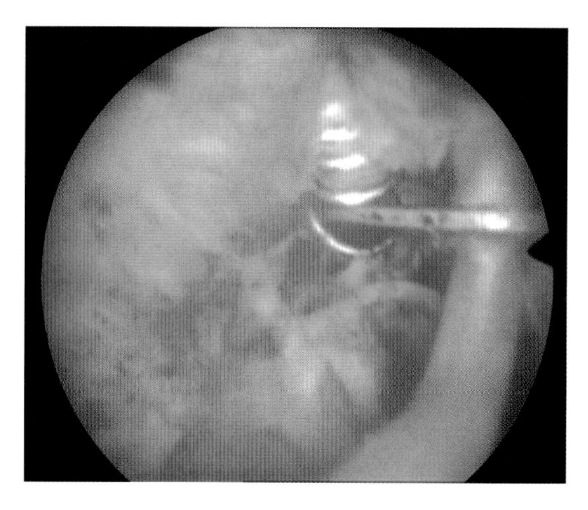

图2-5-3　针状电极套入不锈钢圈丝节育器钩出

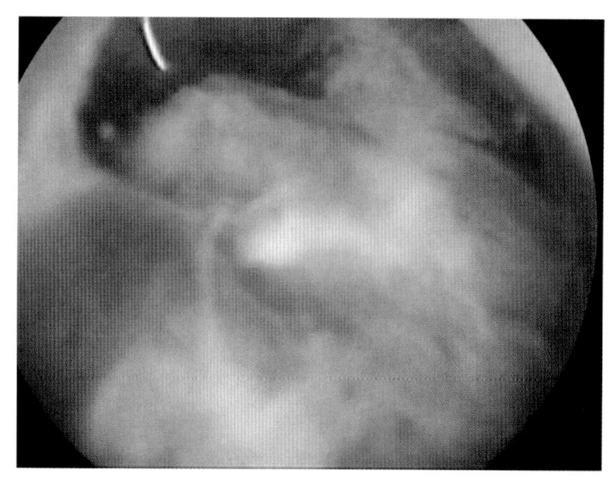

图2-5-4　环状电切环将残留胚物机械刮出或切除

（林　俊）

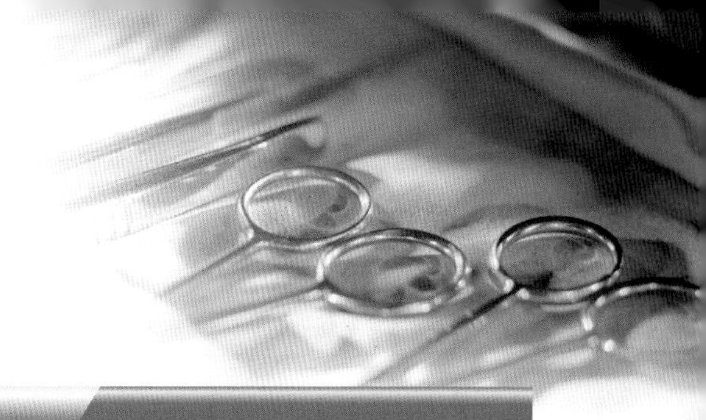

第六章

剖宫产切口憩室修复术

一、概述

近年来，剖宫产率的不断提高已经成为产科临床关注的焦点问题。据国内文献报道，剖宫产率高达40%~60%。居高不下的手术产率，不仅严重干扰了人类繁衍后代的生理过程，也给产后子宫的恢复留下了不容忽视的后患。剖宫产切口憩室，即是剖宫产术后切口愈合不良形成的远期手术并发症。从形态和结构上看，由于切口处组织愈合不良形成的局部缺损进而使子宫下段黏膜层凹陷入子宫肌层，有时甚至向子宫以外的囊性扩张。这种由于腔隙样脏器的黏膜层向肌壁层凹陷形成的局限性扩张或囊样突出谓之憩室，多见于消化道如食管、十二指肠等。近年来，随着剖宫产率的增加，剖宫产切口憩室已经在临床屡见不鲜。憩室与宫腔相通，憩室内膜周期性剥脱出血经宫颈口排出，但憩室部位凹陷，或形成“沟壑”，撤退性出血排出不畅，常表现为经后阴道出血淋漓不尽，经期延长；部分患者切口异位囊肿形成，可伴腹痛症状。此外，因剖宫产切口憩室处肌壁薄弱，可导致妊娠晚期子宫破裂；亦有见报道剖宫产切口妊娠大出血危及生命者，严重干扰了育龄女性的生殖生理健康与生活质量，但目前尚缺少理想的、统一的诊断及治疗标准。因此，了解剖宫产切口憩室的成因与规范化的诊断与治疗，对于缓解憩室引起的临床症状、解除隐患极为重要。

憩室的诊断主要依据病史、临床症状与影像学检查。目前临床常用的方法由经阴道超声、MRI以及宫腔镜联合腹部超声诊断与治疗。B超声以其无创伤、可重复性好等优势，成为临床最常用的诊断方法。剖宫产憩室典型的超声影像学表现是子宫下段剖宫产切口处异常回声、可有液性暗区，黏膜层或浆膜面的连续性中断，憩室部位的浆肌层变薄。在进行超声诊断同时，还可以对憩室的厚度进行测量。但是，由于受超声影像分辨率的限制，不能提供有关憩室形态与结构的计量学信息。MRI软组织对比度高，视野大，能分辨液体、出血、脂肪等成分，可以三维成像显示宫腔，能够提供清晰的憩室的影像以及计量学信息，但是，由于价格昂贵，目前临床并未广泛应用。宫腔镜联合B超检查，能够直视观察憩室的大小、范围和内部特征，同时，利用充盈的膀胱与灌流介质形成的双向透声，可以全面观察憩室的形态学结构并准确测量憩室的厚度，同时宫腔镜检查可以明确是否合并宫腔内占位，内膜活检可以排除子宫内膜恶性病变，是诊断子宫下段瘢痕憩室的可靠、便捷、经济的方法。

有临床症状的剖宫产切口憩室明确确诊后应酌情手术治疗。手术方式有多种选择，有经腹、经阴道、腹腔镜和宫腔镜途径，但究竟选择何种治疗方式，需要依据憩室的大小、范围和患者的生育要求而定。Donnez等提出，对于憩室深度≥80%子宫肌壁厚度，或厚度≤2.5mm子宫肌壁憩室，应进行憩室切除。

随着对剖宫产切口憩室认识的不断深入，临床观察剖宫产切口憩室有着不同的类型，手术方式应根据憩室的不同类型进行选择。如果憩室宽而且深大，局部呈拱形穹隆样改变，超声下可见子宫前壁下段肌层“断裂”现象，且憩室上方的子宫肌层非常薄弱时，需要手术切除薄弱的肌壁组织，可采用开腹、阴式或腹腔镜手术。本节主要讨论宫腔镜剖宫产切口憩室修复术。

二、手术指征

1. 手术适应证

(1) 有明确临床症状，宫腔镜检查排除子宫内膜病变及宫腔占位

(2) 憩室浅平，但憩室下段肌层成钩状突出，局部形成“沟壑”致流出道梗阻

(3) 憩室底部距子宫浆膜面肌层厚度≥3mm

2. 禁忌证

(1) 宫颈瘢痕，不能充分扩张者。

(2) 生殖道感染急性期。

(3) 心、肝、肾功能衰竭的急性期。

(4) 因疗效仍需临床随访观察，术前患者对本病认识不足者，应慎重施术。

三、术前准备

1. 术前诊断　术前诊断在门诊完成，应对憩室的形态、大小、部位做出诊断，从而进行分型，确定有无宫腔镜手术指征。

剖宫产切口憩室目前临床无统一的诊断标准。对于有异常子宫出血等临床症状的患者，需排除内分泌原因，进一步选择辅助检查明确诊断。

宫腔镜联合B超诊断方法：患者适当憋尿。先行宫腔镜，检查宫颈管形态，颈管黏膜，宫腔形态及子宫内膜，了解有无同时合并宫内占位。宫颈内口上方子宫下段剖宫产切口部位局部缺损呈拱形穹隆样改变，凸向子宫浆膜面，伴局部血管增生，腔内可见陈旧积血(图2-6-1)。联合超声检查进一步观察子宫下段的轮廓特征与憩室的超声影像学表现，通常可见子宫下段前壁剖宫产切口部位浆膜层连续而肌层不连续，出现子宫下段肌层的“凹陷”现象(图2-6-2)。宫腔镜检查中，膨宫压力稳定在100mmHg，联合超声测量憩室的三维径线，长度及宽度测量以憩室内侧缘为界，深度测量下端以子宫内膜线为界，上端以憩室穹隆顶部黏膜层为界，并测量憩室穹隆顶部子宫肌壁厚度，同时行子宫内膜活检以排除子宫内膜病变。

2. 术前检查

(1) 全身检查：血压、脉搏及全身检查

(2) 妇科检查：排除生殖器官炎症，确定有无盆腔占位

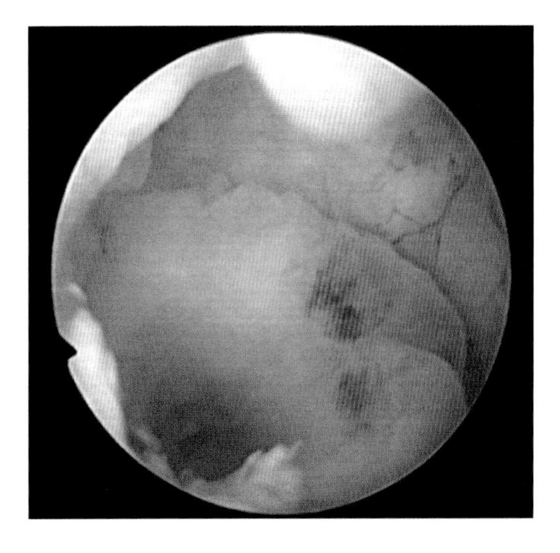

图2-6-1　宫腔镜见憩室拱形穹隆样改变

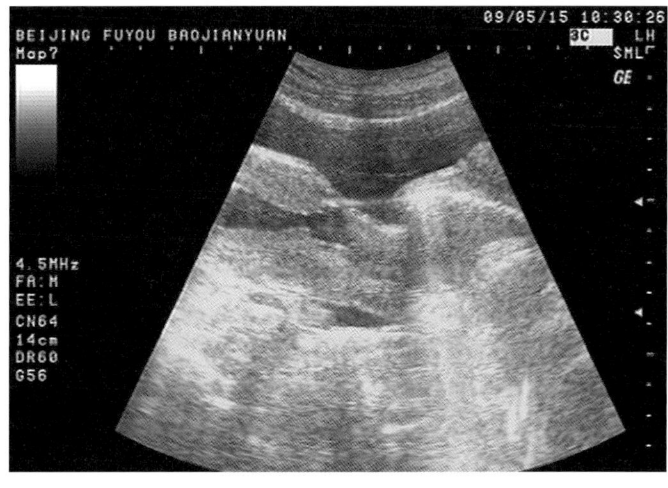

图2-6-2　B超见憩室部位肌层“凹陷”

(3) 实验室检查及其他检查:包括血红蛋白,白细胞计数,血小板,出、凝血时间,血型;尿常规;肝、肾功能、甲乙丙肝抗原抗体,宫颈刮片细胞学检查;阴道分泌物真菌、清洁度及滴虫镜检;心电图、胸正位片。

(4) 盆腔超声:了解盆腔情况。

3. 手术时期的选择

(1) 月经干净后 3~7 天,为手术的理想时期。

(2) 术前 3 天禁性生活

4. 手术前一日的准备 手术前晚宫颈置入扩张棒软化宫颈,或使用卡孕栓 / 米索前列醇入阴道后穹隆进行宫颈预处理。

5. 手术日的准备 早晨禁食,不排尿,术中 B 超监护。

四、麻醉与体位

硬膜外或静脉麻醉,膀胱结石位。

五、手术步骤

1. 麻醉成功后,充盈膀胱,有经验的医生进行 B 超监护。

2. Hegar 扩宫棒依次扩张子宫颈,至 11-12 号。若扩宫困难需在 B 超监护下完成。

3. 置入手术宫腔镜再次联合 B 超确定憩室的形态、大小、部位。测量 4 条径线,宫腔镜下定位选择切割部位(图 2-6-3)。

4. 宫腔电切镜核实切割部位后,使用环形电极切开憩室下段梗阻部位的肌层组织,尤其注意憩室双侧部位有无窦室,切除突出的憩室肌层使憩室的腔隙和子宫腔之间的“沟壑”消失(图 2-6-4)。

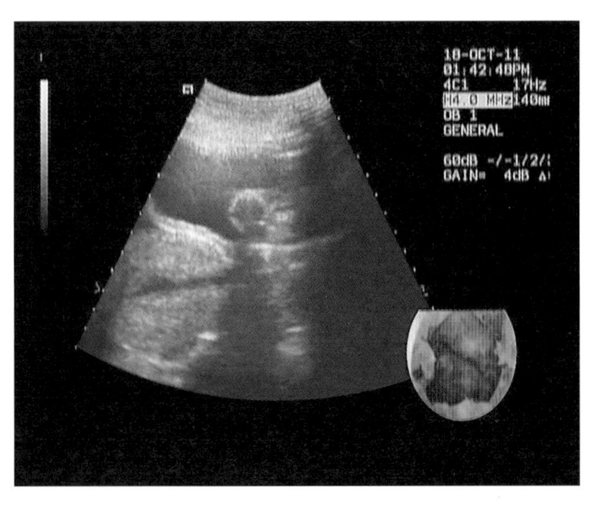

图 2-6-3 宫腔镜联合超声测量憩室各经线

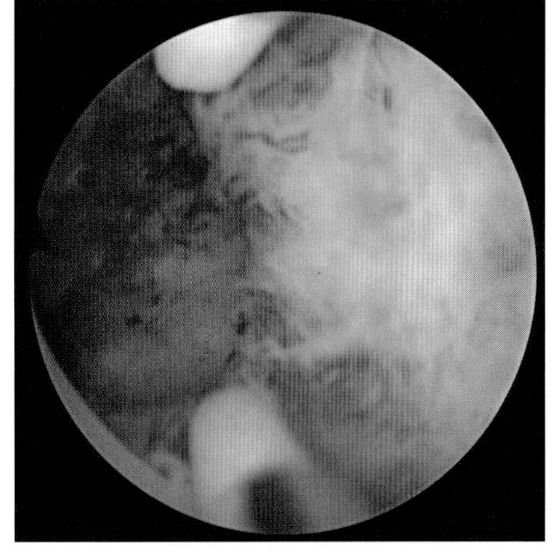

图 2-6-4 宫腔镜确定憩室部位予以切除

5. 憩室腔内膜常可见丰富异形血管,合并息肉组织生长,环形电极切除息肉,必要时辅以滚球电极电凝破坏憩室内膜组织(图 2-6-5)。

6. 再次 B 超监护测量憩室形态、大小、测量相关经线(图 2-6-6)。

六、术后处理

1. 术后酌情使用抗生素预防感染。

2. 观察体温、血压、脉搏、心率。

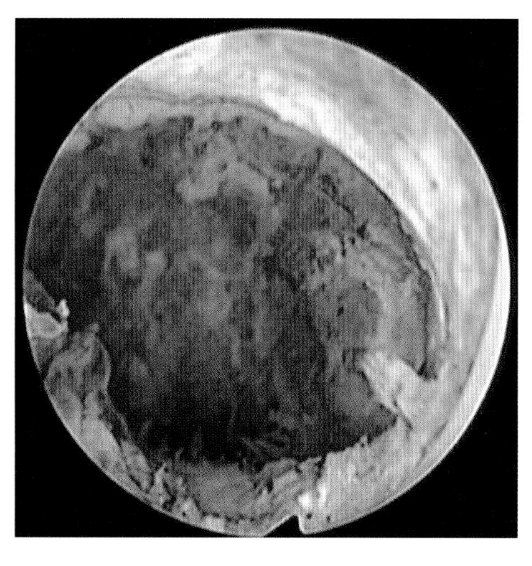

图 2-6-5 憩室切除后的宫腔镜图像

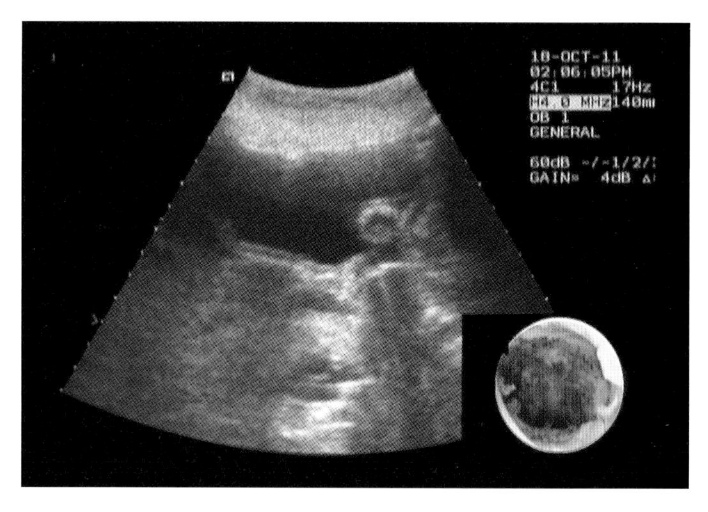

图 2-6-6 宫腔镜联合超声观察憩室情况

3. 术后 3 个月复查超声及宫腔镜检查了解憩室部位愈合情况。

4. 宫腔镜实施子宫下段憩室切除仅切除了由于憩室形成的“沟壑”,并未切除全部憩室,若患者无生育要求术后应指导避孕,以防剖宫产切口妊娠;对于有生育要求的患者不必急于宫腔镜手术。

七、难点解析

1. 术前正确评估,合理选择手术途径 分析总结有临床症状的憩室类型有两种:① 憩室宽而深大者,憩室顶部肌层厚度菲薄。可选择腹腔镜下或阴式憩室切除;② 憩室浅而平,憩室顶部肌层≥3mm,但憩室下端肌层成钩状突出,局部形成“沟壑”,流出道在此梗阻,形成积血。此种类型适合宫腔镜手术。因此术前正确评估憩室类型非常重要,是手术成败的关键。术前需宫腔镜联合超声检查评估憩室大小、形状,测量憩室的长度、深度、宽度及憩室顶端距浆膜层的距离等数据,合理选择手术途径。

2. 预防术中穿孔 子宫穿孔是宫腔镜手术最常见的并发症,对于子宫下段憩室的宫腔镜手术而言,穿孔部位常见于剖宫产切口的薄弱部位。由于该子宫部位肌壁菲薄,宫颈扩张过程中极易穿孔,需在 B 超引导下进行。施术过程中亦应强调 B 超监护,以防电极穿孔造成损伤。

3. 正确选择切除部位 憩室流出道的梗阻部位通常位于憩室的下级,近宫颈内口处,术中需在超声监护下确定切割部位,对于形成梗阻部位组织的切割要彻底,联合超声动态观察查看憩室其他部位有无窦室存在,如有发现应一并处理。

(郭银树)

参考文献

1. 张坚,李萍,谢静燕,等.5 年剖宫产手术指征变迁的因素分析.实用妇产科杂志,2007,23(1):60-61.
2. 陈忠年,沈铭昌,郭慕依.实用外科病理学.上海:上海医科大学出版社,1997
3. 聂玲,伍琼芳,陈晶晶,等.7 例剖宫产子宫憩室 IVF-ET 治疗临床分析.现代妇产科进展,2010,19(12):953-954.
4. Donnez O,Jadoul P,Squifflet J,et al. Laparoscopic repair of wide and deep uterine scar dehiscence after cesarean section. Fertil Steril,2008,89(4):974-980.
5. Klemm P,Koehler C,Mangler M,et al. Laparoscopic and vaginal repair of uterine scar dehiscence following cesarean section as detected by ultrasound.J Perinat Med,2005,33(4):324-331.
6. Fabres C,Arriagada P,Fernández C,et al. Surgical treatment and follow-up of women with intermenstrual bleeding due to cesarean section scar defect. J Minim Invasive Gynecol,2005,12(1):25-28.
7. Fischer RJ.Symptomatic cesarean scar diverticulum:a case report.J Reprod Med,2006,51(9):742-744.

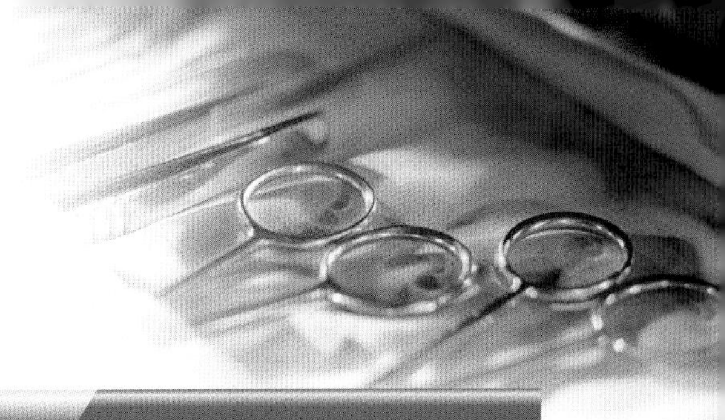

第七章

特殊部位妊娠切除术

特殊部位妊娠是指着床于非子宫腔正常部位的妊娠，本章节内容主要讨论着床于子宫角部、剖宫产瘢痕部位以及子宫颈部位的妊娠。

第一节　宫角妊娠切除术

一、概述

宫角妊娠是一种较为少见的特殊类型的妊娠，是孕卵种植在子宫与输卵管口交界处子宫角部的宫腔内（图 2-7-1），属宫内妊娠范畴。大多数学者认为宫角部妊娠的病因可能与子宫内膜发育不良或损伤、性激素影响、放置宫内节育器、体外受精和胚胎移植等有关。宫角妊娠因受精卵种植部位特殊，妊娠早期易发生流产，妊娠中期易发生宫角破裂。宫角处血运丰富，一旦破裂，出血较汹涌，甚至是致命性大出血。因此，主张早期发现，早期诊断，及时终止妊娠。目前国内关于宫角妊娠的诊断多依据 Jansen 等提出的以下诊断标准：①腹痛伴有子宫不对称增大，继以流产或阴道分娩；②直视下发现子宫角一侧扩大伴有圆韧带外侧移位；③胎盘滞留在子宫角部。随着超声诊断技术的提高，为早期发现宫角妊娠提供了条件。

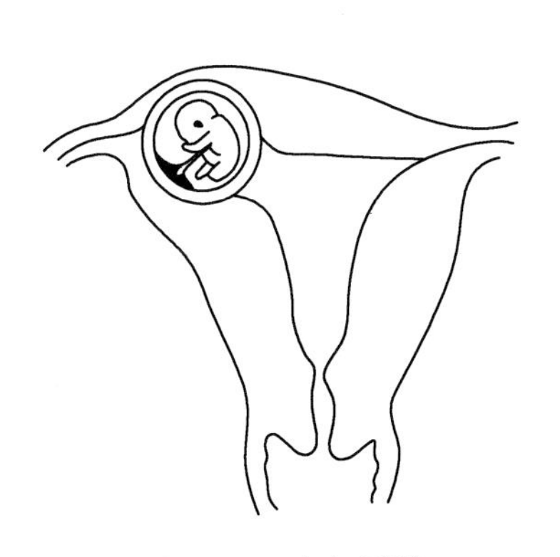

图 2-7-1　宫角妊娠

宫角妊娠超声影像学诊断标准为：①胚囊型：胚胎位于宫角部位，胎囊外包绕较厚的完整子宫肌层，胎囊与宫腔子宫内膜线相连；②不均质包块型；③残留型。人工终止妊娠是以往治疗宫角妊娠的重要方式。因一般人流吸宫术器械无法达到宫角处，刮宫难度大、风险大，不能顺利将妊娠物吸出、容易漏吸，多采用 MTX、米非司酮治疗后反复多次在 B 超引导下吸取、钳刮等。如果无法人工终止妊娠则采用剖腹手术切除患侧的宫角和输卵管的治疗方法。随着临床内镜技术和超声水平的提高，宫角妊娠的治疗已有多种方法：腹腔镜下宫角切除术、腹腔镜下病灶切除 + 子宫修补术以及宫腔镜下病灶切除术等。

二、手术指征

孕周小于 10 周，未破裂型的宫角妊娠。

三、术前准备

1. 术前常规做血常规、出凝血时间、肝肾功能、心电图检查。
2. 对可疑感染者，均予先使用抗生素，以控制感染。
3. 阴道超声检查：确定宫角妊娠位置、类型、肌层厚度。
4. 测定血 HCG 水平。应用米非司酮口服或 MTX 肌注 2~7 天。
5. 手术备血。

四、麻醉与体位

1. 麻醉 酌情选择静脉麻醉、腰麻、硬膜外麻醉、静吸复合麻醉
2. 体位 膀胱截石位

五、手术步骤

1. 应用超声监测（图 2-7-2）或腹腔镜监视（图 2-7-3）。

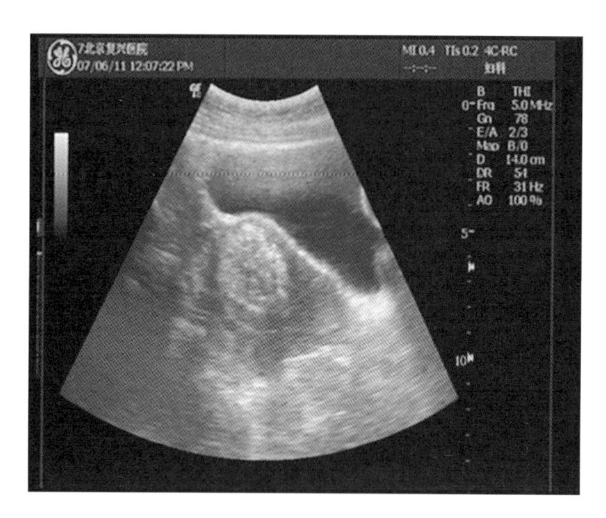

图 2-7-2 右宫角妊娠 B 超所见

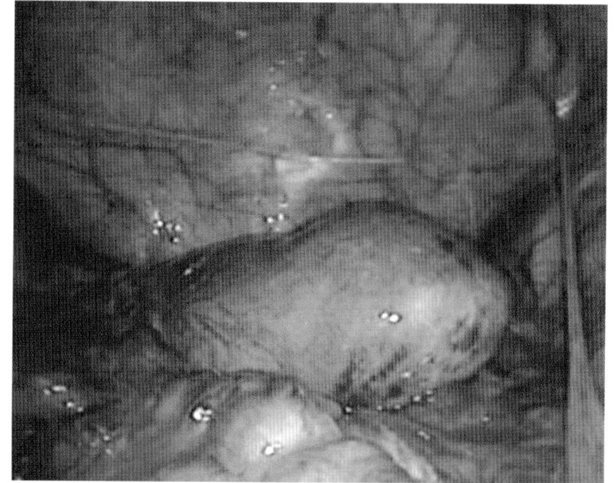

图 2-7-3 右宫角妊娠腹腔镜所见

2. 以 Hegar 扩宫棒扩张子宫颈到 12 号。置入手术宫腔镜，依次检查子宫颈管、子宫颈内口、子宫底和子宫腔四壁、子宫角及输卵管开口，宫腔镜下见一侧宫角深、形态消失（图 2-7-4），有孕囊或组织物嵌顿。直视下观察残留组织物的部位、大小、形状、类型。

3. 观察胚胎附着部位。可于 B 超监测下经负压吸引或刮匙搔刮宫角组织。或经宫腔镜自浅向深切除突入宫腔的病灶（图 2-7-5）。靠近输卵管口处病灶，使用环形电极探查病灶与子宫壁界限，自边缘处向中心处电切病灶，出血点电凝止血，宫角胚物取净（图 2-7-6）。

4. 超声监测子宫浆膜层是否完整。或腹腔镜监视子宫浆膜层是否变白及有无穿孔。

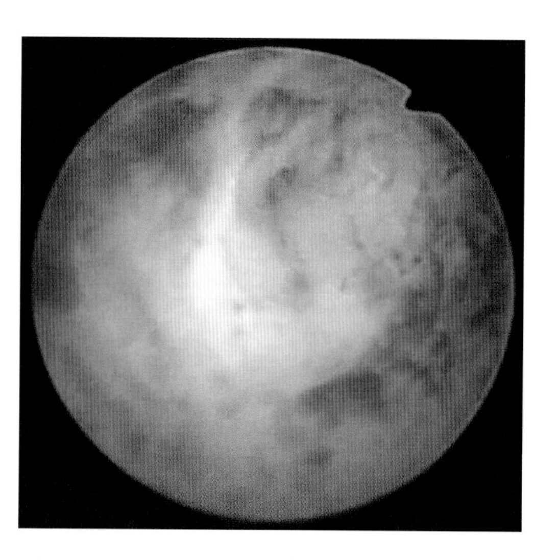

图 2-7-4 右宫角妊娠，宫腔镜下见一侧宫角深、形态消失

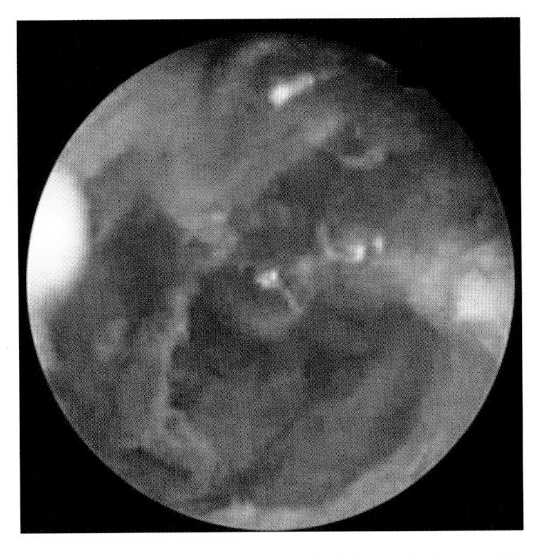

图 2-7-5　右宫角妊娠，宫腔镜切开宫角见胚物

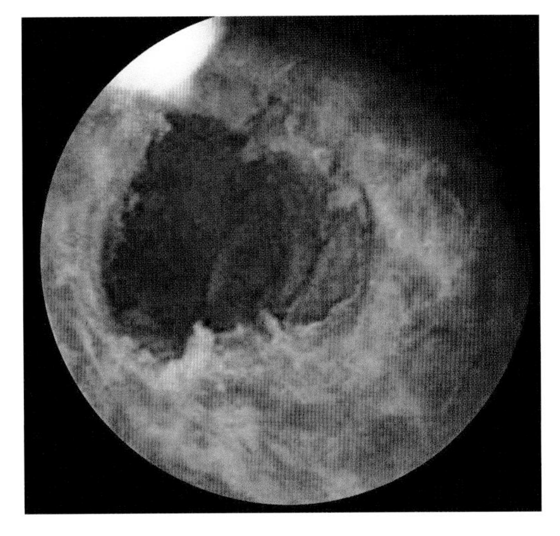

图 2-7-6　右宫角妊娠，胚物组织取净

六、术后处理

1. 术后酌情给予抗生素预防感染。
2. 应用缩宫素或米索前列醇减少出血。
3. 随访血 HCG。术后每周复查血 HCG，直至降为正常至正常月经来潮为止。

七、难点解析

1. 手术前超声测量宫角处肌层厚度、包块的大小、周围血流信号、胎儿和胎芽大小、胎心的有无等情况，为宫腔镜手术提供重要的参考依据。超声虽是常规检查手段，但单一的超声检查正确率较低，有报道准确率为 58%，可进一步结合超声、宫腔镜检查共同诊断宫角妊娠。宫腔镜下宫角妊娠的特点：宫腔镜下均见患侧宫角深而大，输卵管开口位置抬高，紧靠输卵管开口见宫角部位有白色绒毛样组织或灰色、褐色、紫黑色的机化组织物，甚至完整胎囊。清除胚胎物后输卵管开口清晰可见，可见输卵管开口扩大，宫角着色偏深。

2. 因为子宫角有子宫及卵巢双重血供，宫角一旦穿孔即易引起大出血，而中转开腹手术，因此所有患者均做可立即中转开腹或腹腔镜手术的准备，做好输血准备。

3. 术中注意，先宫腔镜下明确定位，避免对其他部位子宫内膜的损伤。胚囊型宫角妊娠可先行超声引导下负压吸引，再行宫腔镜检查是否残留或活动出血。或宫腔镜电切环拨开病灶，可减少对子宫内膜的损伤。对于胚胎组织体积大、附着较致密，行宫腔镜双极电切自浅向深以清除突入宫腔的妊娠物。由于宫角部位的肌层较薄，妊娠时和膨宫时宫角扩大宫角肌层会更加薄，在手术时要十分谨慎、轻柔操作，手术视野要清晰，电切幅度要小，电切功率不宜大，避免子宫角穿孔。

4. 膨宫压力不宜过大，可调节至 80~100mmHg。

5. 术后要监测 HCG 水平，警惕滋养细胞残留的问题，若有持续性宫角妊娠的可能，应及时化疗。

（卢美松　邓　锁）

第二节　剖宫产瘢痕妊娠切除术

一、概述

子宫下段剖宫产瘢痕妊娠（cesarean scar pregnancy，CSP）（图 2-7-7）是指妊娠物种植于剖宫产子宫切口瘢痕处，妊娠物周围被子宫肌层及纤维瘢痕组织所包围，是一种特殊类型的妊娠。可导致胎盘植入、子宫破裂、大出血甚至患者死亡，是剖宫产术后远期严重并发症之一。发生 CSP 的原因尚未完全清楚，可能与剖宫产切口愈合不良有关。剖宫产术后愈合不良的切口瘢痕，可能存在一些微小裂隙。受精卵通过这些微小裂隙而侵犯子宫肌层，受精卵可以在裂隙或附近着床后发育长大，也可能由于瘢痕愈合不良的部位内陷，局部内膜发育不良或缺如，受精卵于此处着床后在胚胎发育过程中绒毛直接侵入肌层甚至穿透肌层。CSP 的诊断标准需根据停经史、血 HCG 水平上升、剖宫产史及超声诊断。

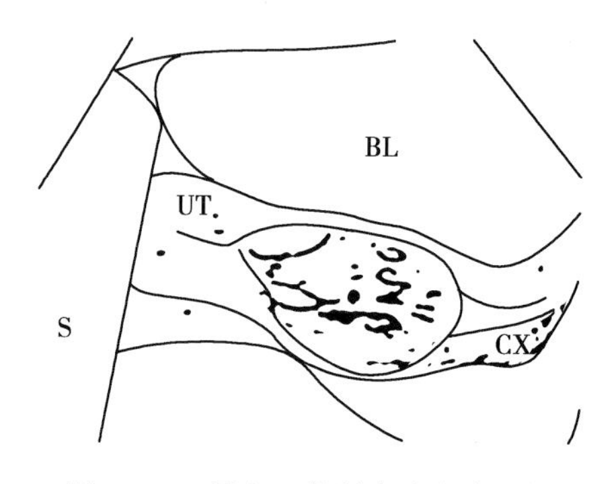

图 2-7-7　子宫下段剖宫产瘢痕妊娠

超声诊断 CSP 的标准为：

(1) 宫腔及宫颈内未探及妊娠囊。

(2) 妊娠囊或包块位于子宫前壁峡部或既往剖宫产瘢痕处。

(3) 妊娠囊或包块与膀胱之间的子宫前壁下段肌层变薄或连续性中断。

(4) 彩色多普勒血流成像在妊娠囊或包块周边探及明显的环状血流信号。

(5) 附件区未探及包块，子宫直肠陷凹无游离液波（CSP 破裂除外）。

上述各项指标同时存在方可诊断。

CSP 的治疗方式有以下几种：

(1) 药物治疗：治疗 CSP 的药物有甲氨蝶呤（methotrexate，MTX）、米非司酮、5- 氟尿嘧啶（5-FU）等。目前使用最多的药物是 MTX。可经肌注给药、阴道超声介导下氯化钾及 MTX 妊娠囊内注入、子宫动脉栓塞结合局部 MTX 灌注。

(2) 刮宫术：当确认 CSP 后切不可盲目行刮宫术，因为刮宫术刮除孕囊的方法会导致子宫瘢痕处血管开放大出血或子宫穿孔。刮宫术只适用于药物治疗或子宫动脉栓塞治疗后出血减少、血 β-HCG 下降至 <100U/L、妊娠物≤3cm、距浆膜≥2mm、彩超血流不丰富者，以去除大部分病灶为目的。

(3) 病灶切除术或子宫楔形切除加子宫修补术：对于病灶生长突向膀胱和腹腔患者，血 β-HCG 水平高、绒毛活性强、妊娠包块大，仍有生育要求的患者，可首选病灶切除或子宫楔形切除加子宫修补术治疗。

(4) 子宫切除术：子宫切除术仅适用于无法控制的阴道大出血、保守治疗失败或无生育要求者。

(5) 宫腔镜 CSP 病灶切除术：宫腔镜能够清楚地辨认妊娠物及其种植部位，将妊娠物自子宫壁分离，可以尽量完整地切除剖宫产瘢痕处的妊娠病灶，创面小，局部包块吸收快。可通过超声监测有效地防止子宫穿孔。或采用腹腔镜监测下宫腔镜 CSP 病灶切除术。这不仅能更直观地了解病灶侵及子宫肌层的情况，而且一旦发生子宫穿孔，可以在腹腔镜下进行病灶切除及修补，减轻对患者的损伤。

二、手术指征

包块小于 5cm，子宫肌层厚度 >3mm。

三、术前准备

1. 术前常规做血常规、出凝血时间、肝肾功能、心电图检查。

2. 测定血 HCG 水平。必要时可先应用米非司酮口服或 MTX 肌注 2~7 天，或子宫动脉栓塞 7 天后复查血 HCG 水平。

3. 手术备血。

四、麻醉与体位

1. 麻醉　静脉麻醉、腰麻、硬膜外麻醉、静吸复合麻醉。
2. 体位　截石位。

五、手术步骤

应用超声监测(图 2-7-8)或腹腔镜监视(图 2-7-9)。

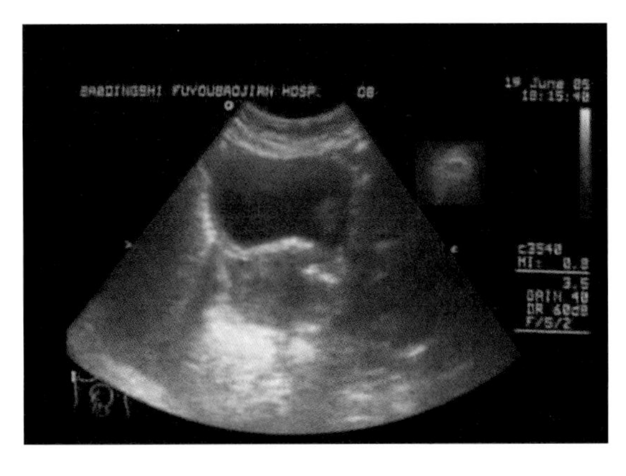

图 2-7-8　剖宫产瘢痕妊娠 B 超所见

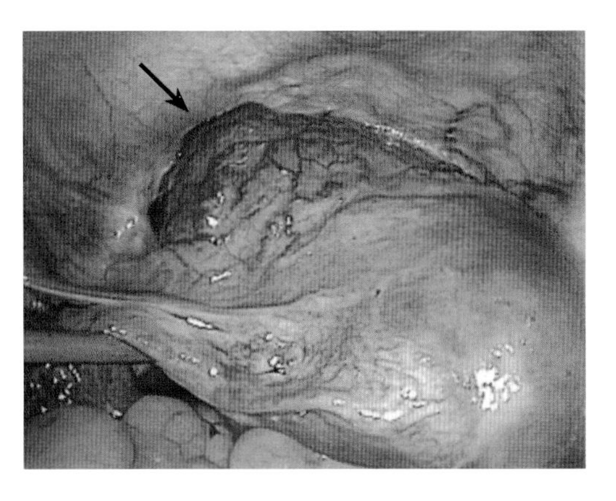

图 2-7-9　剖宫产瘢痕妊娠腹腔镜所见

1. 以 Hegar 扩宫棒扩张子宫颈到 11 号。置入手术宫腔镜,依次检查子宫颈管、子宫颈内口、子宫底和子宫腔四壁、子宫角及输卵管开口,直视下观察残留组织物的部位、大小、形状、类型。

2. 观察胚胎附着部位。自浅向深切除突入宫腔的病灶。使用环形电极探查病灶与子宫壁界限,或自边缘处向中心处电切病灶,出血点电凝止血(图 2-7-10)。

3. 超声监测子宫浆膜层是否完整。或腹腔镜监视子宫浆膜层是否变白及有无穿孔。

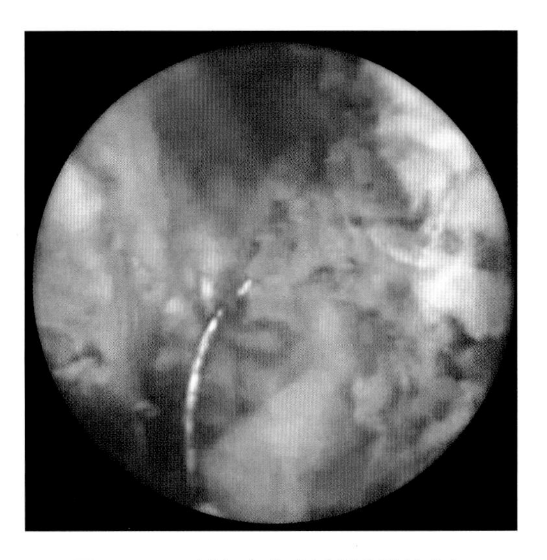

图 2-7-10　剖宫产瘢痕妊娠宫腔镜电切

六、术后处理

1. 术后酌情给予抗生素预防感染。

2. 应用缩宫素或其他子宫收缩类药物减少出血,阴道出血量多可酌情使用 16 号 Foley 导尿管子宫下段水囊压迫止血。

3. 送病理检查。

4. 随访血 HCG。术后每周复查血 HCG,直至降为正常至正常月经来潮为止。

七、难点解析

1. 术中注意先在宫腔镜下明确定位,避免对其他部位子宫内膜的损伤。

2. 如果胚胎组织体积大、附着较致密,可先行超声引导下负压吸引或刮宫去除大部分病灶后再用宫腔镜电切,自浅向深清除妊娠物。由于妊娠物附着部位肌层较薄,手术时要十分谨慎、轻柔操作,手术视野要清晰,电切幅度要小,电切功率不宜大,避免子宫穿孔。

3. 腹腔镜下若见妊娠部位血管粗大血运丰富，宫腔镜下难以病灶切除，可宫腹腔镜联合手术病灶切除加子宫修补术。

4. 术后要监测 HCG 水平，警惕滋养细胞残留的问题，若有妊娠持续状态发生的可能，应及时药物治疗。

（卢美松 夏恩兰 邓 锁）

第三节 宫颈妊娠切除术

一、概述

宫颈妊娠（cervical pregnancy）（图 2-7-11）是指受精卵种植在宫颈管内，在组织学内口水平以下，并在该处生长发育。是一种罕见的威胁生命的异位妊娠。关于宫颈妊娠的病因尚不清楚，大多数学者认为可能和下列因素有关：①受精卵运行过快，在其具有种植能力以前已进入宫颈管并种植生长发育；②子宫内膜缺陷：慢性子宫内膜炎、人工流产、刮宫、中期引产、Asherman 综合征、剖宫产及宫内节育器等使子宫内膜受损或宫腔内环境改变，影响孕卵的正常着床；③子宫发育不良、子宫畸形、子宫肌瘤引起宫腔形态改变、内分泌失调等；④辅助生殖技术的应用；⑤其他因素：特异性感染，胚胎异常，吸烟，口服避孕药等。

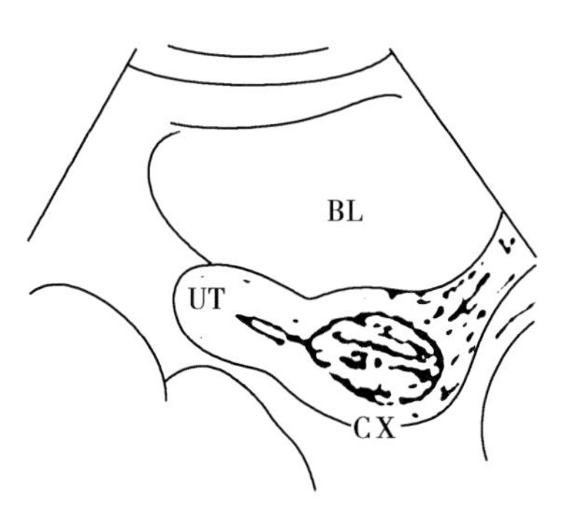

图 2-7-11 宫颈妊娠

宫颈妊娠的诊断包括临床诊断和病理诊断两种。临床诊断标准：①停经后出现阴道流血，无痉挛性的腹痛；②宫颈变软及不成比例地增大，或宫颈和宫体形成葫芦状；宫颈内口紧闭，宫颈外口部分扩张；③血 β-HCG 水平升高；④ B 超检查提示妊娠产物完全在子宫颈管内，宫腔内不见胚囊。病理诊断标准：①胎盘种植处必须有宫颈腺体存在；②胎盘与宫颈应紧密接触；③全部或部分胎盘组织必须位于子宫血管进入子宫的水平以下，或者在子宫前后腹膜反折水平以下；④宫腔内无妊娠产物。由于宫颈主要由无收缩能力的纤维结缔组织组成，平滑肌细胞只占 10%。当宫颈妊娠流产刮宫时因宫颈收缩能力弱，不能迅速排出妊娠产物，开放的血管不能闭合，常常出现难以控制的大出血，故早诊断、早治疗是宫颈妊娠保守治疗成功的关键。如在早期漏诊，发生难以控制的大出血，全子宫切除很难避免。

宫颈妊娠的治疗包括药物治疗和手术治疗。

(1) 药物治疗：目前使用最多的药物是 MTX。可 MTX 全身给药或阴道超声介导下氯化钾及 MTX 妊娠囊内注入、子宫动脉栓塞结合局部 MTX 灌注。

(2) 宫颈管病灶去除+搔刮术：可在应用药物治疗或子宫动脉栓塞后作为去除病灶的方法。出血多可用下列方法止血：①局部缝扎止血；②明胶海绵局部压迫止血或宫颈管填纱压迫止血或气囊导尿管压迫止血；③宫颈环扎术；④子宫动脉宫颈支或双侧髂内动脉结扎术；

(3) 宫腔镜病灶切除术

二、手术指征

病灶小于 5cm，血 β-HCG <500IU/L。

三、术前准备

1. 术前常规做血常规、出凝血时间、肝肾功能、心电图检查。

2. 测定血 HCG 水平。应用米非司酮口服或 MTX 肌注，或子宫动脉栓塞灌注 MTX 化疗。使血

β-HCG<500IU/L。

3. 手术备血。

四、麻醉与体位

1. 麻醉 静脉麻醉、腰麻、硬膜外麻醉、静吸复合麻醉。

2. 体位 截石位。

五、手术步骤

1. B超监护下置入宫腔镜，检查子宫颈管、子宫颈内口，直视下观察残留组织物的部位、大小（图2-7-12~图2-7-13）。

2. 观察胚胎附着部位 自浅向深双极电切除宫颈管的病灶（图2-7-14）。出血点电凝止血。

3. 宫颈管内填塞纱布或明胶海绵压迫。

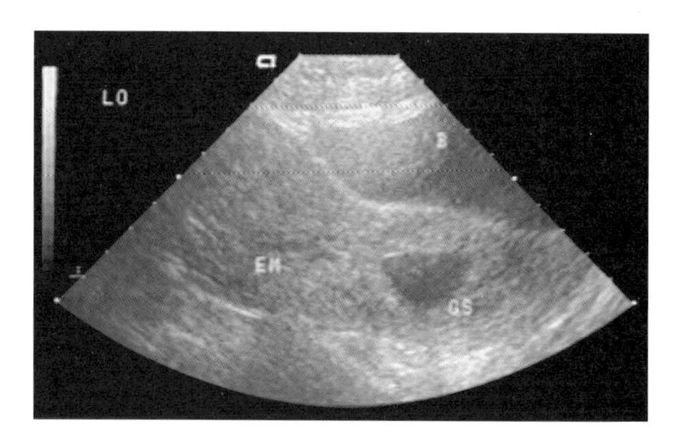

图2-7-12 宫颈妊娠B超所见

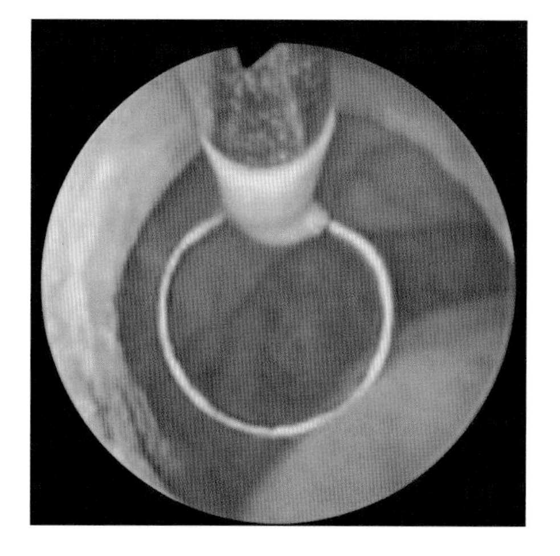
图2-7-13 宫颈妊娠宫腔镜下见右下方为胚囊

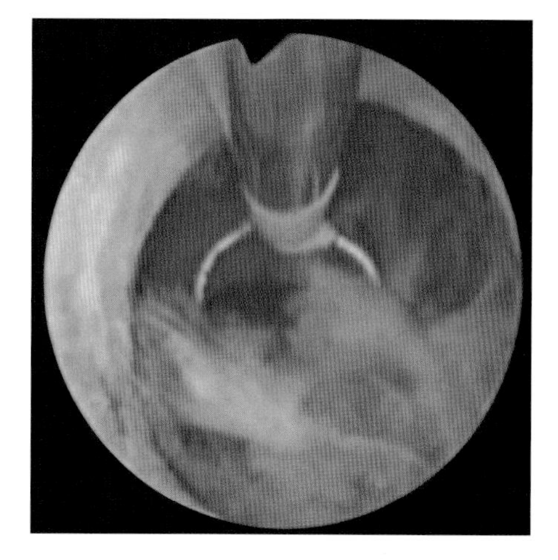
图2-7-14 宫颈妊娠宫腔镜切取胚物

六、术后处理

1. 术后酌情给予抗生素预防感染。如有术中填塞止血于术后24~48小时取出填塞纱布。

2. 酌情应用卡前列酯栓或米索前列醇减少出血。

3. 送病理检查。

4. 随访血HCG。术后每周复查血HCG，直至降为正常至正常月经来潮为止。

七、难点解析

1. 术前应用药物杀胚，或子宫动脉栓塞灌注，使血β-HCG降低，可以减少妊娠组织的侵袭力，减少施术中出血。

2. 宫颈妊娠时妊娠物附着部位肌层薄，手术时要轻柔操作，电切幅度要小，避免子宫穿孔及损伤血管。术中如出血过多，可行腹腔镜子宫动脉阻断术减少宫颈出血量。

3. 术后要监测HCG水平，警惕滋养细胞残留，若有妊娠持续状态发生的可能，应及时药物治疗。

（卢美松 夏恩兰 邓 锁）

参考文献

1. 戴钟英 . 妇产科疑难病例会诊 . 南京:江苏科学技术出版社,2004.
2. 曹泽毅 . 中华妇产科学 . 北京:人民卫生出版社,1999.
3. 杨清,朴曙花,王光伟 . 宫腔镜手术治疗剖宫产术后子宫瘢痕妊娠 64 例临床分析 . 中华妇产科杂志,2010,45(2):89-92.
4. 乐杰 . 妇产科学 . 第 7 版 . 北京:人民卫生出版社,2008.
5. 吴秋萍,叶之美 . 宫颈妊娠 2 例临床分析 . 中国实用妇科与产科杂志,1987,3(2)90-91.
6. Ash S, Farrell SA.Hysteroscopic resection of a cervical ectopic pregnancy.Fertil Steril, 1996, 66(5): 842-844.

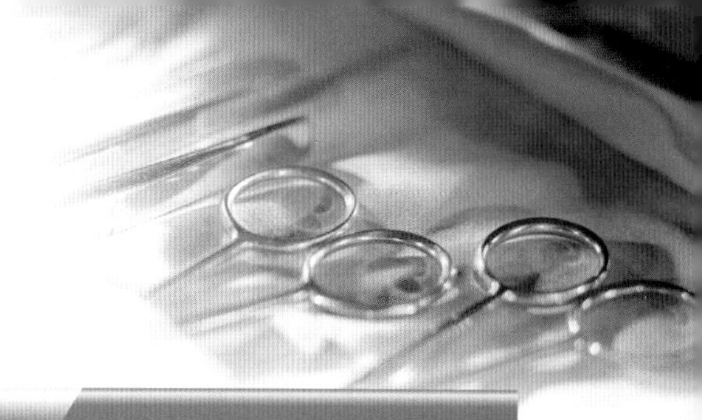

第八章

宫腔镜手术并发症

第一节　宫腔镜并发症概述

并发症的定义为手术中发生并需要进一步治疗的意外事件而停止手术，术后需长时间监护，进一步腹腔镜检查或手术等。2000 年 Propst 等报道 925 例宫腔镜手术并发症的发生率为 2.7%，有子宫穿孔，灌流液过量吸收（≥1L），低钠血症，出血（≥500ml），肠管或膀胱损伤，宫颈扩张困难和与手术有关的住院时间延长等，其中 TCRM 和 TCRS 的 OR 最高（7.4），以灌流液过量吸收最多见，TCRP 和 TCRE 的 OR 最低（0.1）。宫腔镜手术并发症虽少见，但严重，其主要并发症有 4 项：①低钠血症性脑病，即 TURP 综合征，是最严重的并发症，绝经前妇女罹患低钠血症性脑病的神经系统后果 26 倍于绝经后妇女及男性，这些妇女有永久性脑损害，瘫痪，甚至死亡。为预防此并发症，手术前绝经前妇女必须过渡到绝经后状态，可以用充足量和充足时间的 GnRH-a 诱导绝经，Carter 报道 1 例健康年轻妇女，宫腔镜切除小肌瘤时低钠血症导致了不可逆的神经系统后遗症，手术医生和医院被判赔偿 2400 万美元；②子宫穿孔（有 / 无肠损伤）；③出血；④感染。此外还有可能导致猝死的空气栓塞。因此，要安全地进行宫腔镜手术，手术者必须充分了解各种并发症的发生原因，如何早期发现及其防治方法。

（夏恩兰）

第二节　大　出　血

子宫是富于血供的空腔脏器，子宫肌壁的血管层位于黏膜下 5~6mm，约在子宫肌壁内 1/3 处，有较多血管穿行其间，当切割深达大血管层时，可致大量出血，且不易控制。子宫出血是宫腔镜最常见的并发症之一，发生率在 0.2%~1.0% 之间。

1. 发生原因　大量的出血往往发生于宫腔镜手术时如经宫颈子宫纵隔切除术（TCRS）、经宫颈宫腔粘连分离术（TCRA）、经宫颈子宫肌瘤切除术（TCRM）和经宫颈子宫内膜切除术（TCRE）等。若手术创面大，切割深度超过子宫内膜表面下 5~6mm（宫角部 2~3mm），伤及子宫肌层内的血管网即弓形动脉时，致术中出血。

2. 治疗

（1）如有小动脉喷射状出血，可直接滚球电极电凝血管止血。

（2）适当应用宫缩剂，促进子宫收缩。

（3）严重的术中出血，或子宫腔多处出血或大面积渗血术，宫腔内放置气囊或 Foley 导尿管，囊内注入液体 30~50mL，压迫止血，术后 6~8 小时取出。

(4) 难以控制的出血或用上述方法止血无效时，可选用子宫动脉栓塞术或子宫切除术。

3. 预防

(1) 术前药物预处理：黏膜下肌瘤体积较大，基底较宽或 TCRE 与术前 8 周应用药物预处理，瘤体缩小、子宫内膜薄化减少血供，以提高手术成功率，减少术中出血。

(2) 切割电极移动速度不宜过快。

(3) 切割子宫肌层不宜过深，尤其 TCRE 术时不要在同一部位反复切割。

（郭银树）

第三节　穿　　孔

子宫穿孔为宫腔镜检查和手术的最常见并发症，发病率各文献报道不一，若术中及时发现处理，其预后良好。若未及时发现，亦可会导致脏器损伤，甚至致患者死亡。

1. 分类　根据穿孔部位不同分为子宫体部和子宫颈部穿孔；根据严重程度分为完全穿孔和不完全穿孔；根据导致穿孔的器械不同分为普通器械和能量器械穿孔。若因能量器械引起穿孔应格外重视。

2. 高危因素

(1) 在患者方面有宫颈狭窄，宫颈手术史，子宫屈度过大，宫腔过小等。

(2) 在术者方面有经验不足，对设备不熟悉，没有足够的解剖学知识和缺乏技巧，以致扩宫力量过强，宫内视野不清和缺乏超声监护等。

3. 临床表现

(1) 宫腔塌陷，视线不清。

(2) 超声见子宫周围有游离液体，或灌流液大量翻滚涌入腹腔。

(3) 宫腔镜可看到腹膜、肠管或网膜。

(4) 腹腔镜监护见到浆膜透亮、起水疱、出血、血肿或穿孔的创面。如未及时发现，大量灌流液进入腹腔，器械或电能的器械通过穿孔的子宫，伤及邻近器官，并发体液超负荷，消化道、泌尿道损伤和大血管破裂，引起腹膜炎、瘘管、大出血和空气栓塞等致命的并发症。文献中有过子宫穿孔继发败血症中毒性休克死亡的报道。

4. 处理　首先仔细查找穿孔部位并根据有无邻近器官损伤，决定处理方案。子宫底部穿孔可用缩宫素及抗生素进行观察。子宫侧壁及峡部穿孔可能伤及血管，应立即剖腹探查。穿孔情况不明者，应行腹腔镜检查，以观察有否出血及来源。穿孔处出血可在腹腔镜下电凝止血，破孔较大者需缝合。

5. 预防

(1) 常规术前宫颈预处理：用宫颈扩张棒或米索前列醇软化和增强宫颈扩张效果，可避免置入器械时用力过强。

(2) 宫腔镜和(或)腹腔镜监护：实时超声监护下宫腔镜操作，可预防和发现子宫穿孔。对于解剖学意义上的小子宫(宫深 <6cm)，宫颈狭窄，子宫中隔，有多次剖腹产史或宫腔粘连者进行手术时，超声监护有导向作用。腹腔镜监护有助于明确诊断，进行透光试验可预防子宫穿孔，一旦穿孔可及时缝合。

(3) 操作技巧：视野不清时一定不能通电，TCRE 原则上每个部位只切一刀，子宫内膜去除术(EA)通电时滚球或汽化电极必须循轴滚动。TCRM 如肌瘤较大，电切环容易伤及肌瘤对侧的肌壁，引起穿孔，术前应予药物预处理，缩小肌瘤体积。子宫穿孔应警惕邻近脏器损伤，以肠管损伤最为常见，术后如出现腹痛或腹膜炎症状，应尽早剖腹探查。有宫腔镜手术子宫穿孔史者日后妊娠有产科子宫破裂的危险，应向患者交代。

（郭银树）

第四节 体液超负荷与稀释性低钠血症

宫腔镜手术中由于膨宫压力和灌流介质的作用，可致非电解质液体在短时间内大量进入机体，造成体液超负荷、血液稀释及血浆渗透压水平下降等一系列临床和实验室指标改变，又被称为"体液超负荷"、"水中毒"及"过度水化综合征"等，是宫腔镜手术中严重并发症之一。由于这些表现与经前列腺电切综合征（transurethral resection of prostatesyndrome，TURP）类似，故也有沿用TURP综合征。宫腔镜手术中灌流介质的吸收一是通过子宫内膜肌层开放的血管，二是通过腹膜血管 - 腹膜途径。增加灌流液吸收的风险包括膨宫压力过高、膨宫时间过长、大面积子宫血管暴露等。

1. TURP发生的相关因素

（1）膨宫压力：宫腔镜手术中为保证充足的操作空间需要维持一定的膨宫压力。宫腔压力的维持与设定的宫腔压力、灌流介质的流速以及介质的渗漏有关。其中，灌流介质的流速又受介质黏度、输卵管直径和宫腔镜出入管道的直径影响。当设定膨宫压力 <40mmHg时，灌流介质不会从输卵管溢出；宫腔压力 >55mmHg，可致输卵管开放及灌流液通过60~75mmHg的膨宫压力可以保持宫腔膨胀，但充分显露双侧子宫角的宫腔压力需要100~110mmHg。宫腔镜手术中设定80mmHg以下的膨宫压力，通常能够阻止破裂血管的出血和灌流介质的吸收，不致并发症发生。膨宫压力升高，即使灌流液吸收量在正常范围，也会引起急性肺水肿。国外报道2例宫腔镜术后急性肺水肿，1例膨宫压力200mmHg，手术时间40分钟，吸收液量1000ml，另1例膨宫压力150mmHg，手术时间90分钟，吸收液量2000ml，前者症状重于后者。Shirk等设定膨宫压力60、80、90、100、110mmHg，观察其对灌流介质吸收的影响，结果表明，80mmHg以下的膨宫压力时灌流介质吸收不明显，当膨宫压力增至100mmHg时，10分钟内灌流介质的吸收量达150~200ml，膨宫压力110mmHg时，10分钟内灌流介质的吸收量可达600~800ml其中1例灌流介质吸收量800ml的患者发生了中度肺水肿。由此可见，膨宫压力增加可加速灌流介质吸收，膨宫压力是影响灌流液吸收最重要的可变因素。因此，膨宫压力设定应低于使灌流液大量经输卵管通过所需的压力或低于人体平均动脉压，适宜的膨宫压力为80~100mmHg。

（2）灌流介质种类：宫腔镜手术中常用的灌流介质为液体介质，根据其所含电解质与否分为电解质介质和非电解质介质，以其所含成分又有高黏度和低黏度介质之分。常用的电解质介质包括生理盐水、乳酸钠林格氏液、5%葡萄糖盐水等，非电解质介质包括5%葡萄糖、5%甘露醇、1.5%甘氨酸和3%山梨醇等，高黏度介质以Hyskon液（由32%右旋糖酐70和10%葡萄糖混合而成）为代表，低黏度介质则以5%葡萄糖多用。电解质介质其中的电解质离子可维持血浆的渗透压水平，在一定限度内即使过量液体吸收，也可能不出现低钠血症；而非电解质介质由于缺乏电解质成分，在血管内很快被机体代谢，不能维持血浆的总体渗透压水平，液体在体内微循环积聚的早期即可诱发肺水肿和低钠血症。低黏度非电解质灌流介质进入人体1000ml，可致血钠下降约10mmol/L，以低黏度非电解质介质实施宫腔镜手术时，灌流液吸收量达1000~2000ml应停止手术[6]；而以高黏度Hyskon液灌流的宫腔镜手术，其用量应限制在500ml以下，手术时间限于45分钟以内，因为每100ml Hyskon液进入人体，血容量将增加800ml。目前宫腔镜电手术国内最常应用的灌流介质是5%葡萄糖，国外则用1.5%甘氨酸5%葡萄糖溶液过量吸收还可致患者血糖一过性升高，糖尿病患者不宜使用。作为低黏度非电解质介质的代表，5%葡萄糖在宫腔镜手术中准确记录其出入量极为重要，当出入量差值超过1000ml时，应立即检测血钠浓度，必要时给予利尿剂并纠正电解质紊乱。

（3）手术时间：手术时间是影响灌流介质吸收的重要因素之一。可以设想在膨宫压力、灌流介质及手术切割范围相同的条件下，延长手术时间，必然增加灌流液经血管吸收量。宫腔镜手术中，灌流液吸收的速度平均为10~30ml/分钟，照此计算，手术时间应控制在1小时以内完成。在操作过程中每停止10分钟宫腔灌流，可使灌流液吸收减少38.7%~85.8%。但是也有研究认为灌流介质的吸收与手术时间无关，有报道手术实施15分钟即发生TURP综合征。无论如何，宫腔镜手术中减少灌流介质长时间持续作用，依然是减少其吸收的重要途径。

(4) 灌流介质吸收量：防止液体过度吸收关键在于精确计算灌流介质用量和回收液量，即患者吸收的灌流液量，应每15分钟计算两者的差值，以避免TURP综合征发生。研究认为，非电解质介质的吸收量应控制在1000ml以内，超过1500ml应停止手术。电解质液体由于成分接近人体细胞外液，在一定阈值内不致TURP发生。但是，超过一定阈值范围，电解质介质同样导致肺水肿、脑水肿等严重并发症。Grove等报道1例以乳酸钠林格液作为灌流介质的宫腔镜子宫肌瘤切除手术，灌流液吸收量6L导致非心源性肺水肿。Schafer等报道以生理盐水灌流的宫腔镜子宫肌瘤切除手术，出现高氯酸中毒和稀释性凝血功能障碍，严重的高氯酸中毒可能会损害心肌，增加心律失常和心力衰竭的风险。国内报道以生理盐水为灌流介质的宫腔镜手术，膨宫压力60mmHg，手术时间100分钟，液体吸收量不详，术后2小时出现TURP症状，抢救无效死亡。因此，对电解质介质的吸收也不能掉以轻心，宫腔镜手术中控制灌流液吸收量对防治TURP综合征是十分必要的。

(5) 手术类型：宫腔镜手术对内膜、肌层的破坏程度决定血窦开放的范围，后者直接影响灌流介质的吸收。宫腔镜粘连分离并发症发生率较息肉摘除术高12倍，较子宫内膜切除及子宫肌瘤切除高5~6倍。对宫腔镜手术灌流液内渗模型的研究表明，调节膨宫压力以及切割部位，随着对静脉血管的破坏增加，灌流液内渗量增加。关明飞等报道使用5%葡萄糖作为灌流介质的91例宫腔镜手术中，发生低钠血症21例，中重度低钠血症主要在经宫颈宫腔粘连松解术（TCRA）、经宫颈子宫内膜电切术（TCRE）及经宫颈子宫中隔电切术（TCRS）较为复杂的宫腔操作。而大多数严重TURP综合征均发生在经宫颈子宫黏膜下肌瘤电切术（TCRM）术式操作中。因此，对于手术范围大、肌壁破坏深、出血多且困难的宫腔镜手术（如Ⅱ型黏膜下肌瘤），可以采用二期手术，不必强求一次完成。

2. 灌流介质过量吸收的临床表现及诊断

(1) 诊断标准：宫腔镜手术中灌流介质过量吸收引起的临床症状与经前列腺电切综合征症状相似。临床症状据泌尿科统计，80%以上的经尿道前列腺电切术的患者，可出现不同程度的低钠血症，早期出现血压上升，脉搏下降；颜面、颈部、腹壁、球结膜水肿。进一步发展可出现：①肺水肿：气道阻力增大（>30cmH_2O），血氧饱和度降低、双肺底广泛湿啰音、心慌、胸闷、憋气、烦躁、反复咳嗽，咳粉红色泡沫样痰（或咳白色泡沫痰）、血压下降、心电图改变；②脑水肿：恶心、呕吐、头痛、视物模糊、意识障碍、呼吸表浅。严重者可发生休克、昏迷，甚至死亡。临床根据其发生的程度与速度不同，一般可分为3度：

1) 轻度：血清钠在137~130mmol/L，细胞内外液均为低张性，患者出现疲倦感、头晕、头痛、反应迟钝、不思饮食。

2) 中度：血清钠在130~120mmol/L，上述症状较为严重，并出现恶心、呕吐、皮肤松弛、反射降低、血压下降。

3) 重度：血清钠在120mmol/L以下，恶心呕吐加剧，精神恍惚，神志淡漠，最后发生昏迷。临床表现为肌肉张力缺乏、反射消失、脉搏弱、血压下降，甚至休克。

(2) 术中监测：包括气道阻力、尿量、血氧饱和度、血浆渗透压、血电解质、血气分析等。①气道阻力在肺水肿时明显升高（生理情况1~3cmH_2O）。②尿量增加、尿比重降低（液体超负荷早期首先表现症状）。③血氧饱和度进行性下降。④血浆渗透压下降（正常280~320mmol/L）。⑤血电解质：血钠进行性下降是诊断依据；血钾不同程度降低；以5%葡萄糖为灌流介质的宫腔镜手术，表现为血糖明显升高。国内研究[18]认为，血糖升高是快速判断的指征，但要排除麻醉手术应激后高血糖的干扰。此时，短时间大剂量使用胰岛素也不会有较好的降糖效果，其原因是否与胰岛素受体饱和或快速耐受有关尚待证实。⑥酸中毒、低氧血症的血气改变。

(3) TURP 的发生时间：Istre 等观察宫腔镜子宫内膜切除及肌瘤切除的患者手术前后电解质的变化，50% 以上的血钠水平于手术结束时降至最低，其余部分血钠水平于术后 4 小时或更晚降至最低。复习国内外文献，TURP 最早发生在手术开始 15 分钟，最晚发生在术后 48h，多数情况为术中发生，尤其是手术时间超过 1 小时发生风险增加。

3. TURP 的治疗　TURP 的治疗原则包括利尿，纠正低钠血症，处理急性左心衰竭、肺水肿和脑水肿。具体方案：①立即停止宫腔操作；②静脉注射呋塞米 40~100mg，地塞米松 5mg；③及时纠正电解质紊乱如低钠与低钾血症，同时纠正低氯、低钙及酸中毒等改变；④严格控制液体入量，监测中心静脉压；⑤动态进行血气分析，指导抢救；⑥大流量吸氧，呼气末正压给氧（PEEP），吸痰，保持呼吸道通畅，减轻肺水肿；⑦利尿的同时注意补钾；低血钾的治疗 一般如患者肾功能正常，术中血钾多无变化。但当发生水中毒，使用利尿剂时，术中需注意有否低血钾，如存在则需及时纠正。⑧监测有创血压，维持血压平稳；⑨血糖升高者可静脉胰岛素纠正；⑩监测体温，防止严重低体温发生。经上述处理后，临床症状一般在 12~24 小时内消失。延误治疗 16 小时，可出现抽搐、呼吸停止、永久性大脑损害，甚至死亡。特别注意的是补钠量与速度，补钠量计算：轻度：每公斤体重约缺钠 0.5g，静脉点滴 5% 葡萄糖盐水 2000~3000ml 即可，如心脏功能正常，在 1 小时左右可先滴入 1000ml，以后减慢速度，并测定血钠浓度，调节静脉滴注速度。中度及重度：中度每公斤体重缺钠约 0.5~0.75g，重度缺钠为每公斤 0.75~1.25g。对中度及重度一般宜用高渗盐水，而不用生理盐水，因高渗盐水可提高细胞渗透压，使细胞内水分向细胞外转移，减轻细胞肿胀，恢复血液正常的渗透压。一般常用 3% 或 5% 的氯化钠溶液。其补给量按以下公式计算：

所需补钠量 =（血钠正常值 – 测得血钠值）× 52%* × 公斤体重

* 指人的体液总量占体重的 52%。

举例：如患者体重为 60kg，测得血清钠为 125mmol/L。应补钠量为：

所需补钠量 =（142mmol/L–125mmol/L）× 52% × 60=530.4mmol/L

因每 1ml 5% 氯化钠溶液含钠离子 0.85mmol。

所需 5% 氯化钠 =530.4 ÷ 0.85=624ml

所需补钠量（mmol）=[142– 测得血钠值（mmol/L）] × 52% × 体重（kg）。补钠应注意：①先给总量的 1/3 或 1/2；②切忌快速、高浓度静脉补钠，以免造成暂时性脑内低渗透压状态，使脑组织间的液体转移到血管内，引起脑组织脱水，导致大脑损伤；③高渗氯化钠液易刺激局部静脉内膜，引起静脉炎。

4. 灌流介质过量吸收综合征预防　宫腔镜手术应时刻谨记防患于未然。为减少灌流介质过量吸收综合征发生，应在以下方面强化意识：①加强手术医师分级培训，重视基础操作训练，手术应从简单逐渐过渡到复杂。②选择适宜手术适应证，除了严格掌握宫腔镜适应范围外，还应强调手术适应证与手术医师的经验水平相适应。③重视宫腔镜手术预处理，包括药物性预处理及机械性预处理药物预处理目的是使子宫内膜萎缩，肌瘤及子宫体积缩小，减少血管再生，进而减少术中出血，缩短手术时间，减少灌流液吸收量，降低并发症。④避免切除过多肌层组织伤及子宫大血管层，加速灌流介质吸收。⑤控制手术时间，如手术超过 1 小时应酌情使用利尿剂。⑥术中监测尿量的变化。⑦控制膨宫压力 100mmHg 以下，或压力≤患者平均动脉压。⑧记录膨宫液体的出入量，当出入液体量相差 >1L 时，应停止操作；监测血钠浓度，及时纠正电解质紊乱。⑨麻醉应尽量选择区域阻滞麻醉，保持患者清醒；同时，麻醉医生应严密术中监护。⑩加强术后护理。由于人体的自身调节功能，低钠血症的临床表现较为迟缓，有时在术后 48 小时才出现症状，因此，应加强围术期管理，及时纠正低钠血症。用等离子双极电切镜施术，可以用生理盐水灌流，术中无低钠血症性脑病之虞。但是，如灌流液回吸收过多，可导致体液超负荷，引起心力衰竭和肺水肿。使用大量电解质溶液须监测尿量，尿量多时，可排泄大量含钠和钾盐的高渗尿液迟发性低钠血症，是为“脱盐作用”，可致死，应引起重视。

（夏恩兰）

第五节 空气栓塞

静脉空气栓塞(venous air embolism,VAE)或静脉气体栓塞(venous gas embolism,VGE)是空气进入了静脉系统,可以是创伤的后果,医源性并发症(尤其是中心静脉插管或加压静脉输液),也可发生在一些手术过程中,是手术中严重、罕见但致命的合并症。气体主要有三类:氧,CO_2 和氮气。空气栓子是氮气的气泡。VAE 可导致右心室功能紊乱和肺损伤,在神经外科、泌尿外科及剖宫产均有报道。VAE 最早的文献记载见于 1830 年,虽然在一百多年以前,VAE 还极为少见,但随着医疗技术和潜水高气压事业的迅速发展,尤其是海军潜艇部队脱险训练的日益频繁和心血管外科手术数量和难度的增加,已不再是一种罕见疾病。Groenman 等报道宫腔镜手术发生 VAE 的频率高达 10%~50%。Leibowitz 等于 2010 年在宫腔镜手术时用经食道超声心动监测,发现全部患者的右心房均有气泡出现。有人估计,全世界每年由于 VAE 得不到及时正确的治疗而遗留永久性后遗症的患者就有 2 万余人。有些 VAE 患者甚至在短时间内死亡。Gottlieb 等报道如果 VAE 患者不经任何处理,病死率可高达 93%。因此,对患者给予及时、正确的救治至关重要。近年来,随着宫腔镜手术的普遍应用,宫腔镜手术,包括 CO_2 宫腔镜检查和经宫颈切除宫腔内病变(transcervical resection,TCR)引起的空气栓塞见诸报道,复习近 10 余年文献,其发病情况见表 2-8-1。

表 2-8-1 宫腔镜手术空气栓塞

作者	年份	方法	气体栓 例数	备注
Pierre 等	1995	CO_2DHS	3	HBO 治疗,1 例死亡
Brooks 等	1997	宫腔镜手术	13(全球)	9 例死亡
Brandner 等	1999	CO_2DHS	1	0.51% 未被发现
Fukuda	2000	TCRM	1	手术停止,救活
夏恩兰	2001	5%GS DHS	1	救活
Adducci 等	2001	宫腔镜手术	1	救活
Imasogie 等	2002	宫腔镜手术	1	电切产气致,救活
Grove 等	2005	宫腔镜手术	1	救活
Brugmann 等	2007	宫腔镜手术	2	麻醉师发现,救活

HBO:高压氧舱(hyperbaric oxygen)

DHS:宫腔镜检查(diagnostic hysteroscopy)

一、发生率

真正的发生率不明,亚临床的空气栓塞在医院可能十分普遍。放置中心静脉(CV)导管经临床诊断的 VAE<2%。Brandner 等的研究说明,0 51% 的 VAE 无临床症状,未被发现,剖宫产术无症状的 VAE 多达 52%,多数无症状。近年来,随着宫腔镜手术的普遍应用,宫腔镜手术包括 CO_2 膨宫宫腔镜检查(CO_2 宫腔镜检查)和经宫颈切除宫腔内病变(transcervical resection,TCR)引起的 VAE 见诸报道。1995 年 Pierre 等报道 5140 例 CO_2 宫腔镜检查中发生气体栓塞 3 例,发生率 0.058%,1999 年 Brandner 等报道 3932 例 CO_2 宫腔镜检查中发生气体栓塞 1 例,发生率 0.03%,1997 年 Brooks 收集全世界文献统计,有 13 例宫腔镜手术发生 VAE。由于有些气体栓塞无症状,未诊断或未报道,故其确切发生率很难估计。Imasogic 等报道宫腔镜 VAE 发生率为 10%~50%,但出现灾难性后果者罕见,仅 3/17 000。

二、发病原因

引起 VAE 的气体可能来源于膨宫的 CO_2、注水管中空气和手术中组织气化所产生的气泡，分别在手术刚刚开始时和手术进行期间发生。气体经子宫创面断裂的静脉血管进入血液循环，增大的宫腔内压力是促发因素。气体随血流进入右心后，由于心脏搏动，将空气和心腔内的血液搅拌形成大量泡沫，因"搅拌"析出纤维素，渗入肺动脉末端，使病情更趋复杂。肺小动脉血液被气泡取代，气体交换减少。肺内动静脉吻合支大量开放，动静脉短路加重缺氧症。泡沫堵塞肺动脉血流通道，阻碍血流，使肺动脉压上升，呼气末 CO_2 压力下降；由于右心压力升高程度高于左心，最后循环衰竭，心搏骤停。部分成年患者以前关闭的卵圆孔重新开放，进而导致大脑和其他器官的栓塞。

直接死亡原因为脑缺氧，右室过度扩张所致衰竭，或缺氧、心排量减少所致心肌缺血继发引起左室衰竭。气栓发生后，因肺动脉高压、动静脉分流、缺氧使血管通透性增加，导致肺水肿甚至呼吸窘迫综合征。气量大于 300ml 即可致死。

三、发病机制

在神经外科手术中，空气栓塞的发生率为 25%~50%，乃因神经外科手术时，为暴露头部损伤，患者取坐位，由于心脏水平低于大脑，每次心脏舒张时，静脉产生负压，可导致开放的颅骨及硬脑膜静脉窦空气吸入，一旦空气进入静脉循环，右心的泡沫阻碍血流，使肺动脉压上升。在空气栓塞发展的早期，呼气末 CO_2 压力下降，最后循环衰竭，心搏骤停。由于右心压力升高程度高于左心，成年患者中以前关闭的卵圆孔有 15% 重新开放，进而导致大脑和其他器官的栓塞。妇科手术也有相同的机制，在神经外科手术中，VAE 的发生率为 25%~50%，乃因神经外科手术时，为暴露头部损伤患者取坐位，由于心脏水平低于大脑，心脏舒张时静脉产生负压，导致开放的颅骨及硬脑膜静脉窦空气吸入，一旦空气进入静脉循环，右心的泡沫阻碍血流，使肺动脉压上升。在 VAE 发展的早期，呼气末 CO_2 压力下降，最后循环衰竭，心搏骤停。由于右心压力升高的程度高于左心，使得成年患者中关闭的卵圆孔有 15% 重新开放，进而导致大脑和其他器官的栓塞。妇科手术也有相同的机制，只是坐位改为头部向下倾斜，使心脏低于子宫水平，致使静脉压降低，中心循环与宫腔间存在明显的压力差[16]。压力差来自血管内的负压，也可以血管外正压，或两者均存在，见于创伤或正负压交替时。过度头低臀高位使子宫较心脏水平高≤26cm，宫腔与体循环间的压力差即可使气体被吸入血液循环，加速气体进入的量和速度。如果子宫肌壁深层大静脉窦开放，并与外界相通，外界的空气可被吸入静脉循环，在有压力地向子宫注入膨宫液，则可更加重这一过程，宫腔内压超过静脉压时可出现无症状、有症状和致命的 VAE。

肺气体栓塞会引起肺组织释放一些物质（如平滑肌活性物质、5-羟色胺、组织胺、激肽、前列腺素等），使支气管平滑肌和肺血管收缩，肺毛细血管通透性增加，以致肺通气阻力增高，肺动脉压升高，血浆渗出增加，造成肺水肿，导致呼吸困难。肺内皮细胞损伤的发病机制可能是来自右心的血小板-纤维蛋白细胞质释放，中性粒细胞，血小板和微血管气-血界面的激活，以及被过氧化脂和氧离子介导的损伤。肺气体栓塞时，肺泡无效腔扩大，终末呼出气中 CO_2 含量下降。目前，测定 CO_2 含量已被临床上作为诊断肺气体栓塞的指标。Drummond 等的实验表明，CO_2 含量的变化与进入静脉内的气泡数量之间有密切的关系。

2008 年的两篇报道，对气体栓塞的发生原因和猝死提出了新的见解。Chang 等报道 1 例钬激光输尿管取石导致气体栓塞死亡 1 例。手术进行约 30 分钟，将近结束时，患者诉胸前紧，迅速意识丧失，继而循环衰竭，心搏骤停。手术立即停止，面罩 100% 氧吸入，气管插管，开放动脉，进行心肺复苏。颈内静脉插管，胸外按摩时惊现捻发音，从插管内吸出 20~30ml 泡沫血。疑为静脉气体栓塞。经食道心脏超声心动检查：见右心房，右心室有大量气体栓子。给予去甲肾上腺素，心脏按压，心脏无收缩。40 分钟后死亡。该例排除了镜体从鞘内进出，将气体挤入膀胱，灌流液空虚和注水管折断，与管鞘连接不紧或更换注水管时气体乘隙而入等导致气体栓塞的原因，唯一的可能是组织气化的气体进入右心。但气体栓塞时气体的进入隐匿，患者无特殊症状，真正的气体来源并不明了。Rademaker 等首次报道宫腔镜手术时经超声心动发现心脏反向气体栓塞 1 例。在双极宫腔镜子宫内膜电切术进行至 20 分钟时，呼气末 CO_2 分压下降至 2.4KPa，脉搏血氧饱和度下降至 90% 以下，最低 49%，心脏听诊闻及碾磨音，诊断静脉气体栓塞。立即停止手术，倒转患者为 Trendelenburg 位，连续纯氧通气，颈内静脉插入中心静脉压导管，未吸出气体。CO_2 分压下降 15 分钟时，放入 7.4MHz 经食道超声心动探头（transesophageal echocardiography），见右心房和右心室无气体。然而，点状密集回声提示反向栓子存在于左心房和左心室，而不在右心。此报道描述了反向栓子（paradoxical emboli），栓塞的气体经过房、室间隔缺损、未闭的卵圆孔，肺脏的动静脉畸形或动静脉瘘由右心进入左心，解释了静脉栓塞时会迅速出现心血管和神经系统并发症，甚至危及生命。

四、病理生理

进入静脉系统的气体影响到右心室、肺循环或体循环（如果右心到左心有分流）而产生症状和体征。栓塞在静脉，血流越来越宽，因此小气泡或少量气体在未进入心脏 - 动脉前对循环无影响，不产生症状。大量的气体（3~5ml/kg 体重）可引起右心室排血受阻，导致心源性休克和循环停止。中等量的气体聚集在肺循环导致肺损伤，出现肺毛细血管收缩，肺高压，血管内皮损伤和渗透性肺水肿。栓子进入动脉，通道越来越细，最后阻塞了小动脉，阻断了这一区域的血流，后果严重，但其影响取决于栓塞动脉供血的部位，失去血供的氧饥饿而死亡，如果发生在脑，可引起永久性的脑损害。

脑是人体各器官中氧需求量最大的器官，脑的重量只占人体的 2%~3%，脑的耗氧量占人体总耗氧量的 20%~30%，心脏输出血量的 15% 都供给了脑，脑组织几乎没有一点点供能物质的储备。脑供血、供氧完全中断，8~15 分钟就会丧失知觉，6~10 分钟就会造成不可逆转的损伤。

五、临床表现

VAE 的临床表现与栓塞的气体量有关。早期突发症状均由麻醉医师发现，如呼气末 CO_2 压力突然下降，心动过缓，血氧饱和度下降，心前区听诊闻及大水轮音，咔嗒声和汩汩声，此为空气进入心脏的典型征象。当更多气体进入时，血流阻力增加，导致低氧，发绀，心输出量减少，低血压，呼吸急促，迅速发展为心肺衰竭，心搏骤停而死亡。文献报道 CO_2 宫腔镜检查致气体栓塞的发病经过见表 2-8-2，9 例中 3 例死亡，病死率 33.3%，1 例遗留永久性脑损害。宫腔镜手术致空气栓塞的发病经过见表 2-8-3，13 例中死亡 9 例，病死率 69.23%，1 例遗留永久性神经损害。由表 2-8-2 和表 2-8-3 看出，宫腔镜手术 VAE 的病死率高于 CO_2 腔镜检查者，各种手术之间无区别。

表 2-8-2 CO_2 宫腔镜检查气体栓塞的发病经过及转归

作者	年份	膨宫介质	临床表现	转归
Nishiyama 等	1999	CO_2	取出宫腔镜时出现抽搐，意识模糊，脉搏摸不到，心脏按压，气管插管，药物治疗	16 小时后死亡
Sherlock 等	1998	CO_2	监护显示突然和迅速呼气末 CO_2 压力和血氧饱和度下降，脉搏消失，发绀，吸氧，高压氧治疗	痊愈
Behnia 等	1997	CO_2	在恢复室引起非心源性肺水肿	痊愈
Ghimouz 等	1996	CO_2	全麻，CO_2 灌注 2 分钟，室性心动过速，突然循环骤停，心肺复苏 2 分钟好转	失明 3 分钟
Corson 等	1996	CO_2	检查 9 分钟突然心动过缓，经食道超声提示心脏 4 腔均有气体，卵圆孔开放	遗留永久性脑损害
Vo Van 等	1992	生理盐水	检查结束时呼吸窘迫，心搏骤停，心肺复苏	死亡

续表

作者	年份	膨宫介质	临床表现	转归
Crozier 等	1991	CO_2	3 例检查开始 5~8 分钟循环衰竭,心跳停止,复跳后听到水轮样音,约 5 分钟消失	痊愈
Obenhaus 等	1990	CO_2	心动过缓,血压下降,听到金属心音,高 CO_2 血症	痊愈
Gomar 等	1985	CO_2	心血管衰竭,心搏骤停,有水轮音	不可逆神经损害,1 周后死亡

表 2-8-3 宫腔镜手术的空气栓塞发病及治疗情况

作者	年份	手术及膨宫介质	发病经过	转归
Fukuda 等	2000	TCRM	手术进行至 45 分钟,患者诉严重背痛,BP40mmHg,SpO_2 80%,心房纤颤	注麻黄碱 5mg,20 分钟好转
Corson 等	1996	TCRA 生理盐水 中等头低臀高位	换手术镜鞘时,麻醉师发现心率、血氧饱和度、血压均下降,发绀	死亡
Corson 等	1996	TCRS(剪刀法) CO_2 头低臀高位	取出镜体 2 分钟,呼气末 CO_2 压力和血氧饱和度下降,心脏穿刺抽出气体,继而 DIC,肾功能衰竭	10 天后放弃治疗,死亡
Corson 等	1996	刮宫后腹腔镜检查,极度头低臀高位	用末端开放的举宫器举宫,术终血压下降,抽搐,心前区有水轮音,左侧卧,心脏穿刺抽出泡沫血,化验证实栓塞气体为室内空气,来自举宫	数分钟内死亡,尸解心脏四腔均充满气体
Corson 等	1996	TCRE	先吸宫,置镜打开进水阀门前,呼气末 CO_2 压力下降,心搏骤停,中心静脉导管抽出约 15ml 空气	死亡
Nachum 等	1992	TCRE Hyskon 液	换灌流液袋时,泵仍转动,患者不安,咳嗽,心率 50 次 / 分钟,发绀,呼吸停止,插动脉导管,抽出泡沫血,PO_2 16mmHg,HBO 治疗,暂时改善	死亡
Perry 等	1992	HEAL 乳酸林格氏液	手术 30 分钟时,换灌流液袋时管内有气体,呼气末 CO_2 压力由 34mmHg 下降到 22mmHg,停手术吸纯氧,3~4 分钟 CO_2 终末压力正常,恢复手术,CO_2 终末压力由 35mmHg 下降到 21mmHg,心前区多普勒出现空气栓塞的特殊音调,再停手术,吸纯氧,情况稳定	痊愈
Perry 等	1992	TCRM 1. 5% 甘氨酸	手术 50 分钟时,用泌尿科冲洗球冲洗宫腔,多普勒音突然增强,血氧饱和度由 99% 下降到 90%,CO_2 终末压力由 31mmHg 下降到 17mmHg,血压由 120/80mmHg 下降到 90/60mmHg,停手术吸纯氧,情况稳定,手术 150 分钟,出现低钠血症	开腹切除肌瘤
Wood 等	1990	TCRE 10% 葡萄糖	腹腔镜见气泡自小静脉进入盆侧壁,血氧饱和度由 97% 下降到 84%,脉搏由 72 次 / 分钟上升至 110 次 / 分钟,恢复平卧位,正压通气吸纯氧,5 分钟后情况稳定	完全恢复
Baggish 等	1989	HEAL,用空气或氮气冷却	5 例,术中突然气体栓塞,心血管衰竭,4 例心搏骤停	4 例死亡,1 例遗留永久性神经损害
Imasogie 等	2001	TCRE+P	头低位,手术中 SpO_2 下降至 87%,呼气末 CO_2 张力下降至 27mmHg	100%O_2 吸入好转

首都医科大学附属复兴医院曾遇 1 例，患者董某，42 岁，因月经淋漓不净 2 个月于 1998 年 8 月 17 日上午行宫腔镜 B 超联合检查。患者既往体建，月经规律，末次月经 1998 年 6 月 18 日，持续出血不止，量时多时少，未流出组织物。G4P2，末次分娩 11 年前。术中患者取截石位，先行 B 超扫描见子宫水平位，增大 70mm × 66mm × 56mm，宫腔内有 20mm × 10mm 的无回声区，疑为胎囊，双附件未探及异常。11 点 40 分置入 HYF-XP 型纤维宫腔镜(尖端外径 3.1mm)，用自动膨宫机，5% 葡萄糖液膨宫，设定膨宫压力 120mmHg，膨宫液流速 240ml/ 分钟，宫腔长 10cm，开始见宫腔内血染，视线不清，旋即见气泡在宫腔内翻滚，核查膨宫液容器内已无液体，立即加入膨宫液，继续检查。4 分钟后患者突然憋气，呛咳不止，面色青紫。血压 60/40mmHg，心率 40 次 / 分钟，立即面罩正压吸氧，开放静脉，静脉推注地塞米松 20mg，患者大汗淋漓，四肢厥冷，意识清醒，肺部听诊呼吸音低，未闻及啰音。7~8 分钟后症状缓解，一般情况好转，血压 90/50mmHg，16 分钟测心率 78 次 / 分钟，心电图无异常，下午查尿 hCG 阳性。次日行电吸人工流产术，血压 100/70mmHg，经过顺利。此例系早期妊娠流产，子宫出血 2 个多月，子宫的血液循环丰富，宫腔内黏膜有破损，宫腔镜检查时未排空注水管中的空气，术时膨宫压力 120mmHg，在此高压下，注水管中的空气经过子宫静脉窦进入右心，因进入的空气量较多，出现了静脉空气栓塞的症状。

六、VAE 的诊断

VAE 发病突然，发展快，在典型的临床表现中，发现 VAE 最敏感的方法是心前区多普勒超声监测。当更多气体进入血流时，呼气末 CO_2 压力下降，测定呼气末 CO_2 分压诊断 VAE 高度敏感和特异。目前对采用全身麻醉的患者进行 CO_2 水平监测，呼气末 CO_2 压力下降已成为 VAE 最重要的早期征象。如果在术前为高危患者，或在手术出现困难时放置中心静脉压导管，可检查和监测心内及肺动脉压上升，抽出气泡，有助于此合并症的处理。

1. 实验室检查　动脉血气提示低氧血症，高碳酸血症和代谢性酸中毒。轻症可表现为低氧血症和低碳酸血症。其他实验室检查无特殊。

2. 影像学检查　胸部 X 片正常或非动脉系统出现气泡。其他 X 光片可见肺动脉扩张，局灶性血流减少(Westermark sign)和肺水肿。超声心动有助于确定右心血流中气体的存在，它可以探测到极小的气泡，但不能定位。心前区 Doppler 可迅速发现气泡，此发简便，能迅速查出小至 0.12~0.25ml 的小气泡；其音质呈特殊高调“沙沙”“隆隆”音。

3. 心电图检查　心动过速，心电轴右偏，右心室劳损，ST 段压低。

七、VAE 的监测

静脉空气栓塞发病十分突然和严重，以致处理极端困难，经常导致死亡与重度伤残，因此，术中应加强监护，包括连续心前区多普勒监护，呼气末 CO_2 压力监测及血氧饱和度测定等。超声心动图可能是检查心脏内小于 0.5ml 气泡的最敏感技术，但因假阳性高，未被广泛应用。如今多数患者的手术是在全身麻醉下进行，二氧化碳图形监护。放置中心静脉压导管，可检查和监护心内及肺动脉压上升，并可抽出气泡，有助于此合并症的处理。图 2-8-1 显示各种方法监测气体进入心脏和大血管及其继发的生理变化，随着进入空气量的增多，心肺功能出现异常。Corson 等认为此危险可因注意手术技术和监护呼气末 CO_2 水平而减少。

八、急救处理

疑为空气栓塞应立即停止使用任何注入气体的方法，阻止气体进入，倒转头低臀高位，并转为左侧卧位，给予 100% 氧气吸入，明显呼吸困难或难以控制的低氧血症气管插管。放置中心静脉压导管，监测心内及肺动脉压力，导管可放至空气池内，尽可能将气泡抽出。如有心肺衰竭，立即进行心肺复苏，胸外按摩可将气泡打碎，使气泡变小，迫使空气进入肺循环，分散到外周的肺静脉系统，恢复心室

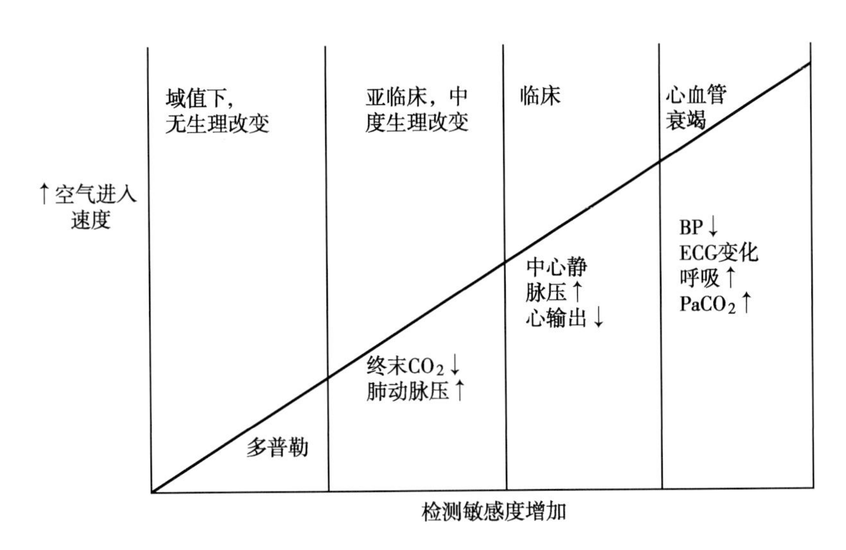

图 2-8-1 VAE 的监护

功能。注入大量生理盐水，促进血液循环，如一切措施失败（包括胸外心脏按压），可剖胸直接按摩心脏及抽除气栓。如可以维持，及时送高压氧舱治疗。如抢救成功 VAE 后可能肺功能不全，进气途径阻断后 30 分钟 VAE 还可出现，故需送 ICU 进一步处理。

体位改变的处理有助于限制气体集中于心室的尖部，防止气体进入肺动脉系统，同时维持右心室的输出量，使右室内气泡漂移避开流出道而恢复心脏正常动力学。但如气泡过大，充满大部室腔，即不易奏效。

九、VAE 的防治

空气栓塞是宫腔镜手术时来自膨宫介质的合并症，宫腔镜检查时 CO_2 进入体循环，可导致气体栓塞，CO_2 在血浆中溶解度高，吸收率 68%，易于清除，因此，耐受量可达 7.5ml/kg，致命的剂量一般在 3~5ml/kg，或大约 70kg 的患者 300ml。CO_2 的安全界值很宽，使用 CO_2 经过很长时间或很高流量才会发生栓塞。Siegler 和 Valle 提出压力 <200mmHg，在标准温度和压力下，流量 <100ml/ 分是安全的。Brandner 等研究 CO_2 宫腔镜检查，手术前排出供气管中的空气约 40ml，共作 1261 例，未再发生过气体栓塞，说明 CO_2 宫腔镜检查的气栓是空气，而不是 CO_2，故可以预防。Brundin 和 Thomasson 报道 7 例（10%）无心脏瓣膜病的患者，CO_2 宫腔镜检查时，由于心脏内有游离二氧化碳气体，于心脏收缩时听到金属音，立即停止检查，取出宫腔镜，金属音消失，继续完成宫腔镜检查。提出用简单的听诊法监护，可避免严重的心血管合并症。

目前认为空气栓塞时的气体可来源于入水管和组织气化所产生的气泡，入水管内存在的气体在宫内压力下，经子宫创面断裂的静脉血管进入体循环，一定体积的空气在膨宫前未排出管道，手术早期气体可能进入循环系统。小到 20ml 的空气即可出现反应，故操作时应注意排空入水管内的气体。当宫腔内压超过静脉压时可出现无症状、有症状和致命的空气栓塞，空气栓塞的危险随宫内压力的增加而增加。

如今在预防空气栓塞方面，学者们的意见已趋于一致，有效的预防是针对病因，主要围绕阻断宫腔内空气来源，减少血管创面的暴露，尽量降低宫腔内压力及加强监护等。具体措施有：避免头低臀高位使心脏和腔静脉低于子宫水平；操作前应注意排出灌注管中的空气；小心扩张宫颈管，避免损伤或部分穿入肌壁，其血管网可将空气吸入；对未产妇或既往有宫颈手术史者，用渗透性扩宫棒以减少创伤；宫颈扩张后应封闭阴道或用湿纱布堵住宫颈，避免将宫颈暴露在空气中；在术者准备置入宫腔镜前，最后一支扩宫器要一直放在宫颈管内。空气栓塞的危险随宫内压力的增加而增加。故术时应选择有效的最小膨宫压力。CO_2 流量控制在 100ml/ 分钟以下，宫腔内压力不能大于 200mmHg。

Croson 报道过一例空气栓塞为平卧位，因此，至少体位不是唯一的发病因素，如困难的扩宫和体位是致病因素，那么发病率会比现在高。若手术刚开始心肺功能即发生改变，说明空气栓塞可能为外界空气所致。

怀疑空气栓塞应立即做出反应，停止使用任何注入气体的方法，阻止气体进入，倒转头低臀高位，放置中心静脉压导管，如有心肺衰竭，立即进行心肺复苏，左侧卧位，心外按摩可将气泡打碎，迫使空气进入肺循环，恢复心室功能，有时中心静脉导管可放至空气池内尽可能将空气抽出。注入大量生理盐水，促进血液循环和送高压氧舱治疗。

为了及时发现 VAE 以及早抢救，除常规监测血压、心率和血氧饱和度外，监测呼气末 CO_2 压力也十分必要，对于是否常规应用中心静脉导管和超声学检查目前尚有争议。

（夏恩兰）

第六节　其他相关问题

一、复发

黏膜下子宫肌瘤、子宫内膜息肉经宫腔镜电切除后仍有复发的可能，有报道子宫内膜息肉术后的复发率 6.2%~15% 不等。国内外有文献报道宫腔镜定位后刮宫术后息肉复发率显著高于宫腔镜息肉电切除术，因为后者在电切深度和宽度上能较完整地去除息肉及周围增殖的内膜。子宫内膜息肉复发的原因，可能是其自身的分子生物学机制决定了息肉的复发倾向，导致息肉本身及周围内膜处于增殖活力异常和过度增生状态有关。此外，可能与炎症、内分泌紊乱特别是雌激素水平过高有关。而多发息肉、腺肌瘤型息肉、乳腺癌他莫昔芬治疗史、多次流产史、既往内膜息肉病史等也与内膜息肉复发有关。宫腔镜息肉切除术后联合孕激素类药物治疗以及术后妊娠可有效降低其复发率。

二、妊娠

经宫颈子宫内膜切除术（transcervical resection of endometrium，TCRE）是通过宫腔电切镜切除子宫内膜及部分子宫浅肌层，破坏子宫内膜正常生长的解剖学基础，以达到人工闭经或减少月经，治疗保守性治疗无效的异常子宫出血之目的。但子宫内膜具有极强的再生能力，TCRE 后虽然子宫腔表面被一层黄褐色的热损伤组织覆盖，但初次手术时内膜破坏的深度、范围不足和残留内膜再生，是 TCRE 后子宫内膜性疾病复发的重要原因。国外报道，TCRE 术后患者仍有 0.7% 的妊娠率。所以对于生育年龄患者，术前要告知患者该手术并非是一种避孕措施，术后仍有再妊娠可能。术后需随访患者月经情况，并嘱其注意避孕。

三、残留内膜癌变

子宫内膜切除术后残留的子宫内膜仍有恶变可能，所以术前仔细选择病例，对于有子宫内膜癌高危因素而药物治疗效果欠佳的异常子宫出血患者，在准备行子宫内膜切除术前最好先行全面的诊断性刮宫，病理检查结果排除内膜恶性病变后再行子宫内膜切除手术。术中采用恰当的手术方式操作，以尽量减少残留的子宫内膜和不必要的肌层损伤。Vale 和 Baggi 报道 8 例子宫内膜切除术后发生子宫内膜癌的病历，均为子宫内膜切除术时发现子宫内膜呈增生过长，术后应用孕酮类药物。

四、妊娠期子宫破裂

国外报道有两例因纵隔子宫行宫腔镜电切割术后妊娠的患者，分别于孕 29 周及 41 周发生子宫破裂。所以术者在宫腔镜电切割时要注意切割的深度，左右对称切割，同时观察宫腔对称性，宫腔镜下常以子宫输卵管开口作为鉴别标志，将宫腔镜置于宫腔中间或接近宫底时可同时观察到两侧输卵管开口，结合B超或腹腔镜监护共同判断子宫底的厚度、纵隔基底残留程度和切割终止深度。一般要求切割至纵隔残留基底部位与两侧输卵管开口相平。但纵隔子宫是子宫畸形的一种，有时会合并有其他部位的畸形，如马鞍型子宫则宫底部位有凹陷，这时我们如果按照常规方法，使纵隔残留部位与两侧宫角相平，则残留纵隔与其浆膜层的距离就会很近，增加了下次妊娠时子宫破裂的风险。故切至子宫纵隔残留部位肌层与周围肌层等厚度即可。

（林　俊）

参考文献

1. Propst AM, Liberman RF, Harlow BL, et al. Complications of hysteroscopic surgery: predicting patients at risk.Obstet Gynecol, 2000, 96(4): 517-520.
2. Baggish MS, Daniell JF. Catastrophic injury secondary to the use of coaxial gas cooled fibers and artificial sapphire tips for intrauterine surgery: a report of five cases. Lasers Surg Med, 1989, 9: 581-584.
3. GroenmanFA, Peters LW, Rademaker BM, et al. Embolism of air and gas in hysteroscopic procedures: pathophysiology and implication for daily practice. J Minim Invasive Gynecol, 2008, 15: 241-247.
4. Leibowitz D, Benshalom N, Kaganov Y, et al.The incidence and haemodynamic significance of gas emboli during operative hysteroscopy: a prospective echocardiographic study.Eur J Echocardiogr, 2010, 11: 429-431.
5. Gottlieb JD, Eriession JA, Sweet RB, et al. Venous air embolism: review. AnesthAnalg (Cleve), 1965, 44: 773.
6. Pierre F, Lansac J, Soutoul JH, et al. Air embolism and exploratory hysteroscopy: myths or realities? Preliminary results. JGynecolObstet Biol Reprod (Paris), 1995, 24: 19-23.
7. Brooks P G. . Venous air embolism during operative hysteroscopy. J Am Assoc GynecolLaparosc, 1997, 4: 399-402.
8. Brandner P, Neis KJ, Ehmer C. The etiology, frequency, and prevention of gas embolism during CO_2hysteroscopy. J Am Assoc GynecolLaparosc, 1999, 6: 421-428.
9. Fukuda L, Fujji T, Saito S, et al. Complications of hysteroscopical myomectomy: a report of two cases. Masui. 2000, 49(9): 1033-1035.
10. 夏恩兰，段华，冯力民，等．宫腔镜检查空气栓塞1例报告及文献复习．中华妇产科临床，2000，1:45-57.
11. Adducci E, De Cosmo G. Gas embolism during hysteroscopy. A case report. Minerva Anestesiol, 2001, 8(2): 181-192.
12. Imasogie N, Crago R, Leyland NA, et al. Probable gas embolism during operative hysteroscopy caused by products of combustion.Can J Anaesth, 2002, 49(10): 1044-1047.
13. Grove JJ, Shinamam RC, Drover DR. Noncardiogenic pulmonary edema and venous air embolus as complications of operative hysteroscopy. J Clin Anesth, 2004, 16(1): 48-50.
14. Brugmann AH, Kristoffersen SE, Hansen AK, et al. Gas embolization as a complication of hysteroscopic surgery. UgeskrLaeger, 2007, 169(23): 2226-2227.
15. Corson SL, Brooks PG, Soderstrom RM. Gynecologicendoscopic gas embolism. Fertil Steril, 1996, 65: 529-533.
16. Corson SL. Venous air and gas emboli in operative hysteroscopy. J Am Assoc GynecolLaparosc, 2001, 8(2): 181-192.
17. Crozier TA, Luger A, Dravecz M, et al. Gas embolism with cardiac arrest during hysteroscopy: a case report on 3 patients. AnasthesiolIntensiv med NotfallmedSchmerzther, 1991, 26: 412-415.
18. Chung-Pei Chang, Chuang-ChyunLiou, Ya-Ling Yang, et al. Fatal gas embolism during ureteroscopic holmium: uttrium-aluminium-garnet laser lithotripsu under spinal anesthesia-a case report. Minimally Invasive Therapy, 2008, 17(4): 259-261.
19. Rademaker BMP, Groenman FA, van der Wouw PA, et al. Paradoxical gas embolism by transpulmonary passage of venous emboli during hysteroscopic surgery: a case report and discussion. Br J Anaesth, 2008, 101(2): 230–233.
20. Nishiyama T, Hanaoka K. Gas embolism during hysteroscopy. Can I Anaesth, 1999, 46(4): 379-381
21. Sherlock S, Shearer WA, Buist M, etal. A Carbon dioxide embolism following diagnostichysteroscopy. Anaesth Intensive Care, 1998, 26: 674-676.
22. Berzolla CE, Schnatz PF, O'Sullivan DM, et al. Dysplasia and malignancy in endocervical polyps.J Womens Health (Larchmt). 2007, 16(9): 1317-1321.

23. Younis MT, Iram S, Anwar B, et al. Women with asymptomatic cervical polyps may not need to see a gynaecologist or have them removed: an observational retrospective study of 1126 cases. Eur J Obstet Gynecol Reprod Biol.2010, 150(2): 190-194.
24. Bouda J Jr, Hradecky L, Rokyta Z.Hysteroscopic polypectomy versus fractionated curettage in the treatment of corporal polyps recurrence of corporal polyps. CeskaGynekol, 2000, 65(3): 147-151.
25. Yin CS.Pregnancy after hysteroscopic endometrial ablationwithout endometrial preparation: a report of five cases and a literature review. Taiwan J Obstet Gynecol.2010, 49(3): 311-319.
26. Cooper JM, Brady RM. Late complications of operative hysteroscopy. Obstet Gynecol Clin North Am. 2000, 27(2): 367-374.
27. ValleRF, BaggishMS.Endometrial carcinoma after endometrial ablation: high-risk factors predicting its occurrence. Am J Obstet Gynecol. 1998, 179(3 Pt 1): 569-572.
28. Satiroğlu MH, Gözüküçük M, Cetinkaya SE, et al. Uterine rupture at the 29th week of subsequent pregnancy after hysteroscopic resection of uterine septum. Fertil Steril. 2009, 91(3): 1-3.
29. Kerimis P, Zolti M, Sinwany G, et al.Uterine rupture after hysteroscopic resection of uterine septum. Fertil Steril.2002, 77(3): 618-620.

第三篇

腹腔镜手术

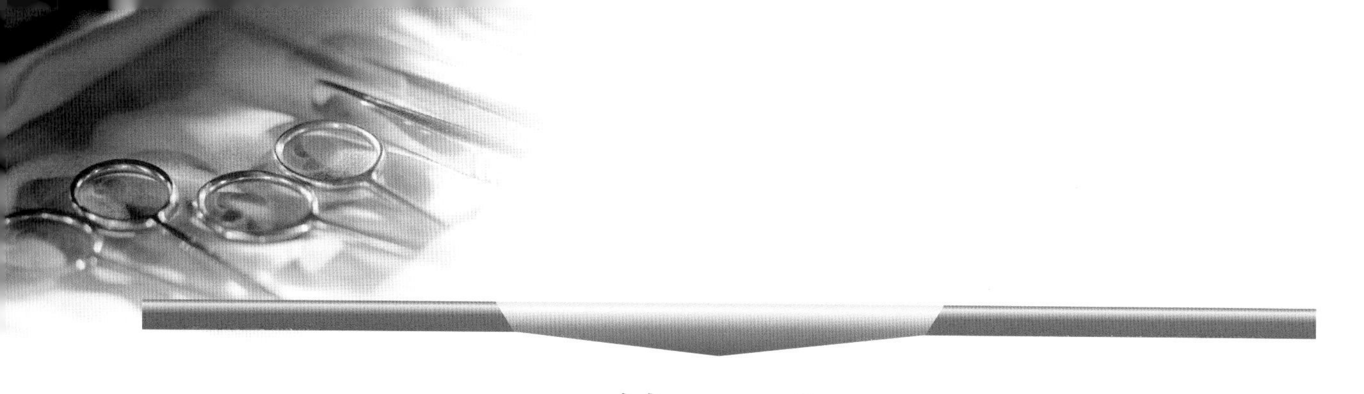

第一章

全子宫切除术

腹腔镜全子宫切除术是在经腹子宫切除、经阴道子宫切除以及腹腔镜辅助的经阴道子宫切除手术的基础上逐渐发展和成熟起来的子宫切除方式，目前已在临床广为普及应用。本章节根据子宫体积大小和是否合并子宫内膜异位症等病变分别讨论不同条件下的腹腔镜子宫切除手术要点与操作技巧。

第一节　子宫体积 <12 孕周的全子宫切除术

一、概述

子宫切除术是妇科临床常见的手术方式，在美国，每年大约有 60 万例子宫切除术，而我国估计每年子宫切除术例数在 280 万以上。传统妇科的全子宫切除手术途径主要是经腹和经阴道实施，20 世纪 80 年代（1989 年）美国学者 Hary Reich 第一例腹腔镜全子宫切除术的问世，开创了全子宫切除手术的崭新局面。如今，随着腹腔镜手术器械与设备的日臻完善与技术技巧的不断成熟，腹腔镜全子宫切除手术与开腹及经阴道手术一起，已经成为妇科临床医师的必备技能。

实施腹腔镜子宫切除的主要术式包括腹腔镜辅助的阴式子宫切除术（laparoscopic assisted vaginal hysterectomy，LAVH）、腹腔镜全子宫切除术（laparoscopic total hysterectomy，LTH）、腹腔镜次全子宫切除术（laparoscopic subtotal hysterectomy，LSH）腹腔镜筋膜内子宫切除术（classicintrafascialSEMM hysterectomy，CISH）以及保留子宫动脉上行支的子宫切除术等。LAVH 是将子宫切除术中子宫动脉上/下水平经腹腔镜完成，其余步骤经阴道完成；LTH 则是在腹腔镜下完成子宫切除的所有步骤，包括阴道残端缝合；LST、CISH 与保留子宫动脉上行支的子宫切除术均保留了宫颈周围环的解剖学结构，既切除了子宫体部病变，又减少了对盆底解剖学结构的破坏，被认为是子宫切除的改良术式。

二、手术指征

1. 各类子宫良性病变，保守性治疗失败。
2. 年长、无保留子宫及宫颈愿望。
3. 宫颈锥切确诊的宫颈原位癌。
4. 子宫内膜癌Ⅰ期和卵巢癌分期手术中的子宫切除。

三、术前准备

1. 肠道准备　术前 12 小时流质饮食，术前 6~8 小时禁食水、常规洗肠；对疑有盆腹腔粘连或合并严重的子宫内膜异位症患者,应进行充分的肠道准备,术前清洁洗肠。

2. 阴道准备　术前1~3天常规阴道擦洗,每日一次。

四、麻醉与体位

1. 通常情况下选择全身麻醉。

2. 体位选择:改良臀高头低膀胱截石位:臀部越出床缘10~5cm,臀高头低15°~20°,大腿外展夹角约70°~90°,大腿与腹部在同一水平(图3-1-1)。

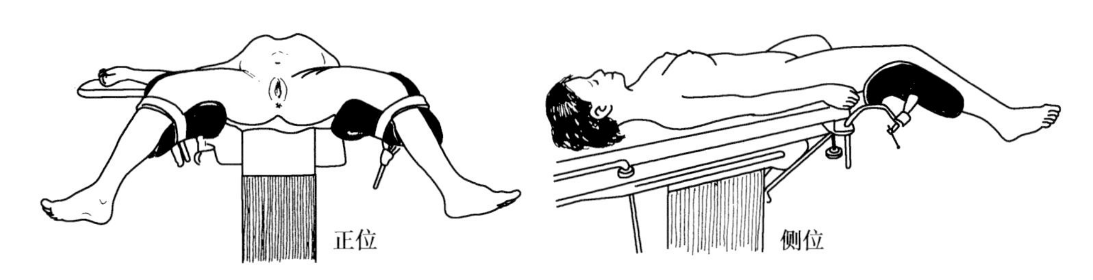

图3-1-1　腹腔镜手术体位

五、手术步骤

1. 穿刺孔选择与建立气腹　实施子宫体积小于12孕周的子宫切除手术,腹腔镜穿刺孔选择在脐孔内(脐盘)或脐孔的上/下缘处即可,对于有开腹手术史的患者,可在脐孔与剑突连线上酌情选择穿刺位置,以免损伤肠管。操作穿刺孔选择分别在脐孔与髂前上棘连线的外侧,避开腹壁大血管区,如在耻骨上增加操作穿刺孔,宜在腹中线上旁开3~4cm的侧脐韧带外侧酌情选择,或依据施术者习惯,避开腹壁血管区域选择。

2. 气腹形成,置入腹腔镜,全面探查盆腹腔,明确子宫位置、大小、与周围脏器关系以及双侧附件情况。

3. 处理子宫圆韧带　分别钳夹提拉子宫圆韧带,于其近中段靠内侧电凝并切断之,稍加分离圆韧带下方间隙,便于暴露卵巢固有韧带。(图3-1-2、图3-1-3)

4. 处理卵巢固有韧带和输卵管　以举宫器顶举子宫并向一侧偏离,充分暴露切除侧卵巢固有韧带与输卵管,分别于卵巢固有韧带中段内侧与输卵管狭部水平钳夹、电凝并切断之;对侧同法处理(图3-1-4、图3-1-5)。

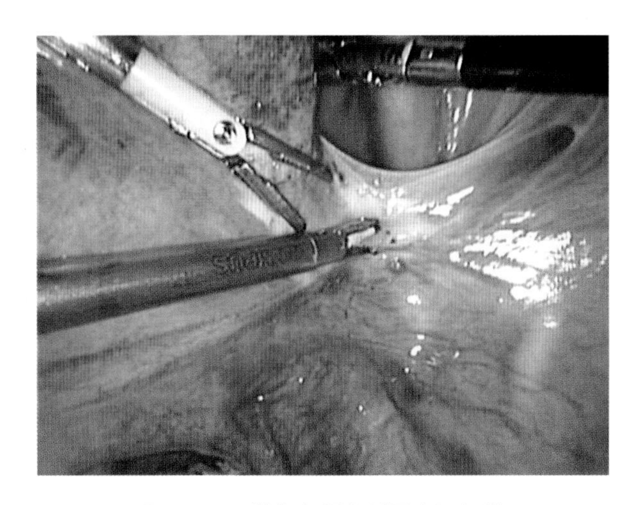

图3-1-2　钳夹电凝右侧子宫圆韧带

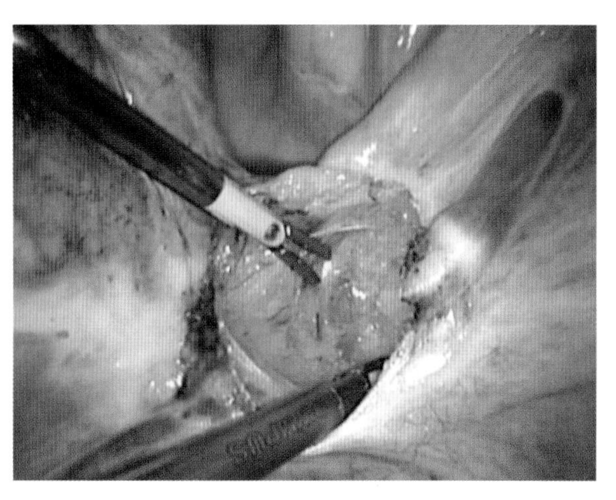

图3-1-3　切断右侧子宫圆韧带

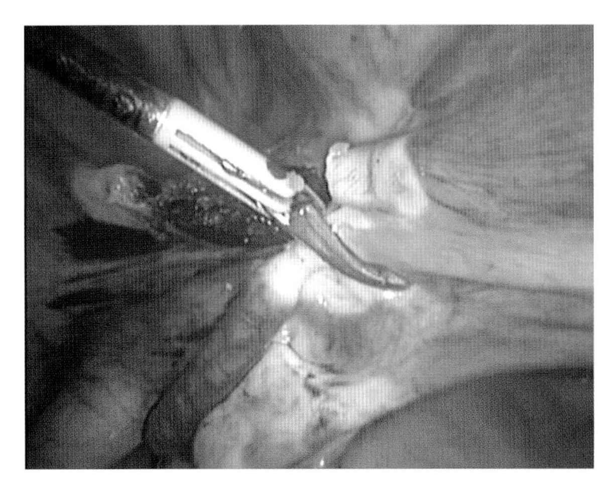

图 3-1-4 电凝并切断同侧输卵管

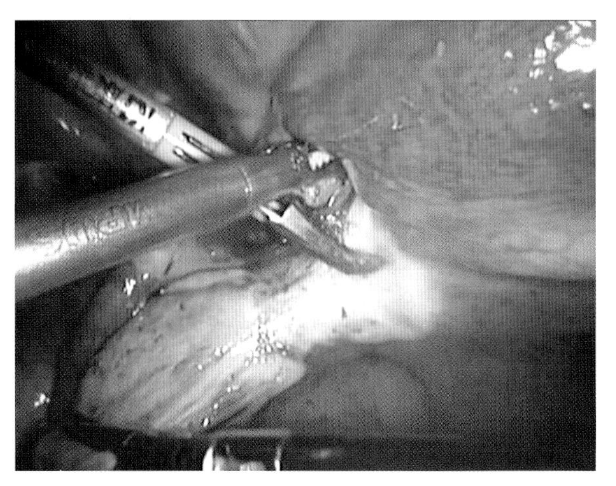

图 3-1-5 电凝并切断同侧卵巢固有韧带

如果同时进行附件切除，应贴近卵巢钳夹、电凝骨盆漏斗韧带并切断之。骨盆漏斗韧带内含有供养卵巢的血管，可用电凝闭合血管后断离；也可先将卵巢系膜处腹膜打开，将骨盆漏斗韧带结扎后剪断。操作时应注意输尿管的走向，以免损伤。

5. 处理子宫阔韧带 沿子宫圆韧带断端处提起并剪开阔韧带前叶腹膜，环形向下剪开膀胱腹膜反折至对侧圆韧带断端（图 3-1-6），与该水平分别剪开阔韧带后叶腹膜至骶韧带附着处（图 3-1-7），也可将前后叶腹膜一起切断而不必分开，切至子宫峡部水平，注意勿伤及子宫血管。

6. 下推膀胱 沿打开之膀胱腹膜反折钝性分离膀胱宫颈间隙，使膀胱随之下移，通常下推膀胱至宫颈外口下方 0.5~1.0cm，充分暴露阴道穹隆与举宫器的杯状切缘（图 3-1-8）。

7. 处理子宫血管 充分游离宫旁疏松组织暴露子宫动静脉及其血管分支（图 3-1-9），于子宫峡部水平钳夹并电凝子宫血管（图 3-1-10），待确

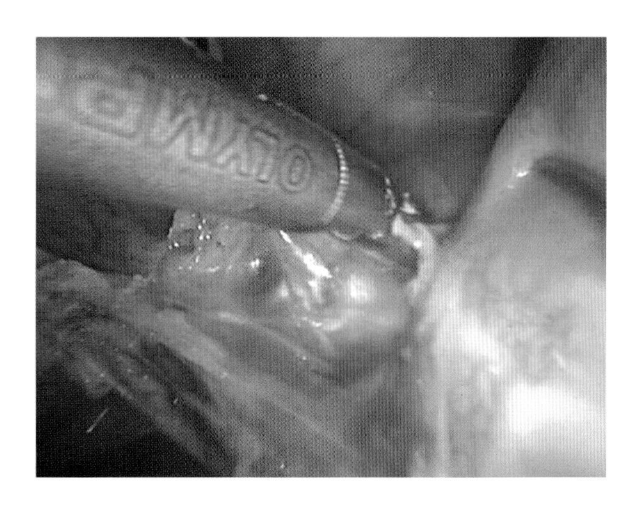

图 3-1-6 打开阔韧带前叶腹膜

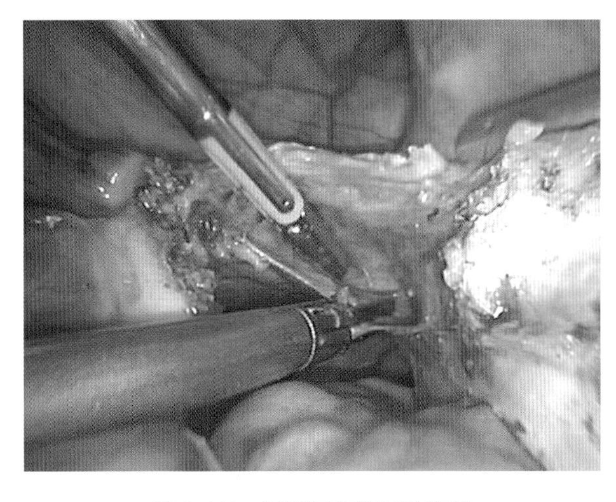

图 3-1-7 打开阔韧带后叶腹膜

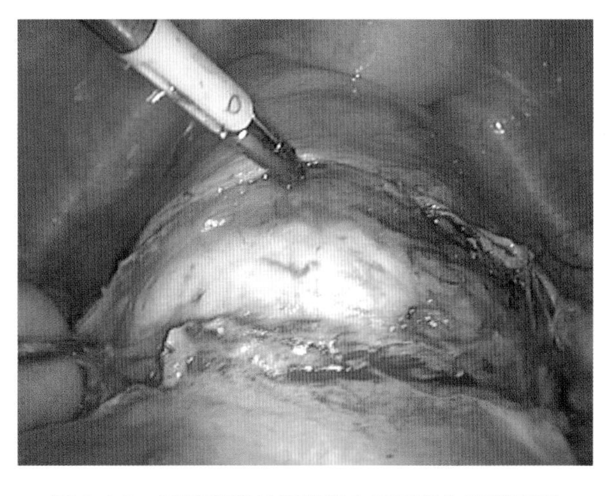

图 3-1-8 下推膀胱暴露膀胱宫颈间隙与阴道穹隆

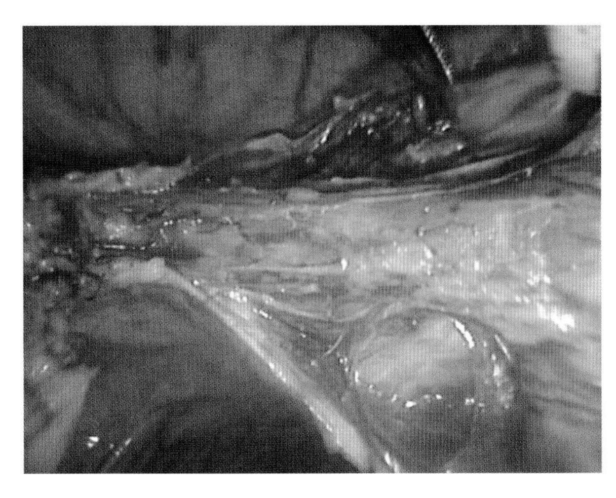

图 3-1-9　分离宫旁疏松组织暴露子宫血管

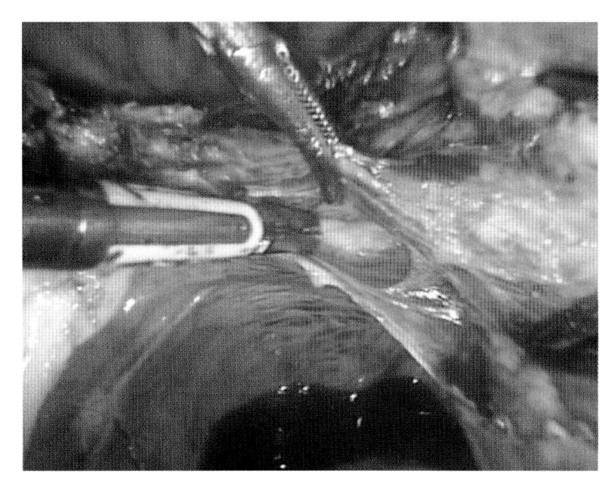

图 3-1-10　钳夹并双极电凝子宫血管

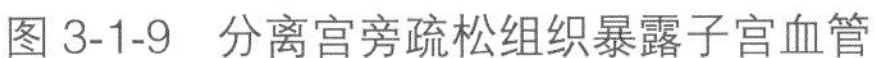

保子宫血管完全闭合后，剪切分离子宫血管。

对子宫血管的处理也可以选择缝扎法，于子宫峡部水平用 1~0 号可吸收缝线紧贴宫颈缝扎子宫动静脉并打结，于结扎线结上方电凝子宫动静脉后切断之（图 3-1-11A、B）。

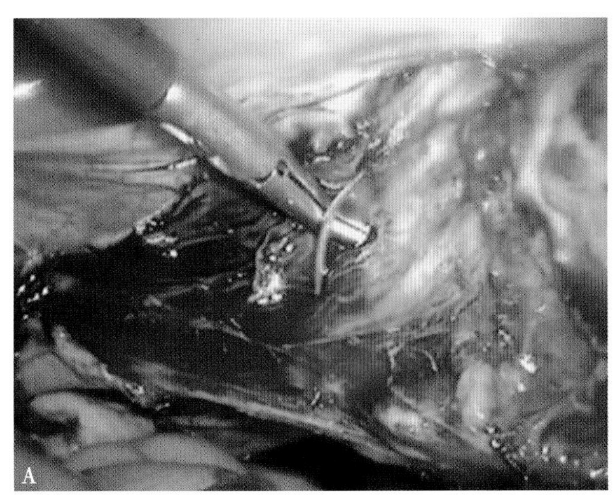

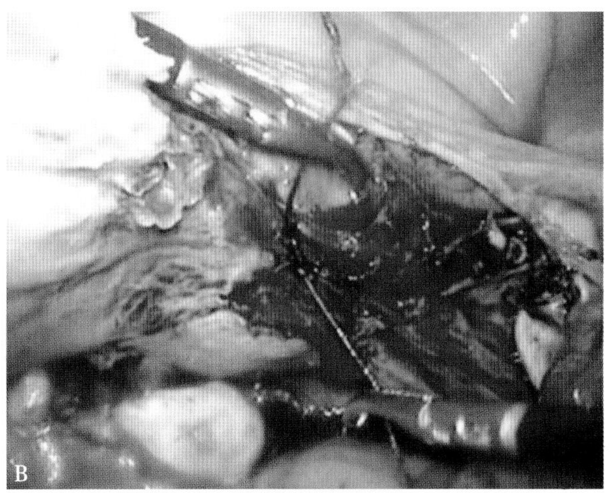

图 3-1-11

A. 于子宫狭部水平缝扎子宫血管；B. 结扎子宫血管

8. 处理子宫骶主韧带　阴道举宫杯充分上举子宫，暴露子宫骶主韧带，以双极钳紧贴宫颈钳夹并电凝后剪断（图 3-1-12）。

9. 切开阴道穹隆　充分上举并旋转举宫杯，暴露穹隆部位，用单极电钩或者超声刀环形切开穹隆（图 3-1-13），游离子宫并经阴道取出之。

10. 缝合阴道残端　通常将装有湿纱布的手术用乳胶手套填塞阴道，保持气腹状态，以 1~0 号的可吸收线连续 / 间断 / 锁边缝合关闭阴道残端，酌情缝合盆底腹膜，检查创面有无渗血（图 3-1-14、图 3-1-15）。

六、术后处理

1. 观察生命体征以体温的变化，及时发现有无内出血、副损伤等并发症发生。
2. 观察尿管尿液量及颜色。

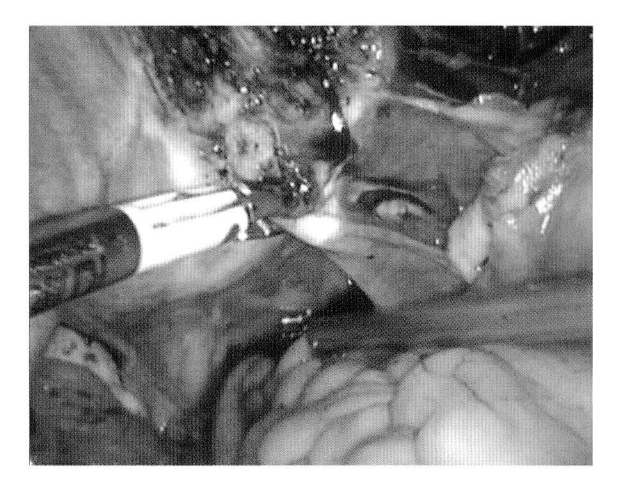

图 3-1-12 双极电凝钳夹并电凝子宫骶韧带

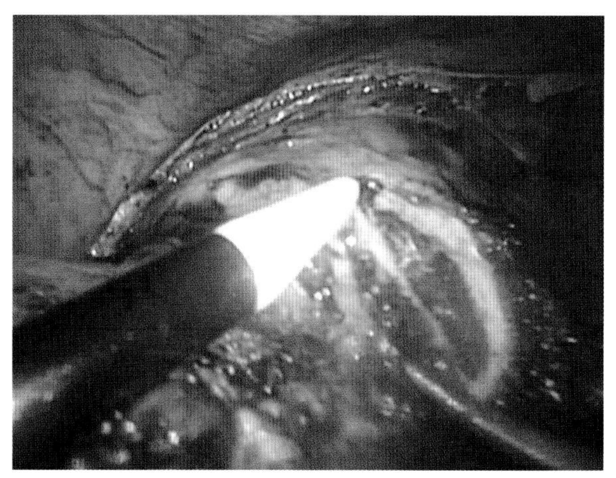

图 3-1-13 单极电钩环形切开阴道穹隆

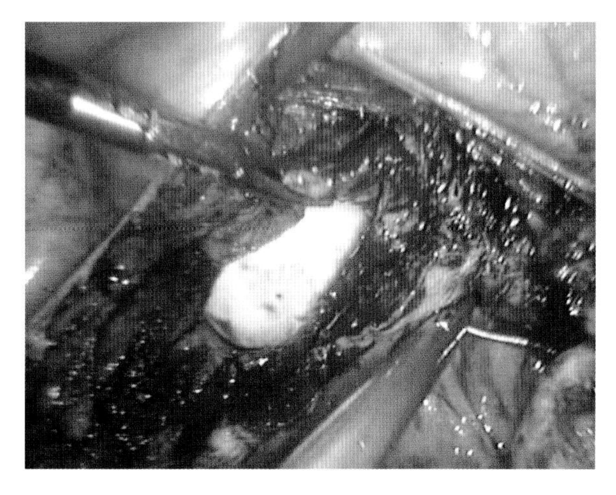

图 3-1-14 自阴道残端全层缝合阴道残端

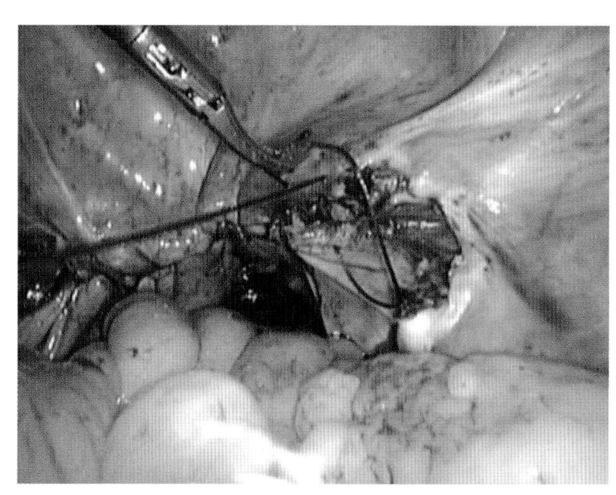

图 3-1-15 包埋阴道残端

3. 如放置腹腔引流管，观察盆腔引流管引流液的性质、色、量的变化。

4. 观察胃肠功能恢复情况，以及排便的变化。

七、难点解析

1. 子宫血管的处理 在实施子宫血管的电凝或者缝扎之前，应充分游离宫旁疏松组织，确认膀胱已下移以及输尿管远离子宫血管，避免由此造成的输尿管损伤。对于严重盆腔粘连、子宫内膜异位症手术时，由于正常的子宫旁解剖结构破坏，在使用能源处理子宫血管时增加了电热效应对输尿管损伤的风险。此时，尤其应分清解剖学结构，合理使用能源器械以及酌情缝合处理血管等，是减少输尿管损伤的有效措施，对于严重粘连而致困难的子宫切除手术，有条件可以选择红外线显示的输尿管插管，帮助术中识别输尿管走向，避免损伤。

2. 骨盆漏斗韧带处理 同时行双侧附件切除的全子宫切除手术，在处理骨盆漏斗韧带时应注意暴露输尿管走行，避免由于钳夹或电凝造成输尿管损伤。对于重度盆腔粘连或因子宫恶性肿瘤切除附件时，应先打开后腹膜，辨认输尿管走向，高位游离骨盆漏斗韧带血管，于骨盆入口水平钳夹 / 缝合并切断之，避免输尿管损伤。

3. 膀胱损伤 既往有剖宫产术史或者子宫前壁下段子宫肌瘤剥除手术史者，由于膀胱反折腹膜周围粘连形成，可能造成下推膀胱困难以致损伤膀胱，此时应该选择在瘢痕切口下缘切开返折腹膜，避开粘连瘢痕，采用钝性分离法下推膀胱，分离过程中要找到正确的分离层次，不可强行锐性分离；也可以采用侧路进入分离法，即从膀胱返折腹膜瘢痕外侧疏松腹膜处打开，向膀胱宫颈间隙分离，达到下推膀胱的目的。对于子宫下段严重粘连、腹腔镜下分离困难时，也可以选择经阴道入路分离膀胱宫颈间隙，钳夹宫颈前唇，于膀胱附着处下方 0.5cm 处半环形切开阴道黏膜，找到膀胱宫颈间隙，自下而上分离直到膀胱腹膜反折处，此时，在腹腔镜直视下切开膀胱腹膜反折，以降低膀胱损伤的风险。

（段　华　王永军）

第二节　子宫体积≥12 孕周的全子宫切除术

一、概述

子宫体积增大常由单个或多发性子宫肌瘤引起，子宫肌瘤可以是浆膜下肌瘤或肌壁间肌瘤，亦可是黏膜下肌瘤。当子宫体积≥12 孕周，常称为大子宫，关于大子宫的评价目前尚无统一标准，通常把子宫体积≥12 孕周定义为大子宫，但这一评价方法常常受医生经验、子宫以及子宫肌瘤位置等许多因素影响，主观性较强。另一种评估子宫大小方法是 B 超估重法，把子宫看作圆锥体，B 超测量子宫三个径线计算子宫体积和重量，该法相对客观、准确。目前，多数文献认为子宫重量 >280g 就可视为大子宫。大子宫的切除既往主要通过开腹手术来完成，部分可经阴道手术完成。腹腔镜手术开展初期认为子宫≥12 孕周患者，由于子宫巨大，术野暴露困难，操作空间受限，易发生手术时间长、出血量多及盆腔脏器损伤，故不宜行腹腔镜下全子宫切除术。但随着腹腔镜手术器械的发展和镜下操作技巧的娴熟，对于子宫≥12 孕周大小的子宫行 LTH，已不再列入腹腔镜的禁忌证范畴。国外文献表明，腹腔镜下子宫切除术与阴式子宫切除或经腹子宫切除相比，术中出血、膀胱损伤及术后出血、医源性子宫内膜异位症、尿瘘及粪瘘等并发症差异无显著性。腹腔镜下大子宫切除术并发症的发生与手术的难度、粘连广泛程度以及术者的经验、手术器械配置是否完善等综合因素有关。如何顺利完成手术、避免手术并发症发生，术前充分评估、熟悉适应证和禁忌证是手术的关键。

二、手术指征

1. 子宫肌瘤导致月经量过多或不规则阴道流血致贫血。
2. 子宫肌瘤压迫周围脏器，如膀胱、直肠，引起相应症状。
3. 子宫肌瘤生长迅速、疼痛、软化、疑有变性或恶变者。
4. 子宫肌瘤合并宫颈良性病变或宫颈上皮内瘤变。
5. 子宫肌瘤合并子宫内膜良性病变（单纯性内膜增生过长、复杂性内膜增生过长、多发性息肉）或不典型增生。
6. 子宫腺肌病痛经症状较重者。
7. 子宫体积≤16 孕周大小。

三、术前准备

1. 术前评估术　前应作好病史采集，血、尿、便三大常规，阴道分泌物查滴虫、真菌、清洁度化验，阴道及宫颈脱落细胞学检查，诊断性刮宫排除宫颈病变或宫内膜病变，胸部 X 光摄片检查，心电图、肝肾功能、凝血功能检查，尤其 B 超、MRI 等影像学检查确定诊断，判断子宫肌瘤的大小、数量、部位以评估腹腔镜手术的难易程度。

2. 关注患者的心理调节　患者术前常有恐惧心理，畏惧疼痛，担心手术效果，因此需对患者进行心理安抚，使患者和家属明确手术目的和意义、手术计划和有关问题，积极支持与配合手术。

3. 与患者及其家属充分沟通 阐明手术所能解决的问题，又要告知近、远期可能会发生的问题及处理对策，本着知情同意的原则签署手术同意书。

4. 腹部术野准备 同一般腹腔镜手术，尤应注意脐孔的清洁。

5. 阴道准备 术前3天常规阴道擦洗，每日2次。

6. 饮食及肠道准备 术前禁食8小时，术前2小时禁饮，术前晚给予2%肥皂水灌肠一次，手术当日晨清洁灌肠。

7. 备血 手术前日为患者抽血送血型鉴定、血交叉检查，根据患者贫血情况准备适量成分血。

8. 留置尿管 以术前留置为宜，在消毒铺巾后进行。

四、麻醉与体位

同本章第一节。

五、手术步骤

1. 放置举宫器消毒腹部术野后再消毒会阴术野、铺无菌巾、建立人工气腹、置腹腔镜后探查盆腹腔脏器，评估手术的可行性。消毒阴道后暴露宫颈，放置举宫器。

2. 凝断输卵管峡部及卵巢固有韧带 助手将子宫上举并推向右侧，术者左手夹持左侧输卵管及卵巢固有韧带并牵向左前方，右手持双极电凝输卵管峡部和卵巢固有韧带后剪断，注意电凝、剪断卵巢固有韧带时应靠近宫角部以保护卵巢组织和血供，但宫角部血供丰富易出血，故电凝时间应稍长，笔者经验为灼面泛黄为宜。同法处理对侧输卵管峡部及卵巢固有韧带。亦可用超声刀或Ligasure处理输卵管峡部及卵巢固有韧带，二者均止血确切，操作简单(图3-1-16)。

3. 处理子宫圆韧带及阔韧带 将子宫上举并推向右侧，术者左手钳夹圆韧带中间并向左侧牵拉以保持张力，右手持双极电凝圆韧带上中1/3处，电凝宽度约5~10mm，组织泛黄后助手持剪刀于凝固组织中央剪断。圆韧带凝断后用双极镊子插入阔韧带前、后叶之间，分离疏松组织，顺势沿阔韧带前、后叶组织菲薄处往下用双极电凝、剪开至宫颈内口处之阔韧带腹膜(图3-1-17)。同法处理对侧圆韧带及阔韧带。亦可用超声刀或Ligasure凝断圆韧带和阔韧带，更快捷、安全、术野干净。

4. 剪开子宫膀胱陷凹反折腹膜、分离膀胱 向头端推举子宫并将宫体压向下方，使子宫膀胱陷凹反折腹膜伸展形成一定张力，术者左手钳夹提起反折腹膜，用剪刀或超声刀剪开反折腹膜向两侧扩展直至与阔韧带腹膜切口相连。右手持双极镊子或超声刀紧贴宫颈缓缓下推膀胱至宫颈外口处(图3-1-18~图3-1-22)。

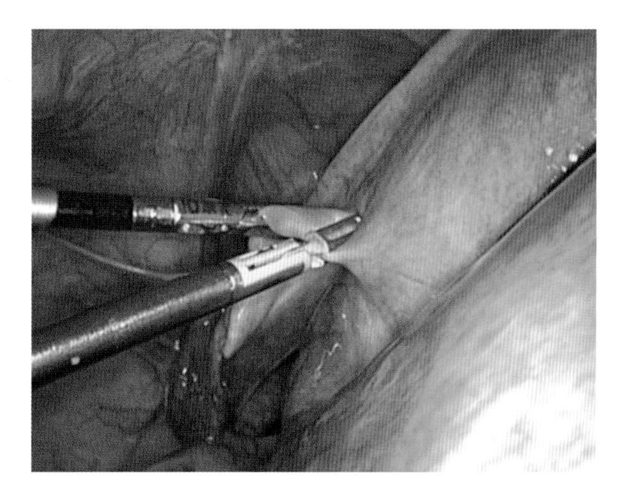

图3-1-16 双极电凝卵巢固有韧带，注意不要过于靠近子宫，否则宫角部位出血，止血较为困难

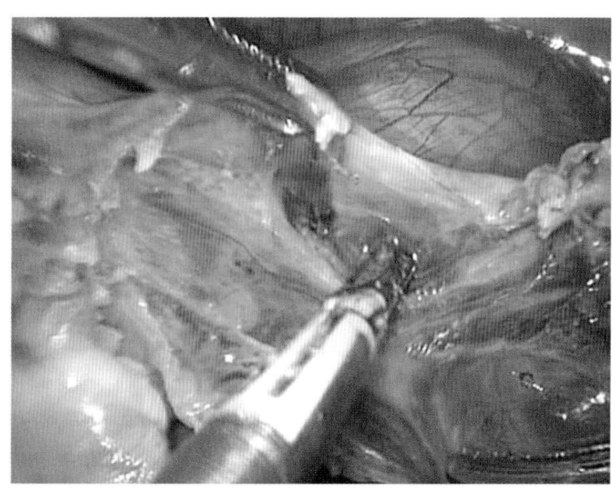

图3-1-17 邻近子宫剪开阔韧带前后叶腹膜，游离宫旁组织，暴露子宫动静脉上行支

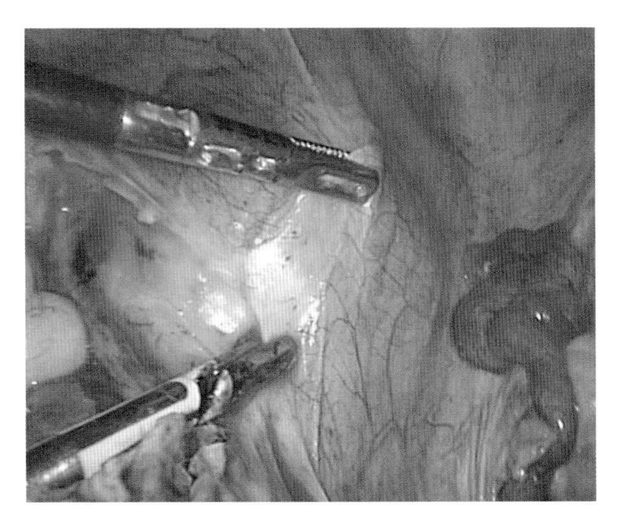

图 3-1-18 沿侧路双极电凝膀胱子宫返折腹膜后剪开，或直接电凝切开

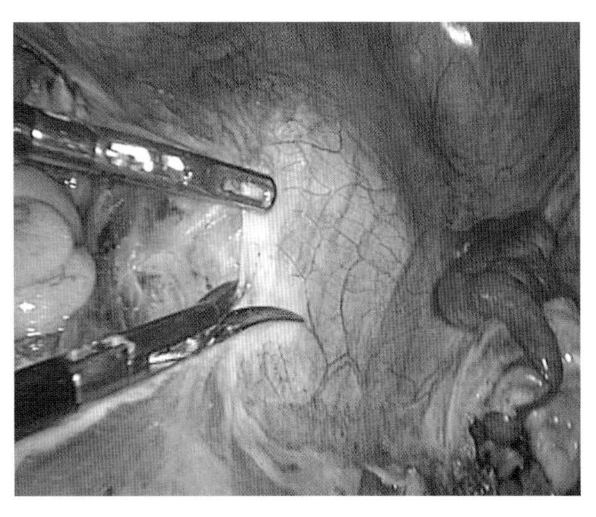

图 3-1-19 电凝后剪开膀胱返折腹膜，术野无血清晰

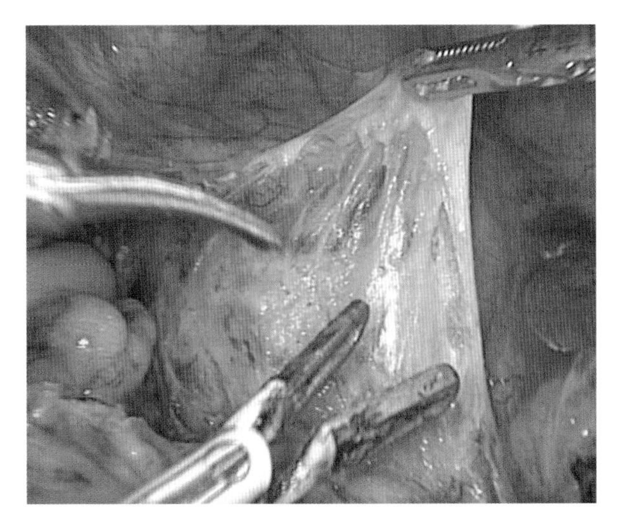

图 3-1-20 向上牵拉膀胱子宫返折腹膜，钝性下推膀胱，宫颈表面血管处可双极电凝

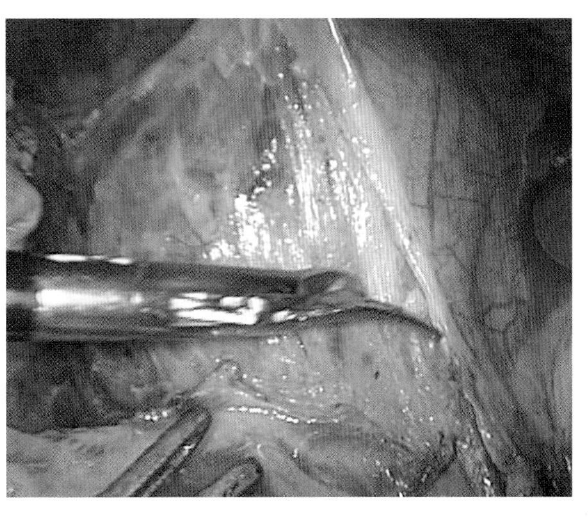

图 3-1-21 锐性分离辅助下推膀胱

5. 处理子宫血管：将子宫推向右上方，使左侧宫旁组织展开，钝锐性分离宫旁疏松结缔组织，充分暴露子宫血管。左手持弯分离钳钳夹子宫血管及结缔组织并稍向左下牵拉，右手持双极镊在相当于宫颈内口水平处紧靠宫旁电凝子宫血管泛黄后剪断。亦可用超声刀紧靠宫旁凝切子宫血管。同法处理对侧子宫血管。处理完子宫血管后可转阴道手术，即腹腔镜辅助阴式子宫切除术（图 3-1-23 ~ 图 3-1-26）。

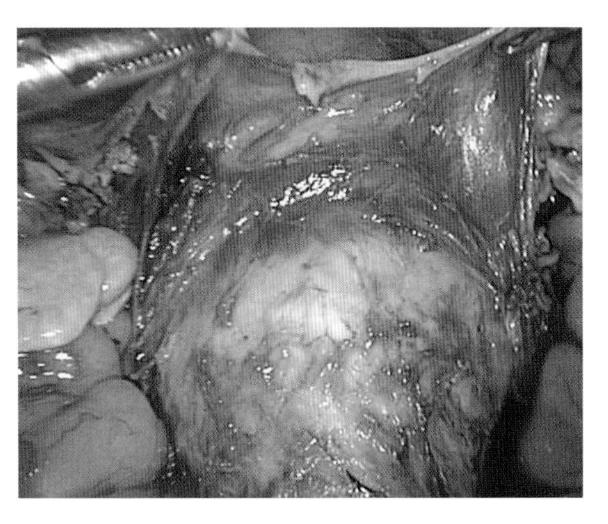

图 3-1-22 显露举宫杯缘

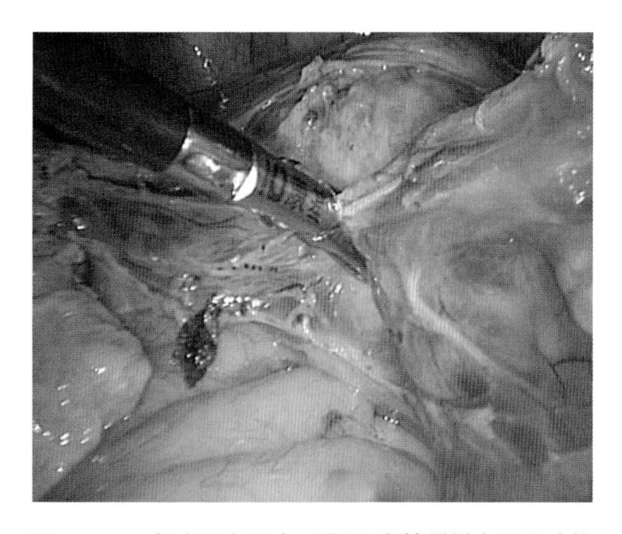

图 3-1-23 相当于宫颈内口平面，血管钳钳夹子宫动静脉上行支

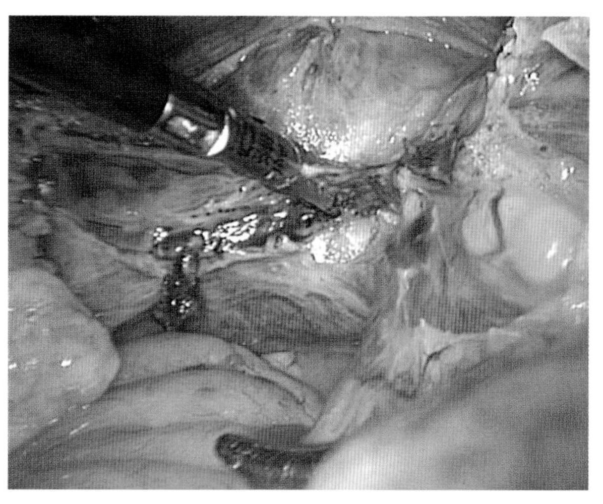

图 3-1-24 在血管钳上方双极电凝子宫血管，电凝宽度 2cm 以上

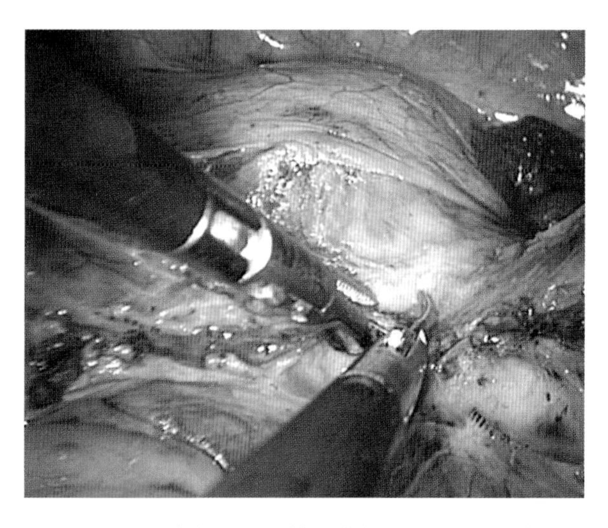

图 3-1-25 在电凝子宫血管的中部剪开，保障血管远端和近端闭合

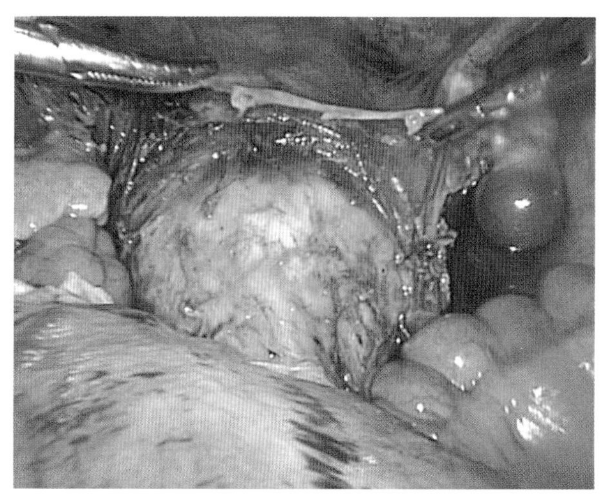

图 3-1-26 双侧子宫动脉均闭合后，子宫浆膜色泽呈紫色

6. 处理宫颈主韧带 将子宫上举推向右侧，暴露主韧带，左手持弯分离钳稍向左侧牵拉主韧带，右手持双极镊紧贴宫颈电凝主韧带后剪断。也可用超声刀紧靠宫颈直接凝切主韧带。同法处理对侧主韧带。

7. 凝断子宫骶韧带 弯分离钳于子宫骶韧带外侧近宫颈处稍作分离，右手持双极镊靠近宫颈电凝子宫骶韧带后剪断。亦可用超声刀靠近宫颈直接凝切子宫骶韧带。同法处理对侧子宫骶韧带。

8. 切开阴道穹隆 充分游离宫颈后，上推子宫并将宫体压向后方，术者经阴道左手示指或中指抵于阴道前穹隆顶端作指引直视下避开膀胱，右手持单极电钩或超声刀在手指相抵处切开阴道前壁，抽出左手，更换手套，取出举宫器，橡胶手套内装纱布做成大小适宜的圆形物填塞阴道以防止气体外泄，继之沿阴道穹隆环形切断阴道壁。(图 3-1-27、图 3-1-28)

9. 取出子宫 取出阴道填塞物，气体自然排出，由于子宫大，可采用“削苹果皮”方式缩小子宫体积后从阴道牵拉出子宫，子宫取出后，经阴道把 1 号可吸收缝线送入盆腔。再把内装纱布的橡胶手套填塞阴道，建立人工气腹。取出之子宫需剖视子宫内膜、肌层及子宫肌瘤，必要时送快速冰冻病理检查以排除子宫恶性病变(图 3-1-29、图 3-1-30)。

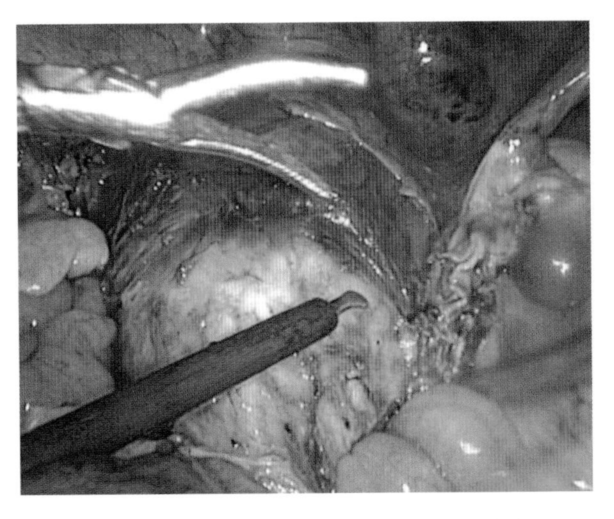

图 3-1-27　沿举宫杯缘单极电凝切开阴道壁

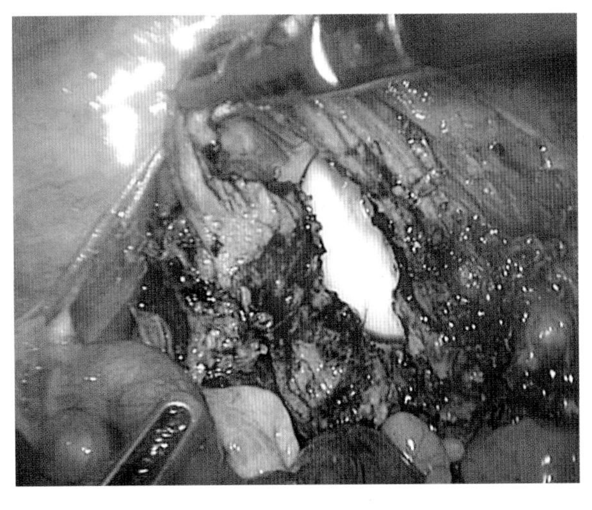

图 3-1-28　阴道切缘确切电凝止血后，再取出子宫

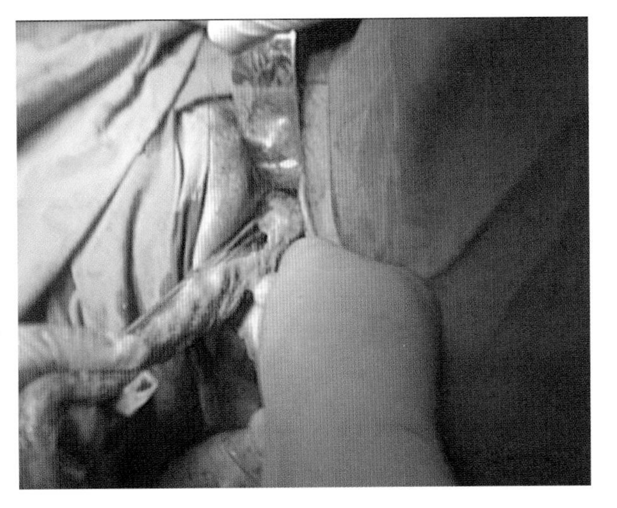

图 3-1-29　经阴道"削苹果皮"方法取出子宫

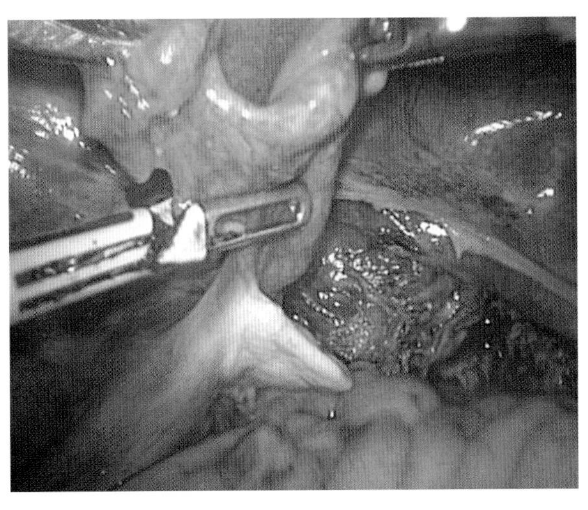

图 3-1-30　保留卵巢者，建议切除输卵管

10. 缝合阴道断端　术者左手持分离钳提起右侧阴道残端，右手持针器夹缝针从右侧阴道断端后壁进针，出针后在右侧穹隆黏膜层下潜行，再缝合阴道断端前壁，打结后锁扣式缝合阴道断端。然后1号可吸收缝线缝合后腹膜以使盆底腹膜化（图 3-1-31）。

11. 冲洗盆腔、缝合穿刺孔　用生理盐水冲洗盆腔，吸出小凝血块，检查无出血，取出腹腔镜器械，排空腹腔内气体，缝合腹壁上各穿刺孔，顺利结束手术。

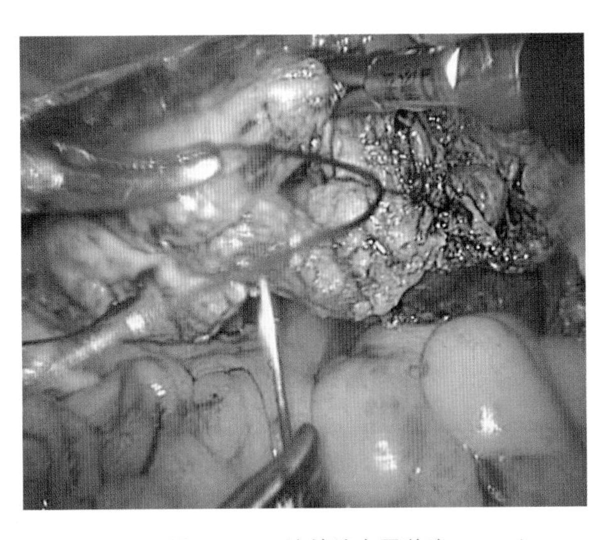

图 3-1-31　连续缝合阴道壁

六、术后处理

1. 监测生命体征 全麻患者取去枕平卧，将头偏向一侧，防止呕吐物吸入气管。常规吸氧2~3小时。患者回病房后应立即测血压、呼吸、脉搏，观察搬动患者后血压、脉搏是否变化。继之可用心电监护仪持续监测血压、脉搏、心率、血氧饱和度2~3小时，或者每0.5~1小时测血压、脉搏1次，至平稳后停。尤应注意脉搏快慢强弱，慢而强正常，如快而弱应注意有无失血、休克情况。

2. 引流 术后留置导尿管24小时，术后尿量的重要价值体现在其为术后早期监测患者体液平衡提供了简便的动态观察途径，鼓励术后早期下床活动。

3. 体温 术后24~48小时往往体温升高，但一般不超过38℃，多为手术创伤、组织吸收反应，即所谓的“无菌热”或“吸收热”。若48小时后体温升高仍超过38℃，应考虑有无穿刺孔部位皮下血肿、泌尿系统、呼吸系统感染。

4. 饮食及补液 全麻复苏后可予流质饮食，但禁奶类和糖类，适当由静脉补充液体，肛门排气后可进普通饮食。静脉补液遵循个体化原则，根据手术时间、失血量、术中补液量等，未恢复正常饮食前，每日由静脉补充1500~2500ml平衡晶体液和糖溶液。

5. 早期下床活动 全麻复苏后即可开始床上活动，无高热、心血管疾病等禁忌证时，术后24小时即可下床活动，可促进肠蠕动，减轻腹胀，预防肠粘连和肺部并发症。术后3~5天可予出院。

6. 抗生素的使用 术后一般预防性使用抗生素24~48小时，治疗性应用者根据血培养、分泌物培养和药敏试验选择抗生素或经验性使用强效、广谱抗生素并延长使用时间。

7. 随访 术后休息1个月，2个月门诊随访，随访内容包括妇科检查、盆腔超声等，根据恢复情况和检查结果指导患者日常生活、工作。性生活于术后3个月始可恢复。

七、难点解析

1. 手术术野暴露困难、操作空间狭小 由于子宫较大，故手术术野暴露困难、操作空间狭小，可采取如下措施扩大手术野：

(1) 将置镜孔及操作孔相应上移：置镜孔移至脐上3~4cm，其他操作孔相应上移1.5~2cm，可以扩大镜下视野及操作空间。

(2) 先将位于宫底部及子宫前壁的肌瘤剔除，使子宫体积缩小而方便操作：剔除前局部注射缩宫素20U或垂体后叶素6U。位于宫底及子宫前壁的中等大小(直径4~5cm)的浆膜下或壁间浅层的肌瘤易于剔除且出血较少，创面双极电凝止血后不需缝合。剔除后子宫体积缩小，容易完成镜下全子宫切除。

(3) 旋切部分宫体组织：若子宫血管已切断，可用旋切器直接自宫底左侧开始旋切部分宫体组织，往往出血很少。若子宫血管未断，可先用套扎线套扎子宫下段阻断子宫动脉上行支，再旋切宫体，子宫体积缩小后依次完成以后各步骤。

(4) 先打开后穹隆：当子宫较大时，由于举宫困难，不能随意摆动子宫，往往不能顺利完成镜下全子宫切除。另外，如果切除大子宫时仍然按照常规首先切开前穹隆，将使子宫的前部失去连续性，举宫将更加困难，术者沿着穹隆环完整切下子宫将变得困难，甚至造成肠管损伤。此时助手应持吸引杆协助举宫者向前上顶起子宫后壁，充分暴露子宫直肠陷凹，术者左手中指或示指上抵后穹隆，右手持单极电钩在后陷凹内反复触摸，确认后穹隆切开，然后自前壁开始依次切除子宫。如果子宫很大或肌瘤生长部位特殊，盆腔操作空间实在有限，下推膀胱、切断子宫血管困难，为预防副损伤，可以在镜下处理完双侧附件和圆韧带、打开膀胱反折腹膜后，在腹腔镜直视下用单极电钩分别打开前后穹隆后转阴道操作。

2. 术中出血 腹腔镜下全子宫切除术以双极电凝或超声刀凝切各韧带和血管，如电凝时间过短、电凝部位不当均易发生术中、术后出血。双极电凝卵巢固有韧带、输卵管峡部、圆韧带时注意不可太靠近子宫(离开约0.5~1cm)，否则子宫侧创面易出血。电凝组织宽约0.5cm，至灼面泛黄后于凝固组织中间剪断。处理子宫血管时可先用双极镊电凝后再以超声刀凝断，使用超声刀处理子宫血管时，宜选用慢速挡，刀头改锐利面为钝面，如此可有效防止手术面出血。环切阴道壁时可选用超声刀或单极电钩，二者均能够快速环切，但有残端出血之虞，双极电凝残端出血点可确切止血。

3. 输尿管、膀胱损伤 现有资料提示腹腔镜下全子宫切除术发生输尿管损伤的概率高于传统开腹手术，这可能与其使用单极、双极电凝以及超声刀凝切组织、止血时的热传导有关，另外腹腔镜下器官组织被放大，看似距离较宽实则距离较窄，钳夹、电凝韧带、血管时镜下认为距离输尿管远，实际输尿管可能正紧贴所钳夹、电凝的组织，造成输尿管损伤。因此需对腹腔镜下全子宫切除术中易于发生输尿管损伤的位置及相关手术步骤了然于胸。

(1) 处理宫骶韧带时，输尿管在宫骶韧带外侧走行，尤其子宫内膜异位症患者异位病灶分布于骶韧带、子宫直肠陷凹致组织粘连时损伤输尿管可能性增加。

(2) 凝切子宫血管及宫颈主韧带时，子宫动脉在宫颈附近距阴道侧穹隆 1.5cm 处向前上方横跨输尿管，所以在凝切子宫血管位置过低时，发生血管滑脱出血，止血心切而盲目在深部组织电凝止血时，易误伤输尿管。

(3) 缝合阴道两侧角处时，输尿管距阴道侧穹隆仅 1.5cm，在宫颈肥大以及宫颈旁阴道旁静脉出血电凝止血时均易损伤输尿管。

(4) 缝合后腹膜时，输尿管紧贴后腹膜，在缝合后腹膜时有可能被缝扎或部分缝扎。

(5) 下推膀胱时以及膀胱表面或肌肉出血电凝时损伤膀胱。

预防输尿管、膀胱损伤：

(1) 熟悉输尿管在盆腔内的走行解剖。

(2) 输尿管邻近组织出血需电凝止血时最好选用双极，选择最小功率、触碰式进行。

(3) 处理子宫主韧带、骶韧带时可选择超声刀，由于其产热少，组织损伤小，其能量向周围传播一般不超过 500μm，故降低了损伤输尿管的概率。

(4) 凝断主韧带、骶韧带时必须紧贴宫颈。

(5) 缝合盆底腹膜时，仔细观察输尿管位置，不要过度提拉，以免输尿管成角，缝合阴道断端时不能过深过多，避免误伤膀胱。

(6) 如盆腔组织粘连严重，解剖不清，应果断中转开腹。

(7) 手术结束时应仔细观察双侧输尿管的蠕动。

(8) 下推膀胱时应紧贴宫颈，找准间隙。

4. 肠管损伤 多发生在患者盆腔粘连严重，肠管与腹壁、子宫后壁、附件及阔韧带粘连致解剖关系难辨。既往腹部手术史、盆腔炎、肠道炎症疾病、盆腔结核病史及罕见的腹茧症均是肠道损伤的高危因素。肠道损伤可以是烧灼伤、撕裂伤、穿刺伤或压挫伤，损伤部位可累及小肠、结肠或直肠。重度子宫内膜异位症子宫直肠陷凹封闭时，肠管与子宫后壁粘连致密，如暴力撕拉肠管，易致肠管撕裂，遇此情况，应紧贴子宫锐性剥离肠管，甚至可留部分子宫组织在肠壁上，子宫创面电凝止血。

(凌斌 李敏)

第三节 合并深部浸润性子宫内膜异位症的全子宫切除术

一、概述

深部浸润性子宫内膜异位症患者盆腔解剖变异明显，盆腔广泛粘连，子宫骶韧带及主韧带受累挛缩僵硬，直肠窝封闭，严重者伴输尿管解剖变异或梗阻积水，或累及肠道，这些患者中部分合并子宫腺肌症、卵巢巧克力囊肿及深部浸润性子宫内膜异位症(图 3-1-32、图 3-1-33)。

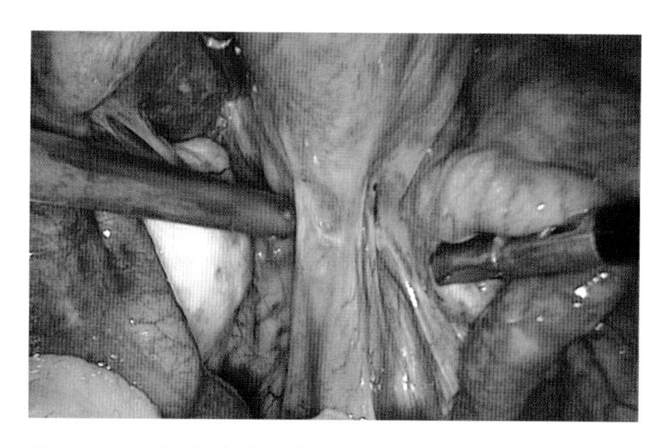

图 3-1-32　子宫内膜异位症子宫直肠窝封闭，肠管与子宫后壁粘连

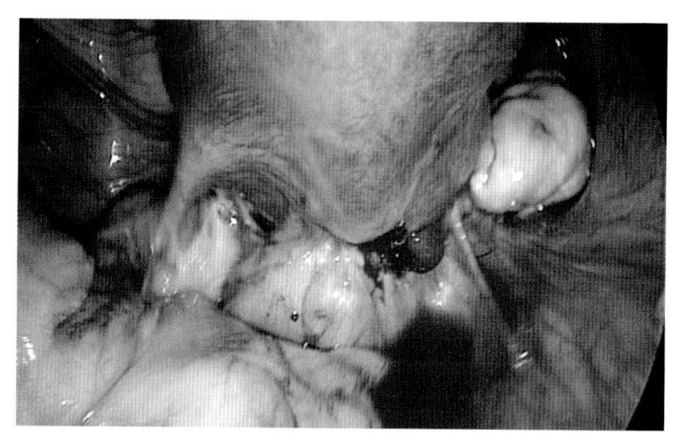

图 3-1-33　子宫内膜异位症子宫直肠窝封闭，肠管与子宫后壁粘连

患者多伴有严重痛经、经期肛门坠痛、性交痛等明显症状，严重者可出现肾积水、便秘、血便、性交出血等症状。根据典型临床症状、妇科检查（三合诊）及磁共振、B 超检查不难诊断。与单纯子宫切除不同，此类患者需要行全子宫切除术及根治性子宫内膜异位症病灶切除术，以达到彻底缓解症状的目的。术前应充分评估病情并做好术前准备。经过彻底广泛的病灶切除手术，95% 以上患者痛经等症状都能够完全缓解，骶韧带切除较宽的患者术后可能出现尿潴留，经延长停留尿管时间后均能恢复。

二、手术指征

1. 严重痛经，性交痛、肛门坠痛，药物治疗无明显缓解或症状反复。
2. 辅助检查提示病灶累及阴道、肠管、输尿管（肾积水）等，排除肠道及泌尿系统疾病。
3. 合并严重子宫腺肌症或子宫肌瘤、子宫内膜病变。
4. 年龄大于 40 岁或小于 40 岁，要求切除子宫及无生育要求者。

三、术前准备

1. 术前晚清洁灌肠，阴道冲洗。
2. 必要时术前配血。
3. 在麻醉后、腹腔镜手术前留置导尿管。
4. 必要时经膀胱镜放置双侧输尿管支架。
5. 术前要充分与患者沟通，该类手术难度大，风险高，术后可能出现发热、腹膜炎、败血症、直肠阴道瘘、尿潴留等并发症，要在充分知情理解的情况下手术。

四、麻醉与体位

同本章第一节。

五、手术步骤

合并子宫内膜异位症的患者，其主要病理改变在子宫后方，常伴有卵巢巧克力囊肿、肠管与子宫后壁粘连，封闭子宫直肠窝。子宫前壁及膀胱腹膜反折处多数解剖正常无粘连，输卵管峡部、卵巢固有韧带及圆韧带多不受影响。对这类患者行子宫切除时，应遵循以下原则或手术技巧。

1. 附件处理　合并卵巢巧克力囊肿应先剔除囊肿。在骨盆漏斗韧带及输尿管跨过髂血管处解剖出骨盆漏斗韧带和输尿管（图 3-1-34），沿骨盆漏斗韧带外侧切开腹膜至圆韧带处，切断圆韧带，再分离阔韧带前叶腹膜至膀胱腹膜反折水平，在输尿管上缘剪开阔韧带后叶腹膜至子宫侧壁，此时视附件的保留与否分别切断骨盆漏斗韧带或输卵管峡部及卵巢固有韧带，切除或保留附件。

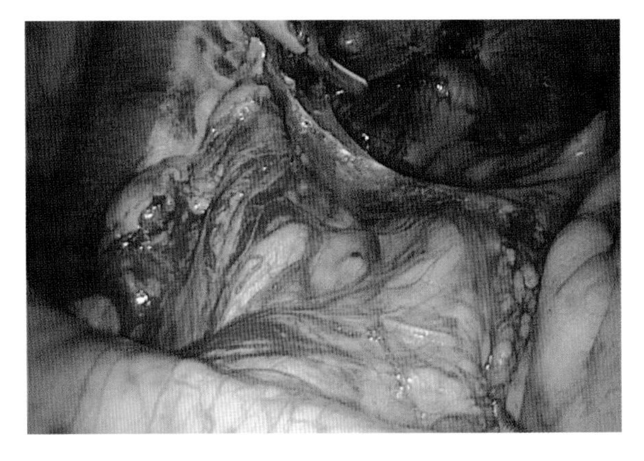
图 3-1-34 自左侧髂血管处解剖输尿管及骨盆漏斗韧带

2. 子宫动脉的处理 解剖出直肠侧窝，暴露子宫动脉由髂内动脉分出处，游离子宫动脉后切断。

3. 膀胱腹膜反折 分离借助于举宫杯充分上举子宫，暴露膀胱腹膜反折并剪开，向下推开膀胱至杯缘下 2cm 处，暴露阴道前壁。

4. 子宫后壁粘连及子宫直肠窝的分离 在切断双侧子宫动脉后，子宫的血液供应明显减少，此时分离子宫后壁粘连可以减少出血，视野清晰，避免损伤。沿直肠侧壁与子宫骶骨韧带之间的间隙切开腹膜，分离此间隙至阴道直肠隔间隙，如果直肠前壁没有受子宫内膜异位症病灶累及，则阴道直肠隔间隙很容易分离并将直肠推开。如果子宫内膜异位症病灶累及直肠前壁，则将病灶切开为两部分，留在肠壁上的病灶由胃肠外科医生协助处理。

5. 输尿管的处理 子宫内膜异位症患者病灶多位于子宫骶骨韧带，病灶瘢痕形成可以将输尿管牵拉移位甚至包绕输尿管，少数患者输尿管壁受侵犯导致输尿管狭窄梗阻，形成患侧肾盂、输尿管扩张积水。对这类患者应先解剖出输尿管以避免在切除病灶时损伤。输尿管的解剖视子宫内膜异位症病灶大小及累及输尿管的程度而异。如果病灶不大，未累及输尿管，输尿管周围为正常组织，则很容易将输尿管分离并推开，此时解剖至输尿管与子宫动脉交叉处即可。多数情况是瘢痕样子宫内膜异位症病灶包绕输尿管周围，使输尿管牵拉移位，此时需要将输尿管从病灶中分离出来，一般在输尿管与病灶之间仍有间隙，沿此间隙将病灶切开，即可分离出输尿管，必要时需要解剖输尿管隧道，将输尿管完全游离并推开。

6. 子宫骶骨韧带病灶切除 将输尿管及直肠游离推开后，位于子宫骶骨韧带的病灶即可明显暴露(图 3-1-35)此时沿病灶边缘将病灶切除，直至阴道壁水平，可将病灶彻底切除。

7. 阴道壁切断及缝合 子宫内膜异位症患者阴道前穹隆一般不会受累，而部分患者阴道后穹隆受累，可在举宫杯的指示下贴近子宫颈将阴道前壁切开，再根据阴道后壁病灶范围切除位于阴道壁的病灶。经阴道取出子宫，最后经阴道或腹腔镜下缝合阴道壁关闭腹腔，结束手术(图 3-1-36)。

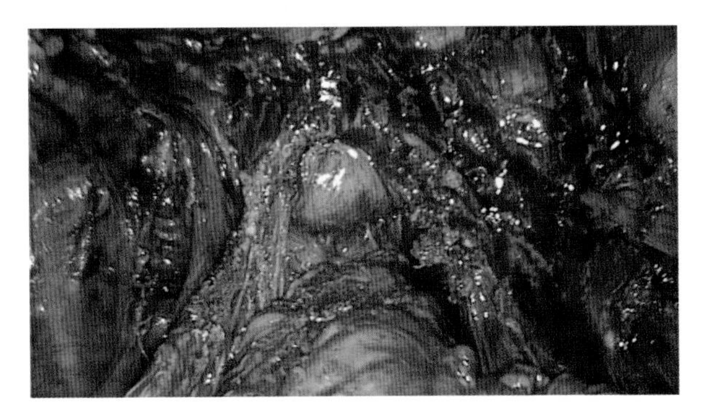
图 3-1-35 输尿管及肠管均分离出来，暴露位于双侧子宫骶骨韧带的子宫内膜异位症病灶

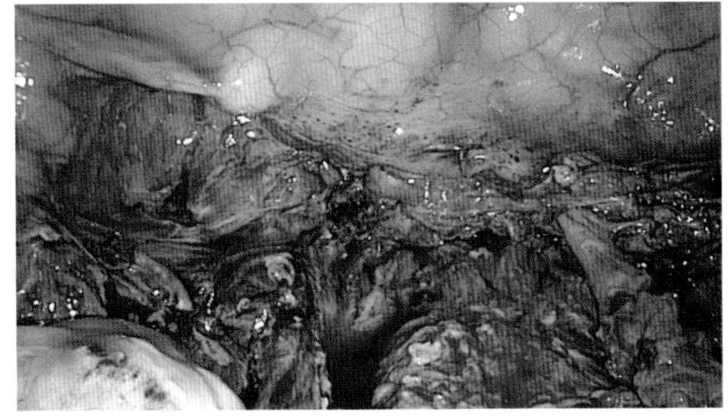
图 3-1-36 子宫切除手术结束时可见双侧输尿管均解剖游离

六、术后处理

1. 因手术创面大，需给予抗生素预防感染。

2. 术后需留置尿管及腹腔引流管，视具体情况在术后 2~4 天拔除。

3. 如放置输尿管支架可1~2个月后取出。肠瘘尿瘘多发生在术后6~7天，注意阴道分泌物情况，尽早发现肠瘘、尿瘘。处理便频、尿潴留等并发症。

4. 鼓励病人适时下床活动，避免盆腹腔粘连。

七、难点解析

1. 深部浸润性子宫内膜异位症患者盆腔粘连严重，解剖变异明显，病灶主要位于阴道直肠隔、双侧子宫骶骨韧带，部分累及直肠前壁及输尿管。因此手术时分离输尿管及直肠并避免损伤，全部切除病灶、避免复发是手术的关键。如果合并卵巢巧克力囊肿，先剔出囊肿并修复卵巢，分离阔韧带腹膜，将骨盆漏斗韧带游离，移开附件，暴露侧盆腔术野。直肠窝封闭骶韧带挛缩的患者多数输尿管受累扭曲变形，部分患者可出现输尿管狭窄及扩张。恢复解剖、游离输尿管非常关键。输尿管解剖自其跨过髂血管开始向下游离，需要分离直肠侧窝，解剖出髂内动脉及子宫动脉，到子宫骶骨韧带附近输尿管因周围组织为病灶浸润而解剖改变，应仔细分离。必要时术中放置输尿管支架管有利于输尿管的解剖分离，尽量避免损伤，如果病灶累及子宫动脉及部分输尿管隧道，需要仔细解剖出输尿管隧道，分离并推开输尿管避免损伤。将输尿管游离并推开后，即可充分暴露子宫骶骨韧带和主韧带及其病灶（图3-1-37）。如输尿管受累严重、出现狭窄和积水，可在分离后切除病变节段输尿管，行输尿管膀胱种植术。

2. 子宫直肠窝因子宫内膜异位症病灶浸润而变浅或封闭，分离困难，为避免肠管损伤必须分离，才能够彻底切除病灶。可先分离直肠两侧与骶韧带之间的间隙，并向下达阴道直肠隔间隙。此间隙为脂肪组织，没有重要血管，分离比较容易。如果肠管没有受累，阴道直肠隔间隙容易分离。如果子宫内膜异位症累及直肠前壁，可将部分子宫内膜异位症病灶留在肠壁，待分离重新判断病灶累及范围再决定下一步处理，尽量避免分离过程中损伤肠管。经阴道用纱布球将阴道后壁顶起有助于暴露直肠阴道隔间隙并将直肠自阴道后壁分开。必要时经肛门放入直肠探棒，了解肠壁与阴道后壁的关系。如果子宫体积较大，影响术野暴露，可在子宫动脉切断后将子宫峡部切断，置子宫体于腹腔，再解剖并切除子宫颈及其后方的子宫内膜异位症病灶。将肠管及输尿管分离后，就可以暴露位于子宫骶骨韧带的子宫内膜异位症病灶（图3-1-38）。

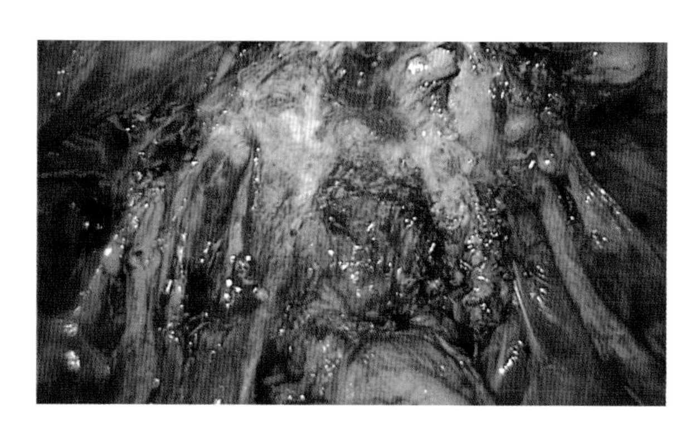

图3-1-37　输尿管及肠管均解剖出来，暴露出子宫动脉，子宫深静脉，子宫骶骨韧带及直肠前壁子宫内膜异位症病灶

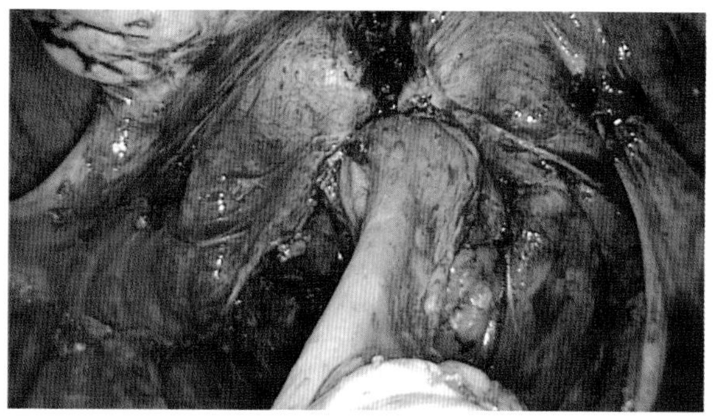

图3-1-38　两侧旁间隙已经分离，仅剩肠管前壁病灶与阴道后壁连在一起

3. 按照常规子宫切除步骤切除子宫：

(1) 这类患者一般需要保留双侧附件，将卵巢固有韧带、输卵管、圆韧带切断。在处理宫角部组织时，要特别注意位于其中的子宫动脉到卵巢及输卵管的分支及其伴行静脉。静脉位于腹膜下，如不注意，容易撕破而引起出血。一旦出血则止血比较麻烦。因此，在切断这些结构时，可离宫角远些，这样比较容易将血管凝固、闭合并止血。

(2) 分离阔韧带时需将前后叶腹膜分别切开，切口下缘到膀胱腹膜反折水平。阔韧带切口要离开宫壁，以避免伤及沿宫侧壁上行的子宫动脉及静脉上行支。

(3) 没有剖宫产史的患者，腹膜反折处解剖没有改变，直接将腹膜剪开并将膀胱推下即可。膀胱与宫颈之间的间隙非常清楚，易于推下。使用穹隆杯将整个穹隆撑起，使推下膀胱非常容易。一般来说，宫颈两侧不必推得太开，以免引起出血。如果有剖宫产手术史，往往在膀胱腹膜反折处形成瘢痕，分离时就要注意勿损伤膀胱。

(4) 子宫血管的处理是全子宫切除的难点。如果子宫血管处理不妥当，引起出血，则影响手术甚至导致并发症的发生。在分离输尿管时已将子宫血管解剖清楚，一般来说，对于合并子宫内膜异位症的患者，子宫动脉最好从接近髂内动脉处切断，这样便于分离解剖输尿管。

(5) 由于子宫骶韧带及主韧带可能存在子宫内膜异位症病灶，因此不能够紧贴子宫颈切断韧带，这样会遗留子宫内膜异位症病灶。骶韧带多因子宫内膜异位症病灶存在而形成瘢痕挛缩，质地硬，易于辨认，可沿病灶边缘切断，切除位于子宫骶骨韧带及主韧带上的病灶。术时可通过组织的质地和性状判断病灶边界，彻底切除病灶，不必过多切除正常组织，以避免损伤支配膀胱和直肠的神经。

(6) 阴道壁切断：阴道穹隆有病灶需一并切除。阴道壁切断可用剪刀、单极电凝或超声刀进行，使用穹隆杯有利于将宫颈与阴道相连处显示。

(7) 手术结束时要检查肠管表面有无病灶及肠管损伤，必要时经直肠注入气体以排除直肠穿孔。如怀疑输尿管有损伤，可经膀胱镜在输尿管内放置双"J"管，预防输尿管瘘的发生。

（姚书忠）

参考文献

1. O'Neill M, Moran PS, Teljeur C, et al. Robot-assisted hysterectomy compared to open and laparoscopic approaches: systematic review and meta-analysis. Arch Gynecol Obstet., 2013, 287(5): 907-918.
2. Lue JR, Murray B, Bush S. Single port robotic hysterectomy technique improving on multiport procedure. J Minim Access Surg, 2012, 8(4): 156-157.
3. 姚书忠. 腹腔镜全子宫切除术的应用. 中国微创外科杂志, 2007, 7(4): 293-295.
4. 李光仪，尚慧玲，陈露诗. 腹腔镜下不同子宫切除术 2272 例临床分析. 中华妇产科杂志, 2005, 40(3): 168-170.
5. 范颖，李斌，沙立春. 腹腔镜下子宫切除术 740 例临床分析. 中国微创外科杂志, 2006, 6(4); 252-254.
6. 段华. 妇科微创全真手术. 江苏科学技术出版社, 2008.
7. 段华，林仲秋. 妇科手术彩色图解. 江苏科学技术出版社, 2005.
8. 李丽，马树强，周晓梅. 腹腔镜子宫肌瘤切除术中垂体后叶素及缩宫素止血作用的对比研究. 腹腔镜外科, 2008, 13(6): 455-456.
9. 秦成路，廖莳，许可可，等. 垂体后叶素在腹腔镜肌瘤剔除术中的应用. 中国妇幼保健, 2009, 24(8): 1139-1140.
10. DONNEZ O. A series of 400 laparoscopic hysterec-tomies for benign disease: a single centre, single surgeonprospective study of complications confirming previous retrospec-tive study. BJOG, 2010, 117(6): 752-755.
11. WALSH CA. Total abdominalhysterectomy versus total laparoscopic hysterectomy for benigndisease: a meta- analysis [J]. Eur J ObstetGynecol Reprod Biol, 2009, 144(1): 3-7.

第二章
子宫内膜异位症与子宫腺肌病手术

第一节　深部浸润型子宫内膜异位病灶切除术

一、概述

子宫内膜异位症（内异症）是生育年龄妇女的多发病、常见病，发病率呈明显上升趋势，可达10%~15%。内异症所引起的痛经、下腹痛和性交痛等，严重地影响妇女的健康和生活质量，也是不育症的主要病因之一。内异症的发病机制不清楚，病变广泛，形态多样，且有浸润和复发等恶性生物学行为，成为难治之症。

深部浸润内异症（deep-infiltrating endometriosis，DIE）指浸润深度5mm以上的内异症，常常累及重要脏器如肠道、输尿管以及膀胱等。DIE与疼痛症状密切相关，影响患者的生存质量，手术切除病灶是首选的治疗方式，但由于DIE常伴有盆腔粘连和重要脏器受累，安全有效的病灶切除难度较大。

（一）DIE病灶分布及临床表现

大部分DIE病灶位于后盆腔，表现为子宫骶韧带变粗、缩短和结节（图3-2-1），子宫直肠窝变浅或者消失（图3-2-2），直肠窝深部或者阴道直肠隔结节（图3-2-3）。侵犯阴道穹隆者可触及阴道穹隆的触痛结节（图3-2-4），侵犯结肠和直肠者，可伴有受侵肠道壁僵硬结节（图3-2-5）。宫骶韧带病灶可向两侧盆壁侵犯，形成质地坚硬的增生纤维组织瘢痕，使得盆腔侧腹膜挛缩，牵拉输尿管使之偏离正常解剖位置，贴近骶韧带走行，即“中线移位”；有时侧盆壁的粘连严重，输尿管受牵拉紧贴输卵管和卵巢下方，即“外周移位”。输尿管周围纤维粘连环的压迫或者DIE输尿管壁的直接受侵犯，可以造成输尿管受压，输尿管肾盂积水扩张（图3-2-6），严重时造成肾功能的丧失。根据病灶的分布和涉及的手术操作类型以及手术的操作难易程度。大体可以将其分成两大类：单纯DIE：只侵犯宫骶韧带或者子宫直肠窝，没有阴道壁或者肠道侵犯；阴道直肠隔DIE：有阴道壁或者肠壁侵犯的DIE。阴道直肠隔DIE又可以进一步分成：阴道穹隆DIE，肠道DIE以及阴道穹隆和肠道均受累的复合型。如果侵犯输尿管造成输尿管梗阻积水，则为输尿管内异症（输尿管膀胱内异症统称泌尿系内异症，将在另章介绍。）

DIE典型的临床症状如痛经、性交痛、排便痛和慢性盆腔痛，结合妇科检查发现阴道后穹隆或者子宫后方触痛结节，可以做出初步诊断。特别是侵及阴道穹隆的DIE，仔细的查体可以发现穹隆部位的病灶，典型者呈紫蓝色。对查体提示直肠受累的DIE，经直肠超声波检查或者磁共振（MRI）可进一步检查侵犯的范围和肠壁受累的程度。如果有明显的肠壁受累，应该进一步行肠镜检查，并行活检以排除肠道本身的病变特别是恶性肿瘤。如果查体发现盆腔两侧明显增厚及结节，应用超声波检查双

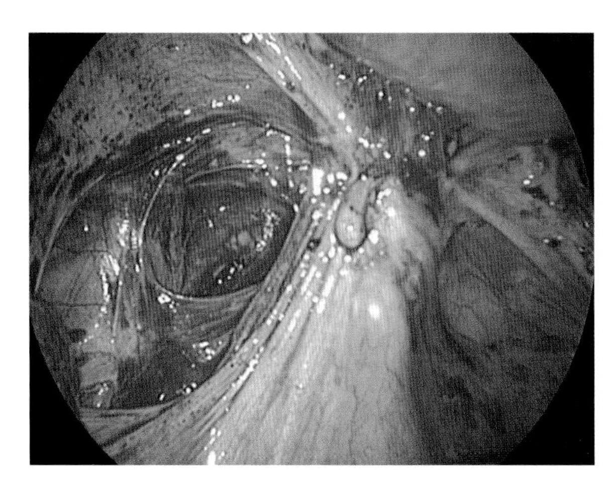

图 3-2-1 子宫骶韧带结节

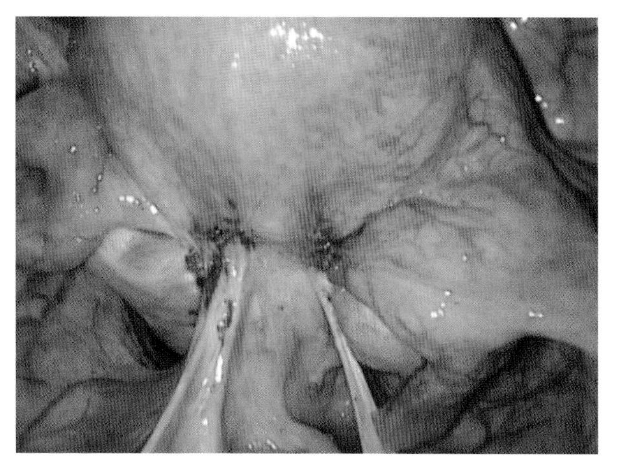

图 3-2-2 直肠窝粘连封闭,DIE 病灶位于粘连下方

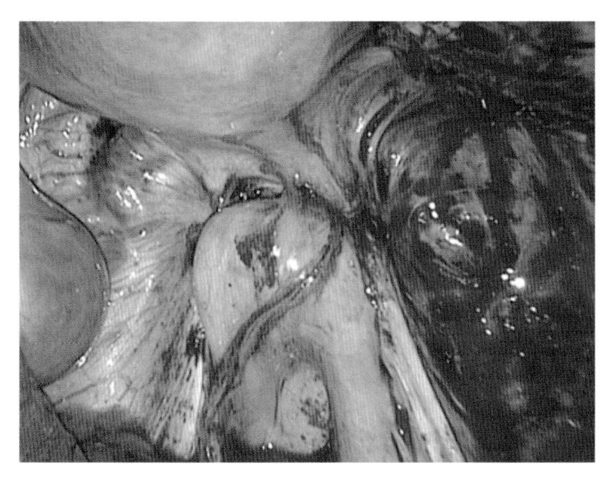

图 3-2-3 阴道直肠隔内异症,直肠粘连变形

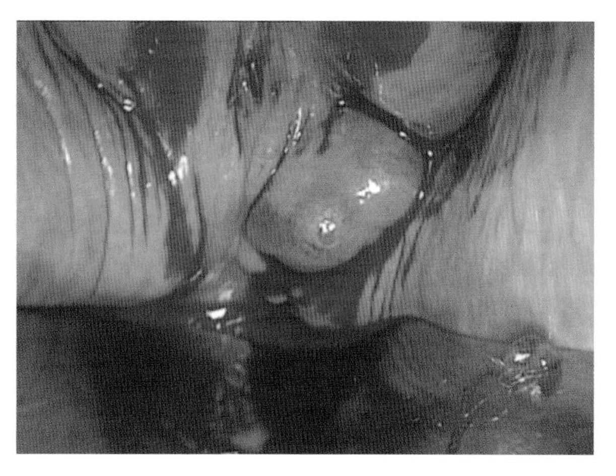

图 3-2-4 侵犯阴道穹隆的 DIE

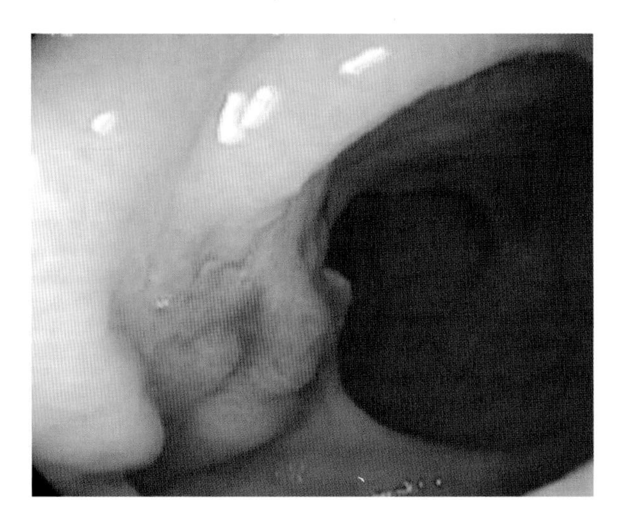

图 3-2-5 侵犯直肠壁的 DIE

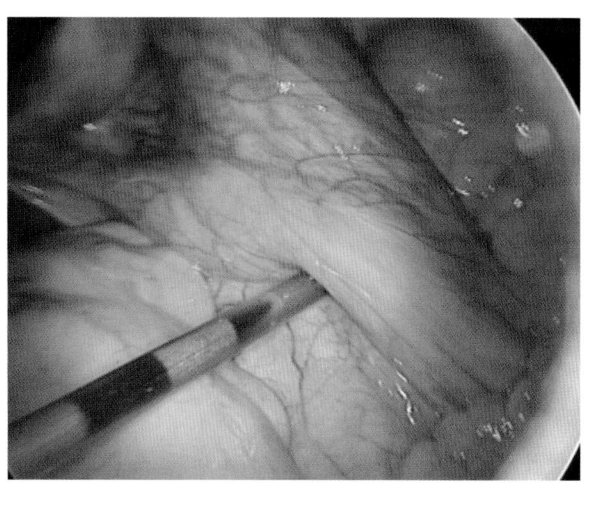

图 3-2-6 DIE 引起的输尿管扩张

侧输尿管是否存在梗阻，如果发现输尿管或者肾脏积水扩张，应进一步行静脉肾盂造影或者泌尿系CT及MRI成像检查，以进一步明确梗阻的部位。如果积水严重，还需要评估肾功能情况，如行肾血流图检查了解双侧肾功能情况。

腹腔镜检查是诊断盆腔内异症的金标准，但位于腹膜下或者腹膜外的病灶，腹腔镜的诊断有一定的限制，尤其是判断病变的深部和范围时。术中腹腔镜下的器械触诊联合阴道检查和直肠检查，可以帮助明确病变的侵犯范围，同时可以判断手术切除的彻底性。

（二）治疗策略

对疼痛症状明显，合并卵巢子宫内膜异位症或者合并不孕的DIE患者，应行手术治疗。对年轻需要保留生育功能的妇女，可以选择保守性的病灶切除术，保留子宫和双侧附件。对年龄大，无生育要求，或者病情重特别是复发的患者，可以采取子宫切除或子宫双附件切除，同时切除阴道或者肠道病灶。对需要保留生育功能的患者，目前多主张腹腔镜下切除DIE病灶。完全切除病灶可有效改善疼痛症状和减少复发，但能否安全有效切净病灶主要取决于病灶侵犯的程度、采取的治疗方法以及手术者的经验。对没有侵犯肠道的DIE，有经验的妇科医生就可以完全切净病灶。如果有明显的肠道侵犯涉及肠道的手术应请普通外科医生一同上台完成手术，是否切除肠管存在争议，但对有明显肠道狭窄或者明显便血的患者，可考虑行受累肠段切除加肠吻合术。

二、手术指征

手术指征：①疼痛症状明显；②合并卵巢囊肿；③合并不孕的DIE患者，首选手术治疗。对无痛或疼痛症状不明显的单纯的DIE，可以采取期待或者药物治疗，定期复查。

对年轻需要保留生育功能的妇女，可以选择病灶切除术，保留子宫和双侧附件。

对年龄大，无生育要求，或者病情重特别是复发的患者，可以采取子宫双附件切除，同时切除阴道或者肠道病灶。

三、术前准备

1. 术前仔细询问症状、仔细妇科查体。

2. 术前评估有无输尿管、膀胱、肠壁的侵犯　阴道直肠隔内异症往往伴有不同程度的肠道受累，如果三合诊检查有明显结节，应进一步进行影像学检查如超声波、CT和MRI、直结肠镜检查，必要时只能结肠镜检查及活检以排除肠道肿瘤疾病。

对于膀胱可能受累的患者要进行泌尿系影像学检查及膀胱镜检查，以明确病灶的大小和位置。对输尿管可能受累的患者要进行泌尿系影像学检查和肾功能的检查，评估病变范围、受累程度。泌尿系超声是影像学诊断的首选工具，具有无创、可重复、价格便宜的特点，敏感度较高，还可根据积水出现部位和肾实质厚度，泌尿系梗阻程度进行分度。静脉肾盂造影（IVP）、CT或泌尿系CT重建（CTU）以及磁共振（MRI）、泌尿系磁共振造影（MRU）等，可以提供更加清晰的影像学图像，梗阻部位更加明确。血肌酐（SCr）、24小时尿肌酐清除率（CCR）可以评估肾功能，特别是肾血流图可以分别评价两侧肾功能。

3. 术前的多科协助　对于严重的肠道DIE，术中肠道损伤风险高，可能行肠管切除的患者，术前外科会诊，评估手术利弊，共同协商，决定术式，术中协助；对于输尿管DIE、膀胱DIE，术前泌尿外科会诊，评估手术，术中协助。对于输尿管DIE或者输尿管术中有潜在损伤风险的患者，术前患侧或双侧输尿管置入D-J管。

4. 术前肠道准备　对于后盆腔DIE术中可能损伤肠道或者进行肠道手术的患者，术前应进行严格的肠道准备。

输尿管DIE或者输尿管术中损伤风险的患者，可于术前患侧或双侧输尿管置入D-J管。

5. 术前与患者及家属充分的沟通，使其理解手术的利弊、风险、疗效以及术后可能的辅助治疗，使患者积极配合,以期达到最佳疗效,避免医疗纠纷。

四、麻醉与体位

与腹腔镜全子宫切除相同。

五、手术步骤

腹腔镜下阴道直肠陷凹 DIE 的处理要点:

(1) 首先分离盆腔粘连,恢复其解剖结构。如果合并卵巢内膜异位囊肿,应剔除囊肿,以保证手术视野不被这些病变遮挡。

(2) 分离输尿管,并恢复其解剖结构。如果侧盆壁有粘连,输尿管走行不清,则在盆腔入口附近髂总动脉处辨认后,从正常的腹膜窗开始再向下分离输尿管直到和子宫动脉交叉处。

(3) 分离子宫直肠窝和直肠侧窝,将直肠推开。

(4) 输尿管及直肠结肠推开后,再切除宫骶韧带结节。

(5) 位于阴道直肠隔的内异症,可用锐性及钝型分离阴道直肠隔,为避免直肠损伤,可在阴道内放置纱布卷或术者用手指将后穹隆上顶,必要时直肠内放入探子或者卵圆钳将直肠向后推。如果阴道穹隆有病灶则从腹腔镜切入阴道,将病灶完全切除并缝合创口。直肠壁上的内异症病灶,如果病灶比较局限,可行削除术(shaving),病灶大引起严重的便血或肠梗阻则可进行肠段切除加吻合术。后者一般由外科医生协助完成。侵犯肠道和输尿管的内异症,将在另外的章节中介绍。

六、术后处理

DIE 手术困难,手术并发症率高,故术后密切观察生命体征、体温和腹部体征非常重要 。早期发现术后肠道并发症和泌尿系并发症,对及时处理以及改善预后至关重要。

1. 肠道 DIE 术后根据术中肠道的手术情况,随肠道功能的恢复逐步恢复饮食,警惕术后肠瘘、腹膜炎直至败血症、休克的可能。

2. 后盆腔粘连重或者输尿管 DIE 患者,术后应警惕输尿管瘘的发生。

3. 保留生育功能的 DIE 患者术后辅助 GnRHa 等药物的治疗。

4 如无生育要求,术后应长期管理,包括用药物维持治疗。

5. 有生育要求的患者,术后指导妊娠或积极助孕。

七、手术难点解析

1. 粘连的分离　深部内异症,尤其合并卵巢内膜异位囊肿的患者,盆腔都会有明显的粘连,影响术中对深部内异症的估计和处理,同时增加手术的难度和并发症的机会。所以,DIE 手术时,分离粘连,恢复盆腔的解剖是手术的第一步,也是至关重要的操作。分离粘连的基本原则:①锐性分离为主,少用钝性的撕脱法,特别分离和肠道的粘连,钝性撕脱可能造成肠壁的部分缺失,术后有肠瘘的风险;②冷刀分离为主,应用能量器械特别是单极电器械时,要注意重要脏器如肠道和输尿管等防护。由于内异症都合并新生血管的形成,分离粘连时,要注意止血。

2. 输尿管走行的辨认和分离　由于后盆腔和侧盆壁的粘连,纤维组织的牵拉和挛缩,输尿管的解剖位置往往发生改变。输尿管可以由于宫骶韧带增粗缩短及结节牵拉输尿管,使输尿管紧贴宫骶韧带走行,即所谓的“中线移位”,也可以是由于卵巢内膜异位囊肿的牵拉和其下方腹膜组织的增厚和挛缩,造成输尿管靠近卵巢下方,即所谓的“外侧移位”。故在切除宫骶韧带和侧盆壁尤其是输尿管表面 DIE 病灶时,一定要看清输尿管的走行。往往需要从盆腔较高位置,正常腹膜部位开始解剖输尿管,沿输尿管走行分离之,一直分离到输尿管与子宫动脉交叉处,输尿管进入“隧道”为止。

3. 子宫直肠窝的分离　DIE 经常合并子宫直肠窝的部分或者完全封闭,而很多 DIE 结节位于其下方，故子宫直肠窝的分离和解剖的恢复也是重要的手术步骤。由于此处常常涉及直肠的分离，因此分离粘连时要遵照上面所提到的“锐性、冷刀”与原则。为了增加手术的安全性，可以用纱布球或者手进阴道上顶穹隆，也可用直肠探子进入直肠将直肠下压，这样有利于暴露解剖面，找到正确分离界面，减少肠道损伤的风险。

4. DIE 病灶的辨认和切除　DIE 没有明确的界限，因此判断病灶的范围常常有困难。由于 DIE 组织病理学上主要是纤维组织及散在的腺体，因此切除的 DIE 病灶，其实就是增生的纤维结缔组织结节，判断病灶是否切净主要是根据是否完全切除了受累部位的纤维组织，切面的组织是否柔软来判断，有时术中需要进行阴道检查帮助判断手术的彻底性。

DIE 手术难度大，并发症发生率高。因此，手术范围的选择要全面考虑手术的效果和风险，以最终术后生活质量的改善为评价手术选择的标准。手术者必须十分熟悉盆腔解剖，需要同时进行泌尿系和肠道手术者，应和相应专科医生共同协作完成。手术的原则是在尽量避免损伤邻近脏器的前提下，尽可能切除可见的、可触及的子宫内膜异位病灶，以到达最大程度缓解症状，恢复正常功能、促进生育的目的。

（冷金花）

第二节　子宫腺肌病灶切除术

一、概述

子宫腺肌病（adenomyosis），指子宫内膜腺体和间质在子宫肌层弥漫性或局限性生长。主要表现为痛经、月经过多和不孕不育，严重影响妇女的身心健康。子宫内膜和内膜下肌层属于“古子宫”古肌层范畴，外肌层属于新子宫新肌层。比内异症更直观，子宫腺肌病的主要病生理就在古肌层，因此也是“古子宫”疾病。

子宫腺肌病诊断的金标准仍然是病理学诊断，但是需要手术切除病灶或穿刺活检病理证实。根据症状和体征可做出初步诊断，依靠辅助检查可进一步明确诊断。MRI 是国内外公认诊断子宫腺肌病最可靠的非创伤性方法，近年来应用有所增多。阴道超声检查已经成为协助诊断子宫腺肌病最常用的方法，其准确性甚至可以和磁共振（MRI）媲美。 超声诊断虽然简便，无创伤，但不能确诊。超声引导下穿刺活检诊断子宫腺肌病特异性高，但敏感性还有待于提高。血清 CA125 测定已经成为子宫腺肌病的非创伤性诊断方法之一，子宫增大明显者血清 CA125 升高也更明显。

二、手术指征

1. 痛经，或合并月经过多，超声或其他影像学检查提示为局限型子宫腺肌病或腺肌瘤，药物治疗无效希望保留子宫者。

2. 局限型子宫腺肌病或腺肌瘤合并不孕，用 GnRH-a 治疗 3~6 个月后行 IVF 治疗两个周期，仍未成功妊娠者可考虑手术，之后辅助 GnRH-a 治疗后再行 IVF 助孕治疗。

三、术前准备

1. 术前清洗腹壁皮肤，自剑突下至耻骨联合，两侧达腹壁侧缘，备皮。
2. 肠道准备，灌肠。
3. 术前晚 22 时后禁食。
4. 术前晚给镇静剂使患者安静入睡。
5. 备导尿管，术前麻醉后插尿管。

四、麻醉与体位

气管插管或喉罩下全身麻醉。常规膀胱截石位，头低臀高位（Trendelenburg 位）。

五、手术步骤

切除病灶前在手术部位注射稀释的垂体后叶素盐水（6U 溶于 50ml 生理盐水中）可明显减少出血（图 3-2-7）。使用单极电钩或超声刀在病灶突出处做横梭形切口，对有生育要求者，最好只是在切开浆膜及浅肌层时用单极电钩（图 3-2-8）或超声刀，之后用钩剪将病灶大部分切除（图 3-2-9、图 3-2-10）。伤口至少缝合两层或用产科缝合子宫用的大针单层缝合（图 3-2-11），将缝线拉紧后用弯钳贴近子宫夹住缝线（图 3-2-12），穿透宫腔时需要缝合内膜，单独缝合或和深肌层一起缝合（图 3-2-13）。术毕子宫创面使用防粘连药物，后陷凹放置引流管引流。切除标本送病理检查。

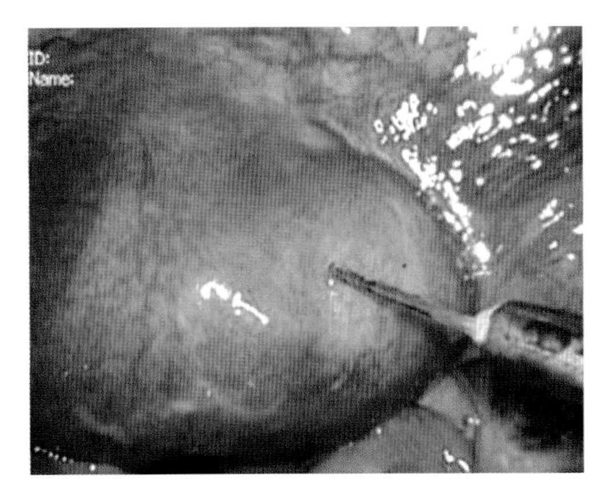

图 3-2-7 病灶切除前在手术部位注射稀释的垂体后叶素盐水

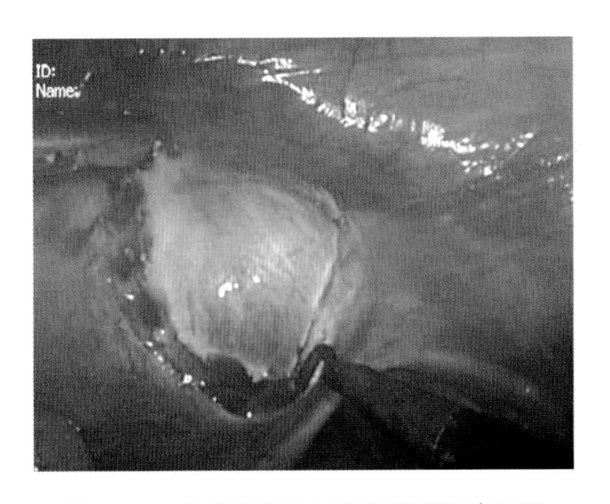

图 3-2-8 使用单极电钩切开浆膜及浅肌层

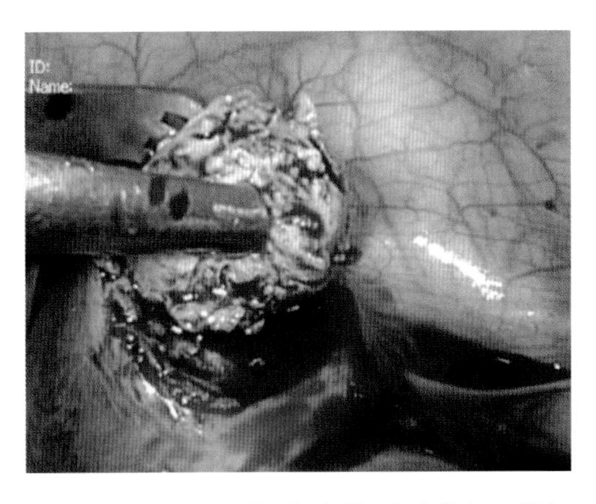

图 3-2-9 用大抓钳抓起病灶，在病灶与正常组织交界处用钩剪剪开

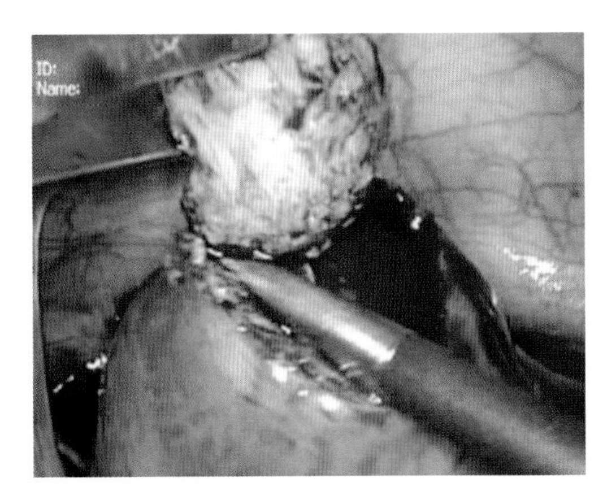

图 3-2-10 用大抓钳抓起病灶，用钩剪剪除病灶，尽可能不进入宫腔

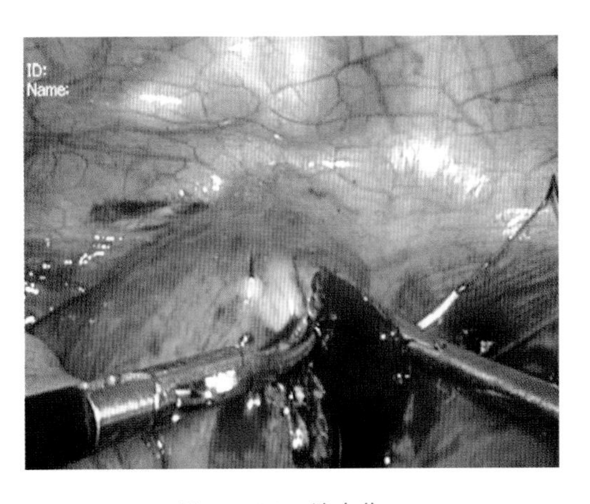

图 3-2-11 缝合伤口

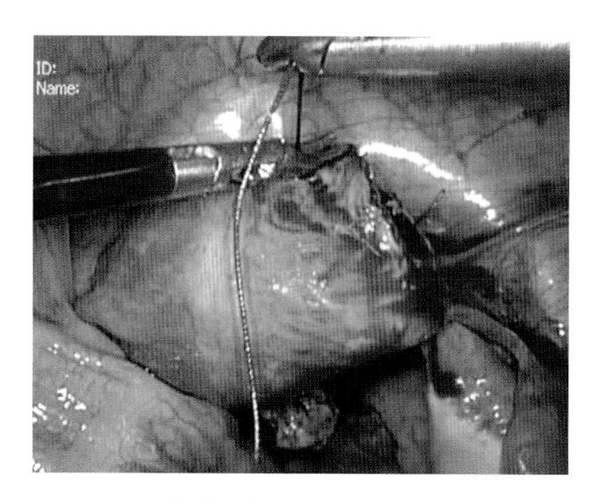

图 3-2-12 将缝线拉紧后用弯钳贴近子宫夹住缝线可以避免缝合过松

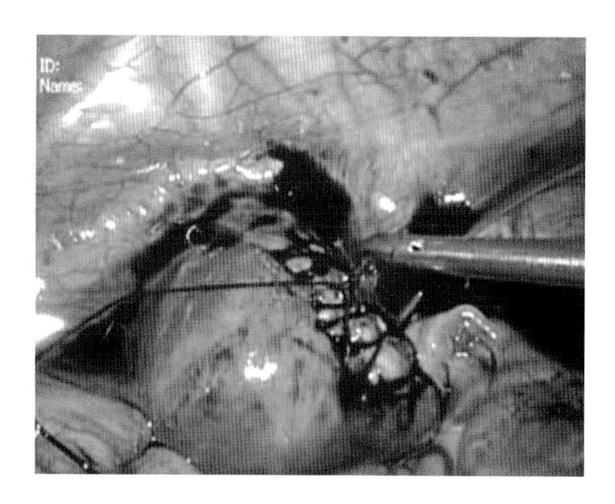

图 3-2-13 缝合伤口,对齐,表面尽量平整

六 术后处理

1. 抗生素 有举宫操作,或挖病灶穿透宫腔,或同时行亚甲蓝通液检查者按照规定应用抗生素。

2. 留置导尿管 术后保留 24 小时。

3. 腹腔引流管 引流管保持通畅,引流液不多时可将引流管拔出 1~2cm 观察。引流液呈草黄色时拔除引流管。

4. 伤口拆线 腹腔镜手术切口术后 3~4 天拆线;皮内缝合或康派特直接黏合伤口者无需拆线。

七、难点解析

1. 术前使用 GnRH-a 预处理 局限型子宫腺肌病或腺肌瘤,术中常见界限不清,或明显较大,不易切除干净。挖出病灶后周围肌肉仍较硬,缝合困难。因此,尽可能多切除较硬的腺肌病病灶有利于做良好的缝合。我们的体会,直径 7cm 以上的病灶腹腔镜挖除后不易做到良好的缝合,建议选择开腹手术。如果患者要求做腹腔镜手术,建议术前使用 GnRH-a 治疗 3 个月,以缩小病灶利于手术。

2. 注意缝合方法和技术 近年来,时有腹腔镜下子宫腺肌病病灶挖除术后妊娠子宫破裂的病例发生,甚至导致产妇死亡。因此,对年轻有生育要求者,应该特别注重少使用电凝剥离或止血,提高子宫缝合技术,保证创面良好愈合。 有作者建议挖除病灶后可将包绕病灶的肌层折叠缝合,可增加子宫切口处的肌层厚度,似乎有利于预防孕期瘢痕子宫破裂。

国内一些医院开展了所谓“U 形子宫切除成形术”(也称子宫体马蹄形切除术)治疗子宫腺肌病。从宫底正中纵行剖开子宫至宫颈上方,切除肌内病变组织,再行子宫成型。此术式且可明显缓解患者的疼痛及月经过多症状,而且不影响卵巢血供和功能。不过,成型后的子宫肌层薄弱,宫腔狭小变形,输卵管也许多数不通,很难再怀孕或不能承受正常妊娠,对生育的影响几乎等于子宫切除术,而且,手术复杂程度远高于子宫次全切除术,手术并发症也远高于后者。因此,该手术的优点主要是迎合了患者在心理层面“保留子宫”的愿望。

3. 合并内异症的处理 子宫腺肌病病灶多位于后壁,合并有巧克力囊肿或后陷凹封闭时,需要先分离粘连,剥除巧克力囊肿,开放后陷凹才能安全地做病灶挖除术,这种情况下缝合难度会有所增加。术前使用 GnRH-a 治疗 3 个月,减轻盆腔充血,缩小病灶可能利于手术。

4. 局限型子宫腺肌病或腺肌瘤需要与恶性肿瘤鉴别 一些子宫恶性肿瘤比如低度恶性子宫内膜间质肉瘤有类似子宫腺肌病的临床特征,可能误诊为腺肌病行病灶挖除术,要注意鉴别,使用粉碎器取出切除的组织时注意取净碎块,之后彻底冲洗盆腔。

(周应芳)

第三节　骶前神经切断术

一、概述

1899年，Jabouiay和Ruggi首次报道了使用骶前神经切断术（presacral neurectomy，PSN）治疗痛经。该手术是通过阻断盆腔神经中的骶前神经束，达到缓解盆腔正中疼痛的保守性手术方式。1964年，Black曾回顾性研究了近万例经骶前神经切断术治疗的痛经患者，其原发痛经患者中疼痛减轻者占72%，继发痛经患者中症状减轻者占83%。但这种术式当时只能开腹进行，从1960年初起，随着治疗痛经的药物方面的进展，如：非甾体类抗炎药物、口服避孕药、孕激素的周期疗法、假孕疗法、达那唑或促性腺激素释放素激动剂（GnRHa）的假绝经疗法等，开腹进行骶前神经切断术治疗痛经渐渐开始被放弃。但上述药物治疗虽有一定效果，可停药后易于复发，随着腹腔镜技术的日益成熟以及患者对生活质量要求的不断提高，使得腹腔镜下骶前神经切断术（laparoscope presacral neurectomy，LPSN）成为近年来逐渐应用于子宫内膜异位症疼痛治疗及原发性痛经的微创手段之一。其应用范围也进一步加大，有学者已将其拓展应用于慢性盆腔痛的患者。虽然目前还存在一些争议，多数报道认为该术式可有效缓解疼痛。也有研究表明，对于原发性痛经患者，腹腔镜骶前神经切除术和子宫神经切除术（laparoscope uterine nerve ablation，LUNA）的近期效果无明显差异，但远期效果LPSN优于LUNA。故对药物治疗失败且希望保留生育能力的患者，骶前神经阻断是一个可以选择的方法。

腹腔镜下骶前神经切断术有损伤小、恢复快的优点，又能做到安全、有效。当然由于骶前神经切断术的手术部位接近重要的血管及肠管、输尿管，所以手术难度较大，进行此项手术的医生必须经过系统且正规的腔镜训练且对盆腔解剖结构熟悉。

骶前神经为上腹下神经丛，是内脏刺激的传出纤维，它不是单一的神经而是神经束，这些神经分布于髂内三角下方的疏松组织中，没有固定形状，可以是分散的或是单根神经，个体差异较大，主要有平行线型、单支型、丛状型。手术是否完全切除骶前神经的分支对治疗效果起决定性作用。另外切断骶前神经可阻断子宫的痛觉传入中枢神经系统，还有可能会改变乙状结肠的功能。手术中应注意椎骨和骶前神经之间有骶中动脉走行，这条动脉在手术中可能受到损伤；而在骶前神经的右侧有右输尿管、右髂总血管，在它的左侧有乙状结肠以及左输尿管，术中操作不慎可导致出血及输尿管损伤。

二、手术指征

由于骶前神经切断对盆腔以外原因引起的疼痛无效，因此严格选择患者是此手术成功的前提，术前需尽可能排除是否有盆腔以外的疾病存在。推荐其手术指征为：

1. 术前临床诊断为子宫内膜异位症患者，且术中腹腔镜诊断或术后病理支持确诊为子宫内膜异位症。

2. 位于下腹正中的慢性盆腔疼或痛经，经规范非手术治疗无效，症状持续加重且病程超过6个月。

3. 患者无切除子宫的指征。

4. 患者希望保留生育功能。

三、术前准备

病人术前均预防性应用抗生素，术前常规阴道清洗，放置尿管、清洁灌肠，以防术中膀胱或肠道损伤。

四、麻醉与体位

采用气管插管全身麻醉，使病人肌肉松弛较满意。采用截石位及头低臀高位，右侧身体抬高15°，大腿外展60°。脐孔处用10mmTrocar穿刺置入腹腔镜，于左、右侧下腹部各置入第二、第三个Trocar，均为5mm。必要时于下腹部增加一个穿刺点。

五、手术步骤

1. 拨开肠管辨认骶骨岬（可利用冲洗吸引管轻轻触摸或叩击以证实）、输尿管及髂总动脉。必要时利用阴道内所置子宫操纵杆使子宫上举前倾暴露骶骨岬。若为严重盆腔子宫内膜异位症致盆腔粘连则行粘连分离。

2. 在右侧输尿管与髂总动脉交叉的平面，或者在腹主动脉分叉下2cm处，于骶骨前横行切开后腹膜，长度约2cm，再沿矢状线向上下切开后腹膜，上达腹主动脉分叉平面以上1cm，下至骶骨岬下1cm。神经节的辨认是手术成功的关键，可从腹主动脉分叉处找骶前神经主干，在此平面分支不多。

3. 暴露腹膜下的含有神经纤维的脂肪组织，在腹膜与脂肪组织间分离，右侧达右输尿管处，左侧到乙状结肠系膜根部的直肠上动脉或痔动脉，于腹主动脉分叉处血管鞘的表面找到骶前神经丛，提起神经丛，并切除其间含有神经丛的脂肪组织，长约1~2cm。

4. 切除的神经组织送病理检查，冲洗创面后止血，后腹膜不必关闭。

六、术后处理

骶前神经切除术的常见副反应有阴道干涩、便秘或乳糜样腹泻、排尿困难等肠道及膀胱功能异常，通常术后3~4个月自行缓解。术后随访至少6个月。

七、难点解析

1. 腹腔镜下骶前神经切断术是有效的手术，与其他手术一样，不但存在手术和麻醉等方面的风险，而且存在本手术方法特有的潜在风险。其需要较娴熟的手术技巧，手术中需要出色的、细致的分离，只有对腹膜后解剖相当熟悉才能作这种手术。

2. 由于骶前神经的解剖位置，术中特别应注意腹主动脉分叉处及髂总静脉、骶骨前方的骶前静脉丛。若术中出现血管损伤、出血量大、止血困难，应立即开腹止血，不可延误。

3. 因其手术部位非常接近输尿管和肠管，这些在手术中容易受到损伤。术中应明辨输尿管走行，防止损伤。如输尿管损伤，可在腹腔镜下行输尿管吻合术，同时放置输尿管支架术后1~3个月拔除。肠道损伤者根据损伤原因不同，予以处理。

4. 少数患者术后仍有疼痛，手术失败的原因，主要在于病人选择不当或者神经丛切除不全，而神经丛切除不全主要由于解剖变异或者缺乏神经切除经验。

（陈　捷）

第四节　肠道子宫内膜异位病灶切除术

一、概述

肠道子宫内膜异位病灶是由于盆腔子宫内膜异位病灶侵犯肠管、甚至突入肠腔并引起相应临床症状，需要进行手术治疗。

二、手术指征

当子宫内膜异位症病灶不同程度地累及肠壁，需在完成其他部位子宫内膜异位症病灶切除的同时切除肠壁病灶，以达到彻底切除病灶的目的。

三、术前准备

1. 术前需充分告知患者术后并发肠瘘的可能，充分肠道准备。
2. 请外科会诊，共同协商制定手术方案，必要时术中请外科大夫同台手术。

四、麻醉与体位

同腹腔镜全子宫切除

五、手术步骤

肠壁子宫内膜异位症病灶往往是盆腔子宫内膜异位症的一部分（图 3-2-14），在按照前述方法将肠管自子宫直肠窝或子宫骶骨韧带分离后，即可见到位于肠壁的病灶（图 3-2-15）。用肠钳钳夹病灶是术中判断病灶大小的最有效方法。根据病灶大小和累及肠壁深度，对于肠道子宫内膜异位症可采用以下三种手术方式切除病灶：

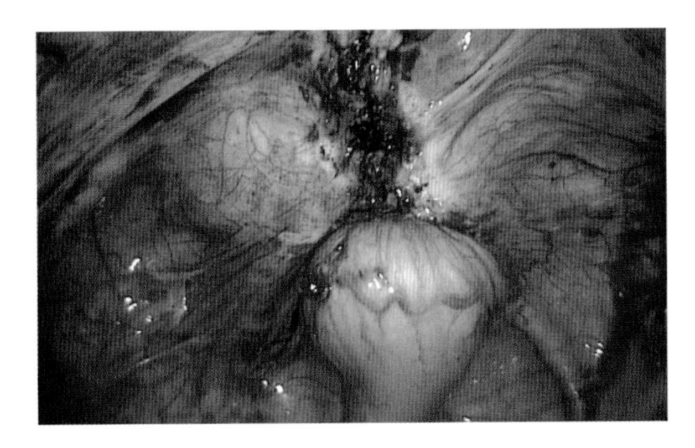

图 3-2-14　直肠前壁子宫内膜异位症病灶，与阴道后穹隆病灶融为一体

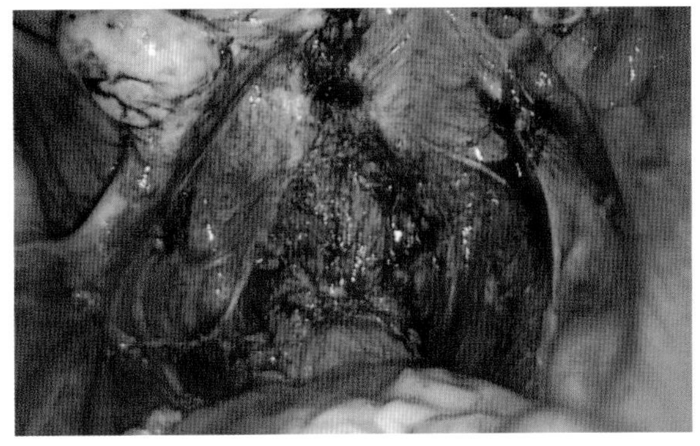

图 3-2-15　将肠壁从阴道后壁分离，可见肠壁子宫内膜异位症病灶，双侧子宫骶骨韧带病灶

(1) 肠壁子宫内膜异位症病灶刮出术：适用于肠壁表浅浸润的病灶，手术方法是用超声刀或剪刀将病灶贴住肠壁切除，不穿透肠壁，不造成肠管穿孔。这种情况只需要将肠管的浆肌层或脂肪层缝合，修补薄弱的肠壁即可。

(2) 肠壁子宫内膜异位症病灶碟形切除术：病灶小于 2cm，但浸润肠壁较深，往往需要肠壁全层切除，形成肠壁穿孔。病灶切除后肠壁切口用可吸收缝线间断缝合数针修补穿孔，在间断缝合浆肌层加固即可。

(3) 肠管节段性切除及端端吻合术：这种术式适用于病灶较大、侵犯肠壁较深的患者。手术要点是：①将肠管自宫颈后方和子宫骶骨韧带分开（图 3-2-15）；②分离乙状结肠及直肠系膜至肠系膜下动脉根部及直肠病灶远端；③直线切割吻合器自病灶远端切断肠管（图 3-2-16）；④自阴道或腹壁切口拖出病灶段肠管，切除病灶；⑤环状吻合器吻合肠管（图 3-2-17、图 3-2-18）。

六、术后处理

1. 术后需禁食至患者肛门排气可以开始进食，术后给予肠外营养至正常饮食，给予抗生素预防感染。

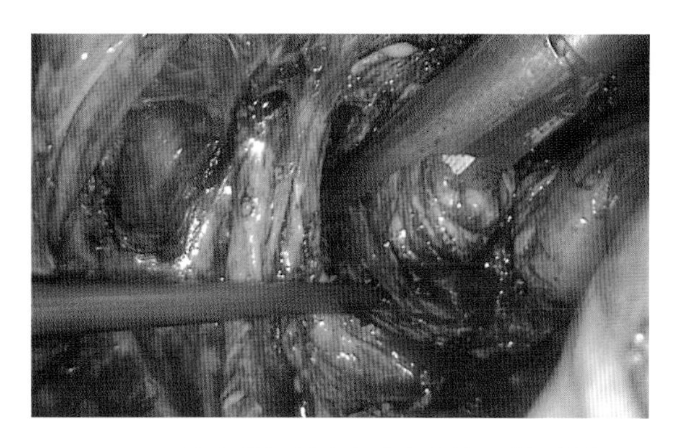

图 3-2-16 用直线切割吻合器在病灶远端切断直肠

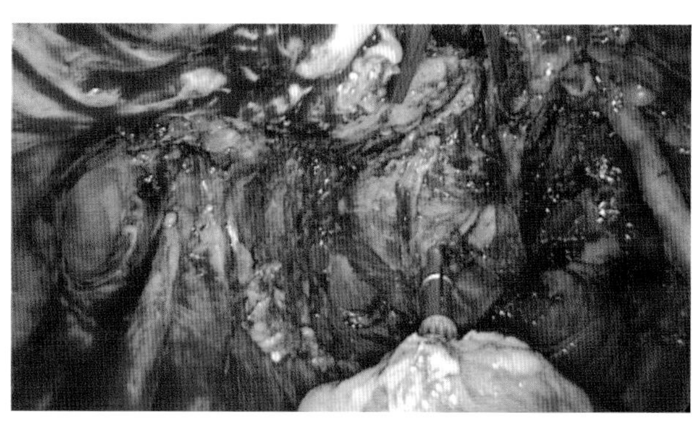

图 3-2-17 用环状肠管吻合器准备行肠吻合

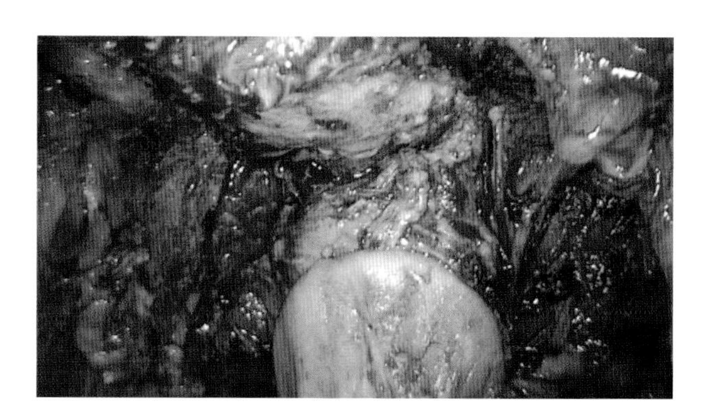

图 3-2-18 用环状肠管吻合器完成肠吻合

2. 术后注意阴道分泌物及肛门排气排便情况，如有持续高热、大量血便，需警惕并发肠漏。

3. 因病变多累及直肠阴道隔，切除肠管后吻合口位置较低，肠漏多为直肠阴道瘘。

4. 当患者有气体或粪便经阴道排出时，可诊断直肠阴道瘘。直肠阴道瘘一旦发生，需尽快行横结肠造口术，形成临时人工肛门排出粪便，以便直肠阴道瘘的愈合。横结肠造口术一般需 3 个月以上，再考虑还纳入腹腔。因为粪便改道，直肠阴道瘘口有可能自然愈合而不需修补。通过经肛门注入美蓝试剂、钡剂灌肠或肠镜检查可判断漏口是否愈合。如切除肠管较长、位置较低的患者术后会出现便频或便秘，经 3~6 个月调整均能完全恢复。

七、难点解析

肠管自子宫后壁分离后，判断受累肠管深度及长度。仅累及浆膜者可切除病灶后将肠管表面浆膜缝合。如果病灶较大，需行肠管节段性切除，先分离乙状结肠及直肠系膜根部。上方达肠系膜下动脉根部，并将肠系膜下动脉在其根部切断，这样有利于将病灶段肠管自阴道拖出。游离直肠系膜达病灶远端，充分游离乙状结肠及直肠，在病灶远端分离直肠壁脂肪组织，裸化肠管，用直线切割吻合器切断直肠，经阴道或腹壁切口将病灶段肠管拉出，裸化肠壁，用荷包钳在病灶近端钳夹肠管，切除病灶。在近端肠管内放入环状吻合器之底钉座，荷包线固定后还纳入腹腔。经肛门放入环状吻合器，在腹腔镜直视下与底钉座对接，吻合肠管，经肛门注入气体，检查吻合口无气体渗漏。如果充气试验证实吻合口无气体渗漏，即完成肠管手术。如果见吻合口有气体渗漏，再用可吸收缝线将吻合口间断缝合数针以加固。如对合不佳或吻合口张力过大会导致术后并发肠漏风险增加。

（姚书忠）

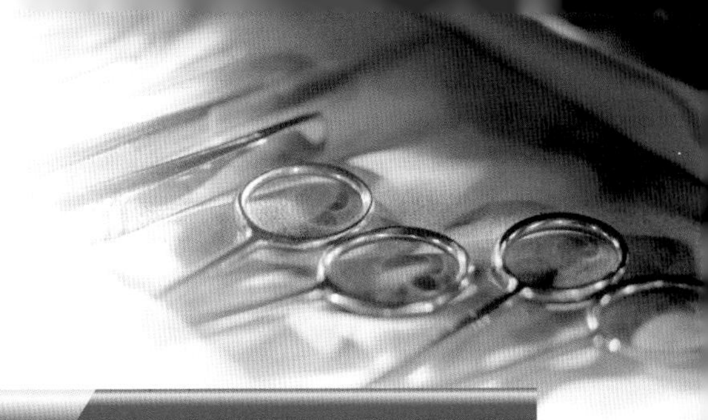

第三章 子宫肌瘤剔除术

一、概述

子宫肌瘤（myoma of uterus）是女性生殖器官最常见的良性肿瘤。好发于30~50岁的妇女，其中以40~50岁最多见。文献报道，生育年龄女性子宫肌瘤发病率约20%~30%，而在35岁以上妇女发病率高达40%~60%。其症状包括月经过多、异常子宫出血或贫血；不育不孕以及腹部包块与压迫症状等。在临床上，肌瘤可能发生玻璃样变、囊性变、红色样变性和钙化等组织病理学改变，甚至出现肉瘤样变等。

子宫肌瘤依据其生长部位分为肌壁间肌瘤、浆膜下肌瘤与黏膜下肌瘤。不同部位肌瘤引起临床症状不同，治疗方法也有区别。手术依然是目前治疗子宫肌瘤的主要手段，包括子宫肌瘤剔除术、子宫切除术以及子宫肌瘤消融手术等。对于子宫肌瘤剔除手术而言，手术方式包括经腹、经腹腔镜以及经阴道子宫肌瘤剔除术。

腹腔镜子宫肌瘤剥除术（laparoscopic myomectomy，LM）以其视野清晰、直视肌瘤与盆腔病变、创伤小、出血少等优势，成为子宫肌瘤治疗的微创伤治疗术式。腹腔镜下清晰的手术视野与镜体的放大效应，使得分层缝合与创面止血完全能够与开腹手术相媲美，不仅如此，其微创伤环境减少了对腹腔内环境的影响与术后粘连的形成，能够达到与开腹手术完全相同的手术效果。但是，作为一种保守性手术方式，子宫肌瘤剔除术后肌瘤残留与复发的现实也是临床需要面对的问题，特别是腹腔镜子宫肌瘤剔除由于缺乏触知感，容易遗漏深埋肌壁间的小型肌瘤等。多项临床研究显示了子宫肌瘤剔除的不彻底性，Rossetti等对253例接受经腹与腹腔镜子宫肌瘤剔除手术的患者追踪随访，术后2年两种术式复发的概率分别为23.0%和23.5%；Doridot等的研究也发现，腹腔镜子宫肌瘤剔除术后总复发率22.9%，2年累计复发率为12.7%，5年累计复发率为16.7%，其中少部分患者需要接受再次手术治疗。尽管如此，腹腔镜子宫肌瘤剔除以其能够保留器官、保留生育功能、不破坏盆底解剖学结构等，依然是年轻、要求保留子宫患者的主要治疗选择。

二、手术指征

年轻、有生育要求或希望保留子宫的患者出现以下情况：

1. 由于肌瘤引起经量增多或异常子宫出血。
2. 肌瘤体积增大引起尿频、尿潴留或便秘等压迫症状。
3. 由于肌瘤引起的不孕、不育。
4. 肌瘤生长迅速，发生变性、或有恶性变可能。
5. 肌瘤引起疼痛或带蒂浆膜下肌瘤蒂扭转。
6. 宫颈肌瘤和向阔韧带方向生长的肌瘤。

7. 排除肌瘤恶变。

被列为四级手术培训要求的肌瘤种类为：

1. 子宫体积≥12 孕周的多发子宫肌瘤。

2. 直径≥8cm 的肌壁间肌瘤。

三、术前准备

1. 手术宜在月经干净后、卵泡期内施术。

2. 子宫腔形态与内膜评估　对月经异常者术前行宫腔镜检查了解宫腔形态与内膜状态，排除黏膜下肌瘤或影响宫腔形态的肌瘤，同时行诊断性刮宫排除子宫内膜病变。

3. 宫颈细胞学检查　排除宫颈病变。

4. 影像学评估　常规经腹 / 经阴道超声了解肌瘤部位、大小、数目以及与比邻器官的关系，特别是位于子宫下段、阔韧带内或子宫角部等特殊部位肌瘤，应注意其对输尿管的压迫所致的输尿管扩张、肾积水；或输卵管的扭曲、变形以及功能丧失的可能，必要时酌情行磁共振（MRI）评估。

5. 术前预处理　对于肌瘤 / 子宫体积过大者或合并贫血的患者，术前酌情使用药物如 GnRHa 类药物等抑制激素水平，缩小瘤体 / 子宫体积，纠正贫血症状，降低手术难度。

6. 肠道准备　术前 12 小时流质饮食，术前 6~8 小时禁食水，并术前普通灌肠。对疑有盆腹腔粘连患者，应做清洁肠道准备。

7. 阴道准备　术前 1~3 天酌情阴道擦洗。

四、麻醉与体位

膀胱截石位，适度头低臀高

五、手术步骤

1. 体位　已婚患者采用改良头低臀高截石位；未婚无性生活者采用头低臀高仰卧位。

2. 第一穿刺戳卡定位　对于直径 <8cm 的肌瘤，戳卡孔穿刺选择脐孔处即可；对于肌瘤直径 >8cm，可以将戳卡穿刺孔上移至脐上 4~6cm 处，或李 - 黄点（脐与剑突中点）附近，其他戳卡依施术中习惯酌情选择即可（图 3-3-1）。

3. 打水垫　对于壁间肌瘤可在假包膜内以及肌瘤的基底部注射 1∶5~10 垂体后叶素或者缩宫素稀释液 30~60ml。注射的部位最好在肌瘤切口范围内，避免穿刺点出血，注射的深度为肌瘤与假包膜之间隙，以便于肌瘤分离，减少出血（图 3-3-2）。

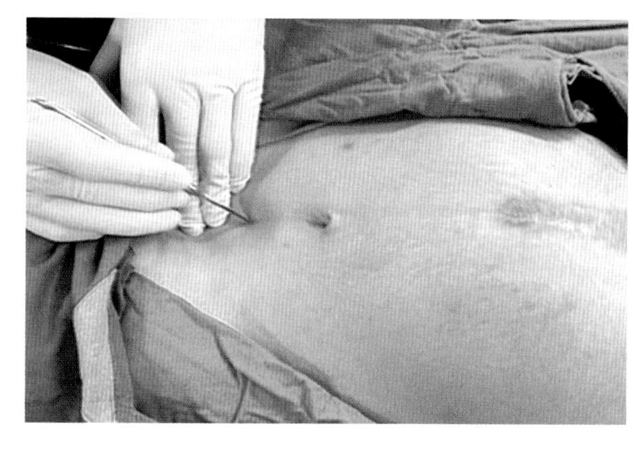

图 3-3-1　戳卡穿刺点上移至脐上 4cm 处

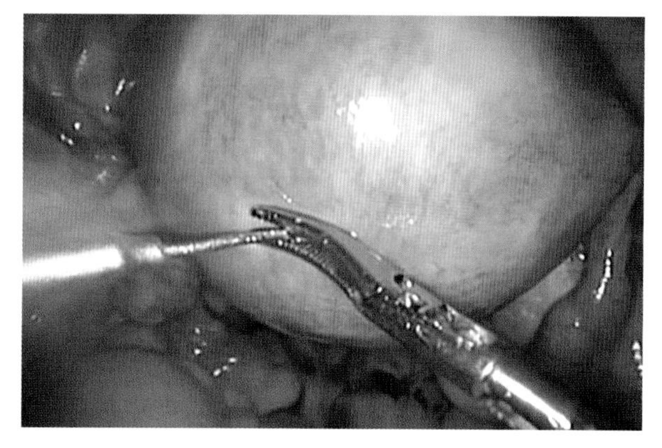

图 3-3-2　肌瘤与假包膜间隙注射缩宫素或垂体后叶素稀释液

4. 切口选择　切口选择一般结合子宫肌层走向和便于缝合的原则，较大肌瘤可选择梭形切口；特殊位置肌瘤如宫角部的肌瘤，最好选择纵形切口避免损伤输卵管，前后壁下段以及宫颈部肌瘤最好选择横形切口，避免伤及膀胱和直肠，阔韧带肌瘤应先在被覆腹膜下注射水垫，后做纵向切口，以免输尿管损伤。多发性肌瘤应该依据肌瘤分布综合设计切口，尽量在一个切口能剔除多个肌瘤，瘤体距离较远者不可勉强。切口应略小于肌瘤的径线，通常为瘤体直径的 2/3，最好一次切至瘤体。对有生育要求患者尽量保存肌壁的完整性（图 3-3-3、图 3-3-4）。

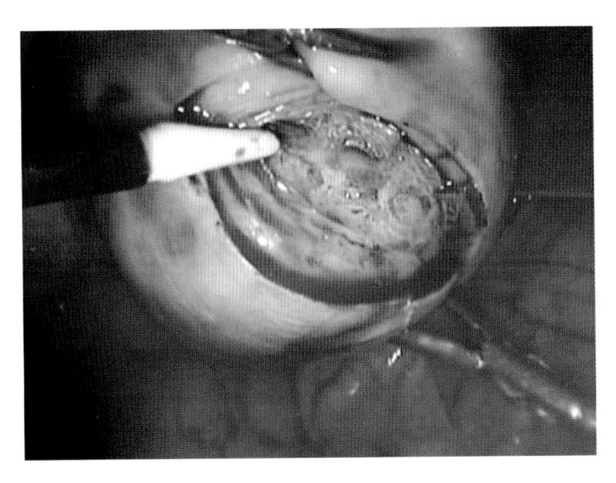

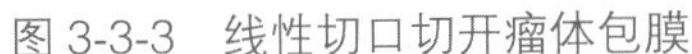
图 3-3-3　线性切口切开瘤体包膜

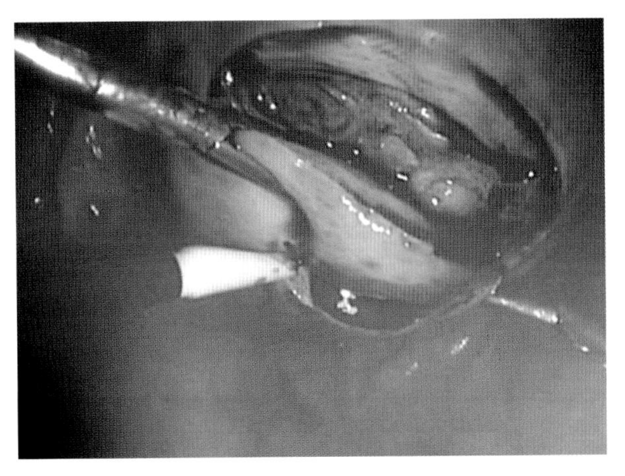

图 3-3-4　梭形切口切开瘤体包膜

5. 剥除瘤体　寻找肌瘤与假包膜之间的层次，紧贴瘤体剥离，暴露瘤体。施术中可以肌瘤钻或小抓钳夹住瘤体并向外牵拉，以吸引器或分离钳钝性剥离瘤体。肌瘤剔除后，应仔细辨认瘤腔及其基底部，如有活动出血，宜尽快缝合瘤腔止血；对于尚未生育的患者，避免使用双极电凝止血，减少日后子宫肌壁坏死形成缺损的风险。对于穿透子宫腔的肌瘤，剥除时尽量贴近瘤体，减少剥透内膜的风险；一旦穿透内膜，应进行黏膜下肌层对吻缝合，减少感染和医源性子宫内膜异位症的风险。

6. 缝合瘤腔　缝合瘤腔是子宫肌瘤剔除手术的关键点与难点。通常以 0~1 号的可吸收线分层缝合瘤腔。 缝合原则：对位缝合、不留无效腔。如果瘤腔较大可以间断缝合瘤腔底部，再连续缝合浆肌层肌壁（图 3-3-5），缝合方式多采用间断缝合法、连续缝合与连续锁边缝合法（图 3-3-6）。

7. 取出瘤体　通常采用电动组织旋切器（morcellator）旋切瘤体（图 3-3-7）。也有个别情况通过扩大腹壁切口或切开取出瘤体。为避免盆腹腔遗留发生，在取出肌瘤时，不可将较大的肌瘤组织直接从

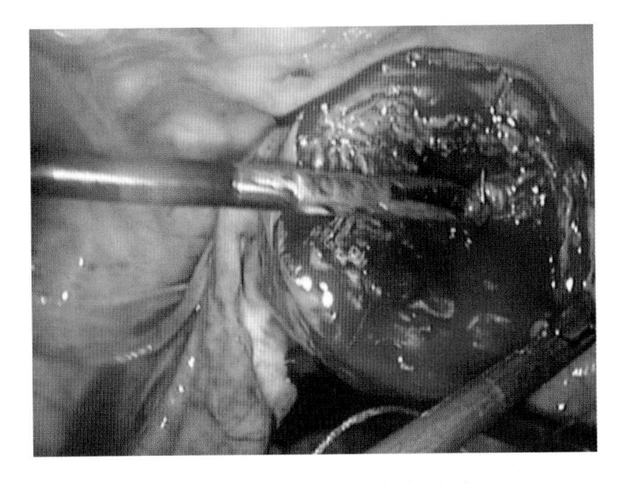

图 3-3-5　缝合深肌层关闭瘤腔

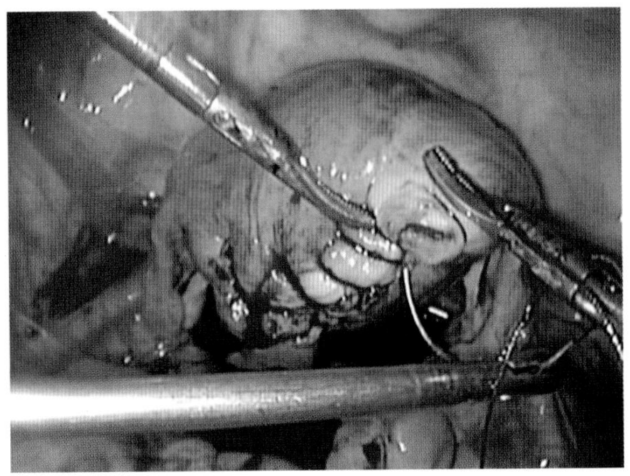

图 3-3-6　连续缝合浆肌层

切口取出，避免肌瘤组织遗留腹壁。对于剔除的较小的肌瘤，要放于子宫直肠窝内，不宜放在上腹部，避免肌瘤遗失在腹腔。

特别注意：应在直视下进行肌瘤旋切，工作状态的旋切器应远离肠管和膀胱，以免造成损伤。

8. 腹壁切口处理　肌瘤旋切器穿刺孔腹壁切口通常大于 1cm，需要分层缝合关闭腹膜，避免日后腹壁疝形成。

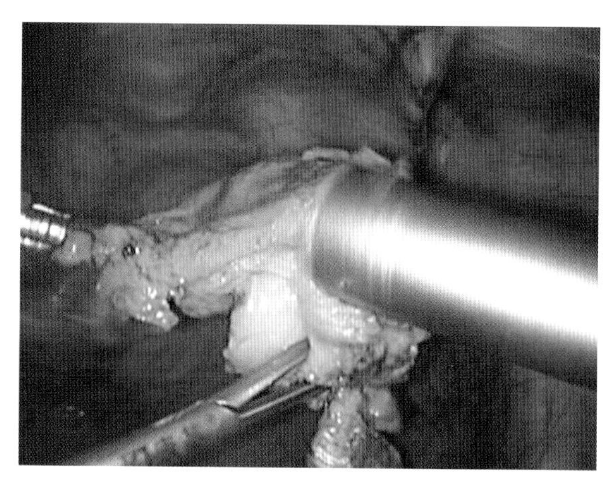

图 3-3-7　组织旋切器取出瘤体

六、术后处理

1. 注意血压检测与创面出血情况，观察腹腔引流液颜色与量；

2. 酌情抗生素预防感染

3. 指导术后避孕。

七、难点解析

1. 出血与缝合止血　子宫是血供极为丰富的器官，被列为四级手术的肌瘤类型为体积较大与部位特殊的肌瘤类型。在实施手术中大出血时有发生，多见于肌瘤部位较深、靠近子宫角及下段血供丰富的部位、肌瘤多发、体积较大以及肌瘤边界与正常肌层不清等情况。术中对出血的处理除了缩宫素和止血类药物以外，缝合瘤腔闭合血管，是止血和减少出血的有效措施。

施术者娴熟的缝合技术是实施腹腔镜子宫肌瘤剥除手术的前提条件。对于深、大、穿透黏膜层的瘤腔，缝合时应充分暴露瘤腔底部，按照黏膜下肌层、深浅肌层以及浆肌层的顺序分层缝合，实现快速、有效的止血目的。对于贯穿肌壁的肌瘤强调分层缝合的意义是为了有效止血，与此同时，恢复子宫肌壁的解剖学结构，避免解剖层次错位，也是施术中应高度注意的要点。

2. 特殊部位肌瘤处理　特殊部位肌瘤主要指位于阔韧带内、子宫角部或子宫下段与宫颈部位的肌瘤。施术前应充分评估肌瘤与周围脏器的解剖学关系，特别是阔韧带内肌瘤与子宫下段肌瘤与输尿管、子宫动静脉及其周围血管丛的关系密切，应酌情在肌瘤假包膜内注射水垫（生理盐水 + 垂体后叶素或缩宫素）减少术中出血；切口位置设计亦应恰如其分，既要便于肌瘤剔除又能减少对周围组织损伤。肌瘤分离时应在假包膜内进行，不可强行牵拉剥离使周围血管损伤出血，增加手术难度。对阔韧带和子宫下段肌瘤缝合瘤腔时应特别注意避开输尿管，可在肌瘤剔除前从骨盆入口平面寻找并游离输尿管，或肌瘤剔除后辨认输尿管走行并在直视下进行瘤腔缝合；子宫下段或宫颈部肌瘤根据其位置通常需要打开膀胱或者直肠返折腹膜，下推膀胱或直肠，充分暴露手术视野以免缝合时造成膀胱 / 直肠或输尿管损伤；对子宫角部肌瘤一般宜选择纵形切口，尽量远离输卵管部位，缝合瘤腔时也应特别注意子宫肌壁解剖学层次对位准确，以免输卵管的扭曲或阻塞，影响其功能。

3. “大肌瘤”与多发肌瘤剔除　被列为四级手术的肌瘤种类为子宫直径≥8cm 的肌壁间肌瘤或子宫体积≥12 孕周的多发子宫肌瘤，手术操作相对比较困难。有效的术中止血和娴熟的缝合技术对于保障手术疗效与安全性固然重要，但防患于未然，做好术前预处理，降低手术难度也是临床提倡的措施，特别是对于合并贫血的患者。酌情选择 GnRH-a 类药物预处理，能够明显缩小肌瘤体积和子宫体积，缩小肌瘤周围血管管径、减少术中出血，并纠正术前贫血，是 FDA 批准应用于子宫肌瘤所致贫血的治疗药物。使用 GnRH-a 类药物预处理后肌瘤体积缩小、手术难度降低，更便于手术操作；但是，对于多发肌瘤而言，肌瘤体积的缩小有可能使“小肌瘤”深埋肌层不易探及而遗漏，增加术后复发概率。对此，应充分术前评估和临床决策，明确利弊而选择之。

4. 肌瘤复发　子宫肌瘤剔除为保留子宫的手术方式，子宫肌瘤剔除术后总体复发率为 30% 左右。引起肌瘤复发的原因涉及子宫肌瘤的组织发生、影响子宫肌瘤生长的因素是否持续存在以及手术中对已经存在的微小肌瘤的遗漏等，一般认为多发性子宫肌瘤及随访时间长者复发概率增高，手术中应仔细触摸，尽量避免遗留微小肌瘤结节。术前应告知患者及其家属肌瘤复发的问题和选择该种治疗方式的利弊。

5. 妊娠合并子宫肌瘤的处理　妊娠合并子宫肌瘤时，应根据肌瘤的部位、大小以及孕期生长的速度决定处理。如孕期肌瘤无明显增大、变性、没有引起产科并发症以及影响产程进展的风险因素，一般不做处理。但是，出现下述情况时则需进行处理：①浆膜下肌瘤蒂扭转；②肌瘤增长快，挤压子宫，有致流产及早产可能；③肌瘤红色变性，并引起相应临床症状。手术时机一般在妊娠中期进行，手术注意事项参照“妊娠合并子宫肌瘤”处理。

（段　华　王永军）

参考文献

1. Rometti A,Sizzi O,Soranna L,et al. Long-term results of laparoscopic myomectomy:recurrencerateincomparison with abdominal myomectomy. Hum Reprod,2001,16(4):770-774.
2. 李斌，邱君君，华克勤. 腹腔镜手术治疗子宫肌瘤的临床应用决策. 国际妇产科学杂志，2012，39(5):416-420，432.
3. 石一复，徐开红，李娟清. 子宫肌瘤现代诊疗. 北京：人民军医出版社，2007:102-106.
4. Koo YJ,Song HS,Im KS,et al. Multimedia article. Highiyeffective methodformyomaexcision andsuturingin laparoscopic myomectomy. SurgEndosc,2011,25(7):2362.
5. Holub Z,Mara M,Kuzel D,et al. Pregnancy outcomes after uterine artery occlusion:prospective multicentric study. Fertil Steril,2008,90(5):1886-1891.
6. Homer H,Saridogan E. Uterine artery embolization for fibroids is associated with an increased risk of miscarriage. Fertil Steril,2010,94(1):324-330.
7. Olive DL. The surgical treatment of fibroids for infertility. Semin Reprod Med,2011,29(2):113-123.
8. Tinelli A,Malvasi A,Hurst BS,et al. Surgical management of neurovascular bundle in uterine fibroid pseudocapsule. JSLS,2012,16(1):119-129.
9. 段华. 妇科微创全真手术. 南京：江苏科技出版社，2008.
10. 段华，林仲秋. 妇科手术彩色图解. 南京：江苏科学技术出版社，2014.

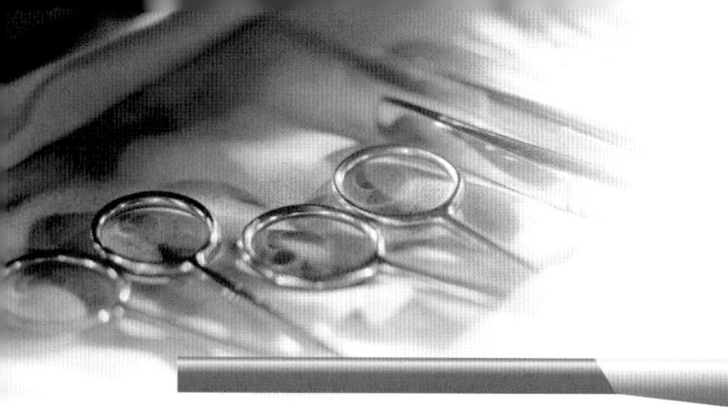

第四章

盆底功能障碍性疾病手术

第一节 腹腔镜耻骨后膀胱尿道悬吊术

一、概述

耻骨后膀胱尿道悬吊术又称 Burch 手术，是治疗压力性尿失禁的传统手术方法，在临床上应用有数十年历史，原来采用开腹手术途径，随着腹腔镜技术的发展，目前多采用腹腔镜途径，其具有出血少、组织损伤小、术后患者疼痛和不适感明显减低，术后恢复快、住院时间明显缩短等特点，仍被广大临床医生所采用。

Burch 手术目的是抬高膀胱颈及近段尿道，并限制其活动度，延长功能性尿道长度，并可改善膀胱脱垂程度。Burch 手术从病因学角度纠正了压力性尿失禁的解剖缺陷。

二、手术指征

Burch 手术主要用于以下几种情况：中、重度解剖型压力性尿失禁；膀胱颈及尿道活动度较大，尿道尚有一定的关闭功能，阴道无狭窄者。

尿道内括约肌功能缺陷者为该手术的禁忌证。

三、术前准备

1. 尿动力实验，证实为压力性尿失禁，除外急迫性尿失禁。
2. 阴道准备。
3. 良好的患者沟通。

四、麻醉与体位

1. 全身麻醉
2. 取头低足高 15°~20°，截石位。

五、手术步骤

1. 常规消毒腹部和会阴部，碘附棉球消毒阴道，留置 18F 导尿管，气囊充盈 30ml。
2. 脐部切开 10mm 皮肤，气腹针穿刺，建 CO_2 气腹，气腹压力设定为 13mmHg，经此孔刺入 10mm Trocar，置 30°腹腔镜。
3. 腹腔镜监视下在下腹两侧髂前上棘内侧 3~5cm 处各穿刺 5mm Trocar，置入器械（图 3-4-1）。

4. 由膀胱内气囊可找及膀胱底，用单极高频剪刀或电凝钩横行切开膀胱底部腹膜，两侧达闭锁的脐韧带，远端达耻骨联合。进入耻骨后间隙（Retzius 间隙，图 3-4-2），分离暴露耻骨筋膜和 Cooper 韧带，向下分离膀胱颈尿道及阴道两侧。

5. 于耻骨联合上缘正中 5cm 处 5mm Trocar 穿刺作为缝合器械通道，术者由阴道将尿道旁筋膜顶起，用 2~0 号不可吸收缝线将尿道旁筋膜及阴道壁肌层（相当于膀胱颈水平）以合适的张力缝合在 Cooper 韧带上（图 3-4-3），缝合点距耻骨联合 4cm，两侧各悬吊 2~3 针，间距 1cm，第 1 针缝线靠近膀胱颈，第 2 针缝线偏向于第 1 针的外侧及患者的头部，将膀胱颈和近端尿道托起抬高 2~3cm，指尖探查感觉阴道明显上提。

6. 检查创面无出血后，可吸收线缝合腹膜，直视下拔出套管，观察穿刺孔是否出血，排 CO_2 气体，缝合穿刺孔筋膜及皮肤。

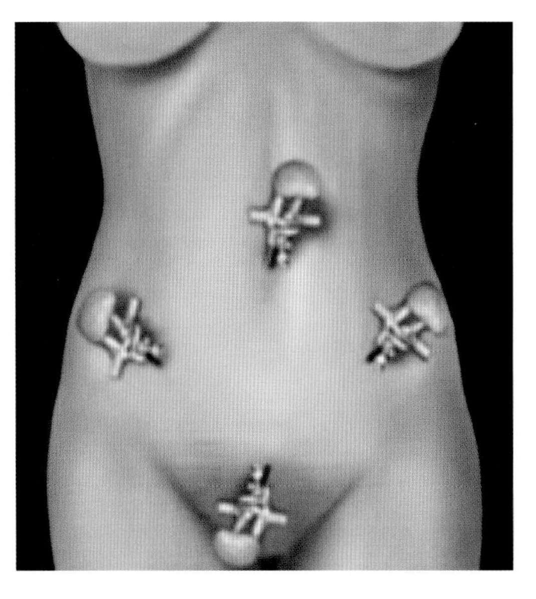

图 3-4-1 腹腔镜 Burch 手术 Trocar 放置示意图

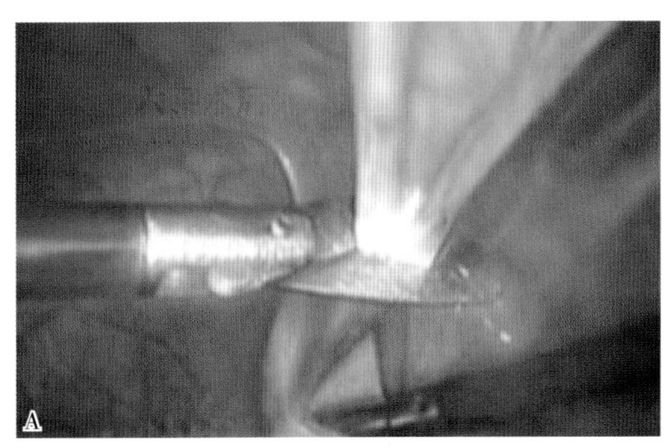

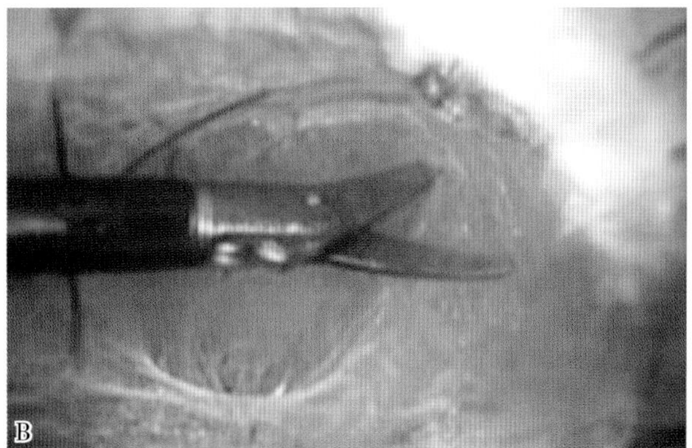

图 3-4-2 打开 Retzius 间隙

7. 术毕，膀胱镜检查有无泌尿道损伤。经静脉给予靛胭脂 5ml 及速尿 10mg，用 70° 膀胱镜检查膀胱内壁，除外缝针穿透伤，并确定两侧输尿管的通畅情况。

手术操作过程也可在腹膜外完成。经腹膜外途径，利用耻骨后球囊剥离器或充气解剖法进入耻骨后间隙。

六、术后处理

1. 留置尿管 1~3 天，观察尿量与颜色，注意耻骨后血肿与膀胱损伤。

2. 酌情选用抗生素预防感染。

七、难点解析

1. 术前正确评估膀胱功能及尿道内括约肌功能，排除手术禁忌证。

2. Burch 手术主要并发症为耻骨后静脉丛损伤（出血、血肿形成），膀胱颈、近段尿道的不可逆损伤，缝合过紧时可发生膀胱出口梗阻、尿道坏死。

(1) 由于手术在 Retzius 间隙展开，应避免损伤耻骨后静脉丛，如有静脉丛出血，可适当抬高阴道

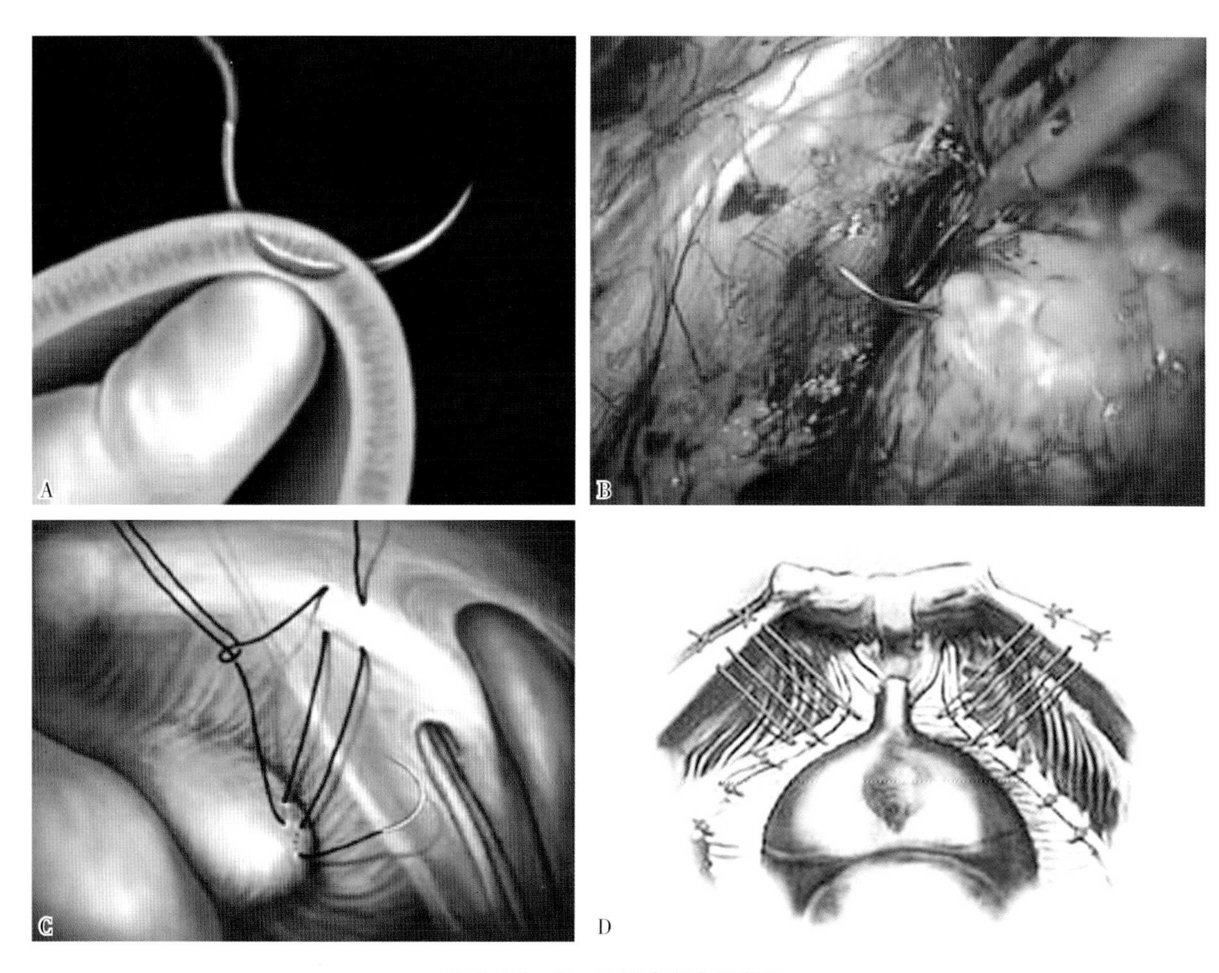

图 3-4-3 Burch 手术缝合示意图
A. 缝合尿道旁组织示意图;B. 缝合尿道旁组织;C. 缝合尿道旁组织和 Cooper 韧带;D. Burch 手术缝合后示意图

内手指,逐个电凝,结扎止血,或者置入盐水纱布压迫数分钟,然后电凝止血。

(2) 泌尿系损伤,Burch 手术最常见并发症为膀胱损伤,多在术中直接看到,如术野出现尿液或尿袋中出现气体等表现。Saidi 等报道 41 例腔镜下 Burch 手术有 2 例膀胱损伤。Cooper 等报道 113 例腹腔镜下 Burch 手术 10 例膀胱损伤。

(3) 对 Cooper 韧带缝合应全层,组织要足够多,以防术后组织撕脱,影响手术效果。但是,缝线打结也不能拉得过紧,以免造成术后尿潴留。

排尿障碍是该手术的常见并发症之一,多数症状较轻,仅表现为术后排尿费劲、需用力、抬高臀部排出或分次排尿;症状较重者可出现慢性尿潴留、排尿困难,经保守治疗无效者,需松解缝线。

3. 术后需进行膀胱镜检查,排除缝合过程损伤膀胱及尿道。

4. 术后应预防泌尿道感染,以免加重术后排尿功能障碍。

5. 远期并发症包括 手术失败需再次手术,新发的尿道内括约肌缺陷,新发的膀胱逼尿肌过度活动,尿潴留,排尿痛伴有或不伴有膀胱内缝线,膀胱阴道瘘,尿道梗阻需再次手术和切口疝等。

总之,腔镜下 Burch 术的并发症与腹腔镜技术密切相关,该术式的开展须有良好的腹腔镜技术。

(王建六 吴桂珠)

第二节　子宫/阴道骶骨固定术

一、概述

女性盆底功能障碍性疾病（PFD）主要包括盆腔脏器脱垂（POP）、压力性尿失禁（SUI）、性功能障碍（SD）和粪失禁（FI）等。对POP的诊治是妇科泌尿学与盆底重建外科的基本内容。

POP是指盆底功能障碍引起的盆腔器官离开其原有的位置而下移的疾病，是盆底支持结构缺陷、损伤与功能障碍造成的主要后果。POP是中老年女性的常见病，严重影响健康和生活质量。

目前治疗此病的手术方式有30多种，足以说明该类疾病的难治性及各种治疗方法均存在不足之处。1990年，Petros和Ulmsten提出了整体理论和“三腔室系统”，该理论将盆底所有结构视为一个整体，并按缺损部位的不同将盆底结构分为：前盆腔（包括阴道前壁、膀胱及尿道）、中盆腔（包括阴道顶部及子宫）、后盆腔（包括阴道后壁及直肠）。各部位的脱出是由于相应部位的缺损造成的，从而将脱垂量化到各个腔室。整体理论的核心就是重建结构的同时重建功能。

1994年De Lancey以尸体解剖为依据，提出了子宫阴道“三个水平”支持理论。将阴道的支持组织分为三个水平：水平Ⅰ为上层支持结构（包括主韧带-子宫骶骨韧带复合体，是盆底最为主要的支持力量）；水平Ⅱ为阴道侧旁水平支持结构（包括肛提肌群及直肠/膀胱阴道筋膜）；水平Ⅲ为远端支持结构（包括会阴体及括约肌，耻骨宫颈筋膜体和直肠阴道筋膜远端延伸融合于会阴体）。

“腔室理论”及“三水平支持理论”共同构成一个盆底解剖和功能的整体，从而提出了对POP治疗的新的理念——用恢复盆底的解剖达到功能的恢复，分析盆底功能，做出定位诊断，按不同腔室、不同水平的缺陷进行修复。

中盆腔的缺损常会引起阴道穹窿脱垂、子宫脱垂、子宫切除术后阴道残端脱垂及直肠膨出等。对于此类疾病，传统的治疗方法有：阴道封闭术、曼彻斯特手术、阴道前壁修补术、骶棘韧带悬吊术、阴道穹窿骶骨固定术等。近代又提出经阴道旁修补术、阴道前、后壁补片修补术、经阴道后路悬吊带术、子宫/阴道骶骨固定术和阴道-骶棘韧带固定术、Prolift全盆底重建手术等。中盆腔缺失手术治疗的关键是：对上层支持结构的悬吊，即对阴道顶端或子宫的悬吊等术式，目前在临床应用较多的子宫/阴道骶骨固定术和阴道-骶棘韧带固定术。

子宫/阴道骶骨固定术是1957年由Arthure等首次提出，主要是应用网片或缝线将子宫/阴道顶端固定在骶骨的骶前纵韧带上，使其上提至正常解剖位置，和阴道轴水平恢复正常。其优点有：

(1) 保留患者的子宫。

(2) 恢复阴道的正常轴线，使阴道解剖恢复更趋于生理状态，最大限度地保留阴道的长度，有较高的性生活满意度。

(3) 修复部位准确，术后效果持久，治愈率达90%。

二、手术指征

(一) 阴道骶骨固定术

1. 子宫中、重度脱垂者。
2. 阴道穹窿中、重度膨出者。
3. 年轻患者子宫/阴道中、重度脱垂尤为适用。

(二) 子宫骶骨固定术

阴道骶骨固定术适应证者在满足下列条件下，可行子宫骶骨固定术：

1. 无不规则阴道出血和绝经后阴道出血病史。

2. 宫颈防癌检查正常及无宫颈溃疡。

3. 无子宫病变。

三、术前准备

1. 肠道准备

(1) 术前5天无渣饮食,术前8小时禁饮食。

(2) 术前3天常规口服肠道抗菌药物。

(3) 术前1天口服泻药,术前晚及术晨各行清洁灌肠一次,对于盆底组织松弛控制力差的患者,要少量多次灌洗,达到清洁灌肠的目的。

2. 阴道准备

(1) 手术前3天常规行阴道冲洗,子宫脱垂患者冲洗时要将脱出的子宫还纳置阴道内,动作轻柔以减轻患者不适感。

(2) 绝经期妇女术前阴道可酌情使用雌激素软膏。

3. 术前签好手术知情同意书,避免术后纠纷发生。除常规的麻醉、手术并发症外,重点告知:

(1) 术后补片在腹腔发生侵蚀可致肠管和输尿管损伤,可发生阴道残端网片侵蚀,术后可能会出现泌尿系统和消化系统功能障碍。

(2) 阴道前壁膨出纠正后,出现尿失禁,需再次手术治疗。

(3) 术中发生出血,因止血困难,可引起大量出血致休克。

四、麻醉与体位

采用全身麻醉,头低足高膀胱截石位。

五、手术步骤

1. 探查子宫及双附件有无异常,有异常者进行相应处理。

2. 上提子宫暴露直肠子宫陷凹并了解子宫骶韧带距骶骨的距离。

3. 阴道骶骨固定术的关键步骤　可行切除子宫和保留子宫两种术式。

(1) 如不保留子宫者,首先完成子宫切除术(可经阴道或腹腔镜途径进行)——步骤见腹腔镜下全子宫切除术。

(2) 分离膀胱阴道间隙和子宫直肠间隙,分离长度根据脱垂程度而定,一般5~7cm,也可更长。

(3) 修剪补片:网片选用人工合成聚丙烯网片(15cm×10cm),可将其修剪成两片(即前片和后片)。前片和后片的形状和长度须依照具体患者的脱垂情况来决定。

1) 前后片可修剪成长方形,宽一般为3.5cm,长度可先选定为15cm,待最后依据脱垂程度再修剪成合适的长度,一般长度为13~15cm,修复后阴道平均长度为8cm;,后片一般长度约为前片的一半(图3-4-4)。

2) 如患者同时具有重度膀胱、直肠脱垂,则在膀胱、直肠脱垂的部分网片可适当加宽,前后片可修剪成"梯"形,后片可修剪呈"靴"形(图3-4-5),以增强对于局部的支撑力。

3) 将前后片缝合呈"人"字形(图3-4-6)。也可直接用现成的免裁剪Y形网片(图3-4-7)。

(4) 补片与阴道顶端的固定:将前后片缝合呈"人"字形,双臂分别缝于阴道顶端前后壁。此步骤注意事项:①缝合阴道

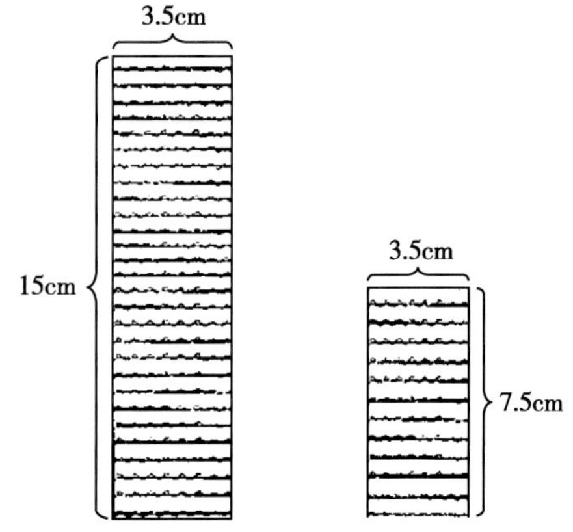

图3-4-4 补片的一般形状(左为前片,右为后片)

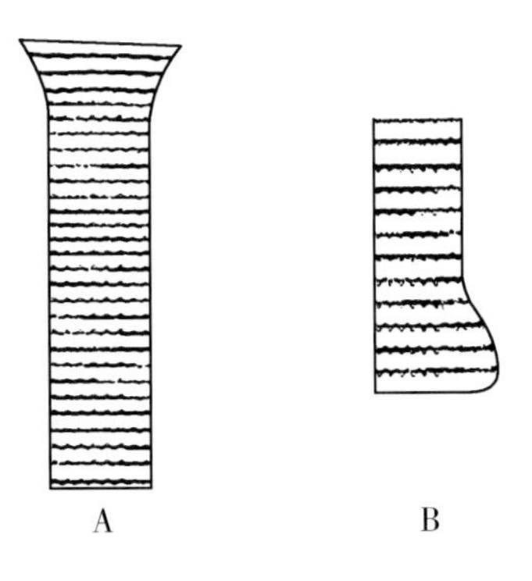

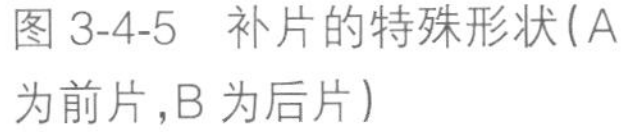
图 3-4-5 补片的特殊形状（A 为前片，B 为后片）

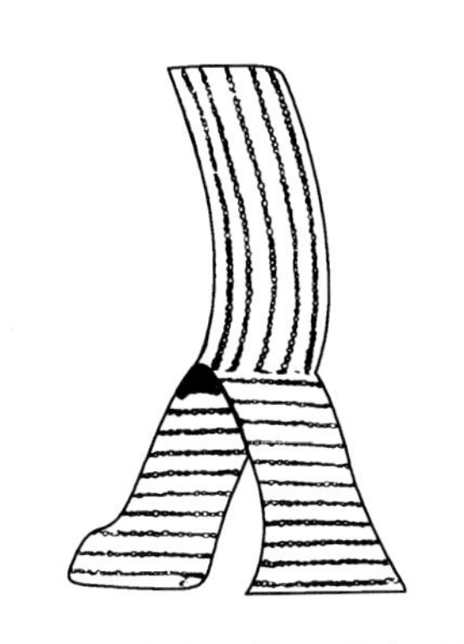
图 3-4-6 缝合后的“人”字形补片

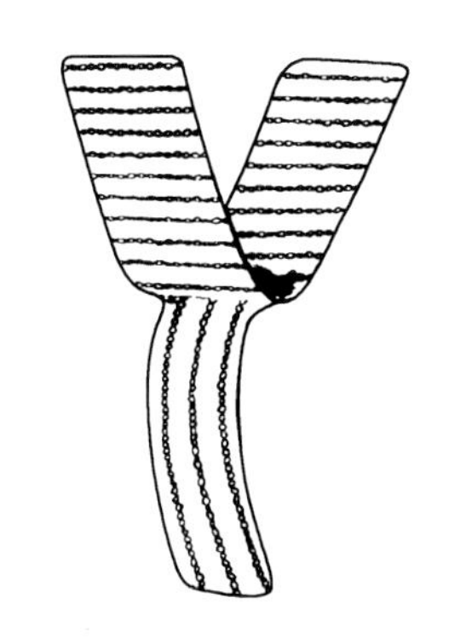
图 3-4-7 免裁剪的 Y 形网片

前后壁的补片时可以经腹腔镜下完成或阴道内完成，缝合时用不可吸收线、分三排（每排间隔约 1cm）、每排三针间断固定缝合两片网片于分离后的阴道前、后壁上；②缝合时不要穿透阴道黏膜层；③阴道后壁补片最好放置达阴道后壁长度的一半，如阴道后壁脱垂严重，则补片可放置达阴道后壁全程，将补片缝在耻骨尾骨肌上。④如保留子宫者，前片与阴道前壁固定后，从前向后经阔韧带内潜行至子宫骶骨韧带水平穿出，与固定在阴道后壁的后片会合，一起固定至骶骨的骶前纵韧带上。

（5）充分暴露骶前间隙：用双极、Ligasure、超声刀等纵切打开骶骨前的腹膜约 6cm。此步骤注意事项：①一般从结肠前端的右侧打开后腹膜；②骶岬为 S1 骶前区重要骨性标志，是术中辨认主动脉分叉、髂总、髂内、骶正中血管走行的主要部位；③钝锐结合分离腹膜下间隙以利网片置入，向脚端分离的过程中需注意避免损伤骶前血管丛。

（6）补片与前纵韧带的固定：补片单臂缝于骶前安全区域的前纵韧带上。此步骤应注意：①缝合前需上提阴道残端，了解阴道长度以便决定补片最终长短；②固定的位置应使阴道保持轻微的张力，但不致过度牵拉阴道顶端。应注意前纵韧带的缝合宽度应不小于 1cm，保证局部支撑强度。

（7）网片缝合固定后，用可吸收线关闭后腹膜，使盆腔腹膜化，减少网片侵蚀。

4. 子宫骶骨固定术的关键步骤

（1）修剪补片，前片为“T”形，后片为旗形，T 形补片横臂宽 2cm。后片放置时需要将旗形补片“旗面”与“旗杆”交界处折叠成 90°（图 3-4-8）。

（2）放置补片位置（图 3-4-9A、B）。

前片放置于膀胱阴道间隙及子宫圆韧带上。打开膀胱子宫反折腹膜，向下分离膀胱阴道隔，将 T 形补片的纵臂放置于分离的膀胱阴道隔中，用不可吸收缝线间断缝合将其固定在阴道壁上，注意：缝合时不要穿透阴道黏膜层。

穿刺 Trocar 至圆韧带，并在阔韧带内潜行，直至打开的膀胱反折腹膜处穿出，置入弯钳，将同侧的 T 形韧带的横臂自此 Trocar 牵出，同法处理对侧。将网片展平后，与圆韧带及阔韧带缝合固定。

（3）将右侧宫骶韧带至骶骨前的后腹膜打开。将旗形补片“旗面”与“旗杆”交界处折叠成 90°，并从右侧宫骶韧带下穿过。自右侧宫骶韧带向下分离直肠阴道间隙，将“旗面”缝合在阴道后壁上，将“旗杆”缝合在骶骨无血管区的前纵韧带上（缝合时，用子宫托自阴道内将子宫上

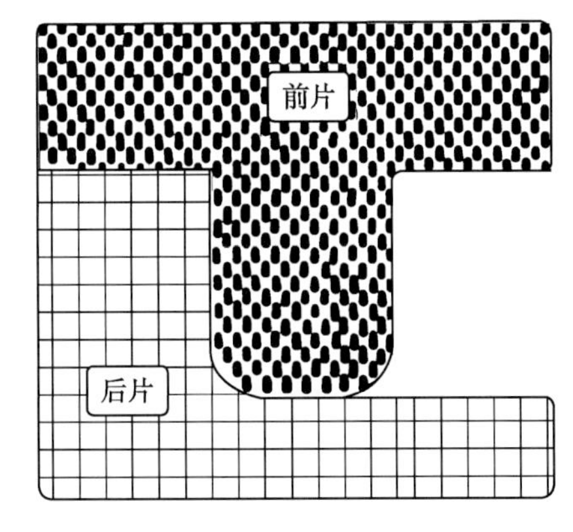

图 3-4-8 补片示意图

前片为“T”形，后片为旗形。后片放置时需要将旗形补片“旗面”与“旗杆”交界处折叠成 90°前片为“T”形，后片为旗形。后片放置时需要将旗形补片“旗面”与“旗杆”交界处折叠成 90°

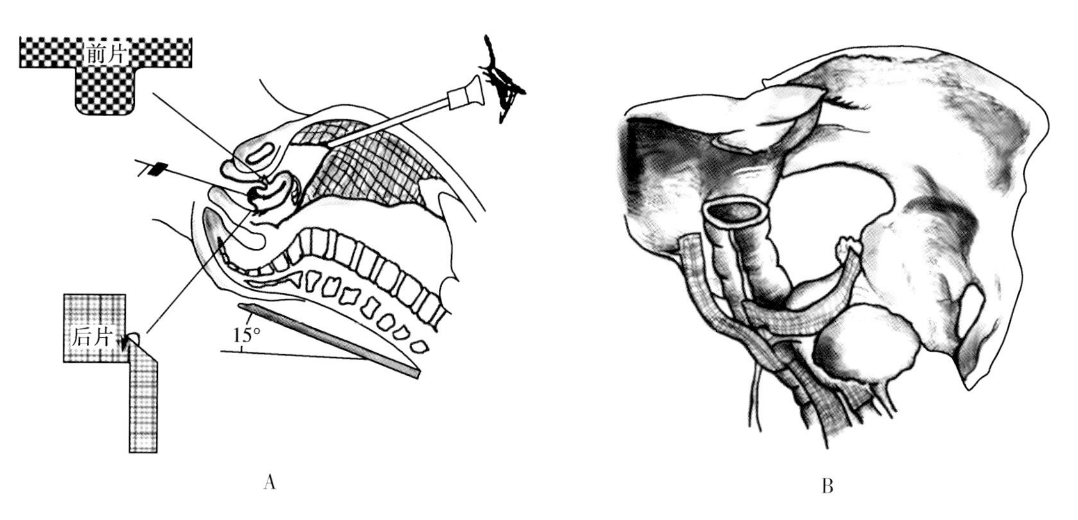

图 3-4-9 补片放置位置示意图

A、B 前片放置于膀胱阴道间隙及子宫圆韧带上；后片“旗面”缝合在阴道后壁上，“旗杆”缝合在骶骨无血管区的前纵韧带上

推至正常解剖位置)。关闭打开的腹膜。

此外，国内北京协和医院朱兰等曾报道 2 例患者经腹行改良的子宫骶骨固定术，术中在子宫底后壁进行人造创面后替代宫骶韧带的缝合点，因有子宫纵轴的长度，故无需补片即可使子宫后壁贴附缝合于骶前。但目前腹腔镜下子宫骶骨固定术并无成熟的手术方式，本文所介绍的仅为个案报道的手术方式，成熟的、效果可靠的腹腔镜下子宫骶骨固定术手术方式，还需要临床医生的进一步探索。

六、难点解析

1. 熟悉骶前区血管解剖及掌握血管变异特点　骶前区域解剖复杂，血管网丰富，且骶正中血管及第一横干静脉解剖位置变异大，为选择缝合安全区域带来一定困难(图 3-4-10)。其中，根据骶正中血管的变异特点分为两型，Ⅰ型：骶正中血管居中或偏左，约占 34.7%，此型缝合时应选择骶正中血管

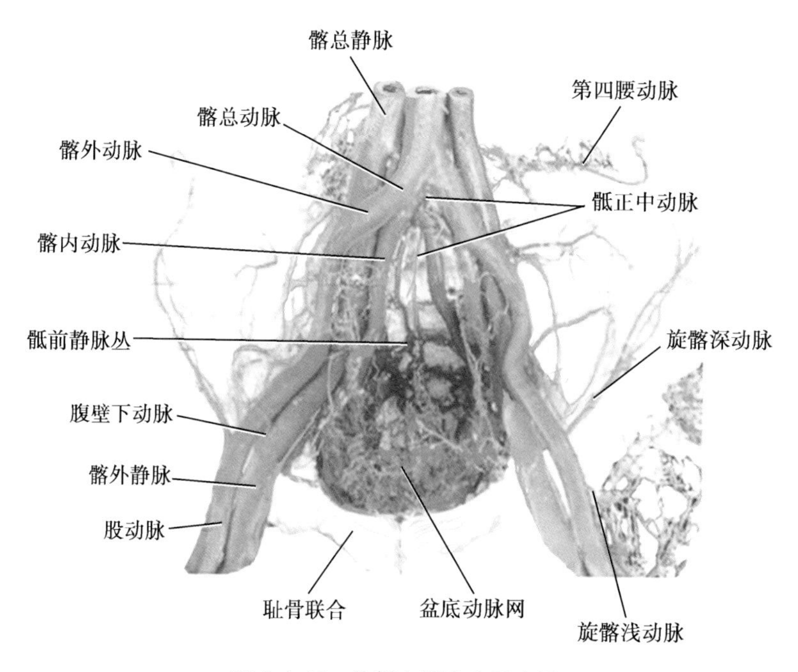

图 3-4-10 盆部血管分布示意图

右侧相对安全；Ⅱ型：骶正中血管偏右，约占 56.3%，此型缝合时应选择骶正中血管左侧相对安全。此外，第一横干静脉的变异也较大，根据其位置可以分为两型，Ⅰ型：解剖正常型（占 73.3%），距骶岬中点的垂直距离为 3.1cm；Ⅱ型：解剖变异型（占 26.7%），主要集中在骶岬下 1cm 内，故骶岬下 1cm 以下，4cm 以上是安全范围。

2. 识别、避开骶前区血管，寻找安全的缝合补片区域

(1) 熟悉血管的解剖位置及变异特点：S1 椎体盆腔面无血管区域最大，是骶前区骶纵韧带缝合相对安全的缝合固定区域。缝合前应先辨认骶正中血管的位置，暴露第一骶椎椎体面的骶岬及骶前纵韧带，缝合时避开该部位的血管。该区域缝合固定的相对安全区域为上界位于骶岬下 1cm，下界位于骶岬下 4cm，水平宽度为 1.5cm，即为一 30mm × 15mm 的矩形。

(2) 腹腔镜窄谱成像（narrow band imaging，NBI）系统在识别骶前区血管中的价值：NBI 系统通过滤光器将红、绿、蓝 3 色光谱中的宽带光波进行过滤，仅留下 415 波长和 540 波长的蓝、绿窄带光波。由于黏膜血管内血液中血红蛋白的光学特性对蓝、绿光吸收较强（峰值 415nm），故使用难以扩散并能被血液吸收的光波，能够增加黏膜上皮和黏膜下血管模式的对比度和清晰度，可提高诊断的准确性。传统腹腔镜白光下观察的血管为红色管状腔道，NBI 系统下血管为增强的紫色管状腔道（图 3-4-11A，B）。

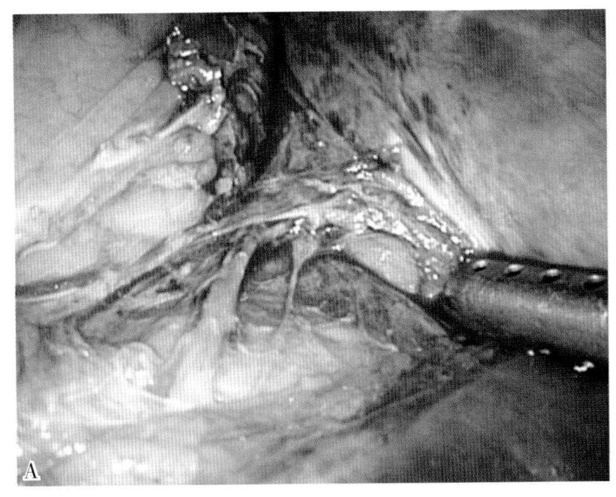

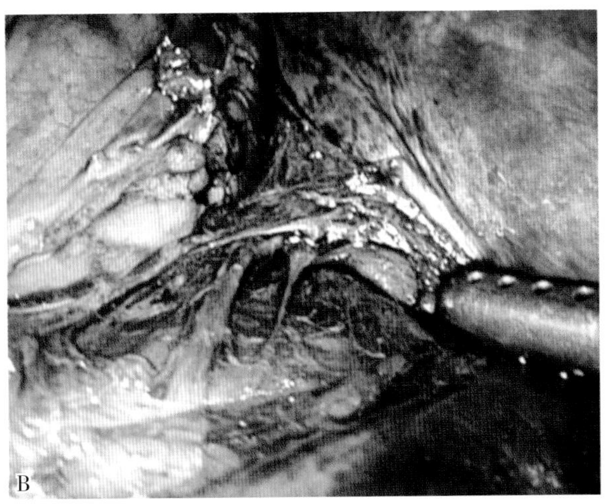

图 3-4-11

A. 骶正中血管 - 腹腔镜普通白光下所见；B. 骶正中血管 - 腹腔镜 NBI 光下所见

3. 掌握术中出血的处理要点　术中出血主要为骶前区出血，骶前血管管径细小、紧贴骨面，损伤后血管回缩，止血困难，局部压迫可暂时止血，但去除压迫后常再次出血。故一旦出血后可先用双极电凝止血，也可试行缝合、银夹夹闭、烧灼或骨蜡等方法止血，如果这些方法无效，可以应用无菌不锈钢止血钉止血，或纱布填塞止血，必要时开腹止血。

七、术后处理

1. 饮食　术后当天应禁食，第 2 天可进食少量流质饮食，肛门排气后可进食无渣半流质饮食，5 天内控制患者尽量不排大便，5 天后鼓励高纤维素饮食，防止便秘及增大腹压，使网片尽快与周围组织相容。指导患者合理饮食保证充足营养，给予高蛋白、高维生素饮食。

2. 术后留置尿管，一般于术后 24~48 小时后拔除，同时观察排尿情况。

3. 酌情应用抗生素。

4. 观察生命体征变化，及早发现并处理并发生，如出血、感染、肠道和泌尿系损伤等。

5. 会阴护理　保持会阴清洁干燥，预防感染。
6. 对年龄较大、阴道壁较薄者可酌情使用雌激素。

（郝　敏）

参考文献

1. 段继宏，杨勇，吴士良，等．北京地区尿失禁发病率调查．北京医科大学学报，2000，32（1）：74-75
2. Lapitan MC，Cody DJ，Grant AM. Open retropubic colposuspension for urinary incontinence in women. Cochrane Database Syst Rev，2005，20（3）：CD002912
3. CarpenterDA，CnorRB，VisovskYC，eta.l Stress urinary incontinence：a review of treatment options. Carpenter-Visovsky，2010，191（4）：471-478
4. UstunY，Engin-UstünY，GüngorM，eta.l Tension-free vaginal tape compared with laparoscopic Burch urethropexy. J Am Assoc GynecolLaparosc，2003，10（3）：386-389
5. TincelloDG，Kenyon S，SlackM，eta.l Colposuspension or TVT with anterior repair for urinary incontinence and prolapse：results of and lessons from a pilot randomized patient-preference study．BJOG，2009，116（13）：1809-1814
6. Cooper ML，Carrio G，Lam A，et al. A review of result in a series of 113 laparoscopic colposuspensions. Aust NZ ObsterGynecol，1996，36：44-48
7. L. Hong，X. Xu，L. Chen，Q. Fu，Laparoscopic sacral colpopexy for uterine prolapse with prolene mesh. Clin. Exp. Obst. & Gyn.2010；37（4）：295-298.
8. RenanUflacker. 血管解剖学图谱．舒强，张雪峰，译．沈阳：辽宁科学技术出版社，2005.
9. 张晓薇，陈礼全．阴道－骶骨固定术手术区域应用解剖研究．中国实用妇科与产科杂志，2009，8：590-593.
10. C.A.SMITH，R.O.WITHROW. The assessment of female pelvic floor dysfunction. BJU INTERNATIONAL，2000，85，579-587.
11. Bassaly R，McCullough M，Hussamy D，et al. Technical Preferences of Surgeons Performing a Sacrocolpopexy Procedure. Surg Technol Int，2012，22：189-194.
12. Culligan PJ，Salamon C，Priestley JL，et al. Porcine dermis compared with polypropylene mesh for laparoscopic sacrocolpopexy：a randomized controlled trial. ObstetGynecol，2013，121（1）：143-151.
13. Menard JP，Perez T，Agostini A. Feasibility and short-term morbidity of laparoscopic sacrocolpopexy with previous genital prolapse surgery. J GynecolObstet Biol Reprod（Paris），2010，39（3）：231-237.

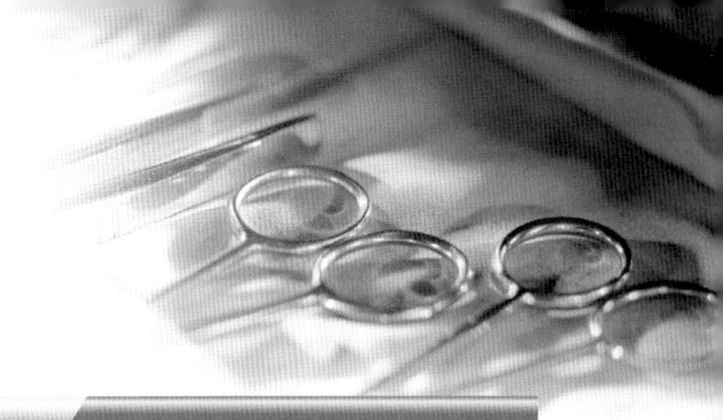

第五章

生殖道畸形相关手术

第一节　先天性无阴道成形术

腹膜阴道成形术(游离腹膜瓣法\顶举棒法)

一、概述

腹膜阴道成形术最常用于MRKH综合征患者,MRKH综合征全称Mayer-Rokitansky-Küster-Hauser syndrome,是先天性无阴道最常见的病因,为副中肾管未发育或中肾管尾端发育停滞未向下延伸所致的一种先天性发育缺陷,发生率为1/4500至1/10 000,患者临床表现为全部阴道或上阴道2/3阙如,伴有始基子宫或幼稚子宫,第二性征发育正常,染色体核型为正常46XX。常因青春期无月经来潮、婚后不能进行性生活或婚前妇科检查时发现,一般不影响健康,但给患者心理和精神上造成极大的创伤。为解除其心理上的压力,为恋爱和结婚创造条件,除个别处女膜痕迹有凹陷>2cm可试用放置阴道模型等保守性治疗外,大多数患者须行人工阴道成形术。另外,其他生殖道畸形如阴道闭锁、两性畸形或一些外伤导致的畸形也需要行人工阴道成形术。

人工阴道成形的方法多样,包括:

(1) 异体物植入法:①胎皮植入法;②羊膜移植法;③新近发展的生物网片代人工阴道成形术。

(2) 自体物植入法:①皮瓣代阴道成形术;②外阴前庭及黏膜阴道成形术;③乙状结肠代阴道成形术;④盆腔腹膜代阴道成形术等。

自体物植入法目前在临床运用较多,其中前两种为经阴道手术,多由整形科医生进行;后两种为腹腔镜下手术,多由妇产科进行。本书主要讨论腹腔镜下手术。

腹膜代阴道与乙状结肠代阴道相比,手术时间短、术中出血量少、术后恢复快、住院费用低,具有对机体损伤小、不易损伤邻近脏器、手术方法简单、风险低、术后恢复快、技术要求低、节约医疗费用等优点。而且新形成的阴道覆盖面腹膜是较薄的单层扁平上皮可分泌少量浆液,使人工阴道表面湿润、光滑、柔软、有弹性、伸缩性强,其深部和宽度均能满足性生活的要求,形态和功能近似正常。以腹腔镜施术对盆腔内环境干扰小、疼痛轻、术后恢复快、住院时间短,同时避免了乙状结肠代阴道术后阴道内黏液分泌多、有异味、肠蠕动及其术中可能引起肠吻合口瘘的风险。

二、手术指征

先天性无阴道患者婚前半年左右,或其他生殖道畸形如阴道闭锁、两性畸形等需要行人工阴道成形术,无腹部外伤史,腹膜完整。

三、术前准备

肠道准备:术前无渣半流质饮食 2 天,流质饮食 1 天,常规肠道抗生素使用,共三天;术前 1 天复方聚乙二醇电解质加温开水至 1000ml,分次口服。

四、麻醉与体位

全身麻醉,患者取膀胱截石位。

五、手术步骤

(一) 游离腹膜瓣法

1. 腹部切口选择　脐部放置直径 10mm 的穿刺套管,分别于左右下腹部放置直径 5mm 的辅助套管 2 个,充入 CO_2 负压调至 15mmHg。探查盆腔后于膀胱及直肠之间横向切开盆底腹膜,并将始基子宫作横向切开为前后两部分。将前叶腹膜自膀胱表面充分分离,宜薄不宜厚,向膀胱两侧切开前叶腹膜片;同法将后叶腹膜片自直肠表面充分游离,并在两侧输尿管内侧打开。前后叶腹膜片各长 8~10cm,宽 5~8cm,呈 H 形。

2. 阴道造穴　于阴道前庭皱窝处注入 1∶250 稀释的肾上腺素液 60~150ml 形成水垫,使整个尿道、膀胱、直肠间隙被水垫所填充,便于打通隧道。在阴道皱窝位置横向切开,深 2~3cm,两示指作钝性分离,与导尿管平行方向分离,在尿道膀胱与直肠间隙打通隧道。分离过程中由助手示指放入直肠作引导,以防穿破直肠前壁,后在腹腔镜引导下进一步向腹腔内撑开,使之与打开的盆腹膜相贯通,并扩大隧道使之能通过 2~3 横指,长 9~10cm。

3. 阴道形成　腹腔镜钳取游离的前叶腹膜顶端,顺向钳夹取出,使毛糙面向上,光滑面向下,3~0 可吸收肠线间断缝合于人造穴道前庭黏膜近尿道外口侧;同法将游离的后叶腹膜钳夹取出,毛糙面向下,光滑面向上,间断缝合于人造穴道前庭黏膜近肛门侧。

4. 阴道顶端的形成　人造穴道穹顶形成时利用翼状腹膜皱襞上缘、直肠前壁及盆腔侧腹膜行荷包缝合,形成阴道穹顶。消毒阴道模具缠绕碘仿纱条后置入穴道。

(二) 顶举棒法

1. 腹部切口选择　脐孔作 10mm 切口,置入 30°腹腔镜,建立 15mmHg CO_2 人工气腹,探查盆腔(图 3-5-1A)。脐孔旁左 5cm 作 10mm 横切口,镜头移至此处切口。左右髂前上棘内侧 5cm 处,分别作 5mm 横形切口为第 1、2 操作孔,扩大脐孔纵切口至 2cm,置入腹膜推进器。

2. 阴道造穴　用 18 号 8cm 长针自尿道下方处女膜痕中央穿至两侧始基子宫间束带与直肠之间盆底腹膜正中,注入含盐酸去氧肾上腺素 4mg 加生理盐水 200ml 之混合液,使盆底腹膜膨隆(图 3-5-1B),在处女膜痕处作 3cm 横型切口,用手指钝性分离膀胱与直肠间隙直至盆底腹膜。

3. 盆底腹膜移位　从脐孔置入腹膜推进器将膨隆处盆底腹膜逐渐向阴道腔穴口推进直达处女膜缘(图 3-5-1C),用可吸收线将推入外阴口的腹膜周边间断缝合于已切开的处女膜,然后用尖刀将推入外阴口的盆底腹膜作“x 型”切开。

4. “人工阴道”顶端形成　放置长 12cm,直径≥2.5cm 的纱布卷及避孕套做成的阴道模型,距阴道口 10cm 处,用 1 号不吸收线连续环形缝合膀胱顶部腹膜、盆侧壁腹膜,直肠前壁浆膜层,关闭盆腔,形成“人工阴道”顶端(图 3-5-1D)。

六、术后处理

人工阴道内放置纱布卷模型,外阴清洁每日 2 次,并在便后及时清洁外阴。术后 7 天取出阴道模型,每天阴道冲洗后放置长 10cm,宽 2.5cm 硅胶阴道模型 3 个月,术后第 4 个月每天夜间放置阴道模型 8 小时,次日取出,术后第 4 个月可以正常性生活。

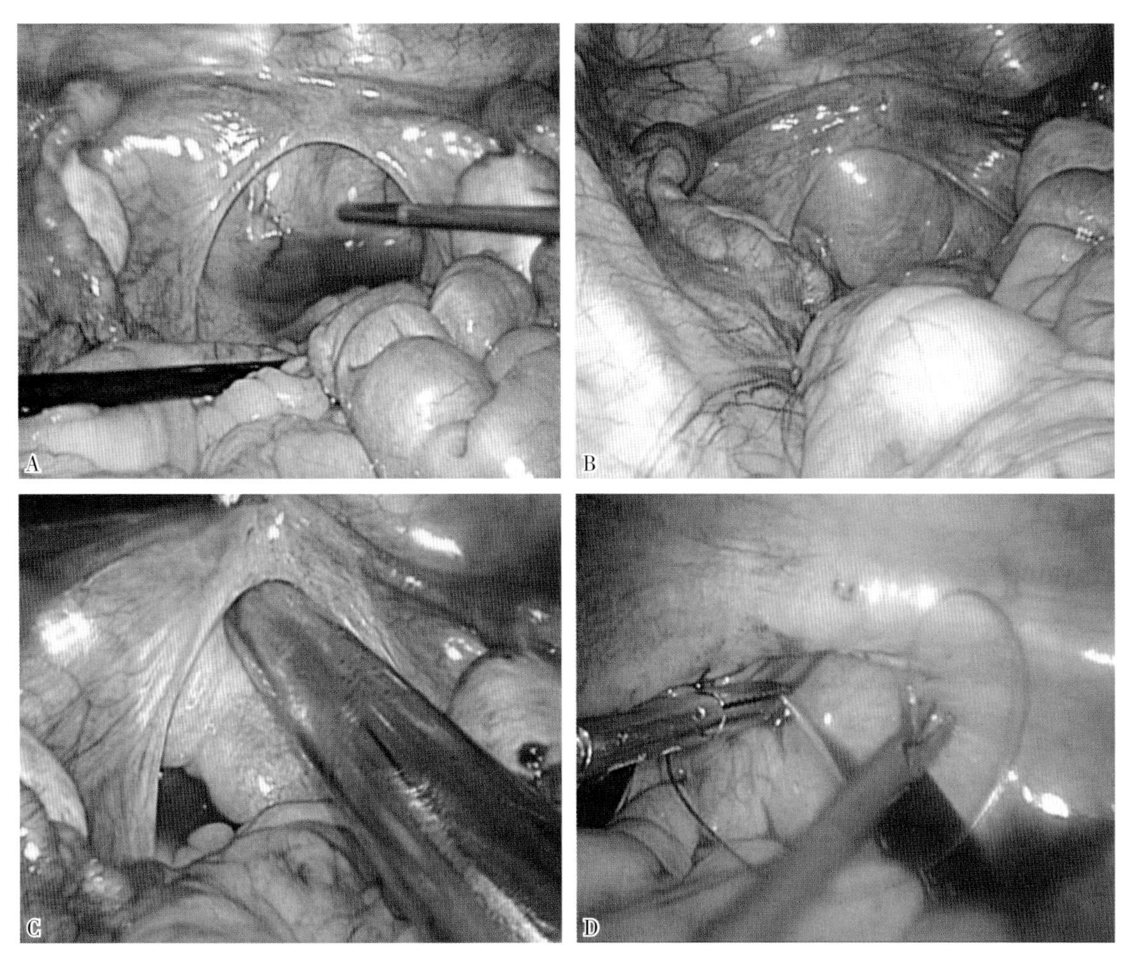

图 3-5-1　腹腔镜下自体盆底腹膜人工阴道成形术

七、难点解析

腹腔镜下良好的盆腔腹膜水压分离，使腹膜更有伸展性，并有利于经阴道充分游离膀胱与直肠腔隙，是手术成功的关键。在腹膜推进器操作过程中，不能施以暴力，应缓慢渐进向前、下方将盆腔腹膜向"人工阴道"外口推移，在推进腹膜过程中，另一术者应将示指由肛门置于直肠作指引以免损伤。术中一旦盆腔腹膜被推破，在腹腔镜直视下再次充分水压分离膀胱反折腹膜，剪开盆腔腹膜，将前、后、左、右腹膜边缘拉入阴道，并与已成形的"阴道"口黏膜间断缝合，往往也同样能获得满意的手术效果。人工阴道顶端缝合部位，需满足新形成人工阴道的深度 >10cm，盆底游离宽度应≥2.5cm，这样才能保证盆膈挛缩后人工阴道的深度和宽度。

（华克勤　陈丽梅）

乙状结肠代阴道成形术

一、概述

乙状结肠代阴道成形术是自体组织植入方法之一。乙状结肠代阴道术手术难度大，手术时间长，需截取患者自身结肠一段并移植作为阴道黏膜。但新形成的人工阴道黏膜有较多皱褶，而且在性生活时阴道有收缩功能及黏液分泌，还有较坚实的肌层组织，近似生理状态，可与正常阴道相媲美。术后无须长期置放阴道模型的烦恼，尤其对暂无性生活要求的患者更为适宜。

二、手术指征

先天性无阴道患者婚前半年左右，或其他生殖道畸形如阴道闭锁、假两性畸形等需要行人工阴道成形术者，无肠道疾病。

三、术前准备

肠道准备：术前无渣半流质饮食 2 天，术前流质饮食 1 天，肠道抗菌药物每日三次；维生素 K 4g 口服，每日三次，分别连服 3 天。术前 1 天复方聚乙二醇电解质加温开水至 1000ml，分次口服。

四、麻醉与体位

全身麻醉，患者取膀胱截石位。

五、手术步骤

1. 腹部切口选择　脐孔中央作 10mm 纵切口，置入 30°腹腔镜，建立 15mmHg CO_2 人工气腹，脐孔水平左右 8cm 处分别作 5mm 横切口，为第 1、2 操作孔。左、右髂前上棘内侧 5cm 处分别作 5mm 横切口，为第 3、4 操作孔。

2. 乙状结肠游离及移植　选取骨盆入口水平以上乙状结肠约 18cm 长，在上、下两端肠曲浆膜面用丝线各缝合一针作标志(图 3-5-2A)。自近直肠端开始，向乙状结肠头侧以超声刀打开乙状结肠与

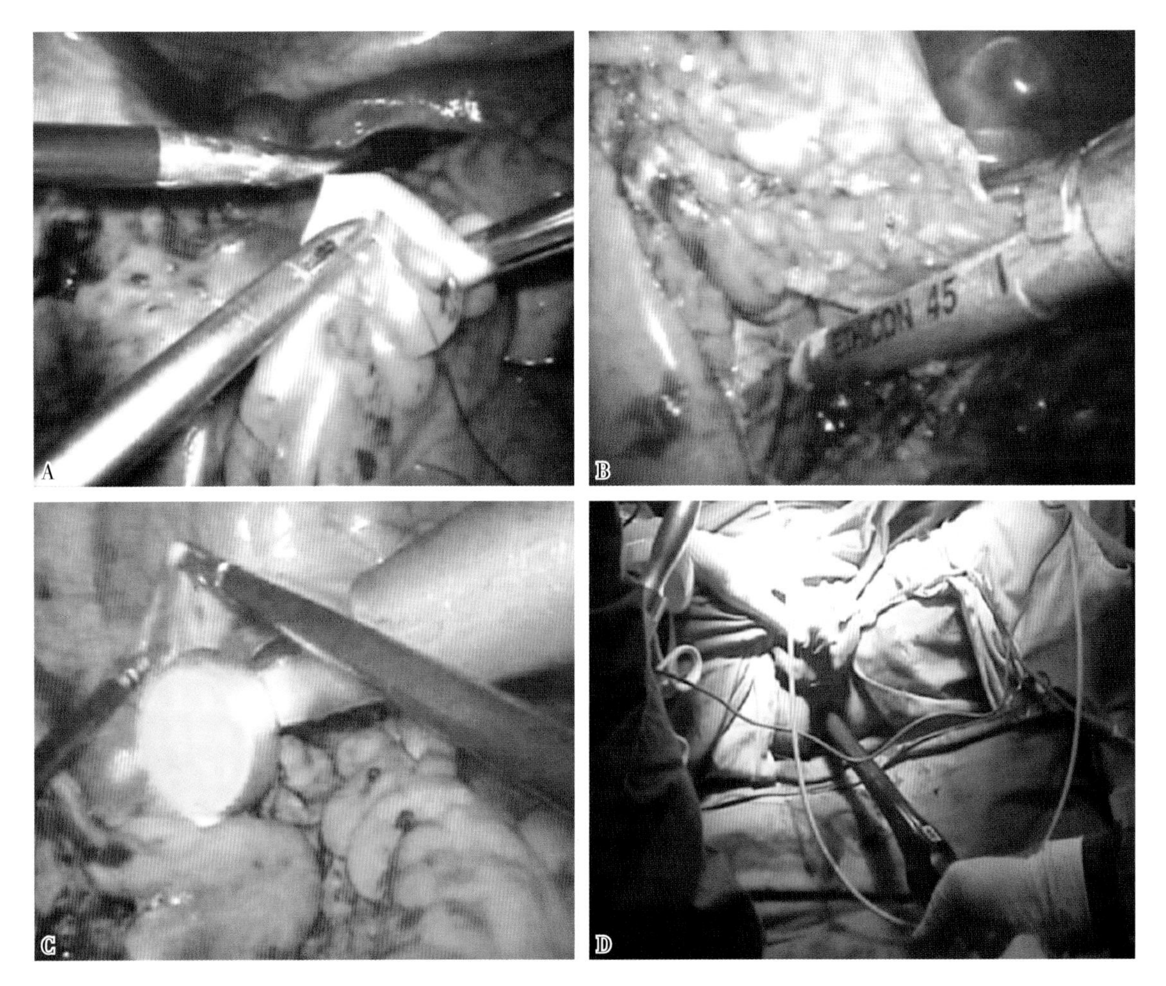

图 3-5-2　腹腔镜下乙状结肠代阴道成形术

腰大肌之间的腹膜。再打开肠系膜下动脉水平以下的肠系膜,用分离钳阻断左结肠动脉,保留乙状结肠动脉,观察肠管有无色泽变化,若肠管色泽仍保持红润,则表明乙状结肠血管吻合支足以保证其血供。然后用血管闭合系统切断左结肠动脉,并保留乙状结肠动脉。切除选取的18cm乙状结肠上下端切缘周围的肠脂垂各1cm宽,以保证上-下吻合口的对合。扩大左下腹切口至1.2cm,切割封闭已选取的18cm长度的乙状结肠远端和近端(图3-5-2B),将带血管蒂的乙状结肠充分游离。

3. 阴道造穴 锐性及钝性分离尿道膀胱与直肠之间的间隙容三指宽,腹腔镜下剪开盆底腹膜,使盆腔与此间隙相通。将肠吻合器钉钻经阴道腔穴送入盆腹腔(图3-5-2C)。在降结肠远端切缘上方作2.5cm横形切口,腹腔镜下钳夹钉钻并由此切口置于降结肠,再次用内镜线型闭合切割器切割吻合此切口上方远端的降结肠,切除放置肠吻合器钉钻的降结肠并自腹壁切口取出体外。针型钉钻柄穿透远端吻合缘降结肠肠管。

4. 降结肠与直肠吻合 将弯形腔内吻合器经肛门插入直肠至吻合端。吻合器矛穿透此处肠管,与降结肠端钉钻柄对合,启动闭合吻合器后自肛门退出(图3-5-2D),可见吻合器切下两侧肠管断端呈连续完整的环状肠壁组织。

5. 阴道成形 依据肠系膜血管的运行及肠管之长短,将已游离带蒂乙状结肠顺置或倒置送入人工阴道腔穴并牵至穴道会阴开口处,切除肠管末端吻合器钉针,将此端肠管与会阴穴道前庭黏膜间断缝合固定,形成新的人工阴道口。

6. 腹腔镜检查 检查肠管吻合口血供正常,直肠充气试验确定吻合口密封良好。乙状结肠血管蒂无张力。间断缝合固定盆底腹膜与带蒂乙状结肠浆膜。用0.5%新霉素液及甲硝唑冲洗盆腹腔及乙状结肠人工阴道。

六、术后处理

人工阴道内放置纱布卷模型,术后7天取出,每天夜间阴道冲洗后放置硅胶阴道模型8小时,3个月后可正常性生活或每周夜间两次放置硅胶阴道模型2小时。

七、难点解析

1. 人工阴道肠段血供的选择 肠段血供选择的原则:在决定切取肠段及动脉分支前,一定要进行夹闭试验,即用无创钳试夹欲切血管以阻断血流,观察该肠段确无血运障碍时才可切断。欲切断的血管不能紧贴肠段血管网,一般需距肠管边缘至少2cm以上,以确保血管网的供血功能,切不可随意结扎血管,所选取的带血管的肠段具有良好血供,是手术成功的关键。在进行乙状结肠系膜游离时,一定要仔细认真,动作轻巧,勿伤及左侧输尿管,方法为:自肠系膜下动脉根部腹膜开始,扇形剪开乙状结肠前、后层系膜,然后自直肠近端向头侧方向剪开乙状结肠与腰大肌之间腹膜,显示三个动脉分支即乙状结肠动脉,左结肠动脉降支和乙状结肠最下动脉,夹闭试验证实保留乙状结肠动脉2~3个血管分支,以保证一个血管弓,肠段确无供血障碍,才可切断左结肠动脉降支和乙状结肠最下动脉及乙状结肠动脉的部分分支。

2. 肠段选择及移植 选取移植肠段部位以平骶岬高度作为远端切断部位为宜。切取的肠段长短以患者的盆腔深度决定,一般为15~18cm。肠段游离必须充分,并根据所保留血管蒂在肠段所处部位来决定肠段移植方向,若血管蒂位于乙状结肠下植端,则肠段应顺时针方向将肠段近端植移入盆腔,“人工阴道”肠段呈逆蠕动,这是较为理想的移植方案,可以预防“人工阴道”肠段因蠕动而脱垂。若血管蒂位于乙状结肠上植端,则肠段应逆时针方向将肠段远端植移入盆腔,“人工阴道”肠段呈顺蠕动。移植成功的关键是充分游离肠段系膜,避免作为人工阴道的肠端下置困难或下置后血管牵拉过紧影响移植的肠管血供,“人工阴道”外口成形过程中注意避免下置肠段血管蒂牵拉过紧而影响肠段血供。

3. 肠吻合 完全腹腔镜手术时,肠吻合器钉钻送入降结肠后,围绕吻合器钉钻荷包缝合难度较大,可设计在乙状结肠植移段作一横形2.5cm切口,置入吻合器钉钻,再于植入段上端打一直线吻合器，钉钻尖穿越降结肠远端即避免了在镜下荷包缝合这一烦琐的手术操作。横行切开的2.5cm切口，也可作为移植肠段顺时针置入“人工阴道”后，经“阴道”予以修补缝合此切口，从而使手术更快捷。

（华克勤 丁景新）

第二节 双角子宫融合成形术

一、概述

双角子宫是一种子宫畸形，发生率约占子宫畸形的13.6%~25%。发病原因是在胚胎发育过程中，两根苗勒管在宫颈和子宫下段完全融合而子宫底部没有完全融合。约40%的双角子宫可引起流产、早产，分娩异常或不孕不育症等。双角子宫常因超声检查提示或HSG检查发现，但HSG有时无法确切区分纵隔子宫和双角子宫。腹腔镜下观察纵隔子宫宫底较宽，外表基本正常，而双角子宫宫底部有明显的凹陷，并有两个明确分开的子宫角。根据宫腔内肌性隔的长度可分为完全性和部分性双角子宫，妊娠结局和宫腔内隔的长度有关，完全性双角子宫者妊娠结局较差。双角子宫患者妊娠结局不良而无其他原因者才考虑子宫整形术。手术治疗的重点在于将两个狭窄的宫腔融合成为一个正常形态的宫腔，手术治疗可改善子宫形态，扩展宫腔面积，减轻宫内压，改善子宫内膜血流，有利于受精卵着床发育。有研究显示双角子宫发生流产、早产和足月产的概率分别是36%，23%和40.6%，行子宫融合术后足月分娩的概率为80%~85%。传统的手术方法为开腹子宫矫形术（strassman metroplasty），现在可采用腹腔镜或宫腹腔镜联合进行手术，创伤小，组织损伤少，术后盆腔内粘连率低。部分性双角子宫可考虑腹腔镜监视下宫腔镜手术切除宫腔内隔，恢复宫腔形态，完全性双角子宫应楔形切除子宫内肌性隔并缝合两侧的宫腔。

二、手术指征

有流产、早产史，或有分娩异常或不孕不育症病史的双角子宫患者，排除其他异常如激素异常，染色体异常，生殖道感染和生殖免疫异常等。

三、术前准备

可行HSG、超声及MRI检查，有助于术前诊断，超声检查应选择在黄体期内膜较厚时进行。

四、麻醉与体位

全身麻醉，患者取膀胱截石位。

五、手术步骤

（一）腹腔镜下双角子宫融合术手术步骤

1. 脐部置入一个10mm的套管，注入CO_2膨胀腹腔至腹腔压达15mmHg。在腹腔镜直视下，于右下腹穿入一个5mm的套管，左下腹置入一个10mm的套管用于放入针线，于下腹正中即后两个孔中间切开一个5mm的套管。常规探查盆腔内卵巢、输卵管情况。

2. 用双极沿着宫底部宫角连接处切开较浅，再用单极钩切开子宫肌层，此层从双侧宫角表层靠近输卵管间质部一直切到子宫内部，再用剪刀剪开，双侧宫角的宫腔即打开，子宫肌层边缘随即外翻，阴道内用棉球堵住以防漏气。

3. 双侧子宫肌层用0号可吸收线间断缝合，该间断缝合是在子宫前壁和子宫后壁肌层内缝合，注意不缝合子宫内膜，双侧打结后，两侧的子宫肌层即对合，形成一个单一的子宫腔。

4. 最后，子宫浆膜层用4-0可吸收线连续缝合，生理盐水冲洗腹腔，彻底止血，子宫切开处留置防粘连膜。

（二）宫腹腔镜联合双角子宫融合术手术步骤

1. 常规消毒铺巾，暴露脐孔及两下腹部，在脐部下纵形切开皮肤、皮下组织及筋膜约1.0cm，将10mm套管针于切口处穿刺进入腹腔，置入腹腔镜，经注气管注入CO_2膨胀腹腔至腹腔压达15mmHg。探查双侧输卵管及卵巢情况。

2. 探查宫腔在腹腔镜监护下，扩张宫颈至12号，膨宫压力100mmHg，置入宫腔镜，顺序观察子宫情况：宫底宽，中央有一宽阔的隔板自宫底两侧角向下延伸达宫颈内口，使宫腔呈双角形，同时探查双侧输卵管开口及子宫内膜情况。

3. 腹腔镜监护下宫腔镜手术在腹腔镜的监护下，用针状电极划开子宫中隔，打开子宫底正中肌壁，切至宫底正中浆膜层，形成人工穿孔，子宫底完全与腹腔相通，转腹腔镜手术。

4. 腹腔镜手术腹腔镜下用单极电铲横向打开宫底，子宫底横行切开至距双侧子宫角1~1.5cm（图3-5-3A）。用0号薇荞线8字缝合黏膜下浅肌层，闭合宫腔。肌层间断8字缝合，浆肌层纵向间断内翻缝合（图3-5-3B），术毕子宫形态正常（图3-5-3C）。

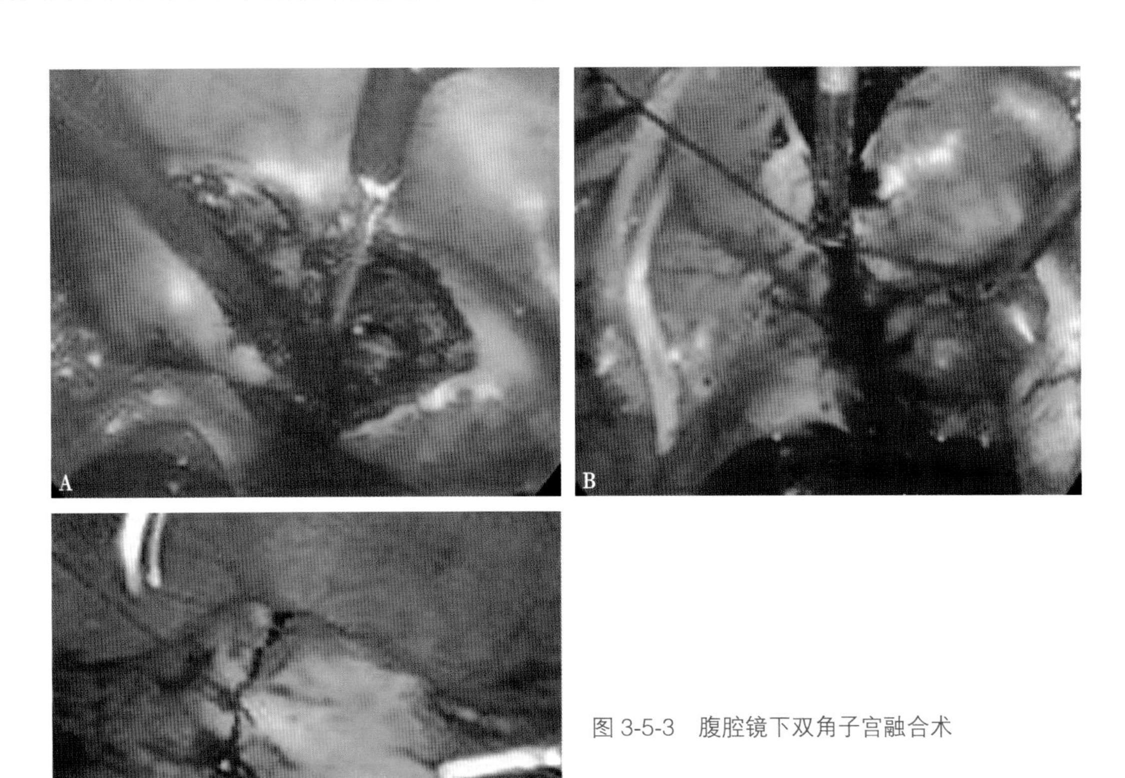

图3-5-3 腹腔镜下双角子宫融合术

六、术后处理

为防止宫腔粘连，术后放置宫内节育器2~3个月，同时口服雌、孕激素周期治疗2个疗程。术后2~3个月取出宫内节育器，可行宫腔镜再次探查，以确认宫腔形态是否正常，若宫腔内仍有隔，可再次切除，也有报道认为残留宫内隔小于1cm不影响妊娠结局。建议术后避孕1年。

七、难点解析

娴熟的腹腔镜手术技巧可使术中出血少，子宫肌层对合整齐，防止子宫肌层切缘的子宫内膜损伤至关重要，术中运用单极钩针切除子宫肌层，选用单极钩也可以更好地防止子宫肌层的血肿形成。术中缝合要注意防止子宫张力过高，减少后续妊娠子宫破裂的风险。

（华克勤）

第三节　残角子宫切除术

一、概述

残角子宫（rudimentary uterine horn）在女性生殖器宫发育畸形中属于少见的类型。子宫来源于双侧副中肾管。大约在胚胎发育的第 6 周末，双侧副中肾管开始发育并逐渐形成生殖器官。双侧副中肾管上段形成输卵管，中段和尾段融合，形成子宫、宫颈及阴道上 1/3。当两侧的副中肾管发育不对称、仅有一侧发育时，形成单角子宫及一侧输卵管；如若一侧发育正常，另一侧发育受阻，则可能形成残角子宫，残角侧子宫可有正常的输卵管和卵巢；其中 30% 的残角子宫伴有残角侧泌尿系统发育异常，如肾脏畸形和输尿管走向异常等。

根据 1998 年美国生殖医学会对副中肾管发育异常分型，残角子宫被认为是Ⅱ类副中肾管异常，又分为三个亚型，Ⅱa 型：残角子宫有腔，与单角子宫相通，月经来潮后，经血可引流到发育侧宫腔内排出，一般无症状，偶有痛经；Ⅱb 型：残角子宫有腔，与单角子宫不相通，约占 25%，常因月经初潮后残角子宫腔经血潴留造成积血而出现痛经，并进行性加重。残角子宫积血增大，宫腔内压力增高，子宫内膜向宫壁延伸或经血逆流到盆腔，发生子宫腺肌病以及子宫内膜异位，并可导致不孕等。有时因经血逆流，残留血导致伞端粘连、输卵管积血，下腹疼痛加剧，并形成肿块；Ⅱc 型：单角子宫与无腔的残角子宫，即实体残角子宫，仅以纤维带与子宫相连，占 34%，同侧输卵管、卵巢、韧带均正常，偶有附件阙如，无月经症状。残角子宫多位于发育侧单角子宫的中、下段，少数位于宫底处，当与发育侧子宫相连的纤维束较长时，始基子宫与同侧输卵管、卵巢滑入发育不良的腹股沟管形成疝。

Ⅱb 型残角子宫与单角子宫的关系可分为两种，一种依靠纤维带与单角子宫相连，其血液供应可来自于单角子宫同侧子宫动脉的上行支，或者直接来自于同侧子宫动脉，与单角子宫同侧宫旁血管有或没有交通。另一种是残角子宫贴附单角子宫表面，之间为肌性连接，与单角子宫肌层间无明显界限。根据程度轻重可表现为部分相连直至残角子宫全长度相连；血液供应来自于单角子宫同侧子宫动脉上行支及对侧子宫动脉的弓状动脉，多潜行于肌层内。

当残角侧输卵管通畅，受精卵可种植在残角子宫内并生长发育形成残角子宫妊娠。妊娠多发生在Ⅱa 型和Ⅱb 型，发生率是 1/10 万。残角子宫妊娠的卵子可来自残角侧或对侧。因残角子宫发育不良，残角子宫肌层菲薄，绒毛侵入肌层，导致残角子宫破裂，发生严重腹腔内出血。即使受孕卵正常着床，常不能承受胎儿生长发育，于妊娠中期发生残角子宫破裂，以 4~5 个月多见，症状与输卵管间质部妊娠相似。偶有足月妊娠，分娩期可出现宫缩，但因不可能经阴道分娩，胎儿往往在临产后死亡。

残角子宫多以病史、症状以及影像学检查协助确诊，Ⅱa、Ⅱc 型多无临床症状，不易诊断，常在手术中被发现。Ⅱb 型常因宫腔积血、周期性腹痛或妊娠后急腹症被发现，一经确诊均需手术切除残角子宫及同侧输卵管。

二、手术指征

1. Ⅱa 型与Ⅱb 型残角子宫，一经诊断，应手术切除。

2. Ⅱc 型残角子宫，通常不需处理。

三、术前准备

1. 盆腔影像学检查　B 超或三维超声、MRI 检查帮助确诊，并明确残角子宫与单角子宫的连接方式，常规检查双侧肾脏与输尿管，排除泌尿系统畸形。

2. 宫腔镜检查　了解宫腔形态、输卵管开口（仅一侧输卵管开口），联合 B 超协助诊断并明确类型。

3. 对于残角侧子宫已经妊娠者，术前先给予甲氨蝶呤 $50mg/m^2$ 杀死胚胎后再切除，以减少子宫血供，降低术中出血风险。

4. 肠道准备　术前 12 小时流质饮食，术前 6~8 小时禁食水，术前普通灌肠。对疑有盆腹腔粘连或合并子宫内膜异位症患者，应酌情清洁洗肠。

5. 阴道准备　术前 1~3 天常规阴道擦洗。

四、麻醉与体位

全麻，截石位。

五、手术步骤

1. 体位、气腹以及戳卡穿刺同腹腔镜子宫切除术。

2. 探查盆、腹腔情况　置入腹腔镜观察盆腔器官解剖关系，子宫以及附件的外观形态，残角子宫与单角子宫的关系、有无子宫内膜异位与盆腔粘连等；特别注意是否合并泌尿系统发育异常，如残角侧肾阙如、输尿管移位、肾脏异位等，亦应观察腹膜后输尿管的走行（图 3-5-4~ 图 3-5-6）。

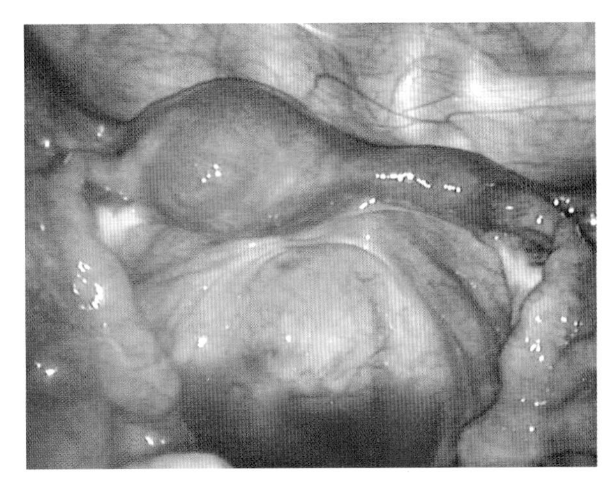

图 3-5-4　Ⅱc 型：左侧单角子宫与右侧无腔的残角子宫，即实体残角子宫

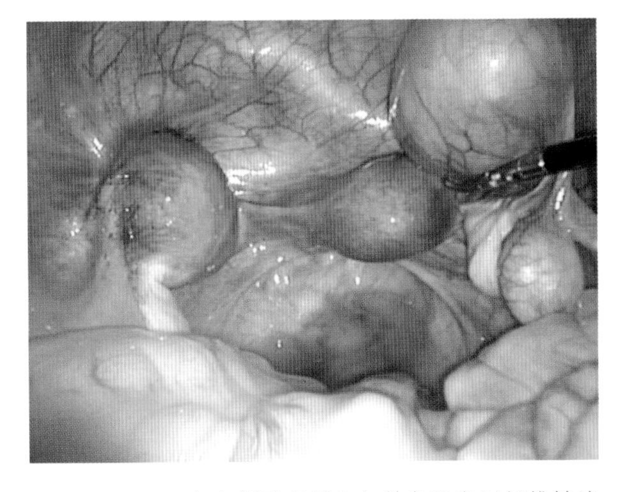

图 3-5-5　Ⅱb 型：左侧残角子宫与单角子宫以纤维结缔组织相连，残角子宫有腔，经血潴留可造成宫腔积血，常合并盆腔子宫内膜异位症

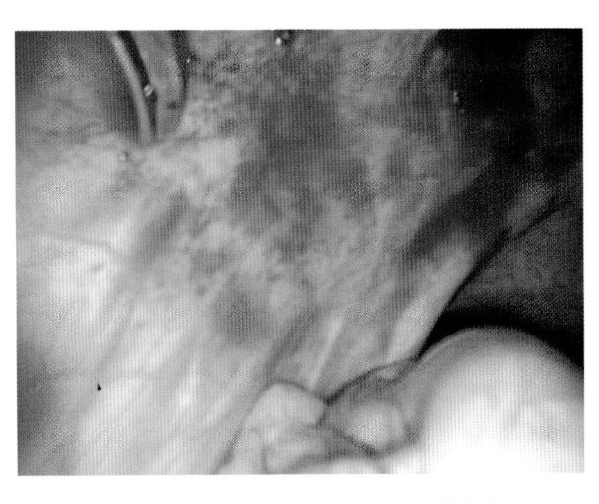

图 3-5-6　左侧残角侧后腹膜输尿管走行

3. 处理子宫圆韧带与卵巢固有韧带　Ⅱb型残角子宫贴近盆壁时，注意辨认子宫圆韧带，切断方法与子宫切除相同；切断卵巢固有韧带时应靠近残角子宫，可考虑将该侧输卵管一并切除（图3-5-7）。

4. 阔韧带和子宫血管的处理　打开残角子宫侧的阔韧带前、后叶，分离宫旁组织，打开膀胱子宫返折腹膜，推开膀胱，暴露残角子宫蒂部血管，多为子宫动脉上行支，双极电凝并切断之（图3-5-8）。在切断子宫血管时应再次确认输尿管的位置及走向，以免误伤输尿管。

5. 残角子宫与单角子宫连接部的处理　分离暴露残角子宫与单角子宫相连的部分，贴单角子宫表面，电凝并切断连接部，尽量避免损伤单角侧子宫肌层（图3-5-9、图3-5-10）。

6. 缝合单角侧子宫创面并关闭腹膜间隙　1~0号可吸收缝线缝合单角子宫的创面，并将同侧圆韧带固定于宫角的对应位置，缝合关闭腹膜。

7. 取出残角子宫　用肌瘤旋切器将切除标本取出。

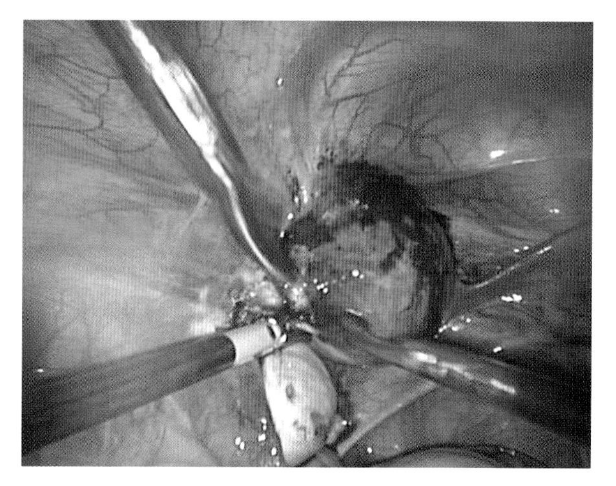

图3-5-7　电凝并切断残角子宫侧卵巢固有韧带

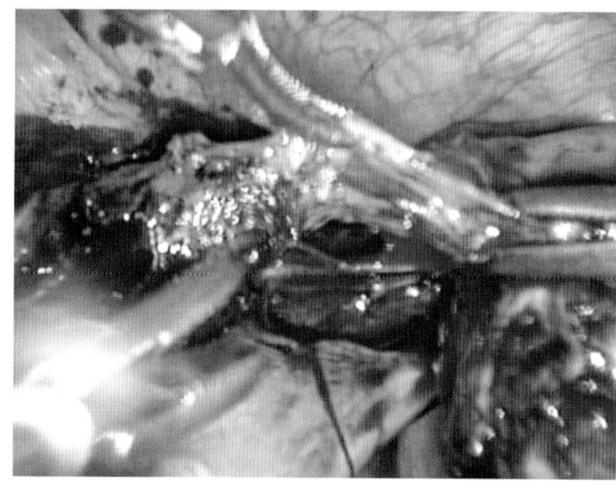

图3-5-8　暴露残角侧的子宫血管，双极电凝并切断

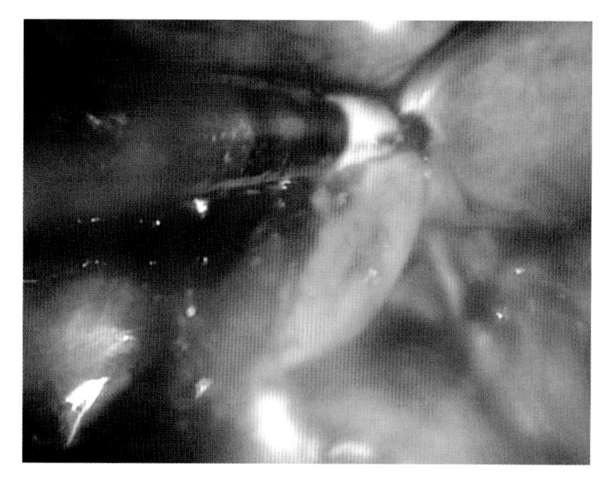

图3-5-9　双极电凝残角子宫和单角子宫的连接部并切断之

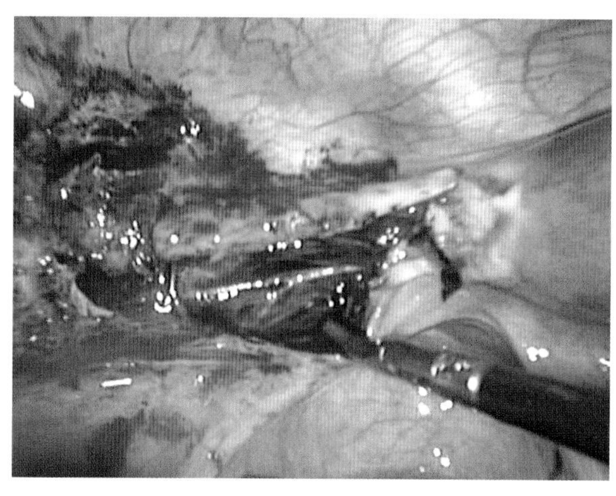

图3-5-10　残角子宫切除后的创面

六、术后处理

1. 注意创面出血。
2. 酌情使用抗生素预防感染。

七、难点分析

1. 残角侧子宫血管的处理 仔细辨认残角侧子宫的血供分布，必要时术前行动脉血管造影明确残角子宫的血供来源；如直接来自于子宫动脉，可于子宫圆韧带与输卵管之间打开阔韧带前后叶（有时为侧叶）腹膜，找到子宫动脉后双极电凝并切断之。

2. 残角子宫及输卵管积血的处理 宫腔及输卵管积血致体积增大，影响手术视野，可先切断残角与单角子宫间的纤维结缔组织，打开残角侧阔韧带腹膜，暴露子宫血管再电凝或结扎，可以避免分离过程中的出血。

3. 残角侧子宫圆韧带固定 切断圆韧带时应尽可能靠近残角子宫肌壁，以保留足够的长度来固定于单角子宫的宫角，其固定可采用十字交叉法缝合，可以防止打结拉紧时圆韧带残端撕裂，并保证缝合牢固。

（段 华 王永军）

参考文献

1. 杨来春，段涛，朱关珍．铁林迪妇科手术学．济南：山东科学技术出版社，2003.682-719.
2. 华克勤，曹斌融，张绍芬，等．三种不同术式人工阴道成形术治疗先天性无阴道的研究．中华医学杂志，2006，86(27)：1929-1931.
3. 华克勤，陈义松．阴道发育异常的分类及诊治．实用妇产科杂志 2009.9. 513-515.
4. Daniel G. Church，Jennifer M. Magnetic resonance imaging for uterine and vaginal anomalies. Adolescent and pediatric gynecology.2009，21：379-389.
5. Carla P . Robertsa，John A. Rockb. Surgical methods in the treatment of congenital anomalies of theuterine cervix. Reproductive endocrinology.2011，23：251-257.
6. Chavhan GB，Parra DA，Oudjhane K，et al. Imaging of Ambiguous Genitalia：Classifica-tion and Diagnostic Approach. RadioGraphics 2008，28(7)：1891-1904.
7. RJ Miller，LL Breech. Surgical Correction ofVaginal Anomalies. Clinical Obstetrics & Gynecology，2008，51(2)：223-36.
8. JD Olpin，M Heilbrun. Imaging of Müllerian duct anomalies.. Clinical Obstetrics & Gynecology，2009，52(1)：40-56.
9. EH Quint，JD Mccarthy，YR Smith. Vaginal Surgery forCongenital Anomalies. Clinical Obstetrics & Gynecology，，2010，53(1)：115-124.
10. 林俊，徐建云．宫腹腔镜联合诊断子宫畸形及腹腔镜在子宫畸形手术中的价值．实用妇产科杂志 .2006，22(12)：714-715.
11. Alborzi S，Asadi N，Zolghadri J，et al. Laparoscopic metroplasty in bicornuate and didelphic uteri. Fertil Steril，2009，92(4)：e53.
12. Jessica B. Robbins1，J. Preston Parry，Kristie M. Guite1，et al. MRI of Pregnancy-Related Issues：Müllerian Duct Anomalies. AJR，2012，198：302-310.
13. Acién P，Acién MI.. The history of female genital tract malformation classifications and proposal of an updated system†. Human Reproduction Update，2011，17(5)：693-705.
14. TM Chandler，LS Machan，PL Cooperberg，，et al. Mullerian duct anomalies：from diagnosis to intervention.. The British Journal of Radiology，2009，82(984)：1034-1042.
15. 丰有吉，沈铿．妇产科学．北京：人民卫生出版社，2010.
16. 程文俊．腹腔镜手术治疗残角子宫的手术技巧及并发症防治．实用妇产科杂志，2010，26(5)：326-329.
17. Nezhat CR，Smith KS. Laparoscopic management of a unicornuate uterus with two cavitated，non-communicating rudimentary horns. Human Reproduction，1999，14(8)：1965-1968.

18. 马良坤,万希润,向阳,等.残角子宫妊娠的临床特点(附6例报道).现代妇产科进展,2005,14(3):249-250.
19. 林琪,王慧芳,卢峻,等.单角子宫和残角子宫的超声诊断及漏误诊分析.中国超声医学杂志,2010, 26(7):648-650.
20. 应伟雯,金杭美.三维超声诊断单角子宫和残角子宫的价值.中华超声影像学杂志,2005, 14(6):478-479.
21. Liatsikos SA, Tsikouras P, Souftas V, et al. Diagnosis and laparoscopic management of a rudimentary uterine horn in a teenage girl, presenting with haematometra and severe endometriosis: our experience and review of literature. Minim Invasive Ther Allied Technol. 2010, 19(4):241-247.

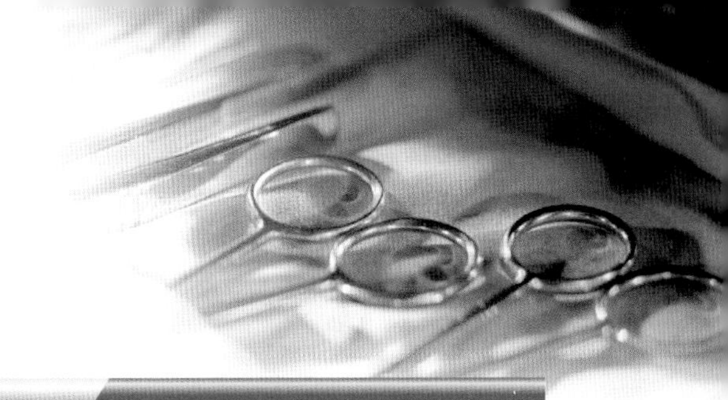

第六章
输卵管不孕与妊娠期相关手术

第一节　输卵管吻合术

一、概述

输卵管吻合术包括输卵管端 - 端吻合术和输卵管 - 子宫吻合术两大类。

输卵管 - 子宫吻合术是切除梗阻的输卵管间质部和峡部近子宫段后将远端输卵管植入到子宫角部的手术操作过程。其手术操作相对复杂、困难；术中出血较多；术后妊娠率相对较低，大约50%左右，并不比 IVF-ET 更具优势，荟萃分析显示子宫角部输卵管梗阻显微手术修复后妊娠率为 58.9%，其中异位妊娠率约 7.4%；且术后宫内妊娠者可能发生孕期和分娩期子宫角部创口破裂。因此，大部分输卵管近端梗阻采用输卵管插管疏通失败者会直接选择 IVF-ET，而不是输卵管 - 子宫吻合术治疗。本文不再对此术式进行阐述。

输卵管端端吻合术是指切除输卵管中段阻塞部分并吻合两侧输卵管断端的操作过程，适用于输卵管结扎绝育术后要求恢复生育功能患者的输卵管复通以及输卵管中段严重阻塞性不孕并渴望自然受孕者切除输卵管阻塞病变后的输卵管重建。传统的输卵管端端吻合术是通过开腹显微外科手术来完成的。1989 年，Sedbon 等报道了世界上第 1 例腹腔镜输卵管端端吻合术。

腹腔镜输卵管端端吻合术是腹腔镜手术最好的成果之一，是最能体现腹腔镜微创优越性的手术，也是高技术与高难度手术操作技巧相结合的典范。腹腔镜输卵管端端吻合术不仅对腹腔镜手术设备和器械要求较高，而且对手术医师的操作技巧的要求也很高。由于腹腔镜具有放大作用，且可以近距离观察手术创面，使手术者超越了人类自然视力的限制，从而提高手术者对各种正常组织结构以及病变组织的辨别能力。在显微放大下，使用精细的手术器械，切除结扎术后的瘢痕组织或炎症阻塞部分，将输卵管两断端靠拢缝合，减少了对组织的创伤，提高了手术的精准度，有助于提高术后输卵管通畅率与妊娠率。据统计，开腹输卵管峡部端端吻合术后妊娠率最高，为 81%；腹腔镜手术也有类似妊娠率，Yoon 报道的妊娠率为 77.5%~83.3%，异位妊娠率为 2.6%~3.2%；Cha 等的研究结果显示，腹腔镜和开腹输卵管吻合术后总妊娠率分别为 80.5% 和 80.0%，两组间无显著性差异，但腹腔镜组手术时间显著延长（201.9min ± 33.8min 和 148.7min ± 32.5min），住院时间显著缩短（3.3d ± 2.0d 和 6.1d ± 0.6d）。但目前尚缺乏开腹和腹腔镜输卵管吻合术的随机对照研究结果。Hawkins 及其同事用生存曲线得出的比较结果显示，腹腔镜和开腹输卵管吻合术的累计妊娠率没有差别，18 个月的累积异位妊娠率分别为 11.8% 和 12%。

由于腹腔镜输卵管端端吻合术操作难度较大，使得人们在经典的分两层缝合的基础上进行了新的改进。应用“一针”技术之后，Dubuisson 及其同事在 1994 年报告的输卵管复通率高达 87.5%，术后 18 个月累积宫内妊娠率为 53.1%，异位妊娠率为 6.25%；Ai 等采用“两针”技术吻合输卵管后宫内妊娠率显著改善，术后6、12、24和36个月累积分别为23.8%、57.1%、66.7%和73.8%，异位妊娠率明显降低，为4.8%。Schepens等采用生物胶（组织修复凝合剂）黏合浆肌层的方法取得了较好效果，术后40个月累积妊娠率为74%，异位妊娠率仅3.9%。近年来也有使用机器人腹腔镜手术的报道，其优势在于有助于改善镜下缝合的准确度，但手术时间会有延长。

二、手术指征

输卵管阻塞性不孕是IVF-ET良好的适应证，但对于其中渴望自然受孕、拒绝IVF-ET助孕或不愿承担IVF-ET助孕所带来的多胎妊娠风险的患者，输卵管吻合术是另一种较好的选择。由于前已述及的原因，输卵管间质部和峡部近子宫段梗阻的不孕患者通常会选择经宫腔镜插管疏通术或直接选择IVF-ET，而不是输卵管-子宫吻合术。拟采用输卵管端端吻合术的患者应符合下列几个方面的条件：

1. 输卵管中段阻塞所致自然受孕障碍，包括以下几种情况：

（1）输卵管峡部结扎绝育术需再次妊娠者。这类患者是输卵管端端吻合术最常见的适应证，其效果也最佳。

（2）输卵管近端梗阻通过输卵管插管疏通而中段仍然梗阻需手术切除者。

（3）曾因输卵管妊娠行开窗取胚术患者。这类患者中，部分患者近子宫段输卵管通畅或经宫腔镜输卵管插管可以疏通，而壶腹部和伞端良好，仅存留开窗取胚区及其近子宫侧一小段输卵管阻塞。

（4）各种原因所致输卵管中段切除术者。

2. 渴望自然受孕或拒绝IVF-ET或不愿承担IVF-ET助孕可能带来的多胎妊娠风险。

3. 输卵管通畅部分>4cm。

4. 输卵管近端通畅并能进针缝合者。

5. 夫妻双方没有无法纠正或即使纠正后仍然难以自然受孕的生殖功能障碍。

6. 排除下列影响手术和妊娠的禁忌证。

（1）全身、盆腹腔或生殖道感染性疾病急性期。

（2）不能承受手术或腹腔镜气腹的重要脏器疾病。

（3）恶性肿瘤治疗期间。

（4）其他不宜妊娠或不能承受妊娠过程的疾病。

三、术前准备

1. 术前充分的知情同意　术前知情同意的内容包括手术的利与弊、术中术后可能的并发症、术后可能需要的进一步治疗和助孕措施、术后妊娠的概率及妊娠期间可能的并发症、术后异位妊娠的概率、可供选择的其他助孕方法的利与弊等。对于患者及其亲属提出的所有问题都应一一解释清楚，在得到患者夫妻双方乃至亲属充分知情同意后方可签署手术知情同意书。

2. 术前化验和检查排查手术禁忌　术前化验和检查包括血液和尿液常规检测、血型、肝肾功能、血糖、术前免疫八项（包括乙肝两对半、丙肝、HIV和梅毒血清学）、凝血功能、宫颈脱落细胞学、心电图、胸片、女性内生殖器超声检查，以及肝、胆、胰、脾、双肾、输尿管和膀胱超声检查等。必要时需进行肿瘤以及与不孕和妊娠相关疾病的筛查、心脏超声检查、动态心电图和血压监测、肺功能检查等。

3. 手术时间选择　施行手术时间选择在月经干净后3~7天为宜。月经干净后1天即可住院进行必要的术前准备，如阴道准备、腹部及会阴皮肤准备、药物皮试、必要时配血。

4. 阴道准备　通常采用稀碘伏溶液或1∶5000高锰酸钾溶液阴道灌洗，每天一次，连续三天。目的是清洁阴道，防止经阴道手术操作引起的逆行感染。

5. 子宫输卵管造影检查　通常选择在月经干净后3~7天进行，以了解子宫腔有否异常、近子宫端输卵管是否通畅和有无结节性改变等。只有输卵管近子宫端通畅且无其他异常者方可实施输卵管端端吻合术。

四、麻醉与体位

与通常的不孕症腹腔镜检查术一样，由于需要经阴道进行安放通液导管、甚至举宫等操作，患者通常采用大腿位置可变动的头低臀高膀胱截石位。大腿位置可变动的优势在于经阴道操作时可抬高大腿、腹腔镜手术时可降低大腿，从而减少大腿位置不当造成的对手术操作的影响。此外，手术时还需要降低患者头部高度以利于将肠管排移到上腹部，以避免盆腔内肠管对腹腔镜手术操作的影响。

由于腹腔镜下吻合输卵管的操作相对精细，所以最好选择气管内插管、全身麻醉，这有助于控制呼吸动度和保持良好的肌肉松弛度，从而避免腹部肌肉运动、腹壁起伏、以及其他原因引起的操作器械位置变化。

五、手术步骤

腹腔镜输卵管端端吻合术的手术操作要点如下：

1. 消毒铺巾　消毒范围上界达乳晕下缘，两侧达腋中线，下界达大腿中下三分之一交界处；会阴部消毒范围与经阴道手术相同，同时还要进行阴道消毒。铺巾时需要露出脐部及整个下腹部，两侧界达左右锁骨中线；外阴手术野同刮宫手术，需要露出尿道口和阴道口，肛门部需遮盖；阴阜区可用一条窄带横行遮盖以分隔腹部和阴部手术野。

2. 留置导尿管和通液管　铺巾完毕后按常规留置气囊导尿管并保持引流通畅。窥器扩开阴道，再次消毒阴道及子宫颈。取出窥器，双合诊了解子宫位置。再次窥器扩开阴道，宫颈钳夹持宫颈，探针探查子宫方向和子宫腔深度，经宫颈管置入通液装置并固定，留作术中输卵管通液用。

3. 建立气腹　采用两把巾钳钳夹提拉脐部下缘，于脐部下方做纵形切口，长约 1cm，仅切开皮肤即可。向上提拉两把巾钳，垂直于下腹部皮肤平面穿刺进气腹针，连接气腹导管充入医用 CO_2 气体。压力设定 12~14mmHg，流量控制在 20~30L/min，进气量因人而异，通常约为 4L。

4. 套管针穿刺　各穿刺点设定如图 3-6-1 所示。向上提拉两把巾钳，垂直于下腹部皮肤平面穿刺 10mm 套管针，拔出针芯，经套管针置入腹腔镜，探查腹腔。选定左侧髂前上棘内上 1~2cm 处为第二穿刺点，腹腔镜监视下避开腹壁血管切开皮肤 5mm，垂直于切口局部皮肤平面穿刺 5mm 套管针；于脐部和左下腹穿刺点连线的中垂线上选择操作第三穿刺点，使第三穿刺点至脐部和左下腹穿刺点的距离相等并大于 5cm；选定右下腹麦氏点为第四穿刺点，按第二穿刺同样的方法置入第三、第四套管针。

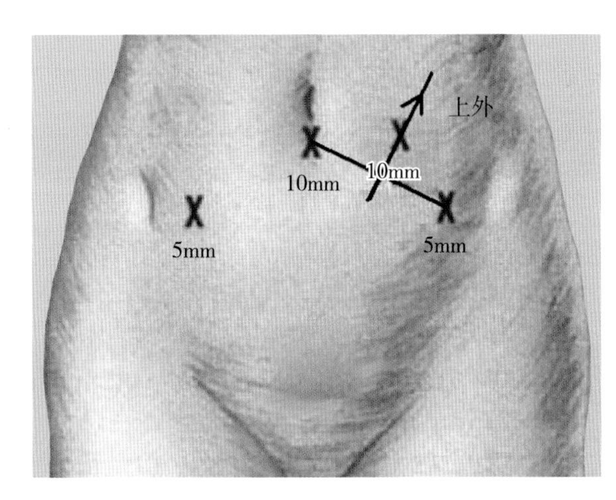

图 3-6-1　穿刺点位置示意图

5. 粘连分离　用单极电钩或剪刀分离子宫、输卵管、卵巢周围粘连及盆腹腔其他部位粘连（图 3-6-2A、B），切除粘连带组织并止血，彻底恢复盆腔各脏器正常的解剖位置关系。

6. 输卵管阻塞部位切除　查找输卵管阻塞部位（图 3-6-3A、B），剪切阻塞部位两端输卵管或结扎部位两断端及系膜区瘢痕组织（图 3-6-4A、B），显露两侧输卵管断端及其管腔。冲洗剪切部位，查看出血点，避开输卵管壁，用尖端双极电凝彻底止血。

7. 输卵管通畅度检查　经置入宫腔内的通液装置注入 1% 亚甲蓝（美蓝）溶液进行输卵管通液，近子宫端输卵管口可见蓝色液体溢出，提示输卵管近子宫段通畅。经输卵管伞端插入冲洗器注入冲洗液，可见远端输卵管膨胀，输卵管断端开口处可见冲洗液溢出，提示远端输卵管通畅。也可用 2mm 直径的硬膜外导管探查远端输卵管是否通畅（图 3-6-5A、B）。

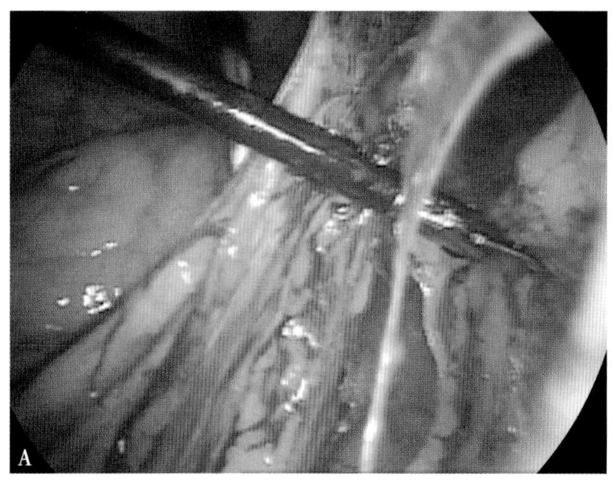

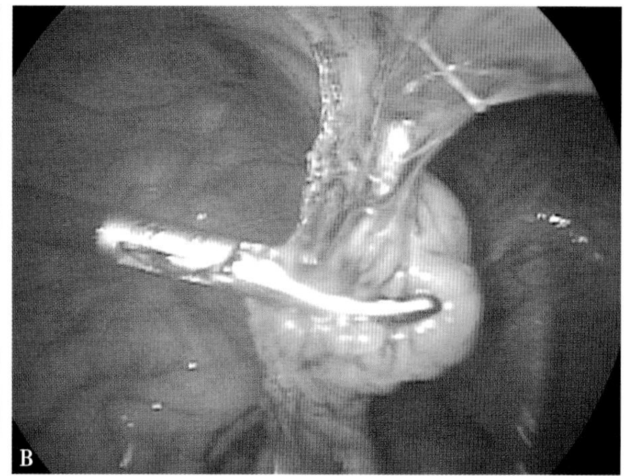

图 3-6-2　粘连分离

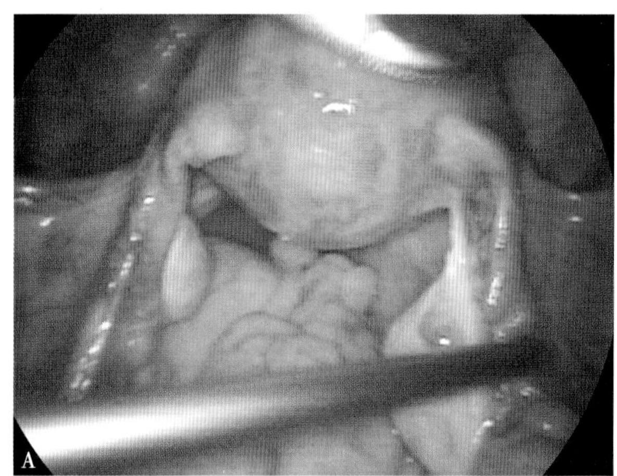

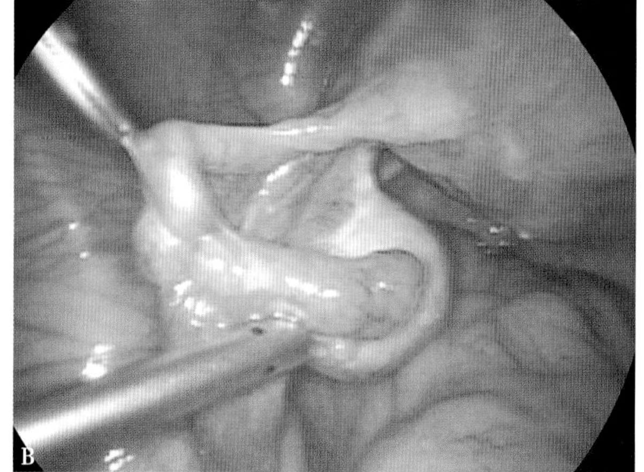

图 3-6-3　显露输卵管阻塞部位

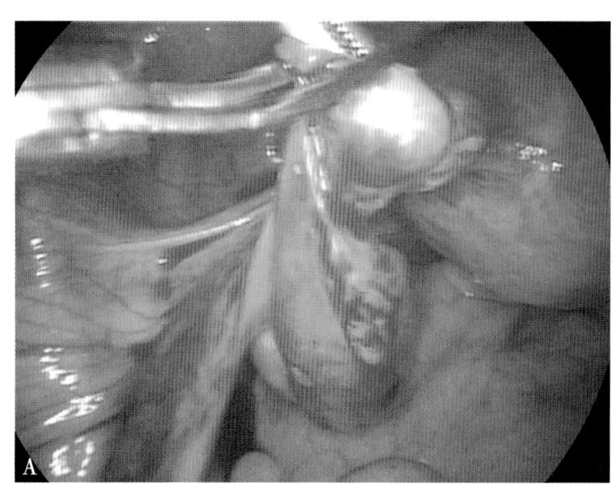

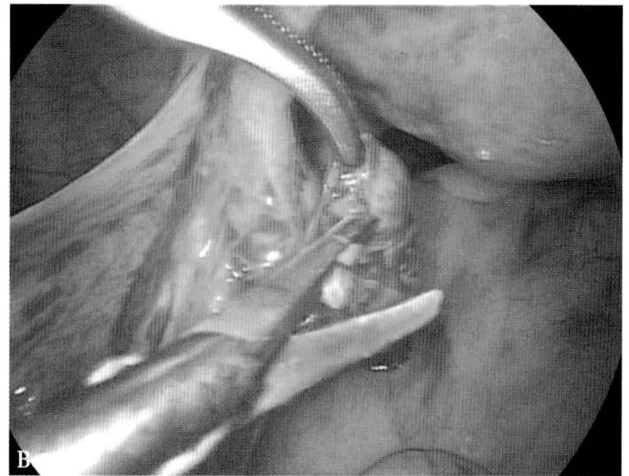

图 3-6-4　剪切输卵管阻塞部位及瘢痕组织

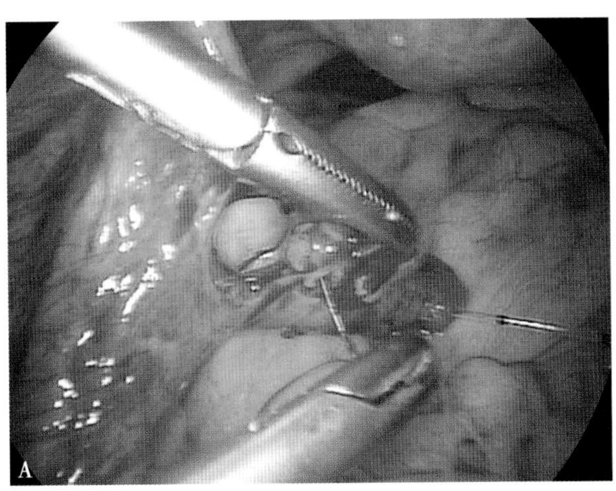

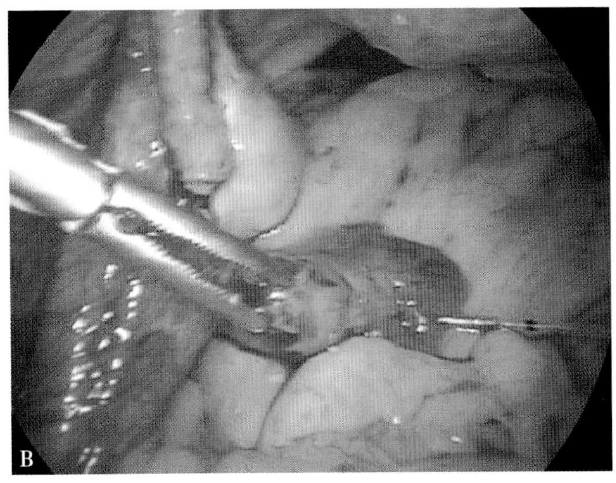

图 3-6-5　远端输卵管管腔探查

8. 输卵管端端吻合　采用 0~6 号带针血管吻合线或可吸收线间断缝合 2~4 针吻合输卵管断端。第一针(以右侧输卵管峡部吻合为例),自输卵管近子宫端开口系膜缘,距输卵管切缘 2mm 由外向管腔内进针,穿透输卵管壁,从输卵管开口出针;由远端输卵管开口系膜缘,距输卵管切缘 2mm 腔内进针,穿透输卵管壁,输卵管系膜处出针;拉拢输卵管断端,打结后剪断多余缝线(图 3-6-6A、B)。由此完成吻合第一针。同法缝合对系膜缘,完成吻合第二针。最后,间断缝合关闭输卵管浆膜(图 3-6-7A、B)和系膜窗(图 3-6-8A、B)。

9. 输卵管通畅度再检查经置入宫腔内的通液装置注入 1% 亚甲蓝溶液进行输卵管通液,输卵管伞端可见蓝色液体溢出,提示输卵管恢复通畅,吻合成功。同时注意吻合口有无蓝色液体漏出(图 3-6-9A、B)。

10. 预防粘连　术毕于盆腔内或子宫附件周围放置防粘连物预防盆腔及输卵管创面处粘连。

11. 释放气腹,缝合包扎腹壁切口。

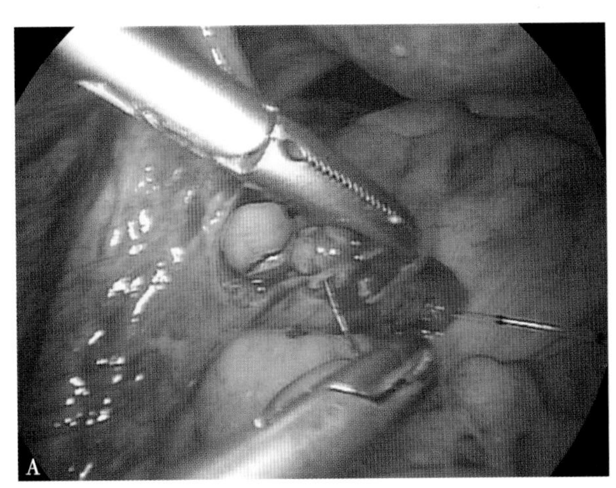

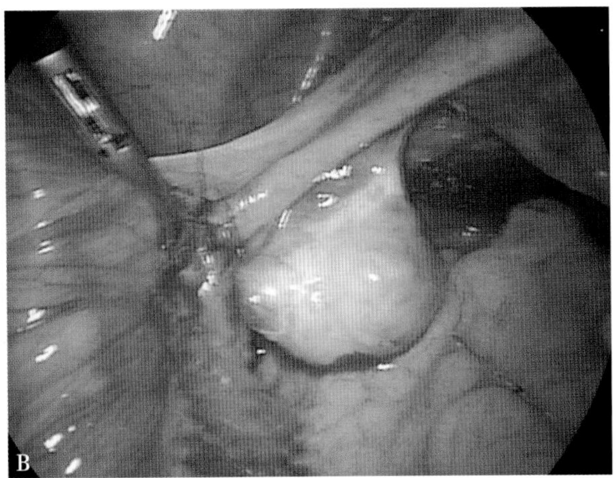

图 3-6-6　输卵管黏膜及肌层缝合

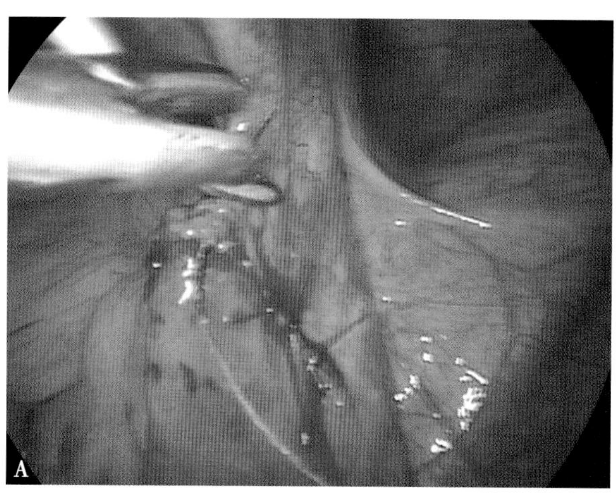
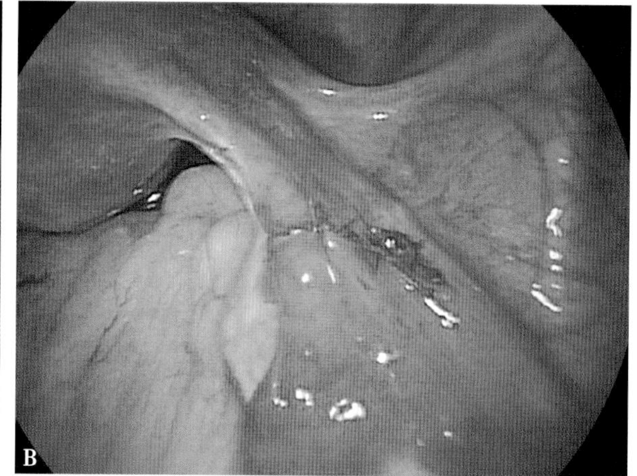

图 3-6-7　输卵管浆膜缝合

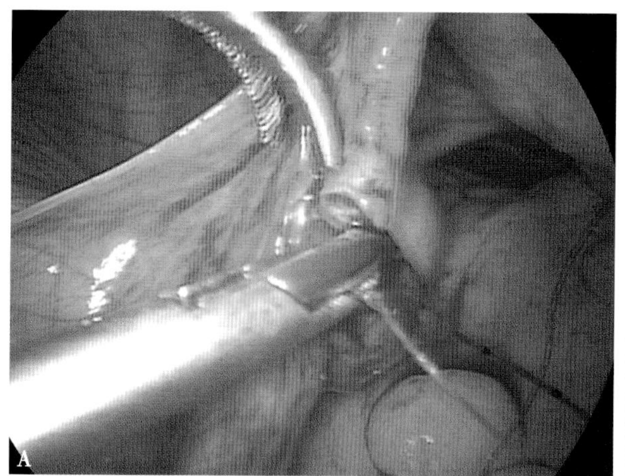
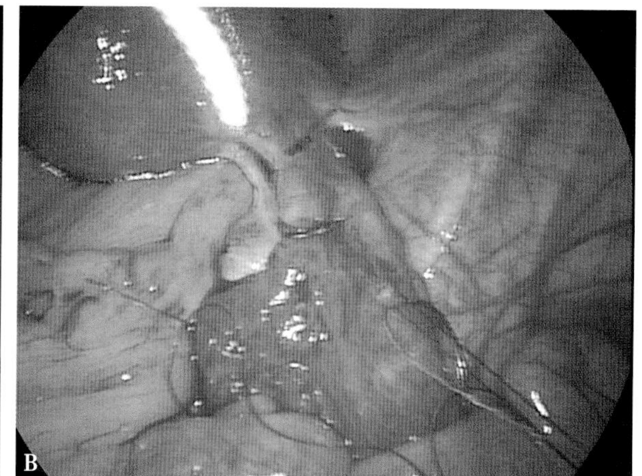

图 3-6-8　缝合关闭输卵管系膜窗

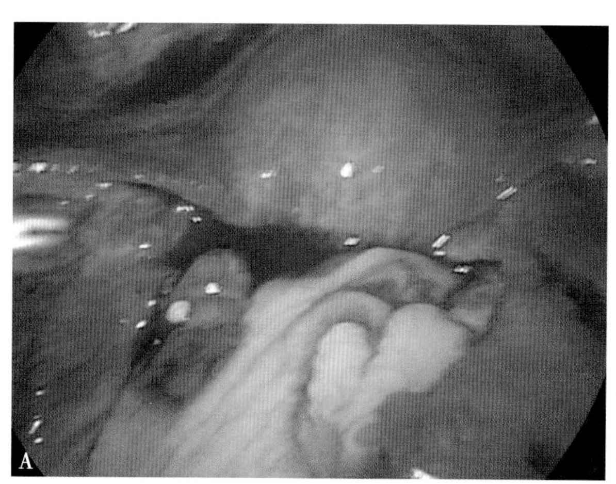
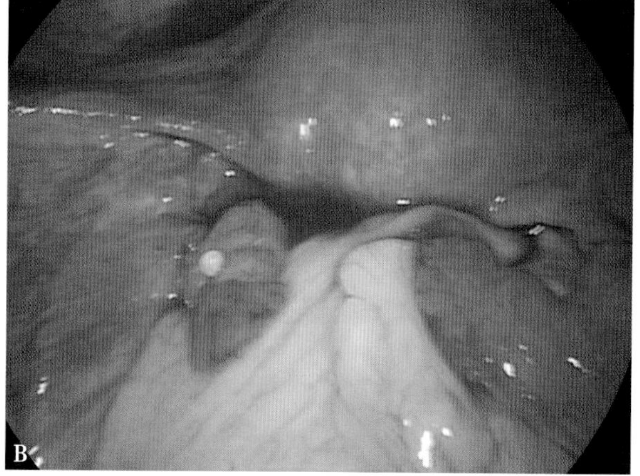

图 3-6-9　输卵管通畅度再检查

六、术后处理

1. 术后常规预防感染或抗感染治疗。必要时可使用活血化瘀的中药或中成药治疗。

2. 术后可进行盆腔液体灌注，生理盐水 500ml，QD × 5 天。目的是在盆腔脏器间形成水膜，避免脏器间相互接触，也有利于稀释炎症物质，减少脏器之间的炎性粘连的发生。

3. 术后七天行输卵管通液术。

4. 伤口愈合后下次月经后即可开始试孕。

七、难点解析

腹腔镜输卵管端端吻合术中注意事项如下：

1. 活动腿架　腹腔镜输卵管端端吻合术既有腹腔镜手术操作，又有经阴道操作部分，有时可能联合宫腔镜手术；所以腿部支撑最好采用活动腿架，经阴道操作或宫腔镜手术时大腿部可屈曲抬高，腹腔镜手术操作时大腿部可降低，最大限度减少了由于大腿部的阻挡引起的操作不便。如果只有固定腿架可供使用时，因经阴道操作相对较少，大腿部位置应尽可能低平，以避免对腹腔镜手术操作的干扰。

2. 通液装置　通液装置通常是采用金属制作的，除了能够进行输卵管通液外，还可以当作子宫操纵器。其安装相对复杂，需要探清楚宫腔方向和测量宫腔深度，以防止通液管插入方向错误或插入过深造成子宫穿孔；插入过短则起不到子宫操纵器的作用；因此需要根据宫腔深度调整堵塞宫颈外口的锥形橡胶塞的位置并固定妥当。另外，还需要较长时间夹持宫颈外侧壁，此可能引起宫颈撕脱性损伤出血和通液装置脱落。更为重要的是，必须保证锥形橡胶塞严密堵塞宫颈外口，不然则会发生通液时液体漏出，造成近子宫端输卵管阻塞假象。

也有采用 10 号气囊导尿管通液者。气囊导尿管的管径较细，还有内置的支架支撑且软硬度适宜，不至于太软而不能插入到宫腔，太硬则安插过程中可能引起损伤。因而其安装相对简单，只需要直接插入到宫腔，气囊内注入灭菌注射用水或生理盐水即可固定和防止脱出。通液时夹闭引流管腔末端，注射针刺入管腔即可完成通液。但是，气囊内注入液体量以 2~3ml 为宜，太多可致气囊体积过大，宫腔膨胀挤压明显，从而挤压引流管腔，导致通液阻力过大，或通液失败，或者液体进入一侧宫角，造成另一侧输卵管近子宫端阻塞假象。气囊内注入液体过少，则气囊膨胀不全，通液时随着宫腔内压力增加，气囊可能脱出宫颈口外，或堵塞宫颈管不全引起漏液。此外，采用气囊导尿管时无法经阴道操纵子宫。

3. 巾钳提拉腹壁　采用巾钳钳夹提拉腹壁的益处在于气腹针和第一套管针穿刺腹壁时能够很好控制腹壁起伏，防止穿刺引起肠管和腹膜后血管损伤。也有在第一套管针穿刺前将气腹压力增加至 20 mmHg，并按压上腹部进一步提升腹内压，然后用套管针直接经脐部切口刺入腹腔者。此方法避免了巾钳钳夹引起的脐周皮肤破损，但危险性较大，只有少数有经验的手术者采用。

4. 套管针穿刺　套管针穿刺点位置因操作者的习惯而异。本章节介绍的穿刺点位置中，以术者右手操作穿刺点（第三穿刺点）尤其重要。第三穿刺点至脐部和第二穿刺点的距离相等，且应大于 5cm，目的是避免手术过程中器械之间的相互干扰，妨碍操作。此外，除了脐部穿刺切口为放射状以避免切断血管外，其他三个切口都应顺着皮纹方向切开，有利于减少术后瘢痕形成。切口深度以切开皮肤为宜，过深会引起皮下血管损伤而出血。

5. 输卵管阻塞部位切除　输卵管阻塞部位查找和彻底切除是本术式成功的关键。输卵管峡部结扎部位两侧的输卵管通常不会有阻塞，只需切除少许的瘢痕组织即可显露输卵管横断面及管腔，吻合后通畅率和术后妊娠率都较高。而对于输卵管炎症性阻塞者，往往存在多部位输卵管管腔阻塞，需仔细查找，彻底切除，不可遗漏。有时需要经宫腔镜输卵管插管疏通、通液才能查清严重阻塞部位。远端输卵管阻塞部位也可以通过该方法进行检查和疏通。

切除阻塞输卵管时尽可能采用冷刀，即剪刀剪切的方式完成，瘢痕组织应切除彻底，一定要看到两断端的正常输卵管黏膜；单极电刀切割可能引起输卵管断端坏死和血管闭合；止血应看清出血点后再用尖端双极电凝止血；止血时应“点到为止”，既要充分止血，又要防止凝固范围过大引起的组织坏死和血供受损。这些都不利于吻合口愈合。

6. 两次输卵管通畅度检查 输卵管通畅度检查是保证术后输卵管通畅的重要步骤。第一次通液是为了查清阻塞部位并彻底切除之；第二次则是检验吻合后输卵管是否存在吻合口漏，是否全程通畅，有助于防止吻合过程中引起的阻塞。

7. 吻合质量 输卵管端端吻合时要求输卵管两断端对合良好，用细针线和惰性缝线，缝合针数越少越好，以 2~4 针为宜，不宜过多，有利于吻合口愈合和减少术后局部炎性反应等。峡部端端吻合者，输卵管管径较窄，缝合两针即可；管径较宽者，可酌情于两针之间输卵管侧壁各增加缝合 1 针，防止吻合口漏；但又不能缝合过密，以免术后瘢痕性狭窄、愈合不良等并发症。吻合手术中，缝合进针的顺序因术者操作习惯、缝合技术、左右侧输卵管、系膜缘和对系膜缘的不同而异，术者应酌情调整进针方向和顺序。无论怎样缝合进针，都应将线结留在输卵管外而不是管腔内。

也有学者发现，应用“一针”技术、黏合技术，术后输卵管复通率和宫内妊娠率更高，异位妊娠率更低。因此，让输卵管两断端保持靠拢状态，利用输卵管自身修复潜能，令其自然对合并修复，最大限度减少缝合造成的断端对合不良、错位对合、瘢痕形成等，也许术后吻合口愈合会更好；术中即使存在吻合口漏也并不一定影响吻合口愈合，也许术后结局会更好也未可知。

8. 输卵管支架 输卵管端端吻合术后是否安放支架一直存在争议。过去采用开腹显微外科手术吻合输卵管，有时会采用输卵管支架以防止吻合口狭窄。但放置支架后是否真的能够防止吻合口狭窄、是否可能导致逆行感染、支架材料及其局部刺激是否会引起输卵管管腔炎性粘连、术后何时以及如何取出支架等都存在争议。此外，腹腔镜手术中如何放置输卵管支架也存在争议。现在已经少有防止输卵管支架的报道。

9. 腹腔镜手术的优势 开腹手术虽然可以使输卵管重新接通，但重建的输卵管发生扭曲、边缘重叠、管腔狭窄变硬较多，以致术后妊娠率低，故输卵管除了通畅之外，其功能恢复也很重要。采用腹腔镜手术吻合输卵管除必要的器械操作外没有其他任何干扰，且因腹部创口小而恢复快，缩短了病人的住院时间；如果是在分辨率很高的腹腔镜下操作，效果将会更好。正是因为腹腔镜一系列的优点，如今已渐渐成为输卵管微创手术的主流。

10. 联合宫腔镜检查或手术 子宫腔内存在病变或异常者可在腹腔镜输卵管端端吻合术中同时进行宫腔镜电切术，去除病变，以利术后受孕。术前检查提示子宫腔无异常者可考虑宫腔镜检查，以明确有无病变存在，也可在腹腔镜输卵管端端吻合术中同时进行宫腔镜输卵管插管疏通、通液或指示阻塞部位，以利于阻塞部位的彻底切除和安插输卵管支架。

11. 输卵管插管疏通术 对于子宫输卵管造影检查提示近子宫段输卵管阻塞者可经宫腔镜进行输卵管插管疏通术。疏通成功者，无须进行输卵管吻合术；疏通失败者通常建议 IVF-ET；而输卵管间质部及部分峡部疏通后仍有中段阻塞者则可继续实施腹腔镜输卵管端端吻合术。

12. 粘连预防 目前预防术后粘连的方法很多，具体哪种方法效果更好仍未可知，争议也很大。这与患者本身的体质、防粘连剂的效用、术后有否感染等都有关系。

（乔 杰 熊光武）

第二节 中孕期手术

一、概述

随着内镜技术的普及与发展，腹腔镜逐渐替代开腹手术，在许多妇科疾病的诊断和治疗上成为主要方法，其创伤小、恢复快、安全美观等优势越来越明显。曾经被认为是绝对禁忌的妊娠期腹腔镜手术，现在也已被大家所接受，在临床应用日趋广泛。

自20世纪80年代末妊娠期腹腔镜胆囊切除术报道以来，许多学者进行了研究与探索，包括动物模型与人体手术的经验总结，积累了较为翔实的资料，在所有妊娠期腹腔镜手术中，胆囊切除术占45%、附件手术占34%、阑尾切除术占15%，其余一些少见术式，例如：子宫肌瘤剔除术、宫颈环扎术、疝修补术、肠套叠手术等也有学者在大胆尝试，且多为成功的经验介绍。目前，学者们认为在有条件的医疗机构，由有经验的医生施术，妊娠期的腹腔镜手术是安全可行的，但要求术者、麻醉师及其护理团队，应充分了解并掌握妊娠期妇女的解剖和生理特点，明确术中及术后的注意事项，发现问题及时处理，以保证母子能平稳度过围术期。关于妊娠期内、外科内镜操作，不同的专业已有相应的指南，本章节重点讨论中孕期妇科腹腔镜手术。

二、手术指征

1. 孕前发现未作处理而孕期增长的附件包块。
2. 早孕期出现的附件包块，持续至中孕期仍未缩小或增大者。
3. 附件包块可疑扭转或破裂，出现急腹症者。
4. 超声提示非纯囊性卵巢肿瘤。

三、术前准备

1. 根据患者的临床资料仔细核对孕周，结合肿瘤标记物、超声波、生长速度等综合判断附件包块的性质，尽量除外恶性肿瘤。

2. 严格掌握手术指征，与麻醉师共同术前评估腹腔镜手术的可行性。与患者本人及家属充分沟通并签署手术同意书，告知手术风险及术后注意事项，取得相关人员的理解与配合是非常重要的。

3. 术前再次超声波了解宫内胎儿状况及盆腔包块活动度，是否有盆腔粘连及子宫内膜异位症等，估计手术的难易程度和手术团队人员搭配，为手术的顺利进行提供保障。

4. 遵照麻醉师的医嘱，术前禁食水8~12小时，予以适当补充液体和葡萄糖，以保证孕妇水电解质平衡，并给宫内胎儿提供足够的能量，防止胎儿窘迫的发生。

5. 不建议进行阴道准备及肠道准备，包括阴道擦洗及洗肠。不建议预防性应用抗生素及保胎药。不放置举宫器。

6. 建议所有中孕期的腹腔镜手术，均与患者及家属充分交代病情，积极沟通，争得患者的主动配合，并做好中转开腹的准备。

四、麻醉与体位

1. 麻醉选择　全身麻醉是目前推荐的最佳麻醉方式（参考教材中有关章节）。术前请麻醉师查看患者，了解孕妇的状况，尽量选用对胎儿危害小、代谢快的麻醉药物，气管插管或喉罩均可，保持气道畅通，监护生命体征及麻醉参数，保证手术顺利进行。麻醉开始前和患者苏醒后常规多普勒听胎心，并告知患者胎儿状况，让患者知晓并配合。

2. 体位要求　与传统的妇科腹腔镜不同，妊娠期腹腔镜手术不能放置举宫器，患者可取仰卧位而不必取膀胱结石位，可将手术床向左倾斜15°，使胎盘的血液供应处于最佳状态，保证胎儿的供血供氧，并减轻对下腔静脉的压迫。根据术中需要，可再变换成头低15°~30°，以利于术野暴露。麻醉满意后留置尿管，以尽量减少带尿管的时间，避免泌尿系感染的发生。必要时留置胃管，防止胃胀致术野显示不充分，引起操作困难。

五、手术步骤

1. 有气腹或无气腹腹腔镜的选择　动物实验表明，腹内压低于20mmHg时，子宫血流不受影响，但应尽量降低腹内压而保证母子的安全。大多数学者认为，有气腹腹腔镜足够安全，但设定腹内压不要太高，推荐在 12mmHg 左右即可，既能拥有足够的操作空间，又避免了高腹压所引起的合并症。降低充气压力不仅减少了胎儿宫内的危险，而且也改善了母体的通气。采用开放式腹腔镜的入路，避免了盲目穿刺损伤子宫的风险，现已为许多学者认可。中孕期大的附件包块或腹腔病变，无气腹腹腔镜可以很容易处理，避免了 CO_2 气腹带来的合并症，但对位于后陷凹的盆腔包块，可能会存在因术野暴露困难而延长手术时间、增加合并症的风险。在合适的病历、有条件的医院，无气腹腹腔镜也不失为一种方法。

2. 穿刺孔的位置　通常选取脐上腹中线（脐与剑突连线），仔细查看宫底高度，并腹部触诊再次核实附件包块的位置，决定第一穿刺孔的部位，建议距离宫底 5~8cm 左右，这样有利于术野暴露，降低操作难度，且避免损伤子宫。建议采用开放式入路，直视下放入 10.5~11mm Trocar，置入手术性腹腔镜探查。其余辅助 Trocar 则根据病变情况，在腹腔镜指示下躲开腹壁血管和子宫直接放入。每个 Trocar 的具体位置应根据患者的情况采取个体化原则，不能一概而论，兼顾手术操作方便和避免损伤是选择的根本（图 3-6-10）。

3. 置镜探查　这一点与非妊娠期手术相似，置入腹腔镜后，首先观察穿刺孔下方有无损伤，探查上腹部肝、胆囊、大网膜、肠管表面有无种植灶，再探查子宫和附件包块的情况，肉眼判断包块的性质，确定腹腔镜手术的可行性、手术方式和辅助穿刺孔的位置。增大的妊娠子宫通常会将附件包块推倒宫底上方或两侧，一般较容易暴露，不需要移动子宫，这样对宫内的胎儿干扰较小。如果附件包块位于子宫后方或深达后陷凹时，则需要一把无损伤钳轻轻抬起子宫，才能观察到包块，另一把抓钳协助将包块提拉出盆腔，进行手术操作，此过程一定要小心，特别是抬起子宫时，避免局部过度用力而损伤子宫（图 3-6-11）。

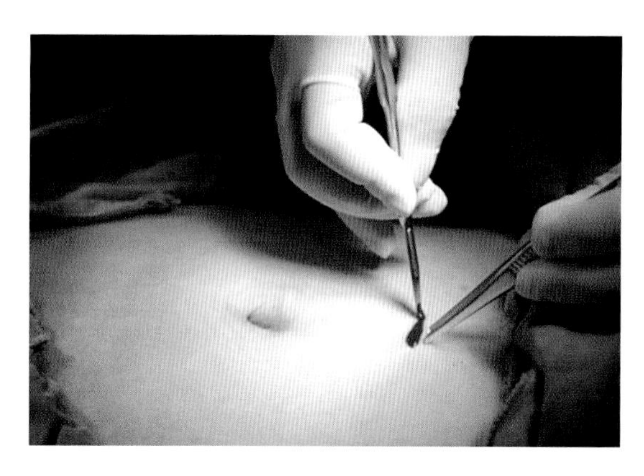

图 3-6-10　第一穿刺孔位于脐上 6cm

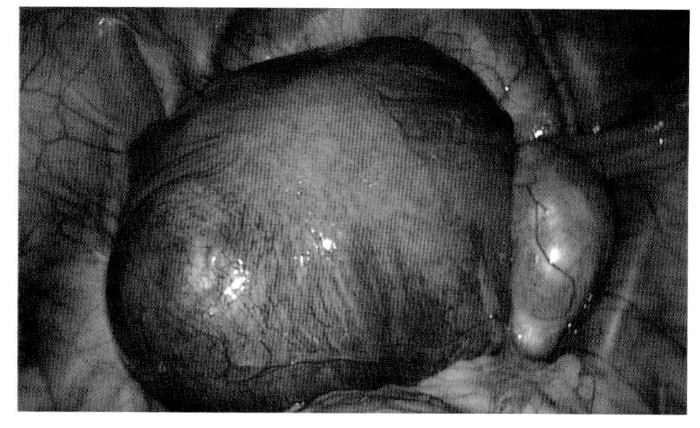

图 3-6-11　妊娠 15 周子宫及右卵巢畸胎瘤

4. 附件包块的处理　妊娠期腹腔镜手术的患者均为育龄妇女，保留卵巢是至关重要的，除非是因急腹症就诊、肿物扭转坏死时间较长、表面黑紫色而无法保留者，可行患侧附件切除。非急诊而未扭转坏死的附件包块通常建议行囊肿剥除术，而保留卵巢和输卵管。观察附件包块是卵巢囊肿还是输卵管系膜囊肿，选取远离卵巢门或输卵管管腔侧，沿囊肿长轴用超声刀或双极电凝钳凝固表面小血管，用超声刀或剪刀打开囊肿包膜，之后边止血边剥除，直至将囊肿完全游离，其根部用超声刀或双极电凝止血后剪下，装入标本袋完整取出（同非妊娠期手术，注意放置标本袋时尽量不要触碰子宫），在体外打开囊肿，观察囊壁和内容物，是否有乳头样突起，是否需要送冰冻病理检查（图 3-6-12）。

5. 盆腹腔的冲洗　术中囊肿完整剥除、出血不多、盆腹腔污染很轻者，可不必大量盐水冲洗。如果术中囊肿破裂、盆腹腔污染严重，特别是卵巢畸胎瘤内容物外溢者，应予以温盐水冲洗，尽量洗净内容物并吸出体外，防止术后发热、粘连、种植等。

6. 预防粘连的措施与引流管的放置　建议放置可吸收防粘连的制品，预防术后粘连的发生。如果术中粘连较重，创面渗血时可放置止血材料(图 3-6-13)，或囊肿巨大剥除时间长者，建议术后放置引流管，以利于术后观察内出血或渗液的情况，引流量低于 100ml 或颜色转为浆液性时，可考虑拔除引流。一次性尿袋可作为引流管使用，去掉蘑菇头，间隔 1cm、剪开 1mm 小孔，侧向旋转，共 3~4 个即可，直接经侧腹壁 5mmTrocar 孔拉入盆腔至后陷凹，腹壁小穿刺孔常规缝合，将引流管固定。此引流管经济、实惠、安全、有效且拔除方便，不失为一种较好的引流方法。

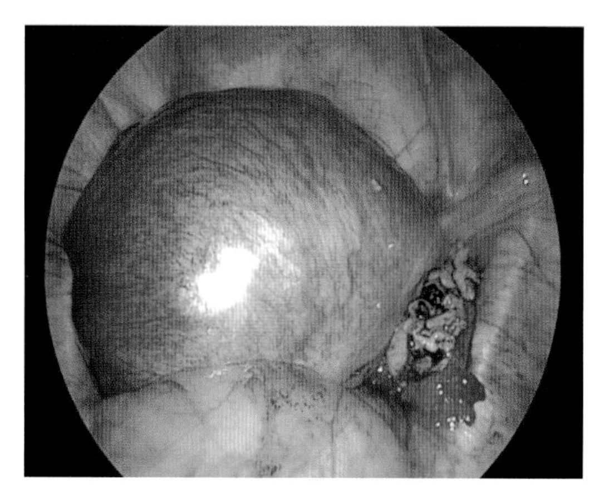

图 3-6-12　妊娠 15 周子宫及右卵巢畸胎瘤剥除术后

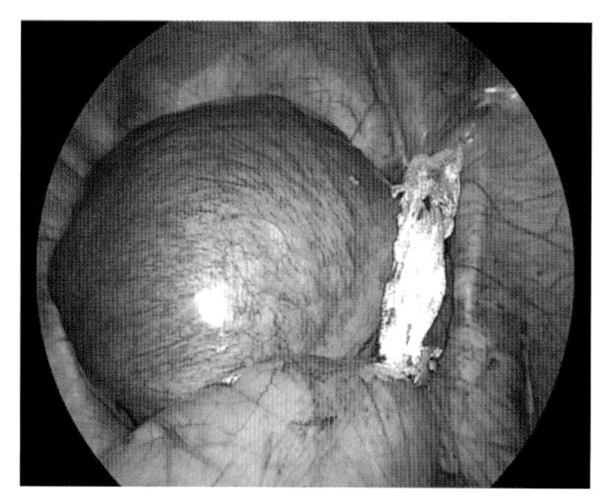

图 3-6-13　妊娠 15 周子宫及右卵巢畸胎瘤剥除术后放置止血纱布

7. 腹壁穿刺孔的缝合　皮内缝合或皮外缝合均可，建议尽量缝合筋膜层，特别是 10.5mm 或 11mm Trocar 穿刺孔，以防止切口疝的发生，且保证切口如期愈合。笔者近年使用小齿镊倒置后，将手持部分放入穿刺孔挑起切口处下缘腹壁，再用长弯血管钳夹起腹膜、筋膜，之后进行缝合，取得较好效果，已经积累数千例经验，没有切口疝发生。随着孕周的增加，前腹壁张力会逐渐加大，必要时可考虑延期拆除缝线。

六、术后处理

1. 如已成功实施有气腹腹腔镜，则手术结束后尽量排出体内 CO_2，术后常规吸氧 6~8 小时，以保证胎儿氧供。

2. 不建议术后常规应用保胎药物。但要密切观察胎动、胎心、阴道出血和宫缩情况，有先兆晚期流产或早产征兆时，积极保胎治疗。

3. 不常规应用镇痛药物，需要时可酌情使用。鼓励患者早下地活动，防止下肢静脉血栓形成。

4. 如术中粘连不重，没有胃肠道损伤，患者完全清醒后，可进流质饮食，以促进肠功能恢复，保证机体能量需求。肛门排气后可改进普食。术后 24 小时可拔除导尿管，鼓励患者自行排尿。

5. 建议术前半小时预防性应用一组抗生素，尽量选用青霉素类对胎儿影响小的药物，术后追加一次，之后根据患者术中及术后体温、血象，决定是否继续使用。

6. 术后 2~3 天可出院观察，病理结果回报后通知患者，如无异常，则定期产前保健。需要产科超声波检查时，可同时观察患侧附件状况，分娩结束后，定期妇科门诊随访。

七、难点解析

1. 手术床要求　尽量选用多功能手术床，以便术中随时调整体位，降低手术难度及风险。

2. 术前仔细评估患者的状况，手术相关人员(包括麻醉师、儿科医生、器械护士、病房护士)共同讨论手术注意事项，为手术做好充分的准备，以保证手术的成功。

3. 开放式入路置入第一个 Trocar，尽量避免搬动或伤及子宫，一旦发生子宫损伤，立即通知儿科医生到手术室，并做好中转开腹抢救新生儿的准备工作。

4. 术中不推荐使用单极电切或电凝，推荐使用超声刀或缝合止血。过多的烟雾影响术野观察的同时，其内含的一氧化碳可与血红蛋白结合，使血氧含量下降。

5. 如术中发现附件包块为子宫内膜异位症且粘连较重，不强求剥除卵巢囊肿，可采取穿刺抽吸明确诊断，产后再予以进一步治疗。如术中探查可疑恶性，则取活检送快速冰冻病理检查，如确诊为卵巢恶性肿瘤，则按恶性肿瘤诊治规范处理。

（尹　玲）

参考文献

1. Honoré GM，Holden AE，Schenken RS. Pathophysiology and management of proximal tubal blockage. Fertil Steril，1999，71(5)：785-795.
2. Sedbon E，Delajolinieres JB，Boudouris O，et al. Tubal desterilization through exclusive laparoscopy. Hum Reprod，1989，4(2)：158-159.
3. Yoon TK，Sung HR，Cha SH，et al. Fertility outcome after laparoscopic microsurgical tubal anastomosis. Fertil Steril，1997，67(1)：18-22.
4. Yoon TK，Sung HR，Kang HG，et al. Laparoscopic tubal anastomosis：fertility outcome in 202 cases. Fertil Steril. 1999 Dec；72(6)：1121-1126.
5. Cha SH，Lee MH，Kim JH，et al. Fertility outcome after tubal anastomosis by laparoscopy and laparotomy. J Am Assoc GynecolLaparosc，2001，8(3)：348-352.
6. Hawkins J，Dube D，Kaplow M，et al. Cost analysis of tubal anastomosis by laparoscopy and by laparotomy. J Am Assoc GynecolLaparosc，2002，9(2)：120-124.
7. Dubuisson JB，Chapron C，Morice P，et al. Laparoscopic salpingostomy：fertility results according to the tubal mucosal appearance. Hum Reprod，1994，9(2)：334-339.
8. Ai J，Zhang P，Jin L，Li Y，Yue J，Ma D，Zhang H. Fertility outcome analysis after modified laparoscopic microsurgical tubal anastomosis. Front Med，2011，5(3)：310-314.
9. Schepens JJ，Mol BW，Wiegerinck MA，et al. Pregnancy outcomes and prognostic factors from tubal sterilization reversal by suturelesslaparoscopical re-anastomosis：a retrospective cohort study. Hum Reprod，2011，26(2)：354-359.
10. Caillet M，Vandromme J，Rozenberg S，et al. Robotically assisted laparoscopic microsurgical tubal reanastomosis：a retrospective study. Fertil Steril，2010，94(5)：1844-1847.
11. 李光仪．实用妇科腹腔镜手术学．北京：人民卫生出版社，2006.
12. 阳艳军，冷金花，郎景和，等．腹腔镜与开腹手术治疗妊娠期附件包块效果及妊娠结局的比较分析．中国实用妇科与产科杂志，2006，22(3)：187-190.
13. Stepp K，Falcone T. Laparoscopy in the second trimester of pregnancy. ObstetGynecol Clin N Am，2004，31(3)：485-496.
14. Pear J，Price R，Richardson W，et al. Guidelines for diagnosis，treatment，and use of laparoscopy for surgical proble ms during pregnancy. SurgEndosc，2011，25(11)：3479-3492.
15. Soper NJ. SAGES' guidelines for diagnosis，treatment，and use of laparoscopy for surgical problems during pregnancy. SurgEndosc，2011，25(11)：3477-3478.
16. Chang SD，Yen CF，Lo LM，et al. Surgical intervention for maternal ovarian torsion in pregnancy. Taiwan J ObstetGynecol，2011，50(4)：458-462.
17. Burger NB，Brölmann HA，Einarsson JI，et al. Effectiveness of abdominal cerclage placed via laparotomy or laparoscopy：systematic review. J Minim Invasive Gyneco，2011，18(6)：696-704.
18. Ngu SF，Cheung VY，Pun TC. Left upper quadrant approach in gynecologic laparoscopic surgery. Acta ObstetGynecol Scand，2011，90(12)：1406-1409.
19. Balthazar U，Steiner AZ，Boggess JF，et al. Management of a persistent adnexal mass in pregnancy：what is the ideal surgical approach?J Minim Invasive Gynecol，2011，18(6)：720-725.
20. Fanfani F，Rossitto C，Fagotti A，et al. Laparoscopic myomectomy at 25 weeks of pregnancy：case report. J Minim Invasive

Gynecol,2010,17(1):91-93.

21. Whittle WL,Singh SS,Allen L,et al. Laparoscopic cervico-isthmic cerclage:surgical technique and obstetric outcomes. Am J ObstetGyneco,2009,201(4):364. e1-e7.

22. Phupong V,Bunyavejchewin S. Gasless laparoscopic surgery for ovarian cyst in a second trimester pregnant patient with a ventricular septal defect. SurgLaparoscEndoscPercutan Tech,2007,17(6):565-567.

23. Yuen PM,Ng PS,Leung PL,et al. Outcome in laparoscopic management of persistent adnexal mass during the second trimester of pregnancy. SurgEndosc,2004,18(9):1354-1357.

24. Soriano D,Yefet Y,Seidman DS,et al. Laparoscopy versus laparotomy in the management of adnexal masses during pregnancy. Fertil Steril,1999,71(5):955-960.

第七章

妇科恶性肿瘤相关手术

第一节　广泛子宫颈切除术

一、概述

近年来，由于观念的改变及性相关传播疾病的增加，子宫颈癌的发病有年轻化的趋势，丧失生育能力会给年轻未育妇女带来沉重打击。由于年轻早期子宫颈癌患者要求保留生育功能的越来越多，为其实施保留生育功能的手术，体现个性化、人性化的治疗原则已成为当前研究的热点。因此，如何既延长患者生存期，又能提高患者术后的生活质量、保留女性生理功能越来越为临床关注。因此，近年来有人主张对早期子宫颈癌患者采用保守的方法治疗，以保留其生殖功能。

由于子宫颈癌的临床病理学研究及自然生物学特性，其具有几个重要特点：①在生长转移方式中，肿瘤首先侵犯周围组织，累及宫体者少见；②向输卵管、卵巢转移极少，不超过1%~2%；③播散可以是连续的也可以是跳跃的；④直接浸润主要为宫旁浸润，远处转移主要为淋巴转移，血行转移较少见；⑤在淋巴转移中基本是沿淋巴管循序向上转移，少有逾越式转移。子宫颈癌的这些生长转移特点，为早期子宫颈癌患者实施保留生育功能的手术提供了充分的理论依据。

广泛子宫颈切除术是由Schauta-Stoeckel阴道式根治性子宫切除术改良而来，Dargent于1994年首次描述了手术的基本操作，并用于治疗1例早期浸润性子宫颈癌患者，该患者的病灶侵犯子宫颈侧壁但直径小于2cm，同时腹腔镜淋巴结活检无转移。到目前为止，全球约有1500余例早期子宫颈癌患者接受了此手术治疗，其治愈率与标准手术相当。该术式的特点是保留子宫动脉的上行支，因此子宫体的血供不受影响。并在子宫峡部以下切除子宫颈，再行子宫颈环扎和子宫颈阴道吻合术。这样保留了子宫体，使患者具有生育能力。

（一）关于妊娠及流产有关问题

Covens等报道术后总体妊娠率为40%。由于宫颈机能不全而致早期流产、晚期流产、胎膜早破、早产、绒毛膜炎等均有报道。Mathevet等报道95例LRVT中42例计划妊娠，33例成功怀孕56次，晚期流产率19%，34例活产新生儿。2008年Shepherd等综述了906例保留生育能力的广泛宫颈切除术，其中790例阴式手术，116经腹手术，共有300例妊娠并得到195次活产；早产率为10%。在中国内地，我们率先报道12例腹腔镜辅助阴式广泛宫颈切除术后的有3例成功妊娠。

由于有的患者在手术后主动要求采取避孕措施，真正的术后受孕率较难评估。广泛子宫颈切除术后患者所面临的实际问题是受孕后自然流产率和早产率较高。正常子宫有长3~4cm的颈管组织，且宫颈管内黏液栓形成，使宫腔与外周环境隔绝，防止细菌进入。RT手术后，子宫失去保护机制，妊娠时胎膜早破和宫内感染概率增加，因此，流产率和早产率升高。所以在行RT时，不要刻意地追求切净颈管组织，而应在子宫峡部下方留下 5~10mm 的颈管组织，并用不可吸收线做永久性宫颈环扎。患者在准备妊娠前可行超声或磁共振检查，以评估宫颈管和环扎线状况是否适合妊娠。妊娠期要在有经验的产科医生处随访，并且增加随访次数：18~28 周每 2 周 1 次，28 周以后每周 1 次。已行永久性宫颈环扎术的患者，分娩时须行剖宫产手术。

（二）关于复发率问题

除了妊娠方面的相关问题外，有关早期子宫颈癌行广泛子宫颈切除术后复发率问题也是临床关注的焦点，目前的文献报道手术后复发率为 4.2%~5.3%，而死亡率在 2.5%~3.2%。与早期子宫颈癌行改良的广泛子宫切除术后的情况相当。说明了其具有满意的肿瘤安全性。

在所有的相关因素分析中，其复发与死亡率与肿瘤的大小及其是否有子宫颈周围脉管侵犯相关，但也有少部分患者与上述因素无关，可能是由其自身的生物学行为决定。

（三）现存的争议问题

1. 对存在淋巴血管间隙浸润的患者而言，存在较高的复发风险，但淋巴血管间隙浸润本身不是手术禁忌。有人建议常规进行宫颈锥切术，以检查肿瘤体积的大小和是否有淋巴血管间隙浸润存在。

2. 距肿瘤病灶之外的安全切缘距离具体是多少，目前仍没有达成共识。至少 5mm 似乎是一个现实的安全线。

3. 术中进行宫颈环扎重建子宫颈内口能有效地防止早期流产，但存在明显的负面影响。有些作者不建议将其作为常规的做法。

4. 对于较大的肿瘤，一些专家提倡进行新辅助化疗以减少肿瘤的大小，以便于进行手术，甚至进行非广泛的宫颈手术如宫颈切除术。但，需要进行进一步的前瞻性研究。

（四）手术路径介绍

根治性宫颈切除术的类型根据子宫颈癌的临床及生物学特点，1987 年 Dargent 首先设计并实施了腹腔镜阴式根治性宫颈切除术（laparoscopic vaginal radical trachelectomy，LVRT），1994 年报道后被全球学者接受并进行改进，按照手术入路的不同形成了目前的 4 种术式：

(1) 腹腔镜辅助阴式根治性宫颈切除术（LVRT）：包括腹腔镜下淋巴结切除术（LPL）和阴式根治性宫颈切除术（VRT）。主要特点：腹腔镜下切除盆腔淋巴结，经阴道切除 80% 宫颈和上 1/3 阴道，腹壁创伤小，但比开腹手术术中损伤和出血发生率更高，因不打开输尿管隧道而致宫旁组织切除不足。

(2) 改良腹腔镜辅助下经阴道根治性宫颈切除术（laparoscopic radical trachelectomy，LRT），用腹腔镜完成 Dargent 术式中 VRT 操作的 80%，包括腹腔镜下盆腔淋巴结切除术，腹腔镜下游离输尿管和子宫动脉，切除主韧带和宫骶韧带，下推膀胱后打开阴道前壁和后壁，其余操作经阴道完成。结合 Lee 的技术和我们的经验，通过腹腔镜辅助，可以更清楚的辨别子宫动脉上行支及输尿管，以免损伤。而且可以较容易地切除部分宫颈旁组织，有利于完成经阴道手术部分。主要特点：盆腔淋巴结切除术 100% 和根治性宫颈切除术的 80% 在腹腔镜下完成，创作更小，更符合微创的原则，但手术难度大，切除范围较广，术后并发症与广泛子宫切除术相当。

(3) 完全腹腔镜下根治性宫颈切除术（total laparoscopic radical trachelectomy，TLRT），由 Cibula 等于 2005 年首次报道，包括腹腔镜下根治性宫颈切除和盆腔淋巴结切除术，以及子宫颈功能重建和子宫颈及阴道吻合术，所有操作均在腹腔镜下完全。技术要求高，手术难度更大，切除范围足够，手术并发症较多，但腹壁切口及创伤小。近年来有学者还利用机器人系统完成了该类手术，并取得了满意的临床结果。

(4) 保留自主神经的腹腔镜根治性子宫颈切除术（laparoscopic nerve-sparing radical trachelectomy，LNSRT），由于腹腔镜下行根治性子宫颈切除术，切除子宫颈周围组织的范围宽，因此术后患者出现排尿功能障碍的比例与广泛子宫切除术后的比例相当，因此，有学者提出了保留神经的广泛子宫颈切除术，首先由韩国学者 Park 等先描述，其主要步骤是在切断膀胱子宫颈韧带时，辨认神经病给予保留，而子宫主骶韧带的切除范围适当缩短。但该术式的操作难度大,一般妇科肿瘤医生不易掌握。

以上四种术式各有其优点和缺点,可根据实施手术医院的技术条件和患者的个体情况进行选择。

二、手术指征

传统意义上的浸润性子宫颈癌应行广泛性全子宫切除术或放射治疗,这两种方法均可导致病人丧失生育能力。为保留生育能力,Dargent 等率先进行广泛性宫颈切除术(RT)及腹腔镜盆腔淋巴结切除术来治疗Ⅰb1 期(<2cm)子宫颈癌。由于可以保留子宫体,进而可以保留生育功能,这一技术可以被看作治疗年轻的早期子宫颈癌患者的真正意义上的突破。

根据 Dargent 等提出的标准,采用广泛性宫颈切除术来保留子宫颈癌患者生育功能的条件如下:①渴望生育的年轻患者;②患者不存在不育的因素;③病灶≤2cm;④ FIGO 分期为Ⅰa2~Ⅰb1 期;⑤组织学类型为鳞癌或腺癌;⑥阴道镜检查未发现宫颈内口上方有肿瘤浸润;⑦未发现区域淋巴结有转移。随着新辅助化疗的开展,有学者提出,对于大于 2cm 的Ⅰb1 或Ⅰb2,甚至Ⅱa 的患者,经术前化疗后也能行广泛子宫颈切除术,也能获得良好的临床效果。

三、术前准备

1. 对患者全身情况的评估应根据患者的肿瘤类型、临床分期、病理分级、全身情况而决定手术。

(1) 病史:患者初入院后,除询问有关肿瘤病史外,也须了解有否盆腔炎病史及炎症程度、月经史、婚育史等,还应重视有否出血倾向史等。

(2) 病理诊断核实病理结果:若是外院病理切片,必须经本院病理科会诊核实。

(3) 体检与实验室检查综合病史、症状、体征、病理及辅助检查结果,做出较准确的临床分期。全身健康状况体检包括:血常规、尿常规检查。血红蛋白 <90g/L(10g/dl)者,术前应予纠正。心、肺、肝、肾功能检查。一般除血浆总蛋白测定外,须重视白 / 球蛋白比值。肝病可疑或有出血倾向者,应检查出血、凝血时间,血小板计数,凝血酶原时间测定等。必要时应行肾盂造影或膀胱镜检查,以了解肾脏功能和输尿管及膀胱情况。

(4) 术前新辅助化疗:目前有两种途径即全身静脉和动脉插管化疗,一般 2 个疗程,达到缩小瘤体及减期的目的,以增加手术的安全性和降低手术的难度。

(5) 局部准备

1) 阴道准备:为防止阴道残端感染的重要措施之一。除上述术前放疗外,术前 2 天开始用碘伏溶液擦洗阴道,每日 2 次。冲洗时要求切勿损伤肿瘤,以免引起出血,冲洗时要充分暴露宫颈穹窿才能达到冲洗目的。术前阴道涂抹甲紫液。

2) 肠道准备:避免术时肠胀气影响术野暴露,故术前 3 天少吃多渣食物,同时口服抗生素 3 天;术前 2 天宜半流质饮食;术前 1 天全流质饮食。术前晚和术晨灌肠各一次。

3) 肚脐准备:手术前 1 天嘱患者沐浴、洗发,然后行术前肚脐清洗准备。

2. 术前谈话与患者及家属交代病情和手术方式。需要指明可能存在的手术风险,如:输尿管、直肠、膀胱、血管等损伤。需要讨论保留子宫体后可能存在复发问题以及盆腔神经是否保留的问题。获得知情同意,签字为证。

四、麻醉与体位

采用气管插管静脉复合麻醉。麻醉后取膀胱截石头低臀高位。结合文献和我们的经验,我们采用 4 穿刺孔的方法,在脐孔部穿刺气腹针注入 CO_2 气体建立气腹至腹内压达 12mmHg,用 10mm 套管针(Trocar)穿刺置入腹腔镜,于左侧下腹部各置入第 2、第 3,分别为 5mm 及 10mm,第 3 个套管的入路较脐水平线高约 2cm 便于切除腹主动脉周围淋巴结,于右侧下腹部麦氏点置入第 4 个 5mm 套管针。

五、手术步骤

(一) 腹腔镜盆腔淋巴结切除术和经阴道子宫颈广泛切除术

根治性宫颈切除术范围见图 3-7-1。

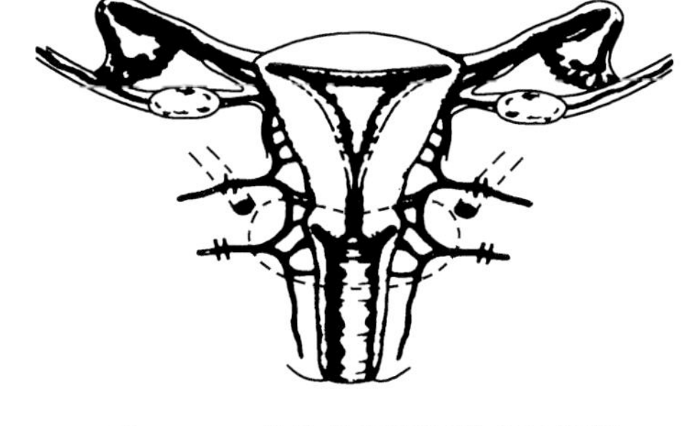
图 3-7-1　根治性宫颈切除术示意图

1. 用举宫器操纵子宫，使其偏向左侧，先用抓钳提起于右侧卵巢悬韧带，用超声刀沿髂外动脉走向方向切开右侧腹壁腹膜，暴露右侧髂血管及闭孔区域。

2. 用抓钳提起髂外动脉表面的筋膜(血管鞘)，用超声刀沿髂外动脉表面切开血管鞘，由内侧直到腹股沟区域，从腹股沟韧带后方，切除该区域淋巴结，注意遇到旋髂深静脉时有效止血。

3. 再从腹股沟韧带后方开始，沿腰大肌上沿分离、切除淋巴结，直到右侧髂总血管分叉部位，然后辨认清楚输尿管走行，提起右侧髂血管，从血管后方，完整整块切除右侧髂血管后方及腰大肌区域的淋巴结。

4. 提起右侧侧脐韧带，向左侧牵拉，充分暴露右侧闭孔区域，再钝性分离和推开侧脐韧带；左手用抓钳提起髂外血管筋膜，助手用吸引器向后方推压髂血管，用超声刀分离血管鞘，由髂总动脉分叉，一直分离直到腹股沟韧带后方。

5. 用抓钳提起分离开髂血管的筋膜及淋巴组织，用超声刀分离、切断腹股沟韧带后方的淋巴组织，沿耻骨梳韧带方向分离切断淋巴组织，直到右侧坐骨小孔上沿。

6. 辨认清楚闭孔神经的走向，从近端开始逐一切除闭孔神经表面及后方的淋巴结，直到看清楚闭孔内肌，如遇闭孔血管有损伤，则用双极电凝凝固、再切断。这样完整切除闭孔区域淋巴结；再沿着髂内动脉和膀胱上动脉的走行，分离切除髂内淋巴结。

7. 同法处理左侧淋巴结，在两侧盆腔淋巴结切除术完成后，将可疑淋巴结送快速冰冻切片。

8. 沿髂内动脉的走行方向打开侧腹膜，辨认输尿管，直至其穿入子宫动脉的后方，再用分离钳分离子宫动脉与输尿管之间的间隙，直到输尿管与子宫动脉完全分离。

9. 转移手术操作于阴道，用组织钳钳夹子宫颈，并向外牵拉，于距离子宫颈外口约 2~3cm 处环形切开阴道穹隆部，分离阴道壁和子宫颈之间的结缔组织间隙，推开阴道穹隆部，将子宫颈充分游离，直达子宫颈内口水平(图 3-7-2、图 3-7-3)。

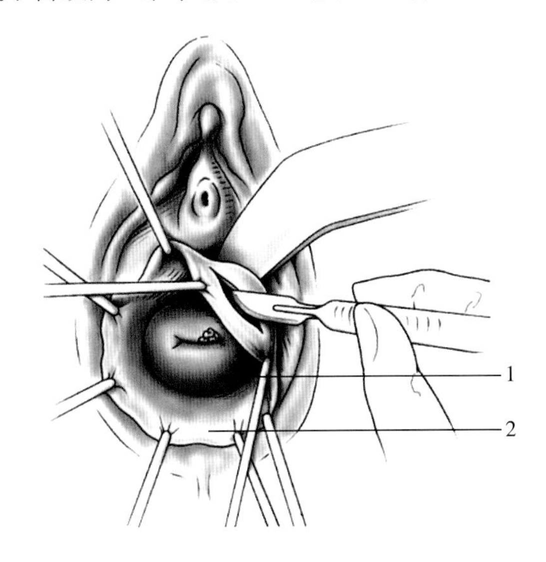

图 3-7-2　切开阴道黏膜

1. 宫颈；2. 阴道黏膜

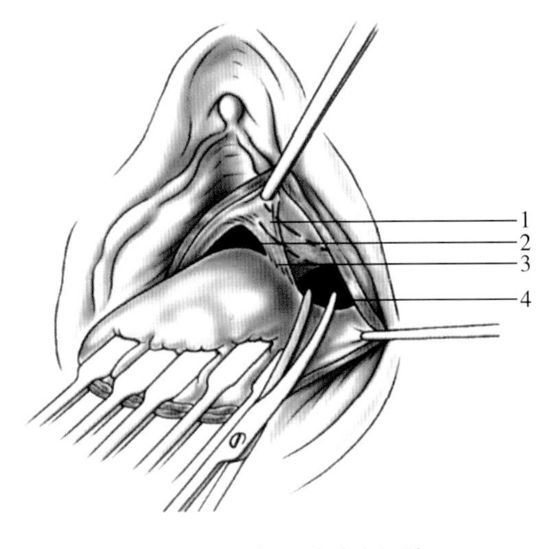

图 3-7-3　打开膀胱旁间隙

1. 输尿管；2. 膀胱宫颈间隙；3. 膀胱宫颈韧带；4. 膀胱旁间隙

10. 辨认子宫颈周围的子宫动脉及其分支，用手触摸并辨认输尿管的走向（图 3-7-4），将其与子宫动脉及主韧带分离，再分离主韧带周围组织，将膀胱和输尿管推离主韧带，于距离子宫颈约 2cm 处用弯钳钳夹主韧带，并切断，注意不要损伤子宫动脉。断端用 4 号丝线或 0 号爱惜康缝扎。

11. 再继续分离子宫颈侧方和阴道直肠间隙，直到骶韧带完全游离，于距离子宫颈约 3cm 处钳夹骶韧带并切断，断端缝扎止血。至此子宫颈周围韧带被完全离断。

12. 在子宫峡部以下完整切除子宫颈阴道部（图 3-7-5）。用 7 号子宫颈扩张器扩张子宫颈管，于黏膜下子宫颈内口水平用 1 号尼龙线环行缝扎子宫颈阴道上部，重建子宫颈内口。再行阴道子宫颈黏膜缝合术，以重建子宫颈外口。其间对子宫动脉无须切断或结扎，该术式保留子宫动脉。可以保持妊娠时正常的血供。

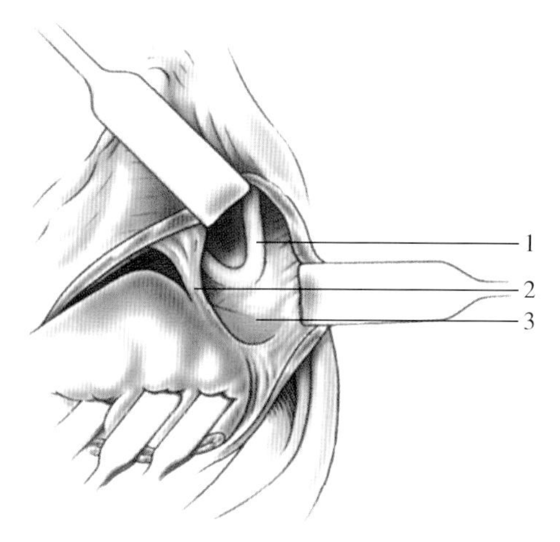

图 3-7-4 分离输尿管

1. 输尿管；2. 膀胱子宫颈韧带；3. 子宫颈

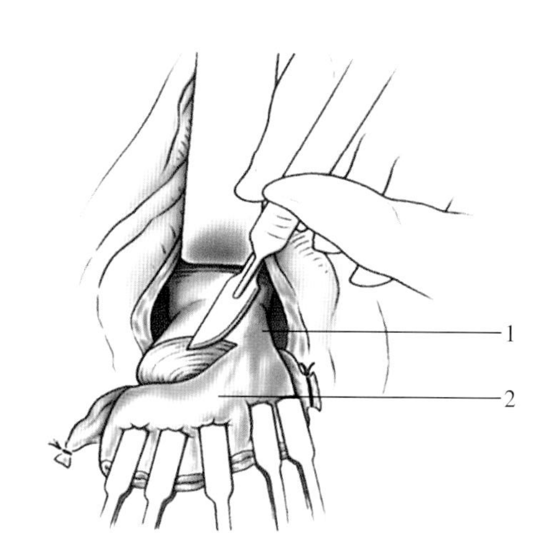

图 3-7-5 切除宫颈

1. 残端子宫下段；2. 宫颈

13. 取下宫颈标本送检，确定宫颈和阴道切缘距肿瘤边缘的距离。

（二）改良腹腔镜宫颈广泛切除术和盆腔淋巴结切除术

1. 腹腔镜下淋巴结的切除同上（1）～（8）。

2. 在完成盆腔淋巴结切除和活检后行改良腹腔镜下广泛子宫颈切除术，完成输尿管的分离和辨认后，打开膀胱腹膜反折，分离膀胱阴道间隙，并将间隙的分离向侧方扩展，分离和建立阴道旁间隙（图 3-7-6、图 3-7-7）。

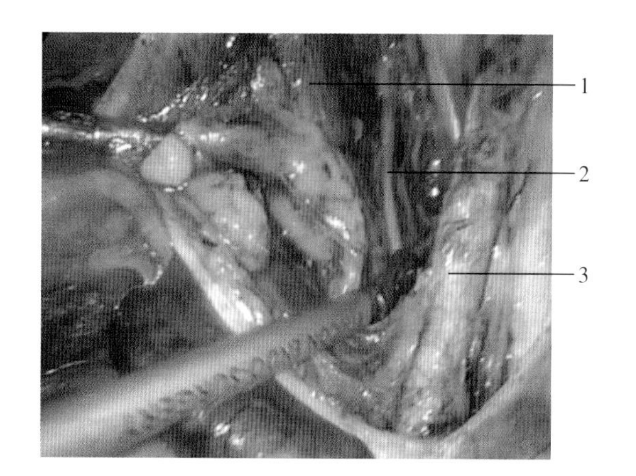

图 3-7-6 腹腔镜下盆腔淋巴结切除

1. 闭锁脐动脉；2. 闭孔神经；3. 髂外动脉

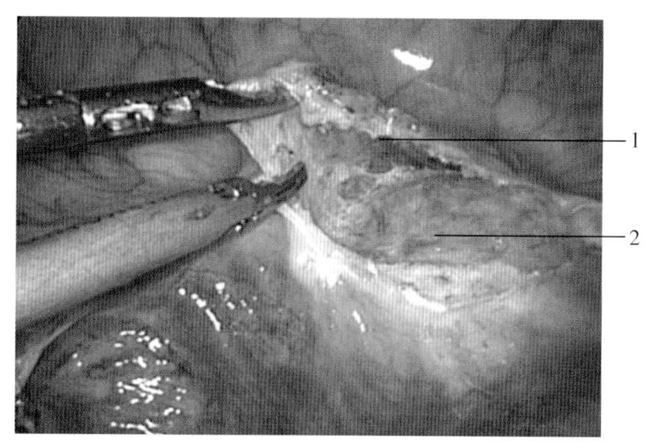

图 3-7-7 分离膀胱宫颈间隙

1. 膀胱；2. 宫颈

3. 再向侧方切开阔韧带，此时可见子宫动脉及其后方穿越的输尿管（图 3-7-8），于子宫动脉主干的下方提起膀胱子宫颈韧带的前叶，于距离子宫颈旁开约 2cm 处切断膀胱子宫颈韧带前叶，再继续分离和扩展阴道旁间隙，此时于子宫动脉主干下方见输尿管进入膀胱。

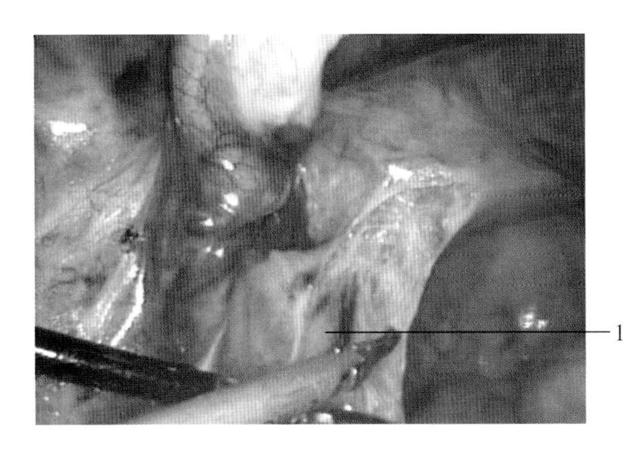

图 3-7-8　切开阔韧带，分离输尿管
1. 输尿管

4. 用分离钳轻轻提起输尿管，并向侧方牵拉，使其远离子宫颈，继续分离切断膀胱子宫颈韧带后叶组织，此时输尿管被彻底游离（图 3-7-9）。此步骤要防止子宫动脉主干的损伤。

5. 再打开直肠阴道腹膜，并钝性分离直肠阴道间隙（图 3-7-10），并于骶韧带侧方分离、建立直肠旁间隙。此时子宫颈周围的主韧带和骶韧带被完全分离和辨认。

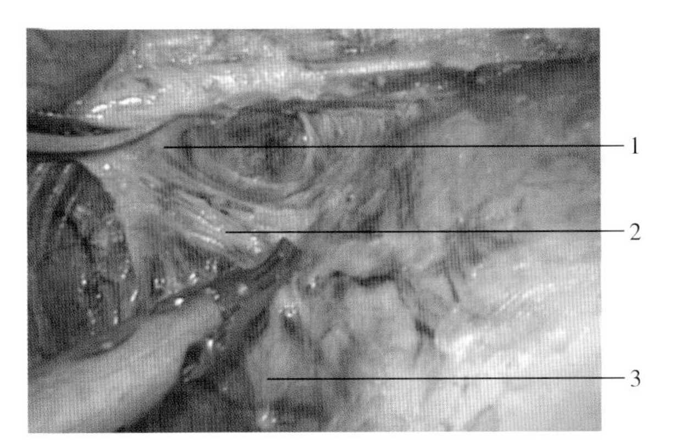

图 3-7-9　分离输尿管隧道
1. 输尿管；2. 膀胱宫颈韧带；3. 子宫动脉

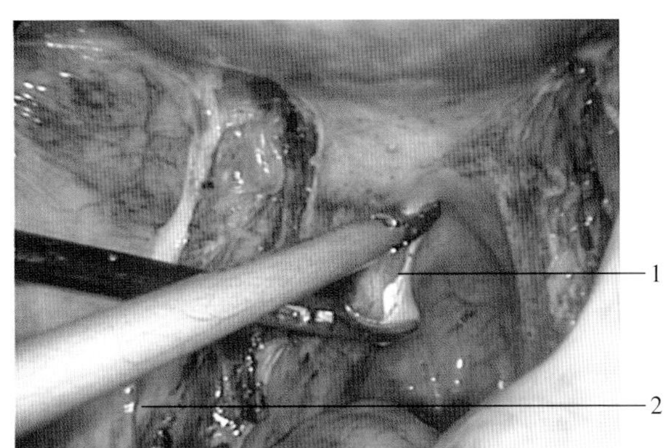

图 3-7-10　分离直肠阴道间隙
1. 直肠阴道间隙；2. 输尿管

6. 用超声刀于距离子宫颈旁开约 3cm 处，分别切断子宫骶骨韧带和主韧带（图 3-7-11）。至此，子宫颈周围的韧带被切断。

7. 同样，将操作步骤移至阴道，用组织钳钳夹子宫颈，并向外牵拉，于距离子宫颈外口约 2~3cm 处环形切开阴道穹隆部，分离阴道壁和子宫颈之间的结缔组织间隙，推开阴道穹隆部，将子宫颈充分

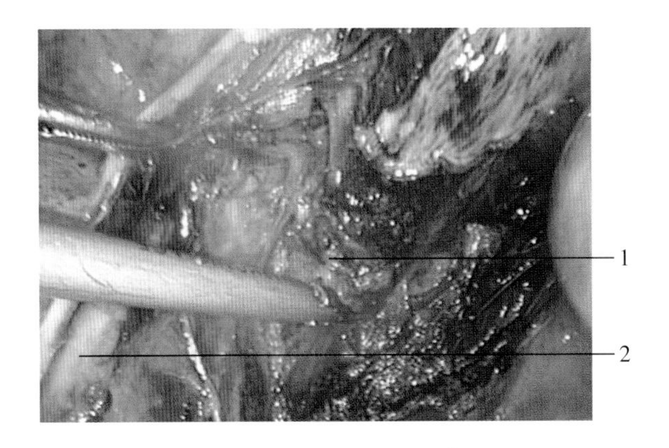

图 3-7-11　切断骶韧带
1. 骶韧带；2. 输尿管

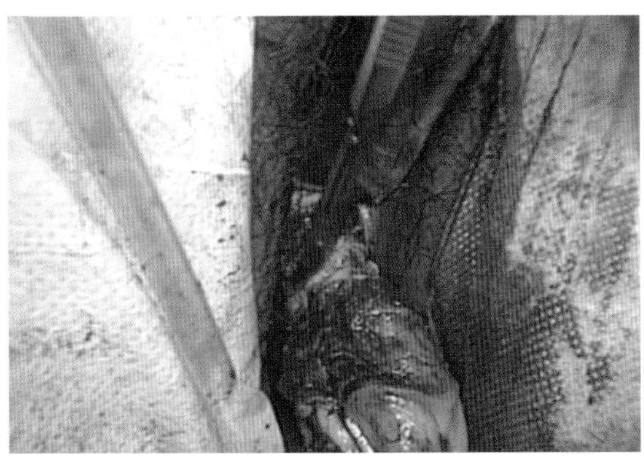

图 3-7-12　切除子宫颈

游离，直达子宫颈内口水平（图 3-7-12）。

8. 余下步骤经阴道完成（图 3-7-13）。

9. 再转入腹腔镜路径，用不可吸收的编织线将双侧骶韧带断端与子宫颈上段缝合，重建盆底功能（图 3-7-14）。

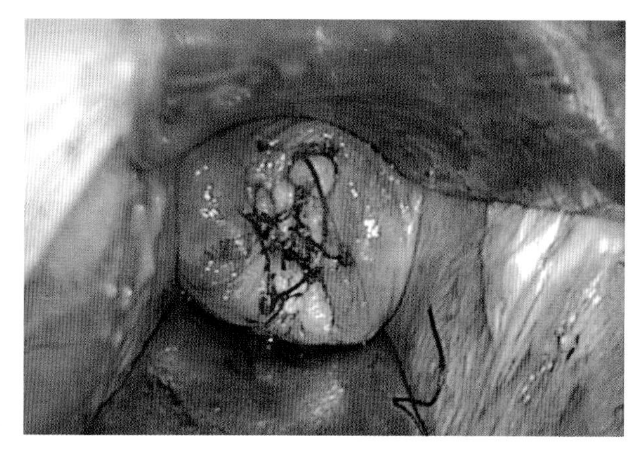

图 3-7-13　重建子宫断端

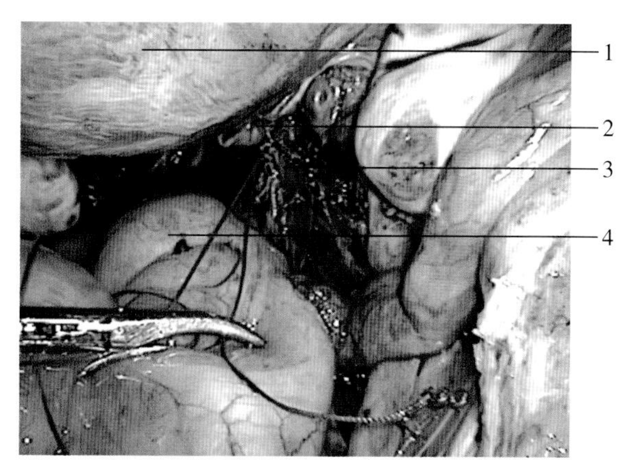

图 3-7-14　重建盆底功能

1. 子宫；2. 子宫颈上段；3. 骶韧带；4. 直肠

10. 用可吸收线关闭膀胱腹膜反折和双侧的阔韧带腹膜。完成手术操作。

（三）完全腹腔镜子宫颈广泛切除术和盆腔淋巴结切除术

腹腔镜下盆腔淋巴结切除和广泛性子宫颈切除同“改良腹腔镜子宫颈广泛切除术和盆腔淋巴结切除术”，只是经阴道切除子宫颈和重建子宫颈内、外口完全在腹腔镜下完成，具体步骤如下：

1. 充分分离膀胱阴道间隙，在腹腔镜下于距离子宫颈约 3cm 处，用电钩环形切断阴道，将断端提起向腹腔内翻，再用电钩于距离子宫颈内口约 1cm 处切断子宫颈。

2. 将子宫颈断端全层与阴道断端行端端间断缝合，间距约 1cm。

3. 同样在腹腔镜下将子宫颈后壁分别与双侧骶骨韧带的断端缝合，重建盆腔。至此，完成手术操作。

（四）腹腔镜下保留神经的子宫颈广泛切除术和盆腔淋巴结切除术

本术式的绝大多数操作步骤同“改良腹腔镜子宫颈广泛切除术和盆腔淋巴结切除术”，只是在切断主韧带之前先辨认三支自主神经的走向。

1. 打开侧腹膜，分离直肠旁间隙，并辨认腹下神经主干，直至其走向下方在子宫颈周围与盆内脏神经丛融合，分出下腹下神经子宫颈支和膀胱支。

2. 在切断膀胱子宫颈韧带时，先辨认子宫深静脉，并将其回流膀胱的静脉分子切断，向外侧方向牵拉子宫主韧带的神经核结缔组织部分，在充分分离和构建直肠旁间隙和阴道旁间隙的基础上，沿直肠旁间隙与阴道旁间隙的连线切断主韧带，将直肠旁间隙与阴道旁间隙融合，以保留膀胱子宫颈韧带后叶的神经结缔组织，从而达到保留神经的目的和效果。

其余操作同上述其他手术方式。

六、术后处理

手术后子宫颈残端放置碘仿纱布填塞创面，兼具止血和防子宫颈粘连作用，一般于手术后 72 小时内拔除。1 周后开始行全身静脉化疗，一般 5 个疗程，具体的化疗方案，根据肿瘤的病理组织类型和分化程度而定，3 月或 6 月后复查阴道镜，严密监测子宫颈残端创面情况。

七、难点解析

1. 与广泛性子宫切除术一样，行根治性宫颈切除术时也要充分切除主韧带，骶韧带及阴道组织。

2. 双侧子宫动脉一般只需结扎下行支，保留子宫动脉输尿管营养支及其上行支。

3. 宫颈不应切除过多，以防止术后患者由于宫颈过短而造成反复流产。一般在子宫峡部下方5~10mm处离断。

4. 为减少术后复发应至少留有5mm~8mm的安全切缘。

5. 无论是经阴道还是经腹腔镜下行广泛子宫颈切除术，最大的难点是预防输尿管的损伤，因此，我们认为，手术中辨认和游离输尿管尤其重要，尽量做到直视下切断膀胱子宫颈韧带是预防的关键，靠触摸来辨认输尿管有很大的不确定性。

6. 另一个难点是子宫颈周围血管损伤导致的出血，由于出血往往导致手术视野不清，除了血色素丢失导致全身创伤外，还可能因为止血而致输尿管或膀胱的损伤。同时在行盆腔淋巴结切除术时如果出现较大血管的损伤，往往导致不可控制的局面，因此在切除盆腔淋巴结时，特别小心髂外血管的损伤。

7. 病灶切除不彻底是另一种失误，要求切下的组织送冰冻切片，了解残端切缘有否癌细胞，才能确定彻底切除了病变，达到根治目的。因此，在为早期子宫颈癌患者选择保留生育功能的手术时，应权衡利弊，严格掌握手术指征，既要避免过度治疗，又要达到最佳的治疗效果。对于年轻早期子宫颈癌患者手术后生育能力的保存与生存率同样重要。

8. 保留子宫颈癌患者的生育能力，其中盆腔淋巴结切除术在腹腔镜下完成，可以保证淋巴结切除的完整彻底性，对淋巴结转移的评估比较精确，如有淋巴结转移，则需行广泛子宫切除术。而子宫颈的切除则采用经阴道完成，可以显著降低对病人的创伤，有利于病人的恢复和减轻痛苦。采用子宫颈环扎术再造子宫颈内口或峡部，可以使子宫颈具有一定的抗张力作用。手术本身并不难，但在切除子宫颈时不能将病灶留下，一定要切除彻底，才能避免复发。

（梁志清）

第二节　广泛子宫切除术

一、概述

腹腔镜广泛性子宫切除术（laparoscopic radical hysterectomy，LRH）是指在腹腔镜下实施的包涵一定范围宫旁组织和阴道组织的手术方式，主要用于治疗子宫颈的原发或转移性恶性肿瘤的一种手术方式。该术式常常用于子宫颈癌和子宫内膜癌等子宫体恶性肿瘤患者的手术治疗。经腹部广泛性子宫切除已经有近百年历史，而腹腔镜下广泛性子宫切除术还不足20年。

按照Piver分类法，广泛性子宫切除术手术范围依据子宫旁组织切除的范围分为Piver Ⅰ型、Piver Ⅱ型和Piver Ⅲ型，手术切除子宫旁的范围也分别为0.5~1.0cm、2.0~3.0cm、3.0~5.0cm不等，Piver Ⅳ型需要近盆壁切断子宫骶韧带和主韧带，而Piver Ⅴ型则为盆腔脏器廓清术。随着腔镜手术设备和器械的更新，医生们的手术技能日渐成熟，腹腔镜广泛性子宫切除术开展的数量越来越多，手术范围也从早期的Piver Ⅰ型和Ⅱ型扩展至Piver Ⅲ。

腹腔镜用于妇科恶性肿瘤的手术治疗一直以来是腹腔镜手术的技术难题，广泛性子宫切除手术的历史并不久远。1989年Dargent和Gershman完成了腹腔镜下的盆腔淋巴结切除术，1990年Reich、Nezhat和Querleu分别 报道了他们开展腹腔镜子宫颈癌根治术的相关研究。从此揭开了腹腔镜用于妇科恶性肿瘤手术治疗的序幕。广泛性子宫切除术作为妇科肿瘤手术中的标志性手术技术受到妇科及妇科肿瘤医师的广泛关注，通过腹腔镜完成广泛性子宫切除术成为大家研究的热点。在研究初期，广泛性子宫切除是通过腹腔镜和经阴道手术结合来完成，称为腹腔镜辅助阴道广泛子宫切除术（laparoscopic assistant vaginal radical hysterectomy，LAVRH），有 Schauta-Stockel 和 Schauta-Amreich 两种术式。20 世纪 90 年代中期 Canis 和 Nezhat 发明了腹腔镜广泛性子宫切除术（laparoscopic radical hysterectomy，LRH），完全通过腹腔镜完成广泛性子宫切除术，手术技术得以完善。20 世纪 90 年代末，我国妇科学家开展了将腹腔镜手术技术用于妇科恶性肿瘤手术治疗的尝试，新千年伊始，相关研究报道逐渐见诸各专业杂志，目前已经在全国范围内推广应用。

二、手术指征

1. 子宫颈癌 FIGO Ⅰa2 期 -Ⅱa 期。
2. 子宫内膜癌 FIGO Ⅱ期。
3. 子宫肉瘤、滋养细胞肿瘤等子宫体恶性肿瘤。

三、术前准备

术前需要完成血常规＋分类、血型、尿常规、血生化、肝肾功能和凝血功能检查，以及 ECG、胸片、肠道准备，备血。手术前纠正贫血及电解质紊乱，明确患者是否有高血压、糖尿病等内科合并症并做相应治疗。

四、麻醉与体位

气管插管全身麻醉或连续硬膜外麻醉。患者采用改良膀胱截石位：头低臀高、小腿屈曲，置放肩托。

五、手术步骤

一般术者位患者左侧、一助位右侧、二助举宫、三助扶镜。选择穿刺点（3~5 个）：脐部、耻骨联合上方、双侧腹部。先行气腹，气腹成功后，选择脐上缘 1~3cm 为穿刺点进行腹腔穿刺，10mmTrocar 穿刺成功后置镜，完成辅助 Trocar 穿刺。探查腹盆腔：除外损伤、明确横膈、肝脏等盆腹腔脏器有无病变，辨认输尿管位置，松解粘连、处理伴随病变。以下以 Piver Ⅲ手术为例，描述手术主要步骤：

1. 探查 麻醉成功后消毒腹部及会阴部，铺单。放置举宫器。推动子宫，显露子宫韧带，探查宫颈旁组织、盆腔有无转移征兆。

2. 切除盆腔淋巴结及腹主动脉旁 提起右侧髂血管上腹膜，切开，显露髂外、髂内、髂总动静脉、卵巢动静脉及输尿管，充分显露髂血管周围脂肪与淋巴组织。

3. 距离子宫体 3cm 电凝切断右侧圆韧带（图 3-7-15），以及卵巢固有韧带 / 输卵管，或骨盆漏斗韧带，打开子宫阔韧带前后叶、膀胱反折腹膜，下推膀胱，推开膀胱侧窝和直肠侧窝；高位处理骨盆漏斗韧带（图 3-7-16~ 图 3-7-18）。

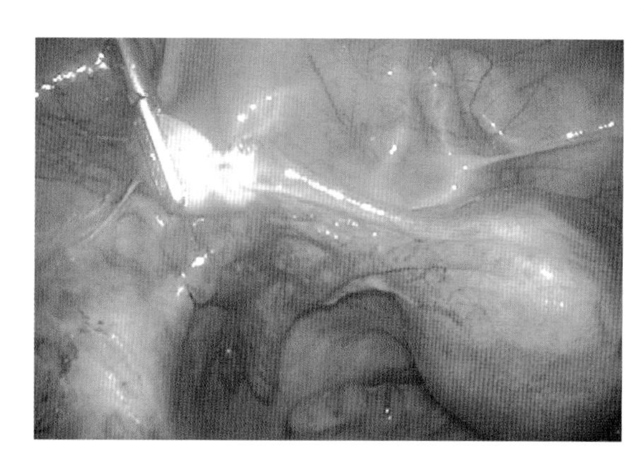

图 3-7-15 处理圆韧带

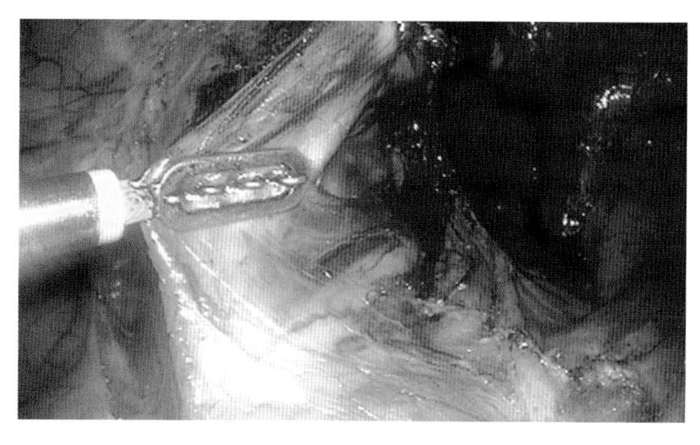

图 3-7-16 高位处理骨盆漏斗韧带

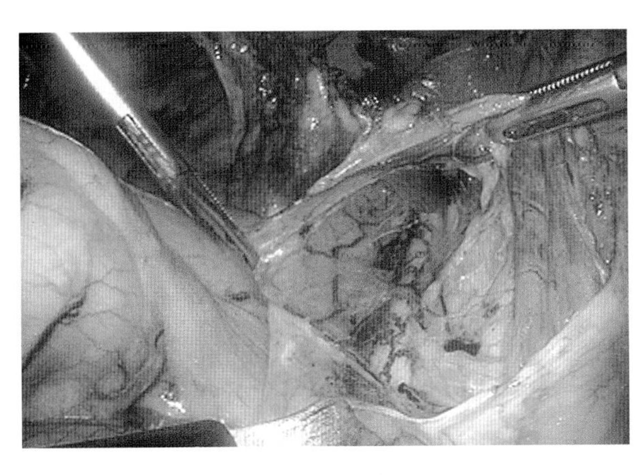

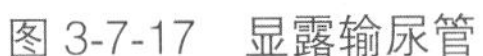

图 3-7-17　显露输尿管

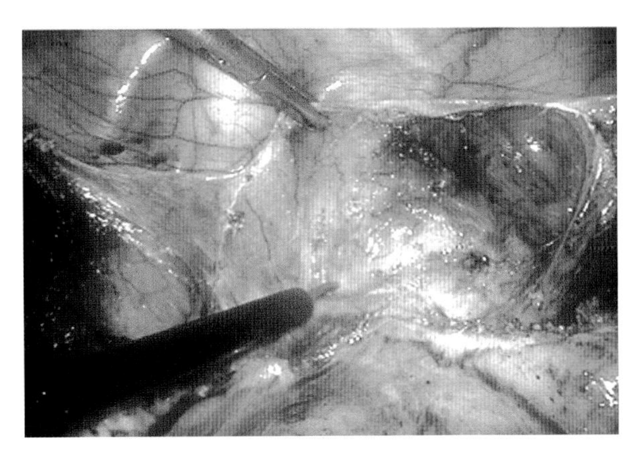

图 3-7-18　切开膀胱反折腹膜

4. 显露子宫动脉与输尿管(图 3-7-19),在输尿管外侧电凝、剪断子宫动脉。在输尿管上方、子宫动脉下方分离两者之间的结缔组织与血管,电凝或钛夹钳夹后剪断。

5. 显露输尿管隧道入口,挑开输尿管隧道顶部,将输尿管由隧道中游离(图 3-7-20~ 图 3-7-22)。进一步下推膀胱阴道间隙达子宫颈外口下 5cm。

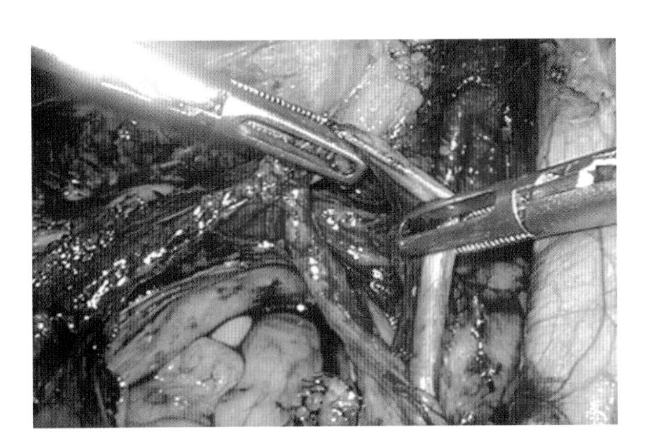

图 3-7-19　显露子宫动脉与输尿管

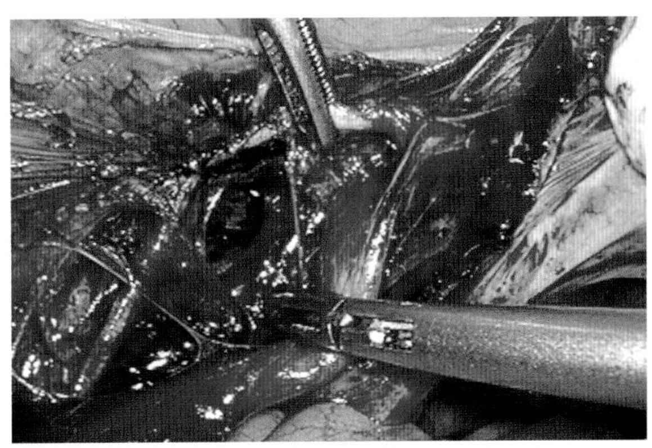

图 3-7-20　显露输尿管隧道入口

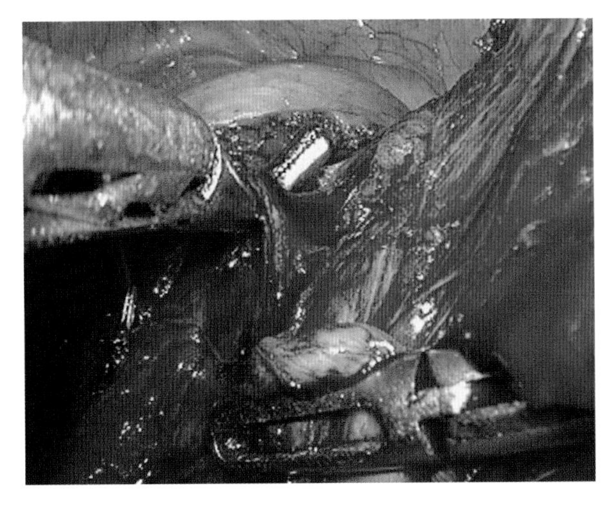

图 3-7-21　打开输尿管隧道前叶

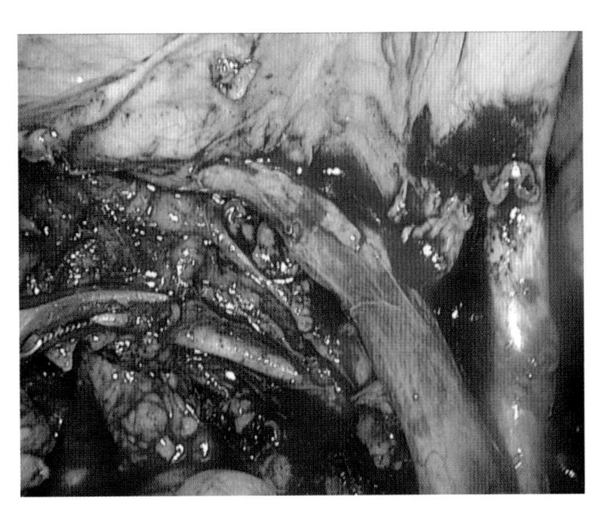

图 3-7-22　子宫深静脉

6. 电刀切开子宫直肠窝腹膜，显露直肠阴道间隙并下推至宫颈外口下 5cm。

7. 向盆壁方向外推输尿管，距离子宫颈 3~5cm 电凝、切断子宫骶韧带和主韧带达宫颈外口下方（图 3-7-23~ 图 3-7-25）。

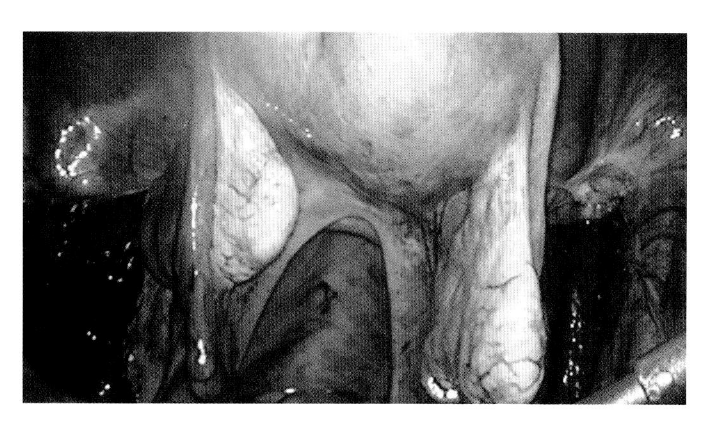

图 3-7-23 双侧骶韧带

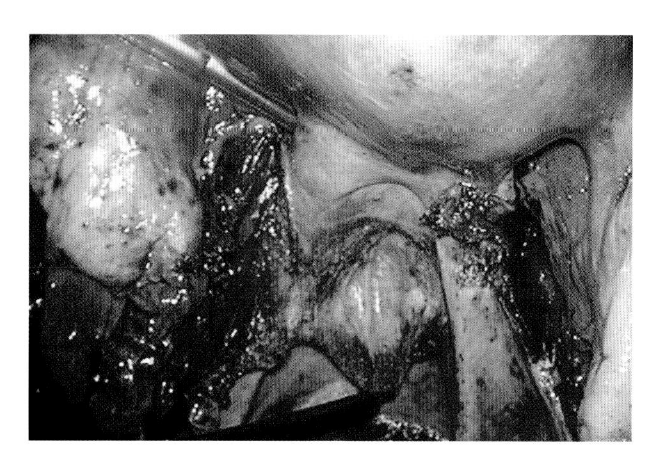

图 3-7-24 切断骶韧带

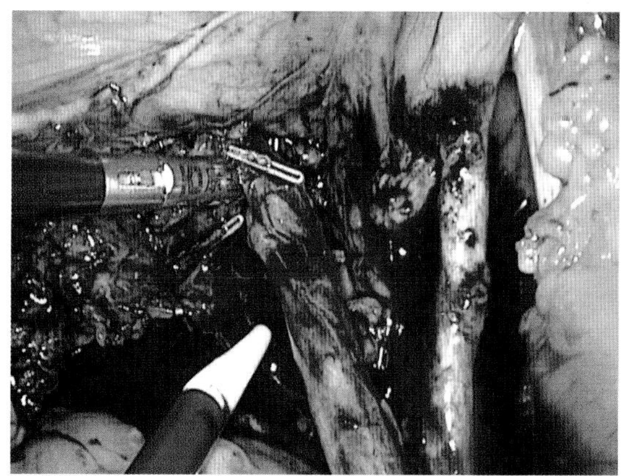

图 3-7-25 处理主韧带

8. 经阴道切除子宫。显露阴道和子宫颈，爱丽斯钳夹阴道前后壁，确认阴道切除长度。环形切开阴道壁，上推阴道膀胱间隙和直肠阴道间隙，钳夹、切断、缝扎可能存在的阴道旁组织，取出子宫、淋巴结等已经切除的标本。

9. 缝合阴道，冲洗盆腹腔，确认无出血、输尿管、膀胱、肠道无损伤，酌情使用化疗药物浸泡盆腔，酌情使用防粘连产品。

10. 放置引流管。

六、术后处理

1. 生命体征监测与支持 围术期关注心率、呼吸、血压、尿量、引流量与性状，注意循环系统、呼吸系统、泌尿系统等重要脏器的功能维护。

2. 营养支持 未涉及消化道的手术，手术后及时恢复正常饮食，手术涉及肠道需要禁食时，手术后要及时给予完全胃肠道外营养，保证热量、蛋白质、氨基酸、维生素与多种微量元素的摄入与均衡。

3. 促进膀胱功能恢复 术后留置导尿管，导尿管持续开放 10 天，夹闭间断开放 4 天，术后两周拔除导尿管，进行排便指导，当日测残余尿，当残余尿量≤80ml 时，可以自行排尿，若 >80ml，患者仍然需要留置导尿管，直至残余尿量≤80ml。

4. 围术期预防静脉栓塞症 深静脉血栓与肺栓塞术后发生率较高，术前需要检查血 D-dimer、双下肢静脉超声，术后 2~4 天，可以再次检查血 D-dimer、双下肢静脉超声，必要时行下肢静脉造影和肺部 CT 血管造影成像（CTPA）检查。术后鼓励患者及早在床上翻身、活动双下肢，围术期可以使用下肢加压泵和低分子肝素预防。

5. 及时发现泌尿道与肠道损伤 广泛性子宫切除手术发生泌尿道与肠道损伤的概率较高，术后可以通过观察引流物或漏出物的性状加以甄别，根据损伤具体情况选择进一步治疗方式。

七、难点解析

1. 选择恰当的手术方式 根据患者临床期别选择 Piver Ⅰ-Ⅴ型适宜的手术方式。广泛性子宫切除的手术中与手术后并发症的发生概率与手术的范围直接相关，过度扩大手术范围，会使患者承受不必要的经济负担和风险。

2. 注意子宫颈周围的应用解剖 骶主韧带复合体是支撑子宫在盆腔中位置的主要韧带，广泛性子宫切除的前提是将子宫骶韧带与主韧带进行解剖游离，打开输尿管隧道游离输尿管、推开直肠阴道间隙、膀胱宫颈间隙、膀胱侧窝和直肠侧窝都是为了骶韧带和主韧带的游离，为手术切除做准备。因此，子宫颈周围的解剖要熟记于心。

3. 重视输尿管隧道的游离 输尿管隧道位于膀胱宫颈韧带的底部，其顶部即该韧带，打开输尿管隧道即是切开该韧带。此时韧带与输尿管间距离很近，极易造成输尿管的机械与电热损伤，但是隧道打开的彻底性直接影响到主韧带显露的程度，因此应审慎处理。

4. 输尿管、膀胱、直肠及支配膀胱自主神经的损伤的主要原因之一是热损伤，因此在处理输尿管隧道、骶韧带与主韧带时要注意保持足够的安全距离，即使是侧损伤很小的能量设备，使用的时候距离重要脏器的距离也要不小于 5mm。此时也可以使用非能量方式处理，如夹子、闭合器，必要时可以采用缝扎方式止血。

（张震宇）

第三节 腹膜后淋巴结切除术

盆腔淋巴结切除术

一、概述

盆腔淋巴结清扫主要应用于子宫颈癌的手术治疗。子宫颈癌扩散转移除直接浸润蔓延外，以淋巴转移途径为主。盆腔淋巴结清扫关系到预后及术后治疗选择。虽然淋巴结转移不参与确定或改变临床分期，但盆腔淋巴结有无转移是子宫颈癌独立的预后因素。子宫颈癌盆腔淋巴结转移方式是沿淋巴链，一个淋巴挨着一个向上转移，而非逾越式转移，它有 6 组淋巴结，分别为宫颈旁、宫旁、髂内（包括闭孔）、髂外、髂总、骶前，汇总于主动脉旁淋巴结及或转移到远处。因此，盆腔淋巴结清扫术是子宫颈癌广泛性切除的重要组成部分，它关系到手术的彻底性和手术效果，是子宫颈浸润癌广泛性子宫切除术必须伴行的手术。

盆腔淋巴结清扫的范围，外界至腰大肌外侧 2cm，内界在输尿管的内侧、侧脐韧带的外侧，上界至髂总动脉、静脉上 3cm，下界至旋髂深静脉，跨过髂外动脉底部、闭孔膜以上。

清扫的顺序一般沿髂总动脉上 2cm 的淋巴结、髂外淋巴结、腹股沟深淋巴结、闭孔窝淋巴结、髂内淋巴结及子宫主韧带淋巴结的次序，系统地切除各组淋巴结及脂肪组织，由上向下，由外到内有次序地整块切除盆腔淋巴结,此种清除方法不容易出现淋巴结的遗漏。现在,采用改良式盆腔淋巴结清扫术的方法,其改良之处就在于先清除腹股沟淋巴结。其切除顺序是先清除腹股沟深淋巴结、下 1/2 段髂外淋巴结、闭孔窝底深部淋巴结,再清除髂总淋巴结、上 1/2 段髂外淋巴结、髂内淋巴结、闭孔窝浅部淋巴结。临床实践证明,由下向中,由上到中,从中往内清扫的方式较经典方式需时较短,而且术野清晰。关键在于手术中找到三个解剖点:旋髂深静脉、闭孔神经、髂内外静脉的分叉。

二、手术指征

1. 子宫颈癌Ⅰ~ⅡA 期,Ⅲ A 期,ⅡB 期术前放疗及化疗后。
2. 子宫内膜癌Ⅰ~Ⅱ期。
3. 早期卵巢癌。
4. 外阴癌有腹股沟深淋巴结转移。

三、术前准备

1. 病人的准备

(1) 患者及家属心理准备:把腹腔镜盆腔淋巴结切除术的优点告知,更重要的是把手术并发症及手术预后详细告知患者及家属,让其充分了解并签署手术同意书。手术同意书中应写清楚如术中出现大出血或重要脏器损伤时,是否愿意中转开腹。

(2) 患者身体的准备:应严格进行全身体格检查、妇科检查及实验室各种常规检查,凡有异常都必须先处理,绝不应该等到术后才治疗。哪怕有轻微的肝肾功能异常、贫血、阴道感染等,都必须先治疗,再安排手术,应向患者及家属解释,并详细写好沟通记录。

2. 术前准备

(1) 备皮:包括腹部、外阴皮肤的常规备皮,特别注意脐部的消毒。

(2) 术前禁饮食,清洁灌肠。

(3) 治疗合并症:合并贫血者,先纠正贫血,最好能使血色素≥100g/L 再考虑手术。有炎症者应治愈后再手术。一般术前不常规采用预防性抗生素,但对有潜在感染危险者应于术前静脉应用抗生素。

(4) 口服安眠药:一般患者术前都较为紧张,为了保证其休息,睡前可以口服适量安眠药,促进睡眠。

3. 手术组准备

(1) 术者与患者及家属沟通:术者应该亲自向患者及家属交代病情,说明目前诊断的依据、手术的必要性,以及手术可能会出现的并发症。也明确告知目前应用腹腔镜的安全性,使患者及家属既明白这次手术的风险性,更明白这次手术的安全性。

(2) 术前讨论:腹腔镜盆腔淋巴结清扫术是操作难度比较大的手术,由于手术范围广,并发症相对较多。因此,术前手术组必须认真讨论,除了讨论该病的诊断区别,更重要的是制定出合适的手术方案、术中出现并发症的处理预案,以保证手术顺利进行。

(3) 手术人员的准备:术者应熟悉盆腔脏器的解剖,各种镜下操作器械的工作原理。必须具有Ⅳ类腹腔镜手术的操作技巧及经验。有腹式盆腔淋巴清扫术的经验更好。主刀、助手术前必须重温手术的各个步骤。术组人员相对固定最好,因为配合默契,手术更顺利。并且要有器械护士、麻醉医师的密切配合才能成功地完成手术。

4. 手术室准备

(1) 手术室基本配套:腹腔镜下盆腔淋巴结清扫术对设备要求相对比较高,最好配有自动手术台、配有呼吸末 CO_2 监测的麻醉装置。

(2) 特殊器械准备:腹腔镜盆腔淋巴结清扫术由于切除范围大,最好配备高清摄像头、自动气腹机,特别需要配备超声刀、双极或智能双极钳。

四、麻醉与体位

1. 麻醉　建议麻醉医生选择气管插管全身麻醉，保证手术顺利。

2. 体位　采用改良膀胱截石位，即头低 15° ~30°，臀缘应远离手术床缘 20~30mm，两腿夹角约 120°，左大腿与身体纵轴夹角 120° ~150°，右大腿与身体纵轴夹角 120°左右。

3. 上举宫器　建议采用双桶举宫杯，利于术中变动子宫体位，便于操作。

五、手术步骤

1. 清除双侧腹股沟深淋巴结　腹股沟深淋巴结位于股管内、髂外静脉内侧，约 1~2 枚，最重要的是位于腹股沟韧带与旋髂深静脉交叉的三角区内侧的股管淋巴结（cloquet's node）。在腹腔镜盆腔淋巴结清除术时，必须清扫该枚淋巴结。腹腔镜下摘除该枚淋巴结较腹式容易，且视野清晰、出血少。清除 Cloquet 淋巴结时，因髂外动、静脉的末端覆盖较厚的淋巴脂肪组织，其中还有旋髂深动、静脉，容易损伤该血管。因此，先清除腰大肌区域脂肪组织，看清血管的解剖位置，再切除 Cloquet 淋巴结。

将子宫摆向右侧，先清除左侧髂血管区域及腰大肌前方脂肪组织（图 3-7-26），游离股生殖神经，尽量保持其完整性。钳夹脂肪组织并轻轻向内牵拉，超声刀切除腰大肌外侧 2cm 脂肪组织，并将腹股沟韧带下方脂肪组织全部清除，显露左侧腹股沟深淋巴结。电凝小血管及出血点，保持术野清晰。清除完左侧腰大肌及腹股沟下方脂肪组织后，切断左侧腹股沟深淋巴结附在腰大肌上的组织，并把淋巴结从髂外血管内则分离，切断淋巴结靠近髂外血管旁的组织，显露并切断淋巴管（图 3-7-27~ 图 3-7-31）。牵拉已切除的左侧淋巴结，显露并切除左侧髂外血管旁淋巴组织。清除左侧腹股沟深淋巴结后，提起离断后的淋巴管，轻轻向髂外血管上方撕拉，充分显示左侧旋髂深静脉及腹壁下动脉。同法清除右侧腹股沟深淋巴结。

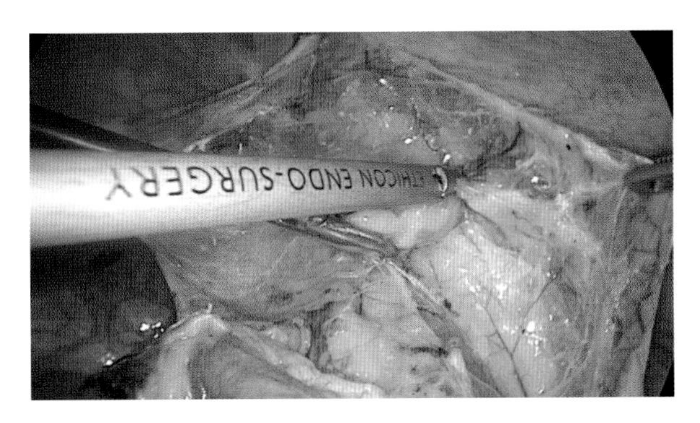

图 3-7-26　切除腰大肌外脂肪组织

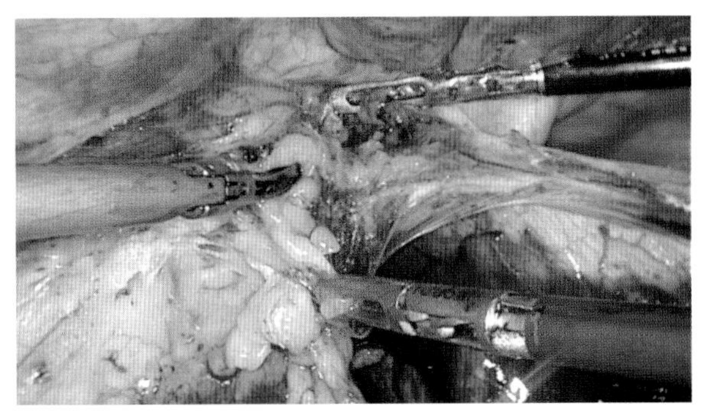

图 3-7-27　清除腹股沟韧带下方脂肪

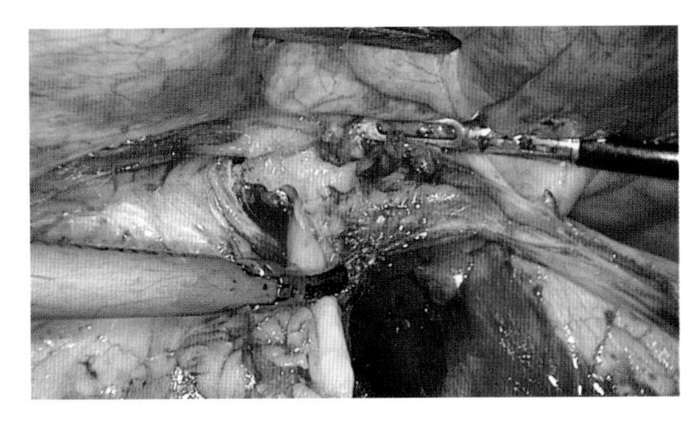

图 3-7-28　牵出腹股沟深淋巴结

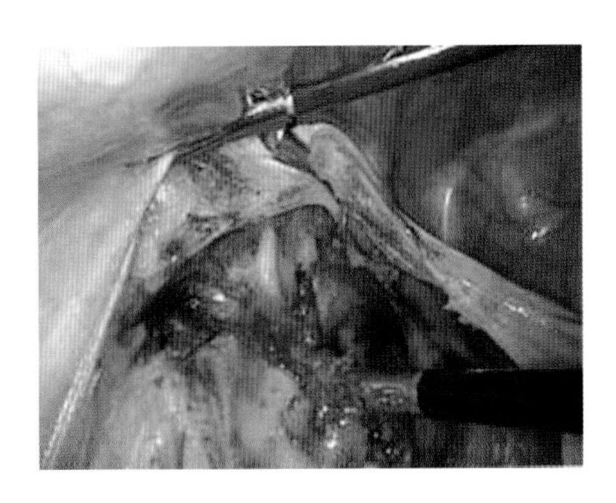

图 3-7-29　显露腹股沟深淋巴结

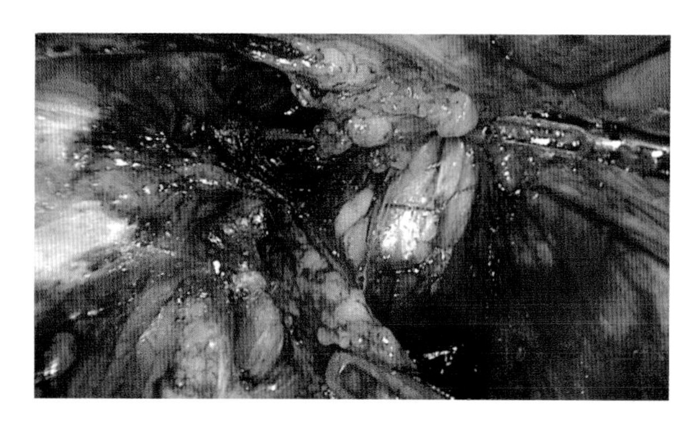

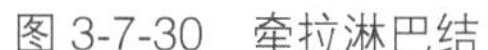

图 3-7-30 牵拉淋巴结

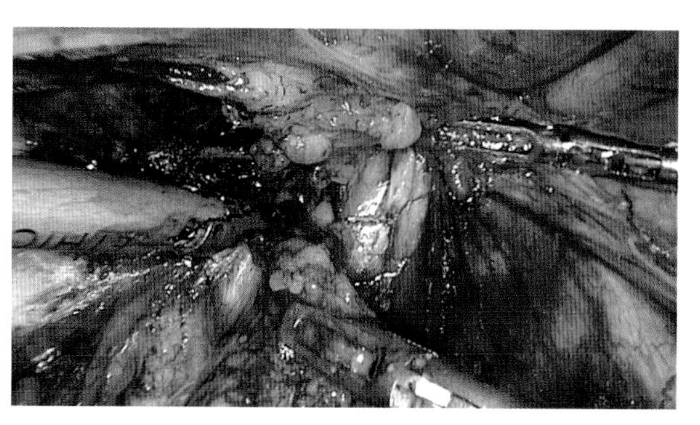

图 3-7-31 切断淋巴管

2. 分离双侧髂血管与腰大肌间隙 髂血管与腰大肌间隙是否分离，并无规定，作者认为，分离该间隙，利于清扫髂外淋巴结，同时可以充分显露闭孔神经。分离该间隙时，下至闭孔窝底部，上至右侧髂总血管。髂血管与腰大肌间隙最好钝性分离，术者一手拿无损伤钳，一手握冲洗管，遇到出血，可以先洗净血液，电凝出血点。由于髂血管与腰大肌间隙有血管营养支，建议先电凝后再切断，防止出血（图 3-7-32、图 3-7-33）。

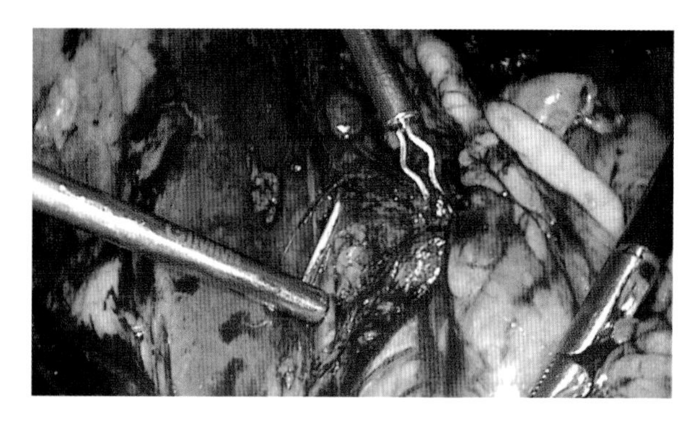

图 3-7-32 分离左侧腰大肌间隙

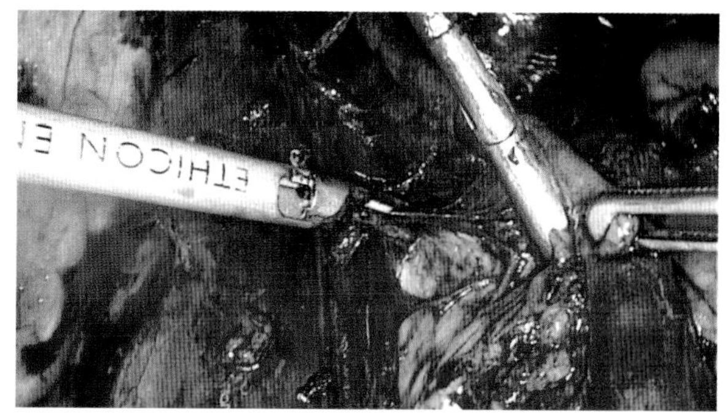

图 3-7-33 切断腰大肌间隙组织

3. 清除髂总淋巴结 髂总淋巴结是髂外淋巴结的向上延续，根据与髂总动脉的解剖关系分为外侧、内侧及后组，临床上一般清除的主要是外侧组。外侧组淋巴结约 1~3 枚，右侧的位于髂总动脉的外侧，右髂总静的前方，左侧的位于左髂总动脉与腰大肌之间（图 3-7-34、图 3-7-35）。以往清除髂总淋巴结时采用镜下用小抓耙拨开髂总前的腹膜及肠管，游离髂总淋巴结并用钛夹钳夹后切断。尽管采用钛夹钳夹后切断的方法简单快捷，止血效果也好，但腹腔内留有遗物，现在基本摒弃此操作方法，采用电凝后切断，该方法止血效果同样理想，不会留有遗物。

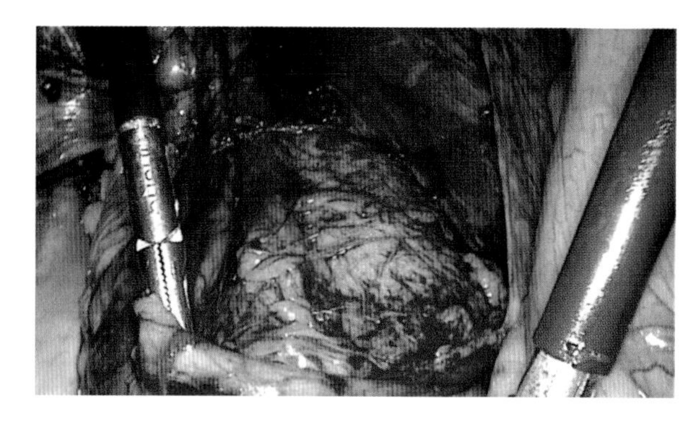

图 3-7-34 右髂总淋巴结

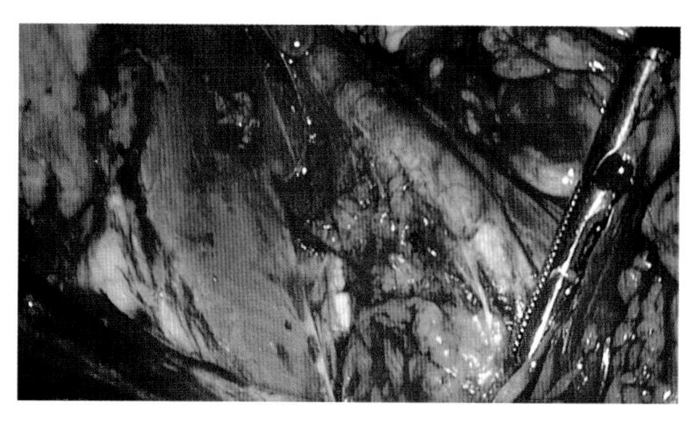

图 3-7-35 左髂总淋巴结

清除右侧髂总淋巴结时，用无损伤钳拨开输尿管及肠管，显露右侧髂总淋巴结，吸管分离髂总静脉前组织，分离过程可以吸出脂肪组织，并能看清髂总静脉上小血管，最好避免撕拉，否则小血管撕裂后，断端退缩到总静脉内，导致止血困难，影响视野。凡是遇到髂总静脉上小血管，应该电凝后再用超声刀切断。把髂总淋巴结完全与髂总静脉分离后，在右侧髂总动脉上方30mm用双极钳电凝后，超声刀分次切断。提起淋巴组织断端，向下清除髂总静脉前组织并切断腰大肌旁组织，完全清除右侧髂总淋巴结（图3-7-36、图3-7-37）。

清除完右侧髂总淋巴结后，按上述方法清除左侧髂总淋巴结（图3-7-38~图3-7-39）。

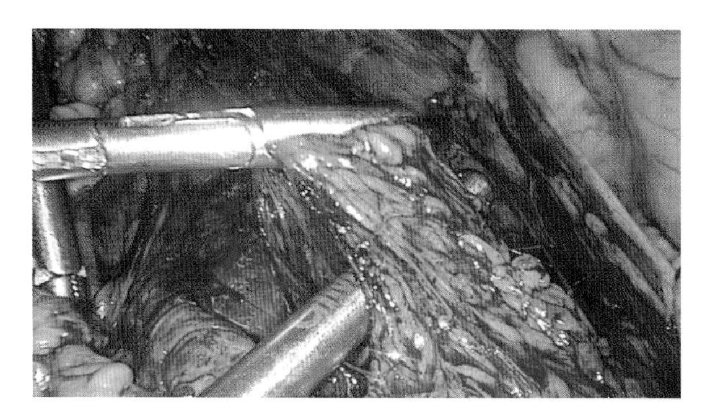

图3-7-36　分离右侧髂总淋巴结

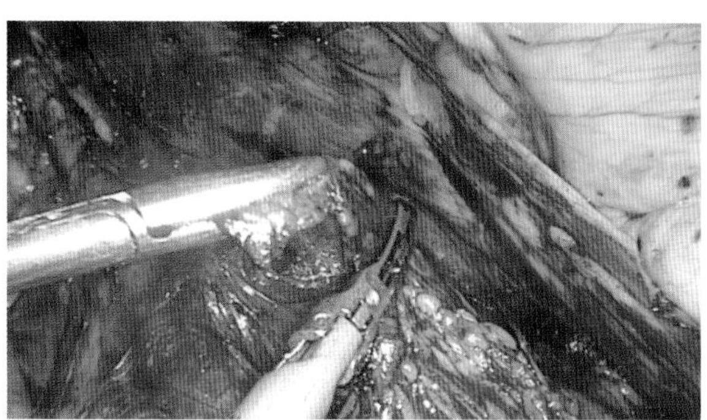

图3-7-37　切除右侧髂总淋巴结

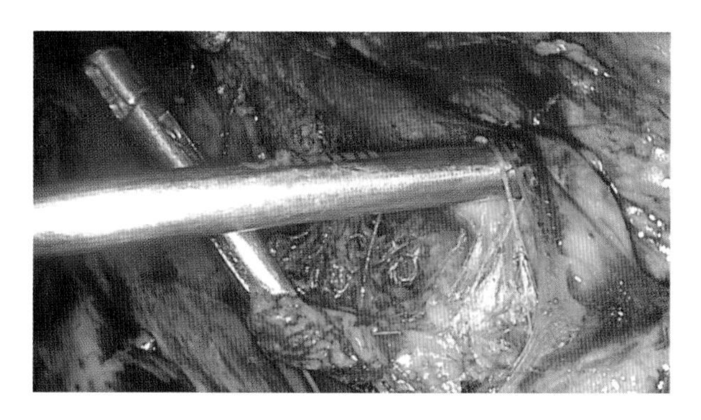

图3-7-38　分离左侧髂血管旁淋巴结

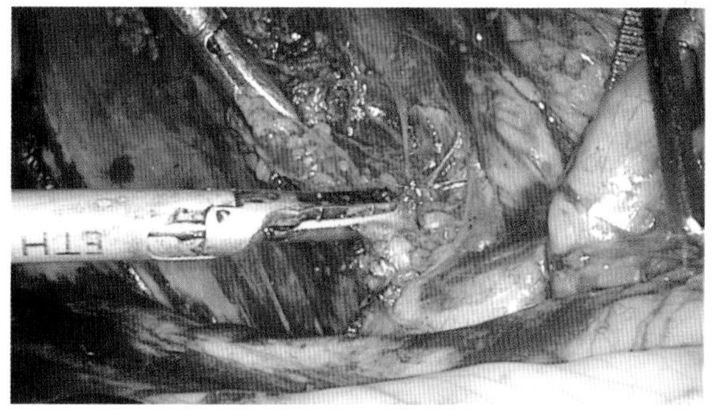

图3-7-39　切除左侧髂总淋巴结

4. 清除髂外淋巴群　髂外淋巴群沿髂外动、静脉分布，借淋巴管相连，分为内、外、前、后组，约为3~10枚，输出至髂总淋巴结。清除髂外淋巴结比较容易，只要将髂外动、静脉周围的组织切除，就能彻底清除髂外淋巴结。动脉壁厚，一般不容易损伤，但静脉壁比较薄，容易损伤。

切断右侧髂总淋巴结后，从右侧髂总动脉开始，沿着右髂外动脉剪开动脉前鞘直达右侧腹股沟韧带。无损伤钳钳夹血管并轻轻提起，由上而下、由内而外切除右髂外动脉周围淋巴组织。在靠近髂总方向，经常碰到右侧髂外动脉上一条小分支直接与髂外动脉淋巴结相连，如果发现该分支，最好电凝后再切断。再从左侧髂总动脉开始，沿着左髂外动脉剪开动脉前鞘直达左侧腹股沟韧带，由上而下、由内而外切除左髂外动脉淋巴结（图3-7-40、图3-7-41）。术者钳夹并提起右侧髂外静脉的组织，看清血管的解剖界线后，沿右侧髂外静脉周围清除右侧髂外静脉淋巴群（图3-7-42、图3-7-43）。按上述方法清除左侧髂外动、静脉淋巴群。

5. 清扫髂内淋巴群　髂内淋巴群位于小骨盆侧壁、分布于髂内动脉干及其主要分支起处周围，一般2~3枚。清除完髂外淋巴群后，将髂内、外动脉以及髂内、外静脉交叉的淋巴组织切断，提起髂内动脉末端，由下而上清除髂内淋巴群。分离并切断右侧髂内动脉交叉处的组织及髂内动脉前组织，提

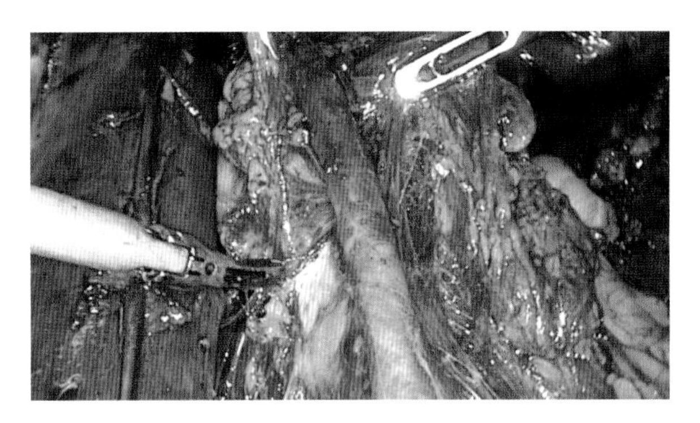

图 3-7-40　显露左侧髂外动脉

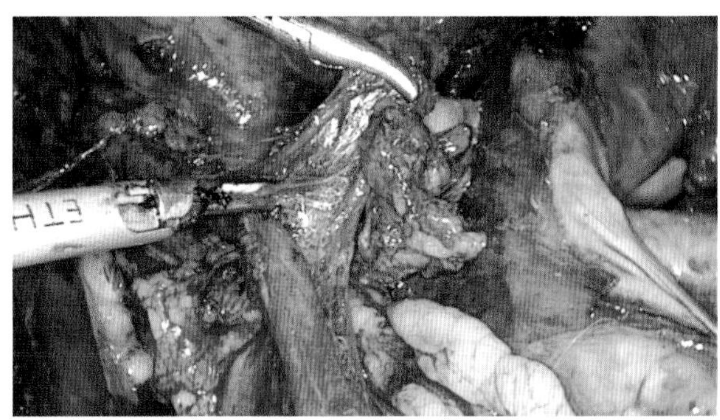

图 3-7-41　清除左髂外动脉淋巴结

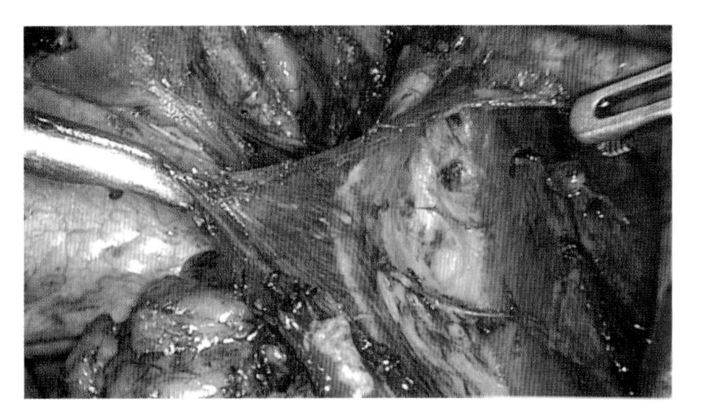

图 3-7-42　显露静脉解剖界线

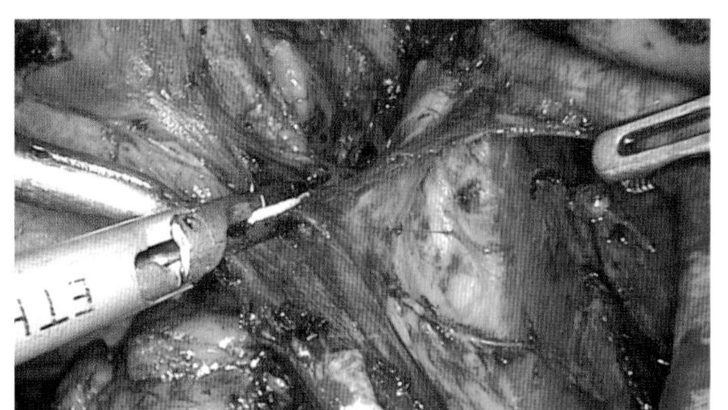

图 3-7-43　清除右侧髂外静脉旁结

起右脐侧韧带(右侧髂内动脉末端),沿着右侧髂内动脉清除右侧髂内淋巴群。同法清除左侧髂内淋巴群(图 3-7-44~ 图 3-7-45)

6. 清扫闭孔淋巴群　闭孔淋巴群深藏于闭孔窝内,沿闭孔动、静脉和闭孔神经分布,该淋巴群比较集中,一般 3~4 枚。操作时,镜下用弯分离钳将髂外血管拨向外侧,暴露闭孔区,分离闭孔窝的脂肪及淋巴组织,暴露闭孔神经,沿着闭孔神经的两侧,自下而上,清除脂肪淋巴组织。

右侧闭孔淋巴群位于闭孔神经上方,与闭孔神经一起跨过髂内静脉,延伸到髂总静脉外侧、腰大肌内侧。操作时,钳夹并提起右侧闭孔窝底部盆壁淋巴结,分离并同时切断闭孔窝底靠右侧盆壁组织,显露盆底脂肪组织及右侧闭孔神经,沿着闭孔神经清除其周围脂肪及淋巴组织,直到右侧髂总血管分叉。拨开右侧髂血管,看清闭孔神经走向后,清除腰大肌下方、闭孔神经前的组织,提起并切断髂内静脉前淋巴组织,完全游离闭孔神经。钳夹并轻轻提起闭孔窝底淋巴结,双极钳电凝后切断,彻底清除闭孔窝底淋巴组织(图 3-7-46~ 图 3-7-49)。

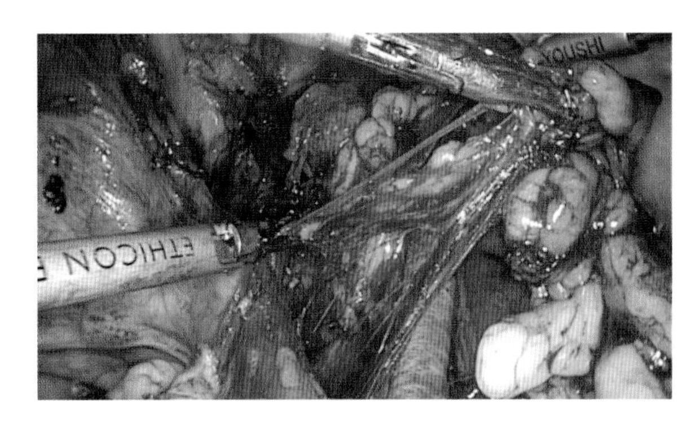

图 3-7-44　清除右侧髂内淋巴群

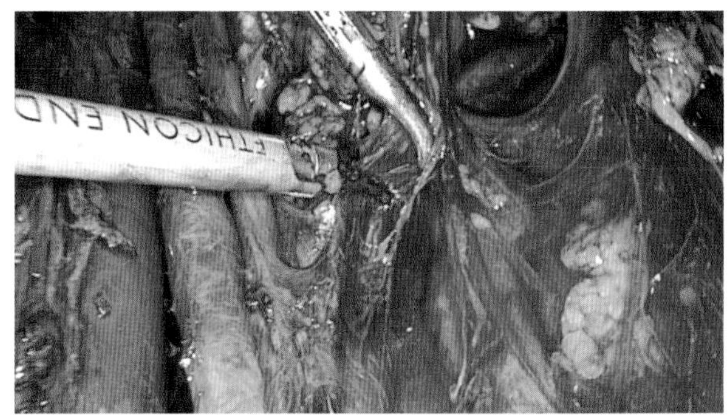

图 3-7-45　清除左侧髂内淋巴群

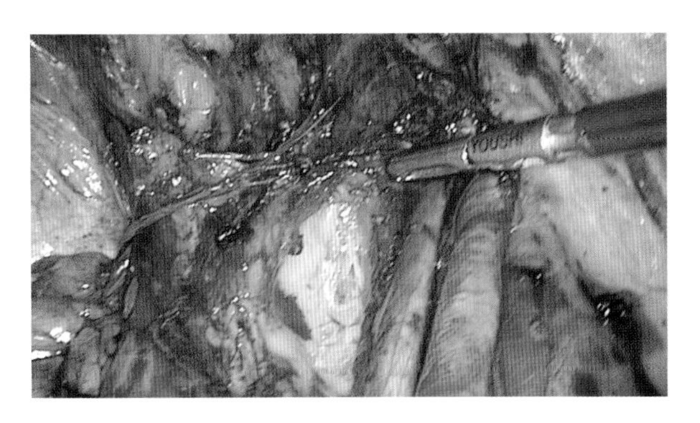

图 3-7-46　显露盆底脂肪组织

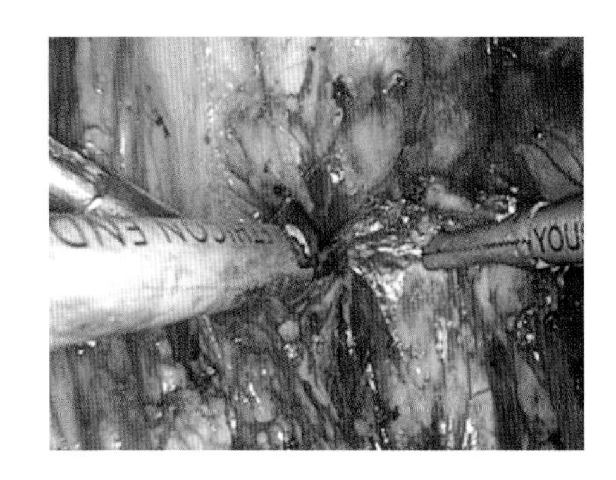

图 3-7-47　切断盆底淋巴管

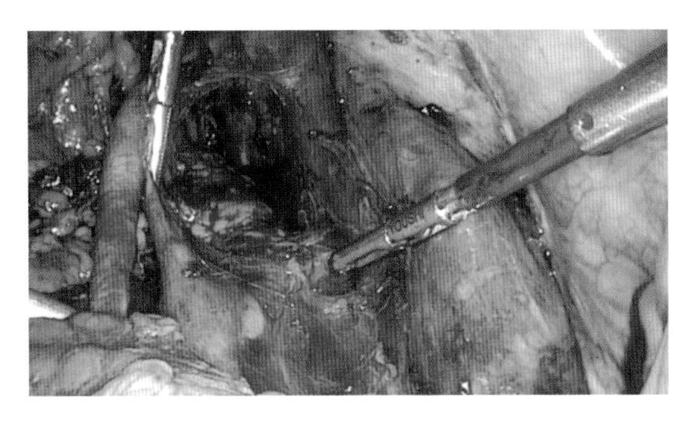

图 3-7-48　清除闭孔窝顶部淋巴组织

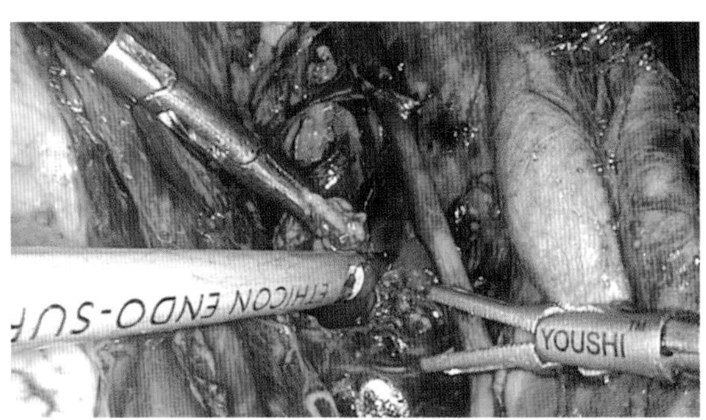

图 3-7-49　清除闭孔窝底淋巴组织

清除闭孔窝底部淋巴结时，部分患者可以发现髂外静脉的属支无名静脉，在其上方有一枚比较大的淋巴结，穿过无名静脉，与闭孔淋巴结相连。清除该淋巴结时先把髂外静脉内侧、无名静脉周围脂肪组织分离、清除，显露无名静脉。分次清除淋巴结上方组织，切断淋巴管，将该淋巴结充分游离。分离无名静脉下方组织，从无名静脉下牵拉淋巴结并切断无名静脉下纤维组织，将该淋巴结连同闭孔淋巴结一起整块清除（图 3-7-50~ 图 3-7-53）。

同法清除左侧闭孔淋巴群。

7. 淋巴结取出　清扫完右侧盆腔淋巴结后，将其置于右侧髂窝内。清扫完左侧盆腔淋巴结后，镜下用丝线将标本结扎，以作标记，同样置于右髂窝内。待广泛子宫切除完毕，从阴道一起取出。

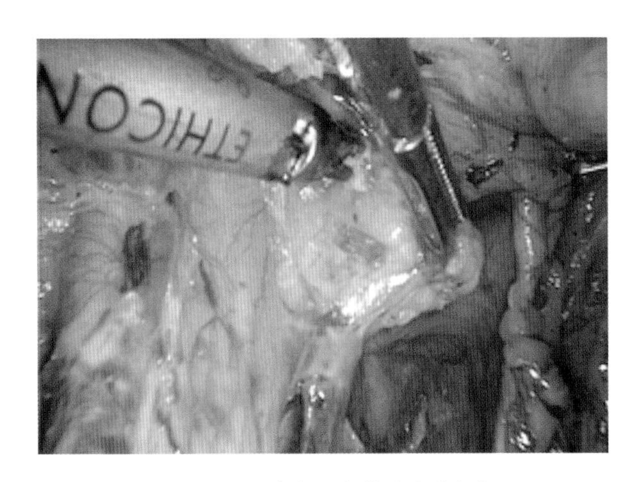

图 3-7-50　分离无名静脉上方组织

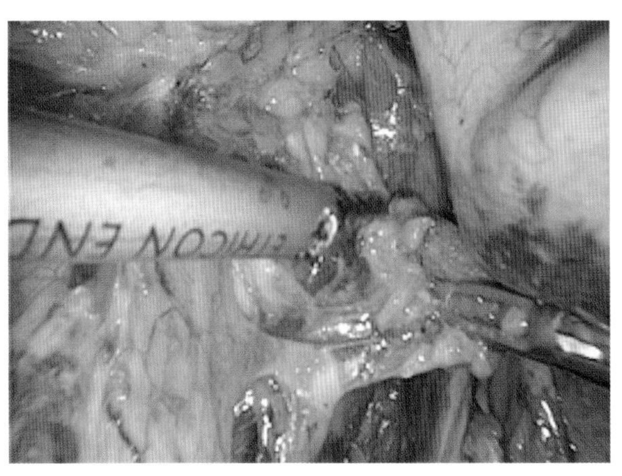

图 3-7-51　切断淋巴管

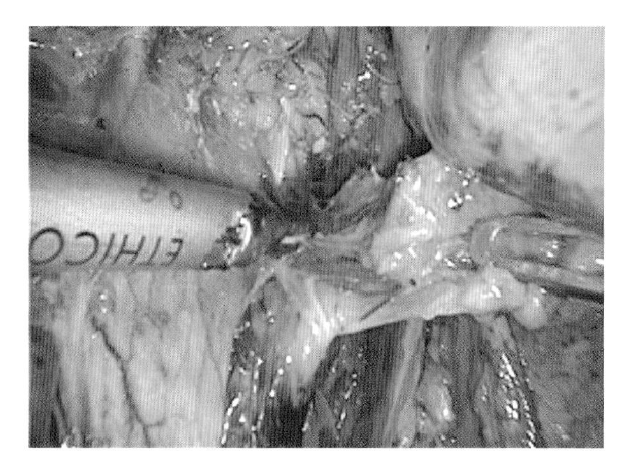

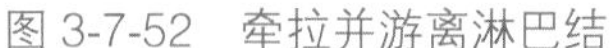

图 3-7-52 牵拉并游离淋巴结

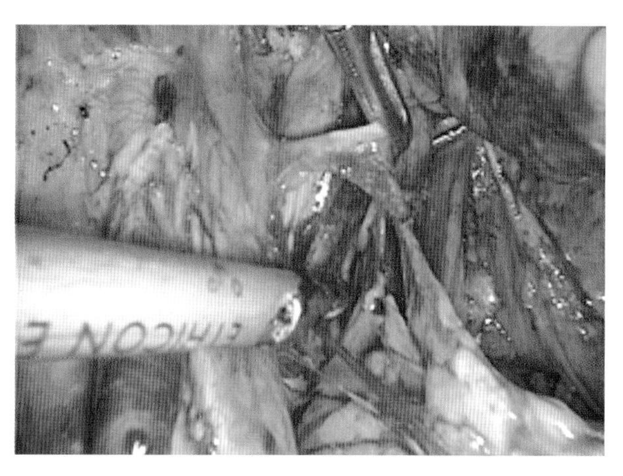

图 3-7-53 切除淋巴结

六、术后处理

(1) 术后生命体征的监护:监测患者的脉搏、血压、呼吸,最好用多功能监护仪持续监测。

(2) 注意电解质平衡:腹腔镜下盆腔淋巴结清除术后,由于淋巴管开放,淋巴液流出,有可能引起电解质平衡失调,术后第一天应该抽血检查血钾、钠、钙、镁等,并做相应处理。

(3) 观察尿量及尿管的管理:术后留置导尿管,每日消毒导尿管与尿道口接触部 2 次,每日或隔日更换持续导尿接管及引流瓶,7 天后改为 4 小时开放一次,10~14 天后可拔除导尿管,如残余尿 >50ml,应对症处理。

(4) 盆腔引流管的管理及注意阴道出血:保持引流管通畅。经阴道放置腹膜外引流者,应注意引流液体的数量及颜色,术后 24 小时,将引流管拔出约 2~3cm,术后第 2 天拔除。拔除盆腔引流管后千万不要忘记阴道引流液的数量,尽早发现膀胱瘘或输尿管瘘。

(5) 应用抗生素预防感染:腹腔镜下盆腔淋巴结清除术后应该使用抗生素预防感染,密切观察术后感染的发生,除注意体温变化外,观测腹部伤口及阴道残端情况,以及防止肺部感染等并发症。

(6) 鼓励早下床活动及随访:术后 3 天可带尿管下床活动,减少或避免术后下肢静脉栓塞发生。如果术后 2 周内拔除尿管能恢复排尿功能,可以出院。

七、难点解析

1. 注意淋巴管的电凝闭合,防止术后盆腔淋巴囊肿。手术中适度牵拉淋巴组织,即可显露淋巴管,用双极电凝或超声刀将淋巴管闭合切断。

2. 酌情清除闭孔深淋巴结。闭孔深淋巴结位于闭孔神经下方、闭孔肌及闭孔筋膜前方,因为闭孔肌表面静脉及静脉丛极为丰富,闭孔深淋巴结手术时是否切除由术者酌情决定,如果闭孔深淋巴结没有明显转移,可以不予切除。

3. 避免血管与输尿管的保护,防止热损伤。腹腔镜淋巴结切除时需要采用能量设备切割、凝固淋巴管和细小的血管,淋巴结均依附髂静脉、动脉、神经上行,而术中使用的能量设备,无论哪一种能量设备,对周围组织均有一定程度的热损伤,因此术中分离淋巴组织时可以采用钝锐结合的方式,使用能量设备时距离输尿管和血管的距离应该保持在该设备的安全导热范围之内,并且要注意对输尿管、血管和神经的保护。

(李光仪)

腹主动脉旁淋巴结切除术

一、概述

以往腹主动脉旁淋巴切除术以大范围清扫为主，上起自肾门水平，沿下腔静脉和腹主动脉而下，止于骶前，连续或分组清除，现在基本上都是采用小范围清扫。上以肠系膜下动脉为界，止于骶前。以上两种手术范围各有其优缺点，大范围淋巴清扫术之优点是将腹主动脉旁的淋巴脂肪组织彻底清除，能全面反映病变的程度，便于按FIGO标准准确分期，缺点是手术难度大、技术要求高，且手术创伤大，易出现合并症等。小范围腹主动脉旁淋巴清扫术的技术难度及手术创伤都较大范围清除术小，也能在一定程度上反映病变的范围。但最重要的原因是两种手术范围其五年生存率没有统计学差异。最近，又有新的观点，认为小范围清扫达不到病理分期的要求，主张大范围清扫。

腹主动脉旁淋巴清扫主要应用于子宫内膜癌和卵巢癌，在宫颈癌手术分期发现，$Ⅰ_b$、$Ⅱ_a$期和Ⅲ期患者主动脉旁淋巴结转移率分别为10%，20%和30%，且几乎主动脉旁淋巴结阳性者均有盆腔淋巴结转移。因此，有技术条件者也可考虑行主动脉旁淋巴结清扫术或取样活检。

腹主动脉旁淋巴结清扫的范围上至肾动脉水平，下至腹主动分叉及主动脉和下腔静脉两旁。

二、手术指征

1. 子宫内膜癌。
2. 早期卵巢癌。
3. 子宫颈癌盆腔淋巴结已经有或可疑转移者。

三、术前准备

1. 备皮　包括腹部、外阴皮肤的常规备皮，特别注意脐部的准备。
2. 术前禁饮食，清洁灌肠。
3. 治疗合并症　合并贫血者，先纠正贫血，最好能使血色素≥100g/L再考虑手术。有炎症者应治愈后再手术。一般术前不常规采用预防性抗生素，但对有潜在感染危险者应于术前静脉应用抗生素。
4. 口服安眠药　一般患者术前都较为紧张，为了保证其休息，睡前可以口服适量安眠药，促进睡眠。

四、麻醉与体位

1. 麻醉　建议麻醉医生选择气管插管全身麻醉，保证手术顺利。
2. 体位　如果只是腹主动脉旁淋巴结切除，可以采用仰卧位，如果同时进行广泛全子宫切除，应该采用改良膀胱截石位，即头低15°~30°，臀缘应远离手术床缘20~30mm，两腿夹角约120°，左大腿与身体纵轴夹角120°~150°，右大腿与身体纵轴夹角120°左右。并上举宫杯。

五、手术步骤

1. 小范围腹主动脉旁淋巴结清扫术　剪开腹主动脉前腹膜至腹主动脉肠系膜下动脉分支上方2cm，显露腹主动脉及下腔静脉前脂肪及淋巴组织，寻找并分离输尿管，分离下腔静脉前间隙，在肠系膜下动脉分支水平横断下腔静脉前脂肪与淋巴组织，显露下腔静脉后，超声刀分别切断下腔静脉右旁及右侧腰大肌前脂肪与淋巴组织，直到右髂总静脉。分离主动脉前间隙，超声刀分次切断主动脉前组织。显露腹主动脉与下腔静脉间隙组织，超声刀分次切断。完全清除腹主动脉与下腔静脉前淋巴组织后，分离并切断肠系膜下动脉前组织，直到骶前，完全显露肠系膜下动脉。离断左、右髂总旁组织，显露骶前区及骶前淋巴结，用无损伤钳钳夹并提起前淋巴组织，紧靠腹主动脉末端分叉处用超声刀分次切断，并切断骶前左、右侧结缔组织及骶前淋巴结，完全显露下腔静脉末端（图3-7-54~图3-7-59）。

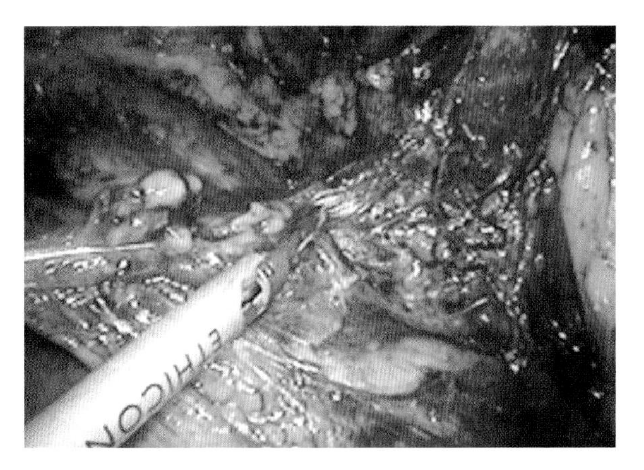

图 3-7-54 清除下腔静脉前组织

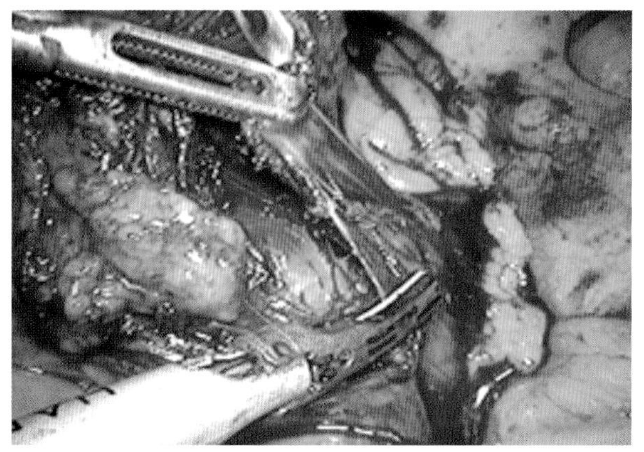

图 3-7-55 清除腹主动脉前组织

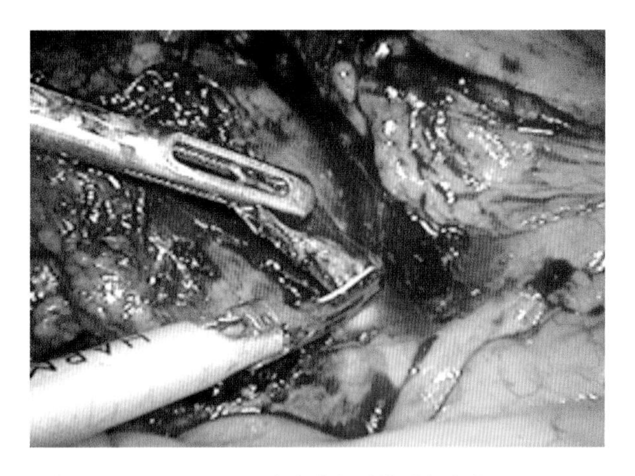

图 3-7-56 清除腹主动静脉间组织

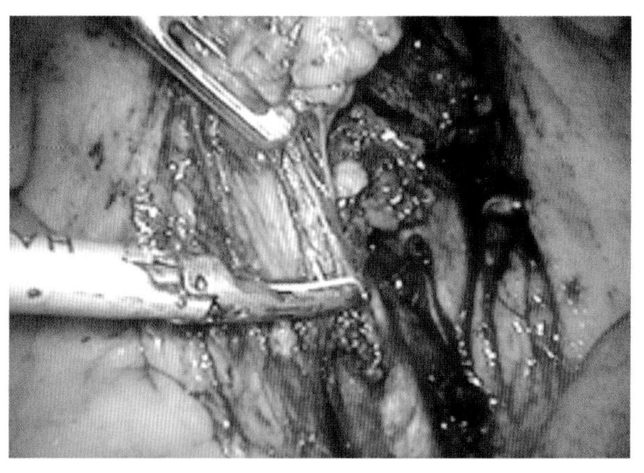

图 3-7-57 清除肠系膜下动脉前组织

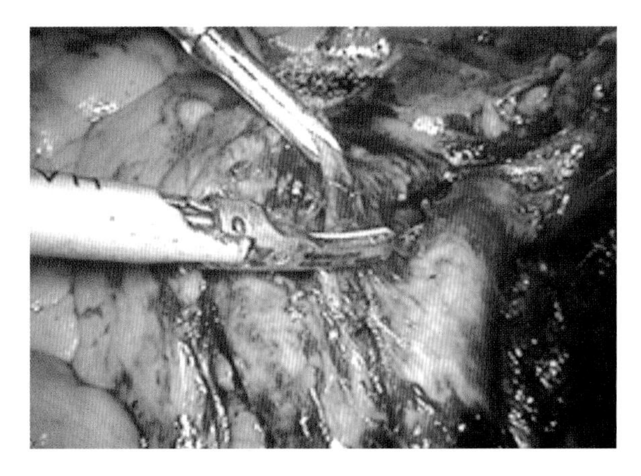

图 3-7-58 切断髂总动脉间组织

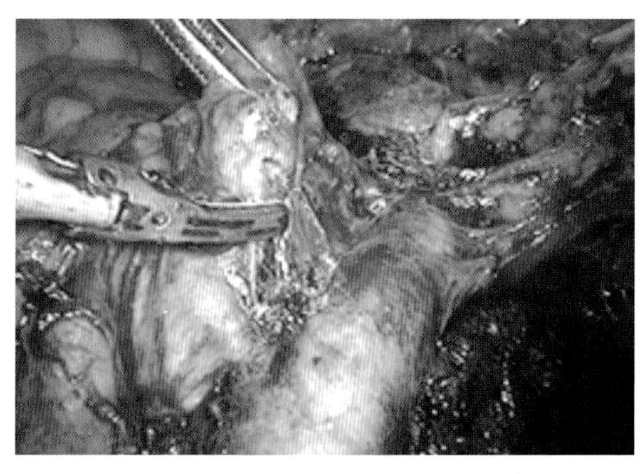

图 3-7-59 清除骶前淋巴组织

2. 大范围腹主动脉淋巴结清扫术　剪开腹主动脉前腹膜至肾动脉下方，显露右侧卵巢静脉及肾动脉下方疏松组织，超声刀离断肾动脉下方组织后显露腹主动脉前组织。切断腹主动脉旁及下腔静脉前组织，分离腹主动脉旁组织及腹主动脉与下腔静脉血管间组织，切断其顶端淋巴管。钳夹、提起淋巴组织，看清腹主动脉与下腔静脉的解剖位置后，清除其周围淋巴组织，直到肠系膜下动脉，然后按小范围腹主动脉淋巴结清扫的方法继续清除肠系膜下动脉以下的腹主动脉淋巴结（图 3-7-60~图 3-7-63）。

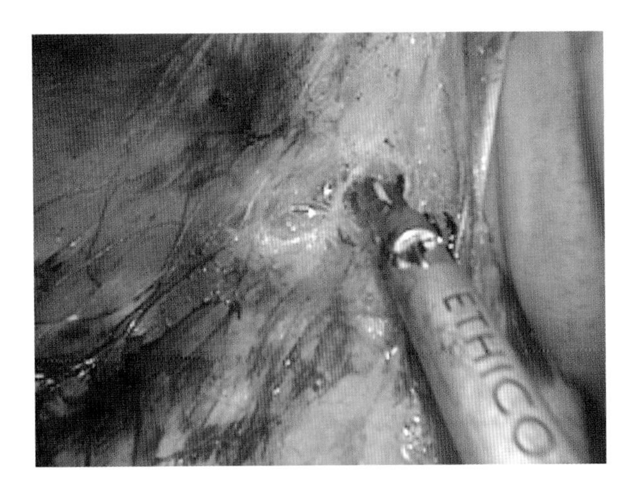

图 3-7-60　分离肾动脉下方组织

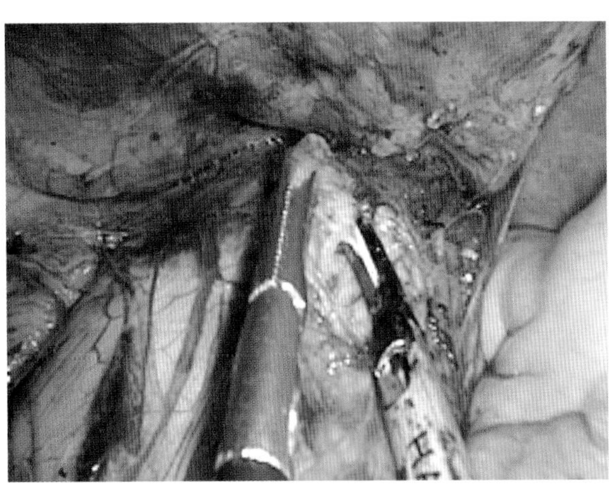

图 3-7-61　切断腹主动脉旁组织

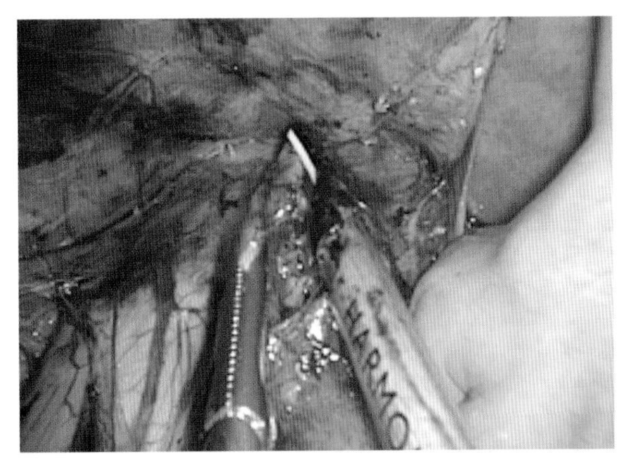

图 3-7-62　切断下腔静脉前组织

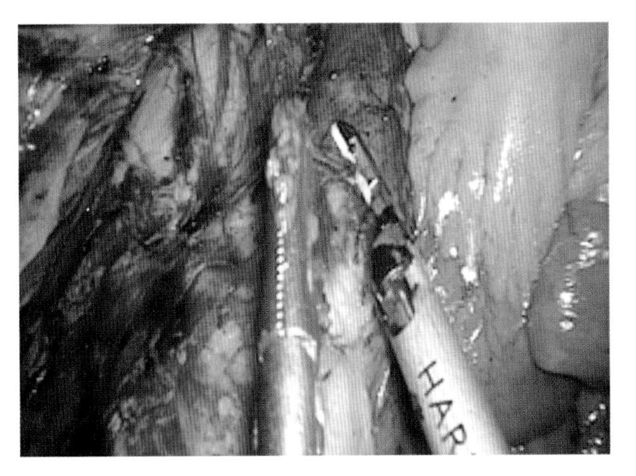

图 3-7-63　切断腹主动脉前组织

六、术后处理

参照盆腔淋巴结切除。

七、难点解析

腹腔镜下大范围腹主动脉淋巴结清扫由于位置高，操作非常困难，除了注意预防肾动脉及下腔静脉损伤外，还要避免损伤输尿管。清除腹主动脉淋巴结一般都使用超声刀，但在切断腔静脉前组织时，超声刀不能紧贴腔静脉，否则超声震动会损伤比较薄的静脉壁。分离肾动脉下方、腔静脉前疏松组织时，助手钳夹并提起肾动脉上方组织，增加腔静脉前空间，术者左手用无损伤钳钳夹并轻轻提起下腔静脉前组织，将其分离后用超声刀头插入分离后的间隙，翘起超声刀头，紧靠肾动脉下方切断静脉前组织。然后，提起离断的组织，分离下腔静脉及腹主动脉两侧组织，显露动、静脉，清除两血管间组织，完全显露下腔静脉及腹主动脉上段。再离断肠系膜下动脉以下腹主动脉旁脂肪组织及血管前组织，同样分离动、静脉两侧组织，在血管间清除淋巴组织。

（李光仪）

第四节 大网膜切除术

一、概述

单纯大网膜切除在外科手术中极少，而晚期卵巢癌患者常伴有大网膜转移，转移灶多甚至大网膜呈饼状，对于上皮性卵巢癌Ⅰ期患者行分期术时，需切除大网膜，故大网膜切除是上皮性卵巢恶性肿瘤细胞减灭术和早期卵巢癌分期术的重要组成部分。目前妇科学界认为对早期卵巢癌可实施腹腔镜全面确定分期或再分期手术，而对晚期卵巢癌或复发性卵巢癌行腹腔镜下肿瘤细胞减灭术尚有争议。腹腔镜下大网膜切除难度较大，有必要首先了解大网膜的解剖学特点。大网膜是腹膜最大的皱襞，自胃大弯和横结肠垂向下方，形似围裙覆盖于空、回肠的前面，其左缘与胃脾韧带相连续。大网膜由前两层和后两层组成：构成小网膜的两层腹膜分别贴被胃和十二指肠上部的前、后两面向下延伸，至胃大弯处互相融合，形成大网膜的前两层，并降至脐平面稍下方。然后向后折返向上，形成大网膜的后两层，并连于横结肠并叠合成横结肠系膜，贴于腹后壁。大网膜前两层与后两层之间的潜在性腔隙是网膜囊的下部，随年龄的增长，大网膜的前两层和后两层常粘连，遂使前两层上部直接由胃大弯连至横结肠，形成胃结肠韧带。

大网膜是卵巢癌直接蔓延转移的最常见部位，早期上皮性卵巢癌行分期术，或者癌灶仅累及网膜下缘以及在网膜上散在种植，可仅切除横结肠以下的大网膜。如胃结肠韧带或小网膜受累及，则需沿胃大弯切除。癌瘤广泛浸润转移，在大网膜、小网膜上满布结节种植灶以致形成大的团块，所谓“大网膜饼”，腹腔镜下完整切除则不容易，遇此情况应果断中转开腹。

二、手术指征

1. 早期卵巢上皮癌手术分期。
2. 晚期或无生育要求的卵巢交界性肿瘤。
3. Ⅰ期子宫内膜乳头状浆液性腺癌。
4. 早期子宫恶性苗勒管混合瘤。

三、术前准备

1. 术前评估　根据病史、体征、辅助检查和专科检查情况，评估患者能否耐受手术，明确腹腔镜手术的目的。对于术前怀疑卵巢恶性肿瘤的患者，腹腔镜探查目的首先是明确诊断，其次是依据术中所见肿瘤蔓延转移情况决定首次治疗方案。

2. 辅助检查　血、尿、粪便三大常规，胸片、心电图，盆腔彩超、CA125、CA199、CEA、AFP 等肿瘤标记物检测，亦可考虑盆、腹腔的 MRI 检查。年龄大于 65 岁者应常规行肺功能测定，有高血压或心脏病者应行超声心动图检查。

3. 皮肤准备　术前一天按腹部手术要求清洁和准备腹部皮肤，尤应注意清洁脐孔。

4. 肠道准备　术前三天给予无渣半流饮食，术前一天进流质，术前晚口服庆大霉素或新霉素，术前下午口服泻药，术前晚 8 点肥皂水灌肠一次，术前晚 10 点后禁食水，手术日晨清洁灌肠。

5. 阴道准备　术前 3 天开始用 1‰新洁尔灭或 0.2% 碘伏（聚乙烯吡咯烷酮碘）擦洗阴道，每日

2次。

6. 备血 手术前日为患者抽血送血型鉴定、血交叉检查，根据患者贫血情况准备适量成分血。

7. 术前常规留置尿管

8. 与患者及其家属充分沟通 阐明手术所能解决的问题，又要告知近、远期可能会发生的问题及处理对策，本着知情同意的原则签署手术同意书。

四、麻醉与体位

同盆腔淋巴结清扫术。

五、手术步骤

1. 离断脾曲部位大网膜 腹腔镜下以肠钳牵拉大网膜、肠管，暴露脾脏，超声刀凝断黏附于脾脏上的大网膜。

2. 凝断小网膜 在胃大弯部位用单极电钩切开小网膜无血管区，牵拉小网膜，近胃大弯以超声刀凝断胃底及胃大弯处小网膜（图3-7-64A、B）。

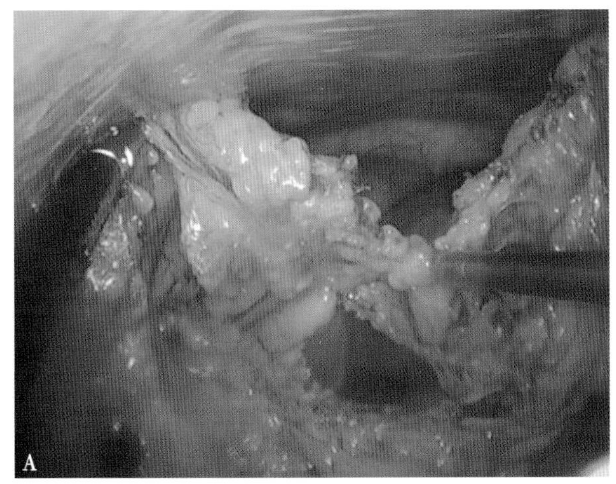

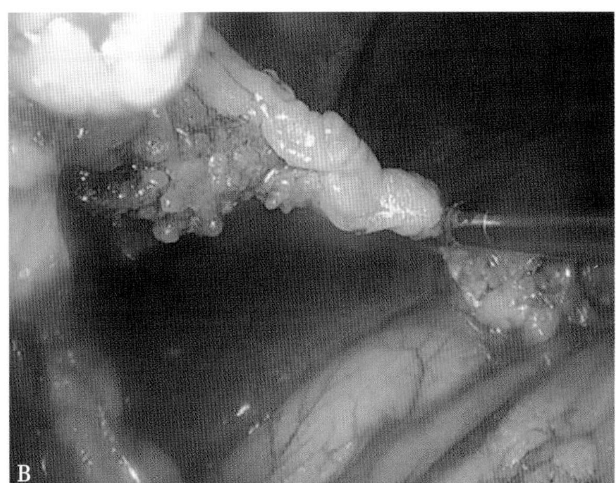

图3-7-64

A. 在胃大弯部位切开小网膜无血管区，牵拉小网膜；B. 超声刀凝断胃底及胃大弯处小网膜

3. 凝切横结肠以下大网膜 暴露右侧横结肠肝曲部位大网膜，平行横结肠，超声刀近横结肠处依次凝切大网膜至左侧脾曲部位大网膜，较大血管可双极电凝后超声刀切断。（图3-7-65A、B、C）

4. 取出大网膜 切除大网膜前子宫常已切除，故可经阴道取出大网膜。如子宫未切除，制作标本袋，大网膜装入标本袋，经穿刺孔切割后取出。

六、术后处理

1. 监测生命体征 全麻患者取去枕平卧，将头偏向一侧，防止呕吐物吸入气管。常规吸氧2~3小时。患者回病房后应立即测血压、呼吸、脉搏，观察搬动患者后血压、脉搏是否变化。继之可用心电监护仪持续监测血压、脉搏、心率、血氧饱和度2~3小时，或者0.5~1小时测血压、脉搏1次，至平稳后停。尤应注意脉搏快慢强弱，慢而强正常，如快而弱应注意有无失血、休克情况。

2. 引流 如放置盆腔引流管，应根据术后引流量的多少决定放置时间，一般保留72~96小时。术后留置导尿管24~48小时，术后尿量的重要价值体现在其为术后早期监测患者体液平衡提供了简便的动态观察途径，鼓励术后早期下床活动。

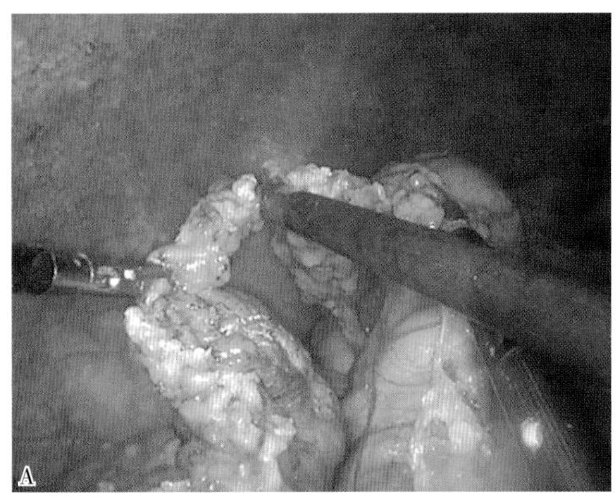

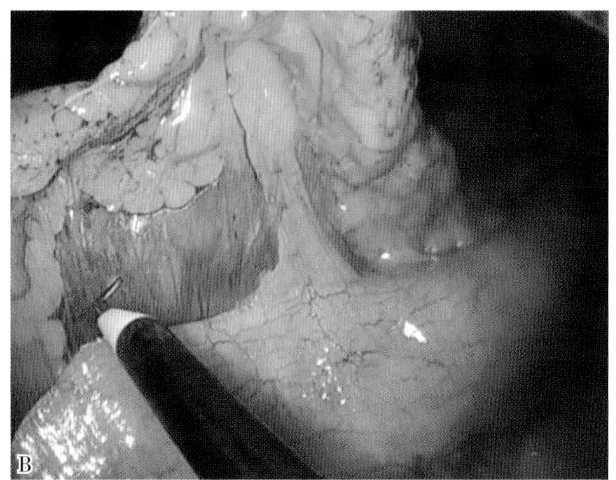

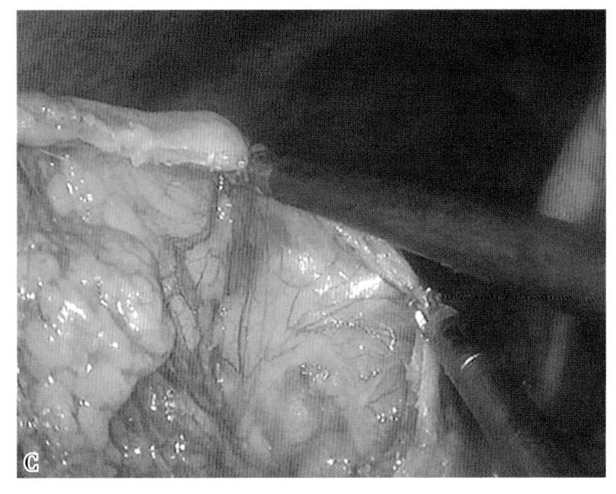

图 3-7-65
A. 电凝、切断右侧横结肠肝曲部位大网膜；B. 单极电钩凝切横结肠以下大网膜；C. 双极电凝后切除横结肠以下大网膜

3. 体温　术后 24~48 小时往往体温升高，但一般不超过 38℃，多为手术创伤、组织吸收反应，即所谓的“无菌热”或“吸收热”。若 48 小时后体温升高仍超过 38℃，应考虑有无泌尿系统、呼吸系统感染及穿刺孔处皮下血肿。

4. 饮食及补液　根据主体手术给予适当的饮食类型，如伴有肠道手术，则需肠道功能恢复后进流质饮食，大网膜切除后最好待肛门排气后进流质饮食。静脉补液遵循个体化原则，根据手术时间、失血量、术中补液量等，未恢复正常饮食前，每日由静脉补充 2000~2500ml 平衡晶体液和糖溶液，另需补充脂肪乳和氨基酸。

5. 早期下床活动　全麻复苏后即可开始床上活动，无高热、心血管疾病等禁忌证时，术后 24 小时即可下床活动，可促进肠蠕动，减轻腹胀，预防肠粘连和肺部并发症。

6. 抗生素的使用　术后一般预防性使用抗生素 24~48 小时，治疗性应用者根据血培养、分泌物培养和药敏试验选择抗生素或经验性使用强效、广谱抗生素并延长使用时间。

七、难点解析

1. 术中出血　大网膜组织中有较粗血管，如电凝时间不够就剪切易出血，且出血后寻找出血点困难，凝切大网膜时，需熟练使用超声刀，在透明、无血管区域，可用单极电钩切开，遇较粗血管，用钛夹闭合后切断或用 Ligasure 凝断。牵拉、切断黏附于脾脏、肝脏上的网膜以及处理此区肿瘤要小心，动作轻柔，术野暴露清晰，否则可能撕裂脾脏致大出血。

2. 损伤肠管　牵拉小肠、结肠时用血管钳可致肠管挫伤，牵拉肠管时用肠钳。避免双极电凝网膜时太靠近结肠，否则易致肠管热损伤引起肠瘘。

（凌　斌　王永军）

参考文献

1. 李光仪，黄浩，郑丽丽，等．腹腔镜手术治疗子宫恶性肿瘤 8 例分析．中华妇产科杂志，2001（8）：486-488.
2. 梁志清，李玉艳，陈勇，等．腹腔镜淋巴结切除治疗妇科恶性肿瘤的价值．第三军医大学学报，2001（12）：1463-1465.
3. Fanning J，Hojat R，Johnson J，et al. Laparoscopic cytoreduction for primary advanced ovarian cancer. JSLS，2010，14（1）：80-82.
4. Brun JL，Rouzier R，Selle F，et al. Neoadjuvant chemotherapy or primary surgery for stage Ⅲ / Ⅳ ovarian cancer：contribution of diagnostic laparoscopy. BMC Cancer，2009，9（1）：1-8.

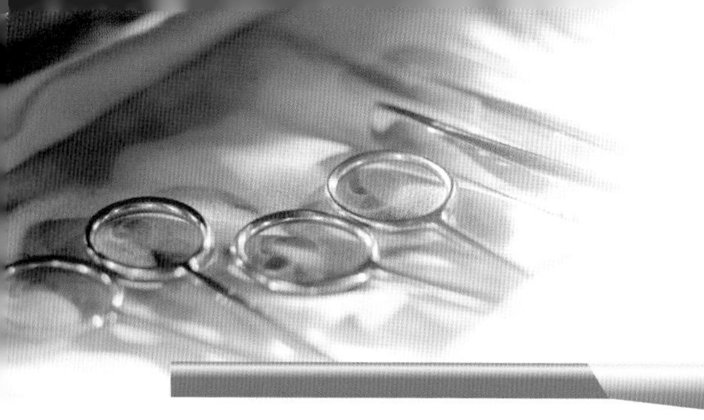

第八章

腹腔镜手术并发症

第一节　血管损伤与出血

盆腔血管及解剖：盆腔脏器的血供主要来自髂血管，附件和直肠血管也可来自腹腔血管，对盆腔血管解剖结构的正确了解，是预防手术血管损伤出血和避免相关并发症的基础。由于妇科四级手术涉及盆腔及腹腔血管系统，所以有必要了解相关血管的解剖。

盆腹腔动脉由腹主动脉向下分为左右髂总动脉，髂总动脉分为髂内和髂外动脉两个分支（图 3-8-1）。

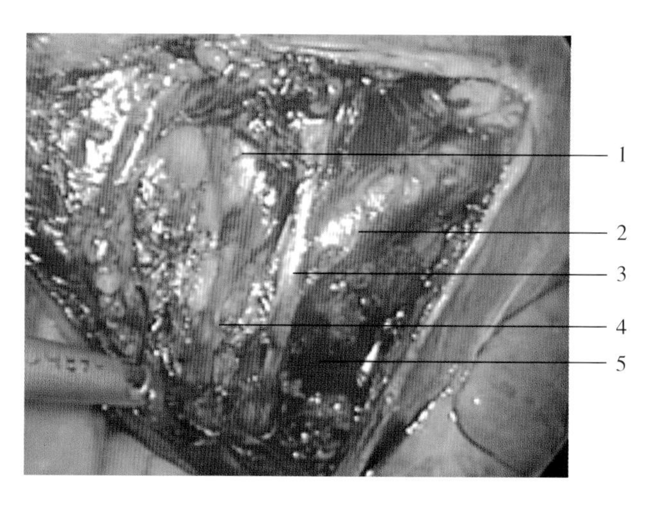

图 3-8-1　腹腔镜下盆腹腔血管

1. 左侧髂总动脉；2. 右侧髂总动脉；3. 下腹上丛；4. 腹主动脉；5. 下腔静脉

1. 髂总动脉　主动脉于第 4~5 腰椎高度的左前方分为左右髂总动脉，沿腰大肌的内侧斜向外下，至骶髂关节前方分为髂内和髂外动脉。动脉后方为左右髂总静脉，两者于主动脉叉的右侧汇合成下腔静脉（图 3-8-2，图 3-8-3）。

2. 髂外动脉（external iliac artery）　自髂总动脉发出后，沿腰大肌的内侧下降，经腹股沟韧带的深面穿血管腔隙至大腿的前面移行为股动脉（图 3-8-4）。其起始部前方有输尿管和卵巢血管跨过，外侧有生殖股神经伴行，其末端前方有圆韧带越过。髂外动脉有分支至腰大肌，髂外动脉在腹股沟韧带的上方发出腹壁下动脉，它经腹股沟管深环的内侧，进入腹直肌鞘内，分布到腹直肌，并与腹壁上动脉吻

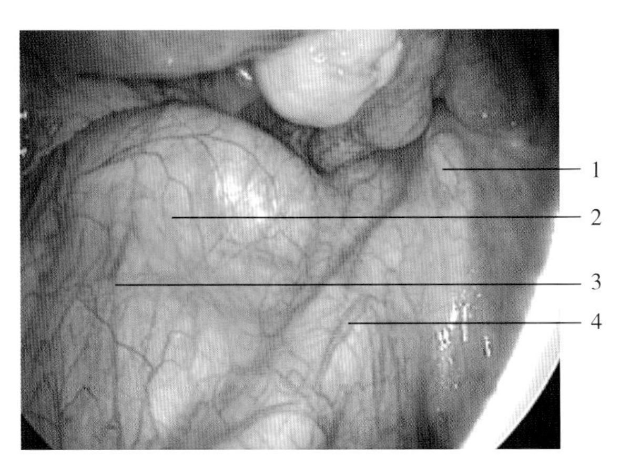

图 3-8-2 腹腔镜下盆腹腔血管
1. 输尿管；2. 骶骨岬；3. 骶正中血管；4. 右髂总动脉

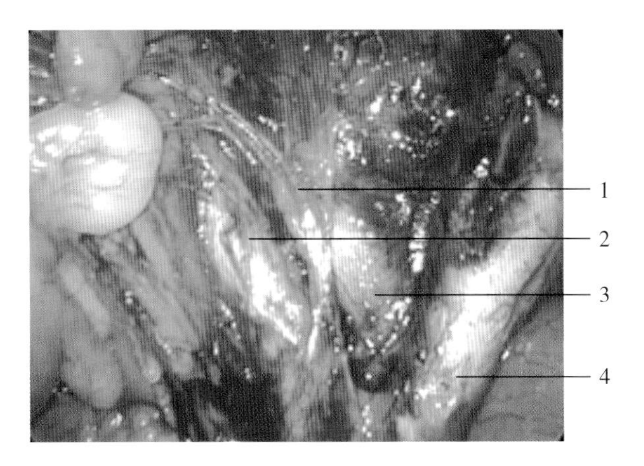

图 3-8-3 腹腔镜下髂总动脉
1. 下腹上丛；2. 左侧髂总动脉；3. 左侧髂总静脉；4. 右侧髂总动脉

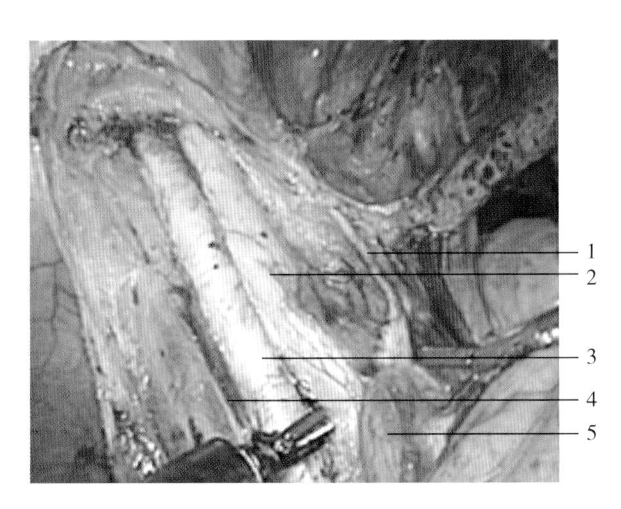

图 3-8-4 腹腔镜下髂外动脉
1. 闭锁脐动脉；2. 髂外静脉；3. 髂外动脉；4. 生殖股神经；5. 髂内动脉

合。近腹股沟韧带处还发出旋髂深动脉，向外上后贴髂窝走行，分支至髂肌和髂骨。

3. 髂内动脉（internal iliac artery） 是盆腔脏器血供的主要来源，长约 4cm，内径约 8mm。起始于骶髂关节前方，右侧稍高于左侧。其与髂外动脉成 300°夹角，如髂总动脉分叉位置高，髂内动脉约有 1cm 长的管体附着于髂总动脉。髂内动脉沿盆侧壁垂直下降，在坐骨大切迹水平分为前后两支（图 3-8-5~ 图 3-8-6）。

脐动脉（umbilical arteries）：是前干的第一个分支，分出 2~5 个膀胱上动脉，远端闭合形成脐侧韧带。

膀胱上动脉（superior vesical artery）：起自脐动脉，向内下方走行，分布于膀胱上部及中部。

膀胱下动脉（inferior vesical artery）：起自髂内动脉前干，行走于闭孔动脉的后下方，继转向内侧，分布于膀胱底、输尿管盆部下段等。

子宫动脉（uterine artery）：在腹膜后沿盆侧壁向下向前走行，经阔韧带基底部、子宫旁组织达到子宫外侧，于距子宫颈（内口水平）约 2cm 处横跨输尿管达到子宫侧缘，沿子宫侧缘迂曲上行，称为子宫体支。主干至子宫角部分化宫底支（分布于子宫底部）、卵巢支（与卵巢动脉末梢吻合）和输卵管支（分布于输卵管）。在宫颈内口水平，子宫动脉分出一些侧支，供应膀胱、阴道上部、宫颈，包括膀胱阴道支、输尿管分支和子宫颈阴道支、子宫颈支。膀胱阴道支细长，起始于输尿管交叉前，在主韧带子宫颈段内，沿终末段的输尿管侧缘延伸至膀胱底和阴道侧穹窿。输尿管至起始于输尿管交叉处，沿输尿管壁

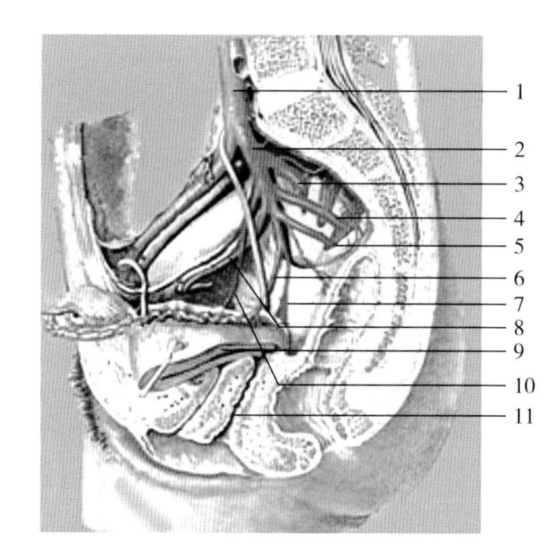

图 3-8-5　髂内动脉解剖图

1. 髂总动脉；2. 髂内动脉；3. 臀上动脉；4. 臀下动脉；5. 阴部内动脉；6. 子宫动脉；7. 阴道动脉；8. 闭孔动脉；9. 子宫；10. 膀胱上动脉；11. 阴道前干主要分出脏器血管分支，包括脐动脉、闭孔动脉、膀胱上、下动脉、直肠下动脉、阴部内动脉、子宫动脉和臀下动脉

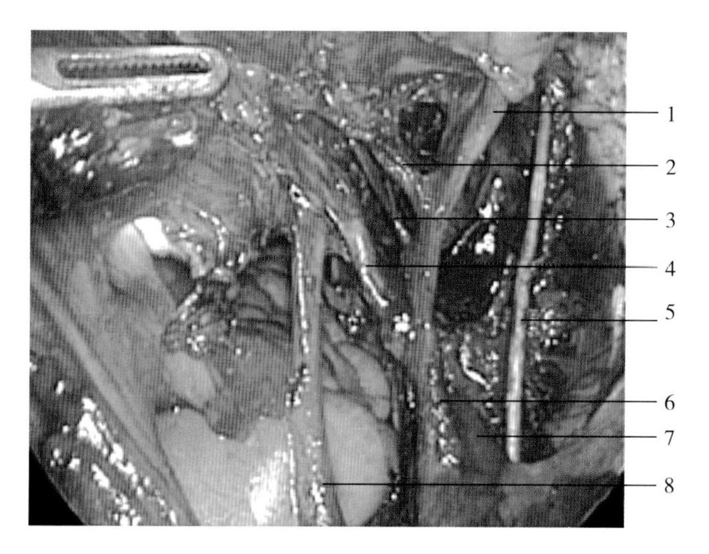

图 3-8-6　腹腔镜下髂内动脉（右侧）

1. 闭锁脐动脉；2. 膀胱上动脉；3. 阴道动脉；4. 子宫动脉；5. 闭孔神经；6. 髂内动脉；7. 髂内静脉；8. 输尿管

走行。子宫颈阴道支粗大，起始于输尿管交叉后，分成前后两支，供应子宫颈、阴道前穹窿、膀胱底和膀胱颈。前支又分出膀胱子宫韧带支。子宫颈支屈曲，起始点远离子宫颈，每个分支分成两个分支分别供应子宫颈的前面和后面，子宫颈支的第一支粗大，供应阴道，有时发出阴道后奇动脉支。

闭孔动脉（obturator artery）：紧贴盆壁向前朝闭孔方向走行，进入闭孔管。也可起始于阴部内动脉、腹壁下动脉、臀动脉或髂外动脉。

直肠下动脉（inferior rectal artery）：直肠下动脉起自多数起自髂内动脉，少数可起于阴部内动脉，经直肠侧韧带，分支至直肠下部。

阴部内动脉（inferior rectal artery）：为髂内动脉的终末支，穿越梨状肌下孔，位于坐骨棘的后方，内侧伴行有阴部神经、直肠上神经和臀下血管，外侧是坐骨神经、臀下神经、闭孔内肌神经和股方肌神经。阴部内动脉绕过坐骨棘后进入坐骨直肠侧窝，穿过阴部管，在坐骨耻骨支的内侧面进入会阴深间隙。在会阴横韧带水平，分出两个分支：阴蒂深动脉和阴蒂背动脉。阴蒂深动脉穿入海绵体根部，并进入海绵体中心。阴蒂背动脉经会阴横韧带下方，穿越阴蒂悬韧带，并经过阴蒂背部，发出膀胱前分支、耻骨联合后分支、耻骨联合前分支和皮肤分支。

臀下动脉（inferior gluteal artery）：为髂内动脉前干的分支，较粗大，由梨状肌下孔穿出后，供给臀下部及股后部上份的组织。

后干：内径约 8mm，随年龄增长而增粗，其发出髂腰动脉、骶外侧上动脉、骶外侧下动脉、臀上动脉。髂腰动脉沿髂腰陷窝上升，与第 5 腰动脉和旋髂深动脉吻合。骶外侧上动脉穿入盆腔 S1 骶椎孔。骶外侧下动脉发出分支至盆腔 S2、S3、S4 骶椎孔。臀上动脉穿越梨状肌上孔，分布于臀部。

卵巢动脉（ovarian artery）：起始于 L2 水平的腹主动脉或肾动脉，朝下侧方斜向下降，于 L3 水平跨越输尿管，在骨盆入口处距输尿管前约 2cm 处跨越髂血管，进入阔韧带经卵巢漏斗韧带进入卵巢，终止于卵巢输卵管端，由两血管分支吻合，与子宫动脉的同侧分支相连，构成卵巢下和输卵管下的血管弓，并发出卵巢和输卵管的小动脉。左右卵巢各有 2 条伴行静脉，右侧注入下腔静脉，左侧注入左肾静脉（图 3-8-7）。卵巢是由卵巢动脉和子宫动脉的卵巢支供血。依据二者对卵巢血液供应状况，将其血供供应分为四型：Ⅰ型，由子宫动脉和卵巢动脉的分支互相吻合共同营养卵巢。Ⅱ型，子宫动脉的分支供应卵巢的内侧部，卵巢动脉的分支供应外侧部。Ⅲ型，仅由子宫动脉营养卵巢。Ⅳ型，仅由卵巢动脉营养卵巢。第Ⅰ型为混合供应型，通常卵巢血液供应为此型。第Ⅱ型为均衡供应型。第Ⅲ型为子宫动脉供应优势型。第Ⅳ型为卵巢动脉供应优势型。由于卵巢的血管分布存在着上述的差异，在输卵管结扎时，为了防止损伤供应卵巢的血管分支，一般强调结扎部位选择在输卵管的中 1/3 部。结扎时应特别注意保存子宫一卵巢血运的完整性，一旦影响了输卵管系膜间的血运，即可能导致卵巢功能障碍，造成术后月经改变。

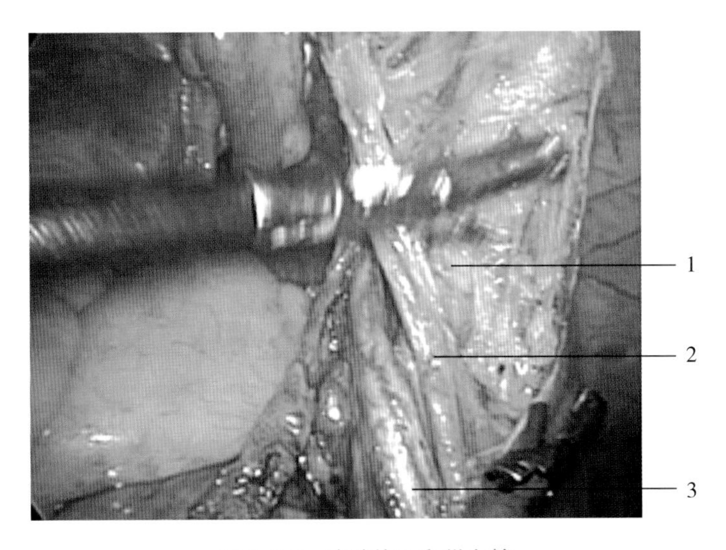

图 3-8-7　腹腔镜下卵巢血管

1. 髂外动脉；2. 卵巢血管；3. 输尿管

静脉基本与动脉伴行，但盆腔器官周围有丰富的静脉丛。与妇科肿瘤手术密切相关的是子宫和膀胱的有关静脉。

子宫深静脉：主要汇集子宫体部的静脉血，走行于主韧带的血管部（主韧带表面），最后汇入髂内静脉，中间有膀胱上、中、下静脉汇入。在主韧带血管部和其下的索状部之间有盆内脏神经的分支经过，汇入下腹下神经丛（图 3-8-8）。

耻骨后静脉丛：由闭孔静脉、髂外静脉、腹壁浅静脉和阴蒂深静脉吻合连接而成。

膀胱静脉丛：在膀胱底部周围，膀胱侧韧带中，是盆腔最大的静脉丛，收集膀胱、尿道和阴道的静脉血。

宫颈阴道静脉丛：位于子宫颈和阴道两侧的子宫阔韧带和主韧带中，与膀胱静脉丛和直肠静脉丛相通，收集子宫和阴道的血液，汇合成子宫深静脉，注入髂内静脉。

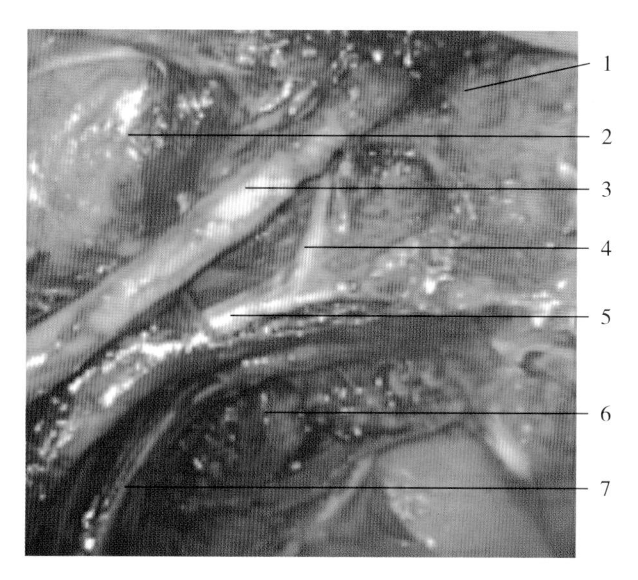

图 3-8-8 子宫深静脉及邻近组织

1. 阴道旁间隙;2. 膀胱旁间隙;3. 输尿管;4. 膀胱下静脉;5. 子宫深静脉;6. 直肠旁间隙;7. 腹下神经

直肠静脉丛:位于直肠后方及两侧,在下部最发达,分内、外两丛,内丛在黏膜下层,外丛在肌层外面,二丛相通。收集直肠和肛门的血液,汇入直肠静脉。

阴部静脉丛:位于耻骨联合后方,收集阴蒂背静脉的血液,经耻骨联合下方入盆腔,并与膀胱静脉丛相通。

血管损伤是妇科恶性肿瘤腹腔镜手术中遇到的比较严重的并发症,如处置不当会导致致命性大出血而危及生命。妇科恶性肿瘤腹腔镜手术中血管损伤主要发生于切除淋巴结时,特别是淋巴结有肿大,与血管壁致密粘连时容易发生,其中静脉损伤的发生率高于动脉。对于脏器的非主要支配血管,如发生损伤可采取双极电凝阻断或钛夹、生物夹等钳夹阻断止血,如髂内动静脉、子宫血管等。而重要脏器的主要血管则必须采取修补、吻合术,以免发生脏器缺血或静脉回流障碍而发生重要脏器坏死或严重影响其功能。

(一) 损伤类型

按照血管所支配和回流器官的不同,分为两大类,一类是无血管交通或唯一血管供应或回流者,如腹主动脉、腹腔静脉、髂总及髂外血管和肾静脉等,对于这类血管的损伤原则上采用双极电凝局部处理、修补、吻合等非闭合性处理方法;另一类为有血管交通或有侧枝血管供应和回流的血管,如髂内动静脉及其分支,肠系膜下动脉,附件血管等,对于这类血管则可以采用闭合性处理策略。

妇科腹腔镜手术血管损伤的类型主要有:撕裂、切开和误扎等。

(二) 诊断

对于术中血管的损伤,一般都能在术中及时发现,无须特别的设备检查。一旦出现损伤应立即处理,根据损伤的大小、部位采用不同的处理策略,假如不能判断损伤的严重程度时,首要处理是压迫局部止血,再根据自身能力选择进一步的处理策略。

(三) 处理要点

根据不同的损伤类型和严重程度,有不同的处理方法。

1. 非唯一血供或回流血管损伤的处理要点(以肠系膜下动脉损伤处理为例):

(1) 首先,用抓钱有效钳夹动脉的近心端,静脉的远心端,必要时助手协助用抓钳夹闭出血血管的另一端,尽量阻断血流,使创面不再出血,吸引器吸净创面,找准出血部位。

(2) 采用合适的方法和策略处理损伤的血管,一般小于 5mm 的血管都可以采用双极电凝凝固止血，而大于 5mm 的静脉可以采用钛夹或可吸收生物夹夹闭血管出血的两端。

(3) 如损伤部位位于盆底深部，特别是闭孔内的血管网或骶前静脉丛状血管出血，可以采用先压迫止血，再缓慢一开压迫的纱布或抓钳，逐一检查出血点，分别用双极电凝凝固止血，对于改危险区域的出血不主张缝合止血，缝合不但无效，甚至有加重血管撕裂的危险。

(4) 而对于阴道周围粗大的静脉丛，先采用双极电凝止血效果一般比较满意，必要时采用缝合止血可以达到立竿见影的作用。

2. 唯一血管或回流血管损伤的处理要点。

(1) 术中出现的血管损伤时，先用分离钳钳夹或压迫阻断血管，控制损伤部位的出血。如为静脉损伤应阻断损伤部位的远端，如为动脉损伤则应阻断近端(图 3-8-9、图 3-8-10)。

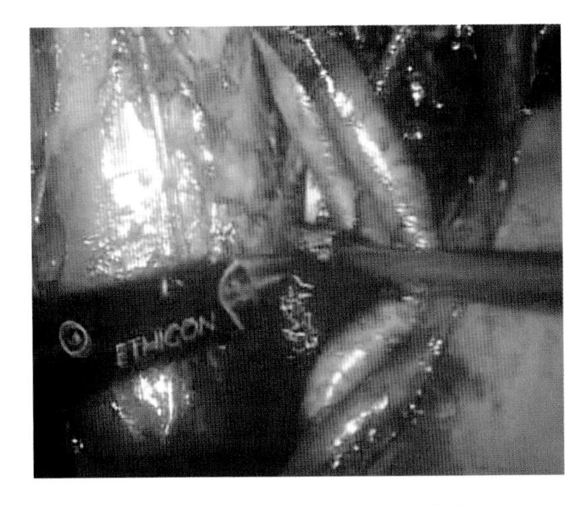

图 3-8-9　腹腔镜手术中髂外静脉损伤

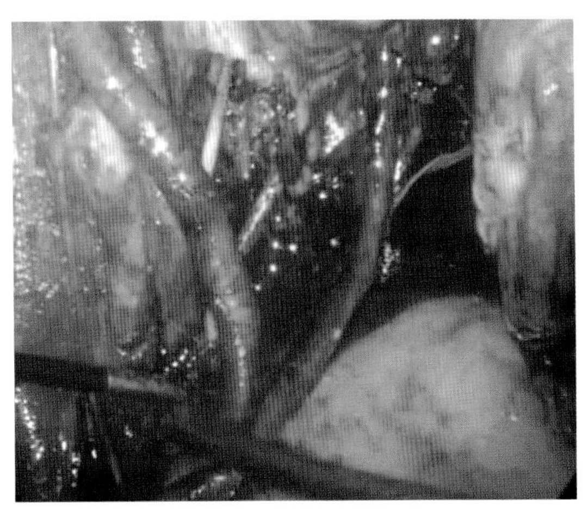

图 3-8-10　无损伤分离钳钳夹静脉远端

(2) 如损伤创面不完整，用剪刀修剪伤口，剪去伤口周围坏死或血供不良的血管壁。

(3) 用 5/0 无创伤血管缝合线间断缝合修补创口(图 3-8-11)。

(4) 松开阻断血管的分离钳，检查血管创面是否有出血，如有出血应加针缝合修补直至无出血(图 3-8-12)。

(5) 将手术体位改为水平位再次检查创面是否有出血。

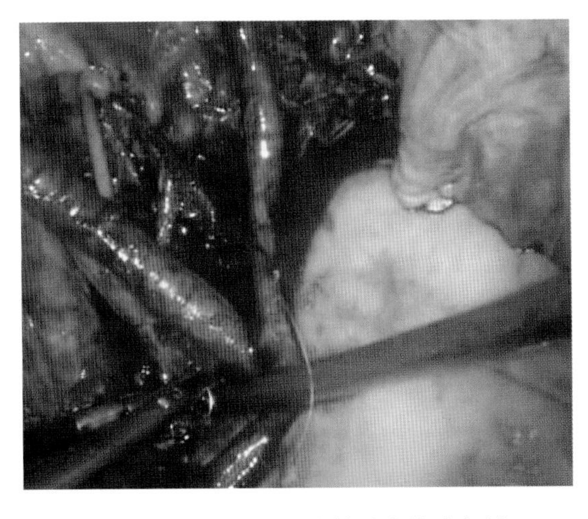

图 3-8-11　5/0 无创伤血管缝合线缝合创口

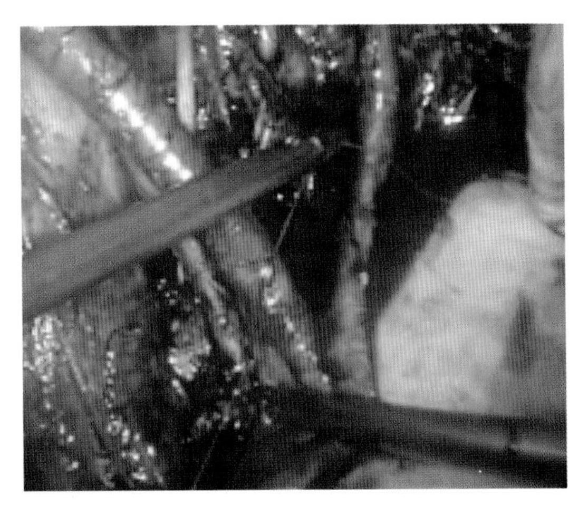

图 3-8-12　打结后检查创面是否仍有活动性出血

（四）手术中要点及注意事项

在临床医疗实践中，几乎每个外科医师均有医源性血管损伤的经历，术中发生的小的血管损伤处理比较容易，但发生大血管损伤时，出血大多凶猛，情况紧急，如果处理不当，有可能造成更大的损伤和出血，甚至导致患者的死亡或重要脏器血液循环障碍。在遇到突发的大血管损伤致大出血时要保持冷静、沉着、清醒的头脑，稳妥的处理是决定患者预后的关键。一旦发生大血管损伤，首先需及时控制出血，迅速用分离钳或用分离钳钳夹纱布压迫出血处，压迫止血，吸净血液、看清具体损伤部位后进行修补。切忌盲目钳夹或缝合，以免形成更大的损伤。缝合时应使用细针细线，切忌牵拉，以免撕破血管而形成更大创口。缝合后应仔细检查是否有出血，特别是妇科手术多采取头低足高位，这样血管处于无张力状态，即使修补不完全也不容易出血，这时应改变体位进行检查，即将患者改为水平位。

（五）术后处理及重点观察内容

1. 为减少重建血管而发生血栓，术后应常规给予低分子右旋糖酐，如手术创面不大，无明显渗血，可适量给予肝素。

2. 术后严密观察受损血管供血器官血供情况。密切观察腹腔引流液性质和量。

（六）预防措施

最为重要的熟悉盆腹腔血管的解剖结构及走行，同时注意辨认变异血管的发生。腹腔镜下淋巴结切除多数情况直接在盆腔大血管周围手术，极易损伤血管，特别是静脉壁薄，韧性差，且静脉分支较多，稍不慎即易导致血管切割和撕裂损伤出血，一般情况下，血管最易损伤和出血的地方主要有下列部位。

1. 腹主动脉及下腔静脉损伤　在游离腹主动脉及下腔静脉时，由于牵拉可以导致下腔静脉的撕裂，如处理不及时可以危及病人生命，所以一般在处理下腔静脉的分支血管时一定留有一定距离，且要求双极电凝凝固彻底或超声刀止血要可靠。另外肠系膜下动脉从腹主动脉分出，也容易损伤，相对而言，其处理相对简单，可以结扎该动脉而不影响肠管的血供。但对于其他的小分支也要处理可靠，并留足够的间距，否则靠近血管壁的出血处理也非常困难。

2. 髂总静脉分支部位损伤　髂总静脉的部位较深，操作较困难，而且静脉壁又极薄，因此，在切除该处的淋巴组织时，会将静脉剪破或撕裂，引起大出血，因此要求对于该处的淋巴结组织需要经双极电凝凝固后或超声刀缓慢切割，以求达到一次止血充分的效果，然后再切割组织。因此，腹腔镜下对该区域淋巴组织清除时，应格外小心。

3. 髂外静脉　清除盆腔淋巴结，在手术操作时都打开髂血管鞘膜暴露血管，然后切除血管周围脂肪组织。静脉壁较薄，易损伤管壁破裂出血，犹如分离右侧髂总淋巴结，因解剖特殊，易损伤右髂总静脉。因为右髂总静脉斜行于右髂总动脉的外下方，而右髂总淋巴结则躺在右髂总静脉的表面，分离时宜在淋巴结与髂静脉之间的间隙中进行，此间隙组织疏松，很易分离和暴露髂总静脉。反之，若在髂总淋巴、脂肪组织中分离，反易引起出血并可能误伤髂总静脉。

（梁志清）

第二节　胃肠道损伤

据统计腹腔镜手术胃肠道损伤发生率为 0.1%~0.3%，一些较小的损伤可无明显临床症状术后可自行愈合，故实际发生率可能会高些。胃肠道损伤较严重者可造成腹膜炎等严重后果，需要进行胃肠道修补术甚至部分肠管切除术或造瘘。术后禁食、胃肠减压等治疗严重影响到患者的恢复和生存质量。一旦出现这些严重并发症，“微创”将变成“巨创”，同时还难以得到患者及家属甚至部分医生的理解，给手术医师带来很大的心理负担。在腹腔镜四级手术中因手术难度加大，胃肠道损伤可能性也增加。

一、胃肠道损伤类型

腹腔镜手术中胃肠道损伤的原因可分为机械性损伤和热损伤。

1. 机械性损伤 可由气腹针、Trocar、手术剪刀、分离钳、金属夹、结扎环等机械性器械造成。

2. 热损伤多 由如电凝、电切、激光、微波等能量器械造成，热灼伤可能在术后数日才发现。

二、胃肠道损伤原因、预防措施

腹腔镜手术胃肠道并发症与其特殊的手术环境、手术类型和施术者的经验、对器械的熟悉程度密切相关。再简单的手术均可能因为手术者操作不当出现并发症，而腹盆腔严重粘连、妇科恶性肿瘤等四级手术出现并发症的可能性大大提高。

概括起来腹腔镜手术导致胃肠道损伤的主要因素有：

（一）穿刺针造成损伤

1. 常见原因

(1) 穿刺时由于术者未能掌握正确的穿刺技巧。

(2) 患者有剖腹手术史(尤其是下腹部正中切口史)腹腔粘连者、术前对腹腔内粘连情况估计不足。

(3) 患者过度消瘦或肥胖。

(4) 患者胃肠道胀气。

(5) 脏器肿大或下垂，如胃下垂的或是长胃型的患者。

2. 预防方法

(1) 患者采取适当的体位，以使腹内游离脏器远离穿刺操作部位，穿刺时要注意把握好力度和角度。

(2) 穿刺时将气针的阀门打开以利充气进入腹腔，腹腔内容物可从气针顶端滑开。

(3) 对过度消瘦、过度肥胖及有过腹部手术史的患者要注意局部解剖结构有无改变、粘连等。

(4) 采取抽吸试验、悬滴试验或直接读取腹腔内压力，可了解气腹针是否已正确插入腹腔，正常情况下腹腔内压力 <0.133kPa (1mmHg)。

(5) 宜用巾钳提起腹壁避免手持腹壁时误抓粘连在腹壁上的肠管或下垂的胃部。

(6) 必要时采用开放式穿刺方式。

（二）Trocar 造成损伤

1. 常见原因 Trocar 插入腹腔时同样可能损伤肠道、肠系膜。腹腔镜第一 Trocar 穿刺是盲扎引起损伤的机会较多。横结肠处于腹腔镜 Trocar 的下方易受损伤，直肠及乙状结肠固定于盆腹腔中央如有子宫内膜异位症或炎性粘连时亦易受损。升、降结肠位于腹腔的边缘受损伤的机会较少，但如果腹腔粘连，使正常解剖位置改变时亦有损伤的可能。辅助的 Trocar 由于可在腹腔镜窥视下进行损伤的机会相对较少。

Trocar 插入时造成的损伤与手术医师经验不足，未能掌握插入的力度和角度；或 Trocar 器械较钝、腹部筋膜过分强劲有力、皮肤切口过小，致用力过猛；气腹不足或有腹部手术史等因素有关。极少数病人因为胃下垂或者过度消瘦、肥胖等因素，在腹腔镜 Trocar 进入腹腔时，也易造成胃肠道的损伤。

2. 预防方法

(1) 腹腔镜第一 Trocar 进入腹腔时，患者应采取平卧位，巾钳应夹紧腹壁，助手右手辅助提起下腹壁，使腹壁上提，与肠管保持一定距离，避免穿刺过程中损伤肠管等。当 Trocar 穿过腹膜有落空感时，即可拔出 Trocar 芯，方向转为朝向尾骨上方向前斜行 45°，避免继续垂直用力。

(2) 进行第二、三个操作孔 Trocar 穿刺时，应在腹腔镜的窥视下，观察穿刺点及其周围的情况，注意穿刺点附近是否有肠管与腹壁粘连，并避免穿破腹壁血管影响视野。

(3) 气腹形成要充分,所有的Trocar进入腹腔时,应该是边旋转边进入,避免突然猛力进入腹腔。

(4) 反复使用的Trocar,术前应检查尖端是否锋利,或应用一次性Trocar。

(5) 对肥胖、消瘦患者或有多次腹部手术史的患者,应充分做好术前评估,提高警惕性,也可使用开放性腹腔镜进行手术。

(6) 对胃肠胀气的病人,使用胃肠减压,可以减少胃损伤的发生,并通过降低胃的容积而增加手术空间。

(7) 发现脐部粘连严重时,可考虑在更高的部位放入另一套管,这样能够充分地观察腹腔。

(三) 术中操作因素造成损伤

腹腔镜操作过程中器械造成的胃肠道损伤主要是由术中使用的剪刀、能量器械等造成的。其中机械性损伤较易发现,热灼伤通常在术后数日才发现。

1. 机械性损伤 常见原因有:

(1) 术中肠管与周围组织致密粘连如子宫内膜异位症,分离粘连过程中界限欠清,肠管被剪刀等锐性分离器械损伤。

(2) 术前准备欠佳或者术中麻醉因素导致肠胀气,手术视野暴露不清、肠管过分接近术野,手术操作时导致肠管机械性损伤如撕裂等。

(3) 使用旋切器旋出瘤体或子宫时,若大抓钳误夹肠管可造成肠壁的损伤,并极易将肠管进行旋切,造成不可挽回的损伤。

(4) 牵引过度引起内脏损伤。

2. 热损伤 常见原因有:

(1) 手术医师不熟悉腹腔镜手术的能源和器械,对操作工具原理不了解,使用电能源不当是肠管损伤的主要原因。手术中能源器械选择不适当、对操作工具原理不了解,或者手术过程中肠管距离术野过近、助手与主刀医师配合欠佳,突发情况致使肠管忽然暴露在术野中,导致肠管灼伤。医师操作失误及忽视了电容量耦合作用致肠管电击伤,损伤的局部坏死组织脱落导致肠穿孔。

(2) 患者肠管表面有出血、异位灶或转移的肿物进行止血、异位灶的电灼或者肿物的切除时极易造成肠管的损伤。

3. 预防方法

(1) 术前评估:对于曾有剖腹史的患者,术前必须充分估计可能发生粘连的程度,制订出相应的治疗方案并预测可能出现的并发症;对盆腔急性炎症者,应进行积极抗感染治疗,尽量不在急性炎症期进行手术。

(2) 术前充分进行胃肠道准备禁食灌肠,同时结合术中麻醉用药,避免肠胀气,使手术视野清晰可见。

(3) 当肠管和子宫等组织粘连致密时,看清解剖关系,分离时由浅入深、由疏松到致密,术中尽量使用冷刀分离锐、钝性分离相结合,只有在明确看到肠管与周围粘连组织的界限时,可以使用剪刀进行锐性分离,尽可能避免用电切法分离粘连。

(4) 对于重度子宫内膜异位症的患者手术分离时必须谨慎、小心不得粗心大意。

(5) 腹腔镜探查大网膜和部分肠管与前腹壁致密粘连,分离粘连的大网膜和肠管时应该紧贴腹膜甚至可以切除少量腹膜,实在无法分辨解剖关系者,及时中转开腹。分离子宫后壁粘连的直肠,必须采用锐性分离法,而且要紧靠子宫后壁切开粘连组织,宁可遗留少量的子宫浆膜层,也要保证直肠不受损伤。

(6) 使用大抓钳钳夹切除的瘤体或者子宫时,应该注意避免将肠管或者肠系膜一同夹住,需要确认无肠系膜或者肠管被钳夹时方可扣紧,避免肠管损伤;术中使用旋切器旋切瘤体或者子宫时应格外小心,应该在确认无肠系膜或者肠管被钳夹时,方可进行旋切;同时旋切器刀头应该摆放盆腔的空旷视野清晰处进行旋切,切勿靠近肠管或者膀胱等重要脏器及血管,避免造成严重损伤。

(7) 熟知各器械的性能、功用。在使用能源器械或者锐性分离器械时应尽量让肠管远离操作部位，避免术中肠管暴露在术野中。如果是助手与主刀医师相配合，助手应在主刀医师进行操作时尽量避免肠管等位置改变，保证操作时术野清晰，需要进行其他操作前应与主刀医师进行交流。

(8) 处理肠管上的出血、异位灶或者种植在肠管表面的肿物时应相当慎重，使用能源器械进行电凝止血或者电灼异位灶时，应注意时间和范围，避免烧灼过度造成肠壁穿孔等损伤。若异位灶过大、过多，可考虑术后药物治疗，暂不予以电凝灼烧。肿物剥除过程中尽量先机械去除远离肠壁的大部分肿物，在处理与肠壁相粘连的肿物时，细心寻找界限，进行分离，必要时用能源器械进行灼烧，但要注意深度和范围，避免造成肠壁穿孔。止血或电灼异位灶时应将需电凝的组织轻轻提起后再操作。电凝辐射范围越小对周围的组织损伤越小，应尽量采用电凝辐射范围小的能源器械进行操作。

(9) 术前必须与家属充分沟通，说明手术的困难程度及肠损伤的可能性，术中遇到的复杂情况即时告知家属，尽量取得家属的支持与谅解。

(四) 术后操作孔缝合造成损伤

1. 常见原因　当腹腔内 CO_2 气体排出后，肠管贴近腹膜，在进行缝合时针尖易损伤肠管，甚至将部分与切口肠壁一起缝合。

2. 预防方法　操作孔缝合时，必须充分暴露切口以能见到腹膜为宜，故消瘦患者一般缝合难度较小。若遇肥胖患者腹壁厚无法充分暴露，术者可用手指指引，看清切口逐层进行缝合。

三、胃肠道损伤处理

以上各种原因造成的胃肠道的损伤应及时发现，并在镜下努力寻找破损在部位，一旦诊断则积极进行修补等。

术中肠道浆膜面有血肿及明显灰变的胃肠壁虽未发生穿孔，也要做浆肌层缝合，防止因电凝而引起的继发性坏死、穿孔。若胃肠道轻微的损伤，可在腹腔镜下进行缝合修补。如果是单纯肠浆膜层修补的患者，术后第 1 天肠鸣音存在，无腹胀和麻醉后恶心等反应，可给予清流质饮食，肛门排气后，应在胃肠道可耐受的基础上，尽快恢复正常饮食。

严重损伤需中转开腹，甚至需要部分肠管切除或者肠造瘘等，以后再行肠吻合术，可请普外科医师共同会诊治疗。大肠损伤，即使有很少量的粪便进入腹腔污染也是很严重的，易造成腹膜炎等严重后果，术中必须缝合伤口，术中充分冲洗腹腔，术后胃肠减压、禁食、输液，并给予抗生素抗感染、胃肠外营养支持治疗。若出现胃损伤应插管进行胃肠减压。手术可照常进行术后继续胃肠减压禁食输液并给予预防性抗生素。

有些胃肠道损伤不易被发现，腹腔镜手术结束时，要再次检查手术区域，防止遗漏小的胃肠道穿孔，全面冲洗盆腔，并旋转腔镜一周，观察腹部情况，有益于及时发现胃肠道损伤。术后患者出现腹膜炎的症状时应考虑有肠道损伤。腹部 X 线检查及实验室检查对诊断有帮助。

腹腔镜手术中热损伤出现肠穿孔症状的时间比创伤性肠穿孔晚、可能术后几天才发现严重的腹膜刺激征、其出现时间不确定，给诊断带来困难。肠管损伤如未及时发现、极易造成严重感染甚至死亡。患者如出现腹膜刺激征就要想到肠穿孔的可能。

结语

由于腹腔镜手术电视屏幕的二维图像与常规立体视觉不同使腹腔镜下手术不同于传统的开腹手术。因此严格的术前训练特别重要，同时手术医生配合默契也是减少腹腔镜手术并发症的重要因素。

从整体出发我们应从以下方面进行预防：

1. 重视手术医师培训　腹腔镜手术医师应该接受正规的相关知识培训，重视手术的基本操作，训练熟悉各种器械的功能。建立经验丰富、合作默契的手术组。强调手术医师分级培训，手术由简单逐渐过渡到复杂。要结合医院的具体情况设备条件合理开展,不要盲目攀比。使手术做到微创、安全,以患者安全作为第一考虑。

2. 合理选择手术适应证　腹腔镜是一种微创手术,手术医师应根据疾病的不同、患者要求的不同,选择最适合的手术方式,不能盲目扩大手术适应证。并结合术中所见主动、及时调整手术方案减少并发症。正确合理选择手术适应证是避免并发症的最佳方法。

3. 正确使用各种手术能源及器械　使用不同的能源对不同的组织进行止血、分离是手术的成功的关键,同时应选择适宜的功率能源以减少电偶联损伤。临床上一般使用双极、PK 刀、超声刀等进行电凝止血,使用剪刀、分离钳等进行锐钝性分离。手术医师应该了解所用能源的工作原理,对照组织的效应特点以减少并发症的发生如胃肠道损伤等。

4. 腹腔镜手术并发症的发生率取决于手术的复杂程度,更取决于医师的手术熟练程度,且与医生的手术经验存在明显关系。手术医生对自己的手术技术要正确估计,严格选择适合自己技术的适应证,循序渐进不可急于求成。复杂、困难的手术应由有经验的医生进行,或者在其指导下进行。手术医生平时多向专家学习提高自己的业务水平。

5. 手术医生除了要熟练掌握腹腔镜手术的适应证及各种术式的操作规范、熟悉手术器械的性能外,也要高度重视腹腔镜手术并发症的预防及处理。在手术前要对可能出现的困难有充分的估计是否有好的对策来处理。术中要仔细操作,分离粘连、止血、缝合等腹腔镜下基本操作要熟练,术中遇到意外自己难以解决时可以向有经验的医生寻求帮助。出现并发症时是否中转开腹手术,应视损伤或出血的程度和术者镜下操作的熟练程度而定。

6. 腹腔镜手术是对器械要求较高的技术一些关键器械,诸如主体机、能量器械等,在目前情况下最好使用品质较好、应用广泛、质量有保证、效果得到验证的进口机器。

7. 详细询问病史及仔细体检,对高危人群术前做好手术风险评估,制定处理预案,术中特别小心操作,术后注意患者各种情况。

(陈　捷)

第三节　膀胱与输尿管损伤

一、膀胱损伤

(一) 膀胱损伤的原因

1. 套管穿刺损伤膀胱　腹腔镜手术一般都以脐孔作为主穿刺套管,其辅助套管穿刺也位于两下腹,而膀胱位于盆腔内,充盈时膀胱顶也只可以上升至耻骨联合以上,而且,妇科腹腔镜手术术前都已常规插导尿管,因此,套管穿刺损伤膀胱的概率比较小。但如果取耻骨联合上正中点穿刺,或在矮小病人、儿童、和青少年的脐耻之间的距离较小,或曾有下腹部手术史者,由于粘连导致膀胱上移,穿刺时就容易损伤膀胱。

2. 分离粘连组织引起的膀胱损伤　曾有盆部手术史的患者,特别是曾剖宫产,膀胱可能会黏于下腹部,分离粘连组织时,如果没有分清解剖界线,或钳夹组织过多,或紧贴膀胱位置分离,就有可能导致膀胱损伤。

3. 分离膀胱引起的损伤　腹腔镜全子宫切除在分离膀胱过程中,如果游离膀胱或分离粘连时用力过猛,有可能撕破膀胱。广泛全子宫切除处理膀胱宫颈韧带过于靠近膀胱或腹腔镜 Burch 手术中打开膀胱底上方腹膜进入 Retzius 间隙时都有可能损伤膀胱。特别是在有炎症或曾经手术时,膀胱与宫颈管将会出现粘连,如果过度用力分离将导致膀胱损伤。

4. 膀胱的热损伤　分离膀胱宫颈间隙及膀胱宫颈韧带时会引起膀胱后壁的出血,当用电凝止血时，就有可能发生膀胱的热损伤。

5. 操作失误引起膀胱损伤　切除子宫时，如果没有将子宫上推，在剪开膀胱腹膜反折时就有可能靠近膀胱底，或斜向膀胱，容易引起损伤。作者在做一例 LTH 时，由于助手没有把子宫推向盆腔正中，在剪开膀胱腹膜反褶时不慎将膀胱剪开 20mm。缝合阴道残端时，如果膀胱下推到宫颈外口太少，缝针很容易穿透膀胱肌层甚至黏膜层，将膀胱组织缝扎，导致膀胱组织局部缺血、坏死，形成术后膀胱阴道瘘。

（二）膀胱损伤处理

1. 膀胱损伤修补方法　术中发现膀胱损伤及时修补，预后极佳。但如果术中没有发现损伤，则很可能出现膀胱阴道瘘。作者所在单位施行的一例 LTH，手术过程顺利，术后两天拔除尿管，阴道流液增多，怀疑膀胱阴道瘘，做膀胱镜检查没有发现明显的瘘孔，但阴道流液持续增多，两周后再做膀胱镜检查，从阴道残端插入探针，膀胱镜下可以清楚地看到探针，证实是膀胱阴道瘘。该例之所以出现术后膀胱阴道瘘，是由于损伤极小，术中没有引起注意，没有及时修补。以往凡是膀胱破裂基本都是中转开腹并请泌尿科大夫修补，现在妇科大夫基本已掌握了膀胱破裂修补的技巧，而且腹腔镜下的操作技巧也比较娴熟，所以膀胱破裂后的修补基本都是由妇科内镜医生进行。膀胱裂口的位置决定修补的难度，膀胱前壁及侧壁相对容易，而后壁相对难度较大，因为输尿管出口都位于后壁（膀胱三角区）。膀胱裂口缝合后的愈合与缝合的方法密切相关。以前修补膀胱裂伤是采用不吸收的缝线，所以最主要的问题是怕缝线穿透了膀胱黏膜，引起术后膀胱结石，现在采用的是可吸收缝线，术后引起膀胱结石的问题已得到了基本解决，只要组织层次对合整齐，创面愈合理想。缝合前先将裂口两侧的膀胱黏膜边缘适当修剪，用 0/5 可吸收线从距离膀胱裂口边缘约 5mm 进针，穿过黏膜层，镜下打结后连续缝合黏膜层，再用 0~3 号可吸收线“8”字形间断缝合膀胱肌层（图 3-8-13~ 图 3-8-16）。

2. 缝合膀胱裂孔注意事项

（1）裂孔外的膀胱壁是否薄弱或已经受到损伤，并对损伤的范围和深度进行评估，必要时应缝合受损的膀胱壁或膀胱壁薄弱的部分，预防缝合膀胱裂孔后发生组织坏死导致尿漏。

（2）缝合膀胱黏膜层后用稀释的亚甲蓝溶液 200ml 注入膀胱，检测是否有漏出点，必要时“8”字形加固缝合，然后再间断缝合肌层以加固第一层，必要时加固缝合第三层，预防尿漏的发生。

（3）膀胱底部是重要的支撑组织，此处的损伤未能发现并加以修补，则容易形成瘘，如果不能确定损伤部位，可以经静脉给予 5ml 的靛胭脂，使蓝染的尿液在几分钟内自输尿管口喷出，并且通过膀胱镜加以观察，确定损伤部位，修补时，可行输尿管插管，以避免损伤输尿管口。

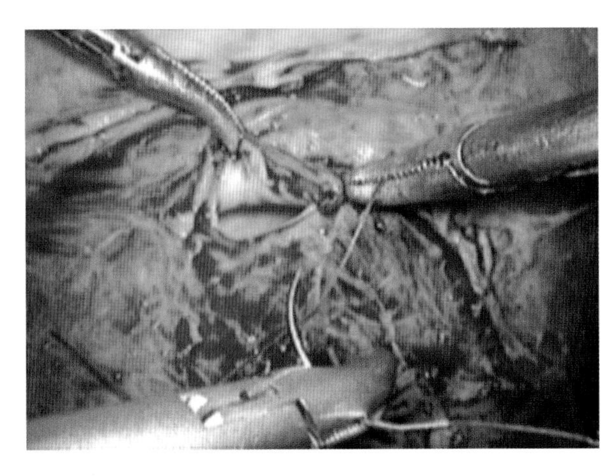

图 3-8-13　膀胱黏膜前进针

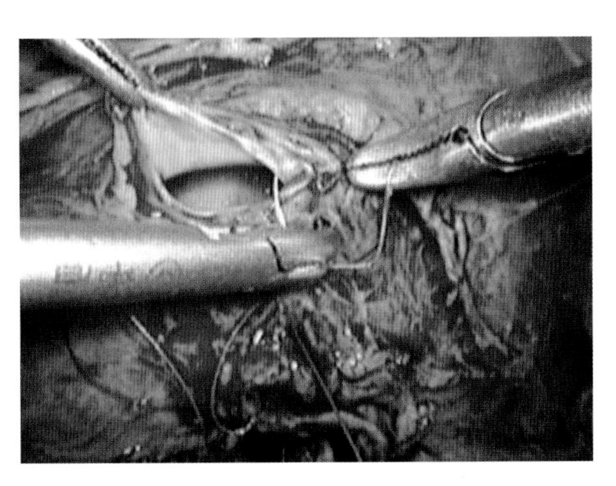

图 3-8-14　缝合对侧黏膜层

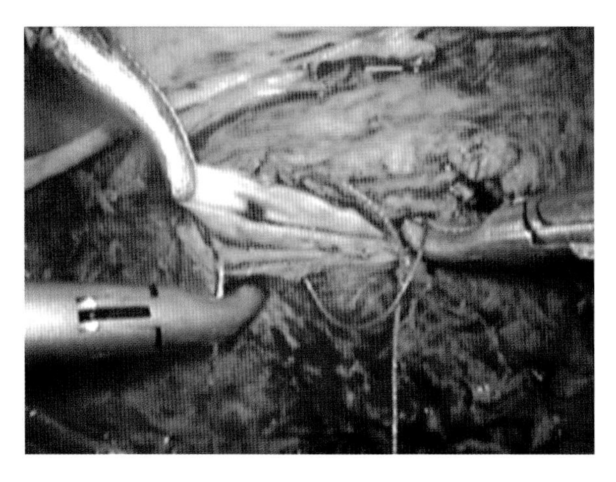

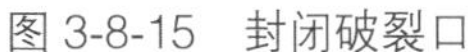

图 3-8-15　封闭破裂口

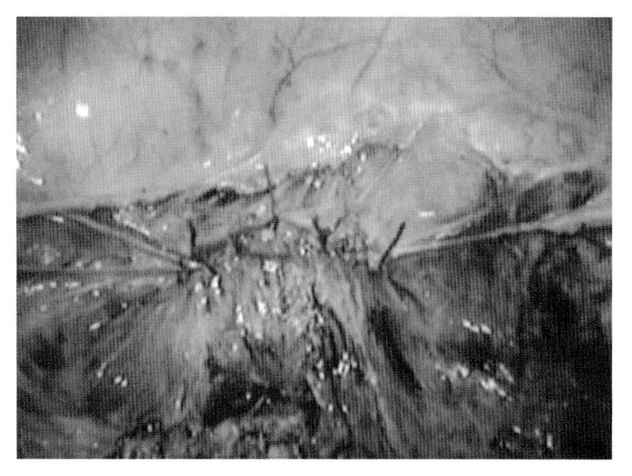

图 3-8-16　修补后的创面

(4) 术后停留导尿管至少 10 天以上，以保持膀胱排空，降低膀胱肌肉张力，促进伤口愈合。

(5) 拔除导尿管后观察排尿情况及注意阴道分泌物的质与量，及时发现膀胱子宫瘘及膀胱阴道瘘。

（三）膀胱损伤预防

1. 穿刺时预防膀胱损伤　术前置导尿管，术中保持导尿管通畅，使膀胱排空。穿刺点的位置应该选择在耻骨联合上两横指偏向左侧约 20~30mm，腹腔镜监视下穿刺锥在脐侧韧带的外侧进针。正常情况下膀胱的解剖位置是在应盆腔内，即使膀胱充盈，也不会超出脐侧韧带。所以，选择脐侧韧带外侧穿刺一般不会刺破膀胱。

2. 分离膀胱腹膜反折时预防膀胱损伤　全子宫切除或广泛全子宫切除都需要使用举宫杯，将子宫上举，显露膀胱宫颈间隙，使膀胱的界线更清楚，更好的分离膀胱宫颈间隙，把膀胱推到宫颈管外口。剪开腹膜反折后，用分离钳钳夹腹膜边缘，切断宫颈管前的纤维组织，正常情况下膀胱宫颈间隙比较疏松，用吸管、分离钳的弯面或超声刀等紧贴宫颈，以钝性分离为主，边剪边分离，很容易就能把膀胱从宫颈管上分离。炎症或手术后（如曾剖宫产）因瘢痕组织粘连，膀胱与宫颈管间隙消失甚至粘在一起，分离膀胱宫颈间隙十分困难，应注意不要强行分离，可从宫颈两侧处疏松组织处向内侧逐少剪开腹膜反折，寻找到膀胱底的界线，最好用 5mm 的超声刀紧贴宫颈管切断粘连组织，将膀胱先自宫颈管表面分开，逐步将膀胱分离到宫颈管外口，不可强行钝性分离，否则将会撕破膀胱。

3. 分离腹壁粘连时预防膀胱损伤　因炎症或手术后特别是曾剖宫产后，多因瘢痕组织使子宫体与前腹壁紧密粘连，腹腔镜下全子宫切除时寻找不到膀胱腹膜反折的解剖位置，必须先将粘连组织分解，才能进行手术，而镜下又无法判断膀胱是否与腹壁粘连，所以分解粘连时得格外谨慎、小心。先分解腹壁上的粘连，显露宫体与腹壁的界线，紧靠腹壁切开粘连组织，用两把钳分别将宫体下压及将腹膜上推，显露腹壁与宫体之间的界线，再逐步分离粘连组织。当大部分粘连组织分离以后，探查膀胱的位置，如果宫颈下段没有发生粘连，膀胱移位的可能极少。此时，寻找界线清楚的部位，再逐步把宫体分离。非常明确看到宫颈下段以后，将宫体旁粘连带切断并推开，充分暴露膀胱腹膜反折（图 3-8-17、图 3-8-18）。这种分离腹壁与宫体粘连的方法，只适用于膀胱宫颈下段没有出现粘连的患者，如果膀胱已与宫体紧密粘连，分离时应该紧贴宫体开始，逐步游离宫体到宫颈下段后，再仔细寻找膀胱的解剖位置。

4. 电凝止血时预防膀胱热损伤　把膀胱从宫颈间隙分离并推到宫颈外口后，分离面肯定会有出血，止血的方法最好使用双极钳电凝。但由于分离后的膀胱底及膀胱后壁都比较薄，特别是宫颈间隙

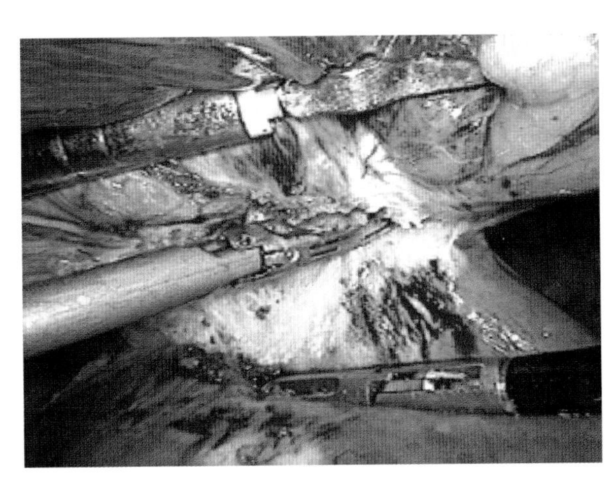

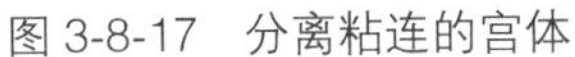

图 3-8-17　分离粘连的宫体

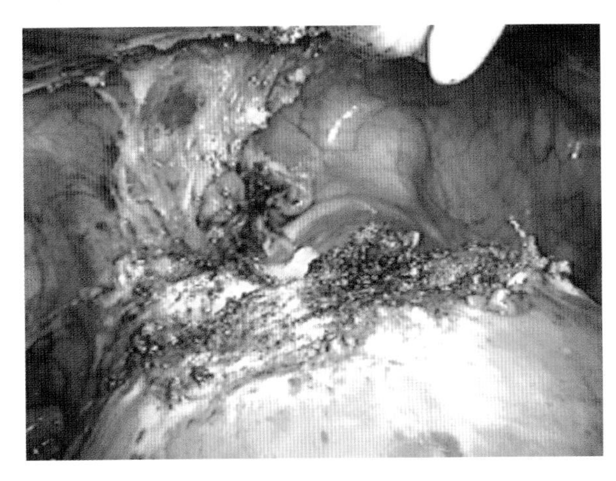

图 3-8-18　显露腹膜反折

有粘连时，分离后的膀胱壁更薄更易出血，电凝止血时极容易引起膀胱热损伤。其预防办法首先是掌握电凝的技巧，使用时采用低功率、快速电凝（点到即止）。其次，一手拿双极钳，一手握冲吸管，先用生理盐水（因为是使用双极，故可以用生理盐水）冲洗创面，看清出血点后，立即将双极钳轻轻放在出血点上，脚踏电凝开关，只要看到创面有烟雾冒出即可，切不可时间过长（时间控制在 0.5 秒以内），同时，立即用生理盐水冲洗电凝点，降低局部温度，减少热损伤。如果第一次快速电凝还不能止血，可以重复电凝，直到出血停止。

二、输尿管损伤

（一）输尿管损伤的原因

1. 输尿管发育异常　泌尿系统发育异常主要有三种情况：

（1）重复肾：一个肾脏具有双肾盏系统。

（2）分叉系统：两个肾盂在输尿管肾盂接合处汇合（交叉肾盂），两条输尿管在膀胱上方汇合（分叉的输尿管）。

（3）双输尿管：在同一个肾的同侧有两条完全成双的输尿管。

妇科腹腔镜手术中最受影响的是输尿管，最容易损伤的也是输尿管。约 1% 的女性有重复的输尿管，单侧重复输尿管多见，多数是偶然发现的，临床无症状，异位的输尿管开口都位于膀胱颈、膀胱三角区尾侧或尿道处，腹腔镜全子宫切除或广泛全子宫切除术时，极容易损伤异位的输尿管。在进行困难的妇科手术时，事先知道是否为重复输尿管很重要，如果是重复输尿管，即使术前放置输尿管导管也只是插入重复输尿管其中之一，没有插导管的输尿管极有可能损伤。妇科腹腔镜手术医生必须牢记患者有一侧或双侧重复输尿管存在的可能性，如果仅在盆侧壁见一条输尿管，这不能确定这是该侧唯一的输尿管。

2. 输尿管走行变异　输尿管在其盆腔行程中易受到盆腔内其他器官结构某些正常生理变化或病理情况的干扰和受压。如子宫下段或宫颈部位生长的平滑肌瘤，由于子宫下段膨大，可直接压迫膀胱三角区和子宫下段输尿管受盆腔肿瘤推移变位，其正常解剖改变，手术就容易损伤。肿瘤浸润、子宫内膜异位症或炎症粘连导致输尿管周围组织及输尿管管壁的病变也会导致输尿管子宫下段中线移位，更易造成损伤，尤其是内膜异位症的患者。有时候尽管输尿管发育正常，也没有粘连、内膜异位症等病变存在，但在腹腔镜手术时也会发现输尿管走行变异，移位到宫颈管上段并卷曲成团，如按常规步骤切断子宫血管，势必损伤输尿管。

3. 操作失误引起输尿管损伤　尽管腹腔镜手术已历经 20 年的发展，但是与传统的开腹手术相比，由于腹腔镜术野是二维空间、术中无法用手去触摸感知盆腹腔脏器，此外，腹腔镜手术是设备依赖性手术，手术操作技巧对术者的要求更高，如果镜下操作不熟练，就会损伤输尿管。操作失误导致输尿管损伤的类型主要是：

（1）手术时误钳输尿管造成的夹伤。

（2）缝扎子宫血管或重建盆底时误扎输尿管。

（3）手术时部分或全部横断输尿管。

（4）重建盆底时造成输尿管阻塞性梗阻。

（5）在出血点不清楚的情况下盲目钳夹盆腔深部血管止血，可以导致输尿管损伤。

这些损伤的发生可以是单一的，也可能是并存的。术中不谨慎、不细致都可能造成损伤，按常规手术步骤同样可以发生不可预料的损伤，疑难、复杂的手术（如盆腔感染、盆腔放射性治疗后或者其他可能造成输尿管周围纤维化的疾病如子宫内膜异位症等）更容易损伤输尿管。输尿管损伤可以是单侧也可以是双侧。

4. 输尿管热损伤　这是腹腔镜手术中最难预料的一种损伤，几乎都是术后出现并发症。目前，腹腔镜手术尽管已有超声刀、血管闭合器等比较先进的操作器械，但这些先进的器械工作时也会产生高温，向邻近组织传导热量；此外，止血方法绝大部分也都采用电凝，电凝时产生的温度可以高达300℃，更容易造成热损伤。这种热损伤无处不存在。输尿管热损伤引起的血液供应的改变、组织缺血坏死可以是即时的，也可以是延迟效应，因此在术中往往难以发现，而在术后才延迟发生输尿管瘘，出现症状和体征。

（1）腹腔镜子宫内膜异位手术输尿管热损伤：大多数子宫内膜异位症患者对输尿管无影响。但如果有广泛性内膜异位症存在，输尿管可能被瘢痕化的组织包绕，引起组织粘连、变硬。当子宫内膜异位灶存在于盆腔侧壁特别是子宫骶骨韧带区域时，病灶旁增厚的腹膜及组织纤维化导致腹腔镜下有时不能清楚地看到输尿管，甚至将输尿管牵拉入手术区域，电凝止血、电切组织就会引起输尿管热损伤。有时候子宫骶骨韧带病灶虽然局限，但输尿管却穿行其中，用电凝烧灼子宫内膜异位症时特别容易损伤输尿管。

（2）腹腔镜全子宫切除输尿管热损伤：腹腔镜全子宫切除时输尿管热损伤主要是发生在处理子宫血管，特别是采用电凝、电切的方法，由于子宫血管比较粗大，完全电凝阻断血流需要较长的时间，如果过于靠近子宫下段（靠近输尿管），则会导致输尿管热损伤。此外，分离膀胱宫颈间隙后，电凝阴道旁静脉丛出血，也会导致输尿管热损伤。

（3）腹腔镜广泛全子宫切除输尿管热损伤：高位离断骨盆漏斗韧带时，如果没有将输尿管从漏斗韧带分离，电凝阻断卵巢血流时就有可能造成输尿管热损伤。此外，打开膀胱宫颈韧带前后叶、游离输尿管后的出血，或靠近输尿管周围的出血，采用电凝止血，同样会引起输尿管热损伤。

5. 分离输尿管时的损伤　主要发生在腹腔镜广泛全子宫切除加盆腔淋巴结切除的患者。术中大段游离输尿管，损伤了输尿管的鞘膜，引起输尿管缺血坏死而形成瘘管或手术剥离时损伤输尿管的神经，使输尿管蠕动无力，管腔扩张，内压增大导致缺血而形成尿瘘。输尿管血管阻断及缺血坏死是手术的最严重的并发症。分离膀胱宫颈韧带前后叶时，是最容易损伤输尿管的部位，特别是输尿管进入“隧道”口发生粘连时（图3-8-19、图3-8-20）。

6. 术后输尿管瘢痕性狭窄　主要发生在腹腔镜广泛全子宫切除术后的患者。由于手术需要游离输尿管，创面比较大，术后愈合过程中由于瘢痕形成，压迫输尿管，引起瘢痕性狭窄。

（二）输尿管损伤的处理

输尿管损伤的治疗视其术中发现还是术后发现而决定，根据报道，手术时发现的输尿管损伤不到30%，绝大部分都是术后发现的，不管任何时候的输尿管损伤，修补时最好请泌尿外科大夫协助处理。

1. 严密观察　手术过程发现输尿管轻微损伤或一过性损伤但基本上未影响其功能时可以自行

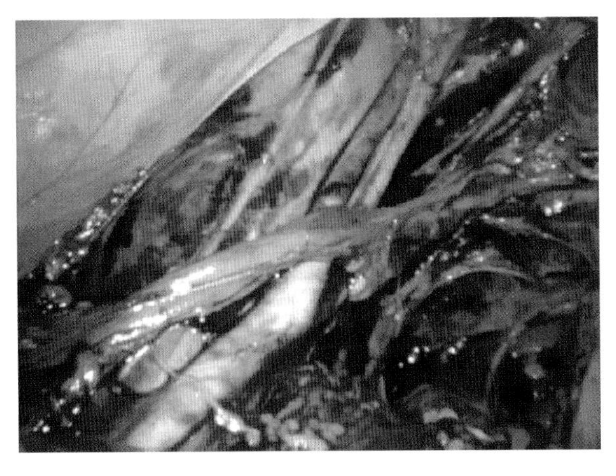

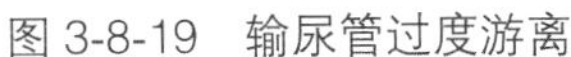
图 3-8-19　输尿管过度游离

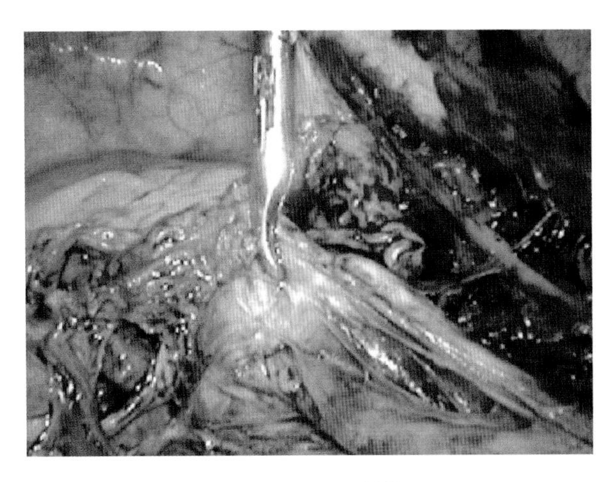

图 3-8-20　输尿管粘连

恢复，如术中轻微的输尿管肌层的电热损伤、一过性的轻微钳夹、下段输尿管分离时造成的输尿管周围水肿，都可以让其自然恢复和愈合，但术后必须严密观察排尿及症状。

2. 保守治疗　即放置输尿管支架。放置输尿管支架能使修复中的输尿管保持稳固而不易移动，促进输尿管上皮和平滑肌的再生，减少吻合处的尿管渗漏，使输尿管保持正常的管径防止硬化并减少输尿管成角的张力。但放置输尿管支架也有可能引起感染，所以放置后应该使用抗生素。支架必须选用合适的大小，置入管腔中对输尿管管壁无造成张力。放置输尿管支架应该在膀胱镜下进行。一般情况下，术中误伤了输尿管但又不至于导致输尿管坏死情况下可以放置输尿管支架，如在输尿管肌层上长时间的电凝止血或在输尿管上钳夹，使肌层组织局部暂时缺血、变白，镜下观察后局部组织血运逐步恢复，为防止术后输尿管功能的损害，术中应该放置输尿管支架，8 周后拔除。此外，术中发现输尿管肌层局部受损，但镜下明确没有看到尿液渗出或即使有尿液渗出，其损伤面积极少，同样可以术中放置输尿管支架，术后严密观察尿液的量及性质，8~10 周拔除支架。术后经 IVP 证实输尿管损伤，治疗按泌尿外科的处理原则。如果输尿管损伤长度 <5mm，可以放置输尿管支架，8~10 周拔除，一般效果较好。

3. 手术治疗　输尿管损伤可以出现在手术中，也可以发生在手术后，手术中出现损伤，只要及时处理，愈合较好。输尿管损伤的手术治疗方法很多，包括输尿管修补、输尿管端端吻合、输尿管膀胱吻合、输尿管膀胱种植等，可以在腹腔镜下进行，也可以中转开腹进行。

(1) 输尿管修补：术中发现输尿管部分损伤，最好的办法是立即进行修补，最好使用 0~4 号延迟可吸收缝线，修补损伤的输尿管应该仔细把黏膜与黏膜层、肌层与肌层对合好，尽量减少尿液渗漏的空隙，以促进输尿管上皮生长及确保新生上皮能在 2 周内覆盖缺损处，以达到缺损后的修复完成，术后放置双 J 型支架 8~10 周后在膀胱镜下取出。

术后发现输尿管损伤，多为热损伤所致。如果损伤长度 >5mm，则需要手术处理。以往是先行暂时性肾盂造瘘术，3 个月后再行修复手术。根据作者经验，如果术后 15 天内发现损伤，则直接采用腹腔镜下修补，可以减轻患者痛苦，缩短住院时间。该方法最关键的步骤是游离粘连的输尿管，因为，术后 15 天内组织开始出现明显的组织粘连。作者所在单位对一例 LTH 术后 10 天出现腰酸痛、低热、血 WBC 增高，腹部移动性浊音(+)，B 超扫描提示盆腔液性暗区 120mm × 120mm，IVP 检查证实右侧输尿管瘘，损伤部位靠近膀胱入口，损伤长度 25mm。复查原病例及翻看手术录像，估计是电凝子宫血管残端过程中热传导引起输尿管损伤。与患者及家属沟通并请泌尿外科大夫会诊后采用腹腔镜下修补。操作时，先探查盆腔，明确粘连程度及输尿管走向。分离粘连组织过程可以看到创面缝合阴道残端的线头，取出线头后，暴露损伤的输尿管创面，从膀胱镜下插入输尿管导管，明确损伤部位，并试图在腹腔镜监视下经膀胱镜从输尿管出口插入导管至损伤口，经多次操作均失败，只好剪开侧腹膜，钝、锐性分离输尿管周围组织，游离输尿管损伤部位。膀胱镜下从输尿管出口插入导管，通过远端损伤口送进输尿管，对合损伤面，用0~4号的可吸收线在输尿管前、左、右三个方位各穿合一针。缝合时缝针从损伤口远端输尿管浆肌层进针，穿过黏膜层，再从近端黏膜层进针，穿出浆肌层，拉紧穿线，镜下打结。修补损伤面后，膀胱镜下取出导管，再插入输尿管镜，明确输尿管通畅。然后，通过输尿管镜放进双J型支架，床边X光机明确双"J"管的位置，术后3个月在膀胱镜下取出，患者愈合良好(图3-8-21~图3-8-24)。

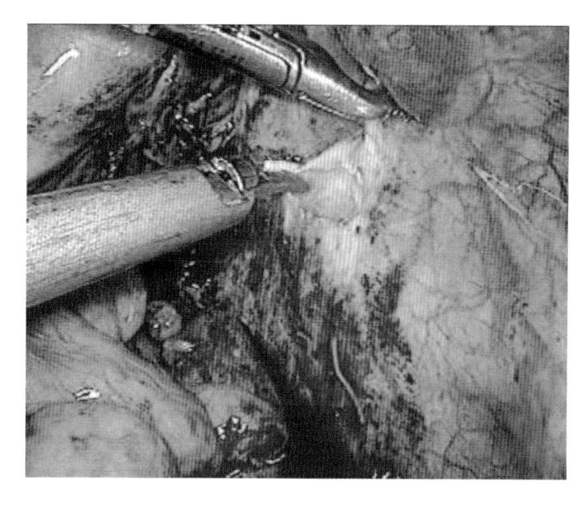

图3-8-21 剪开侧腹膜

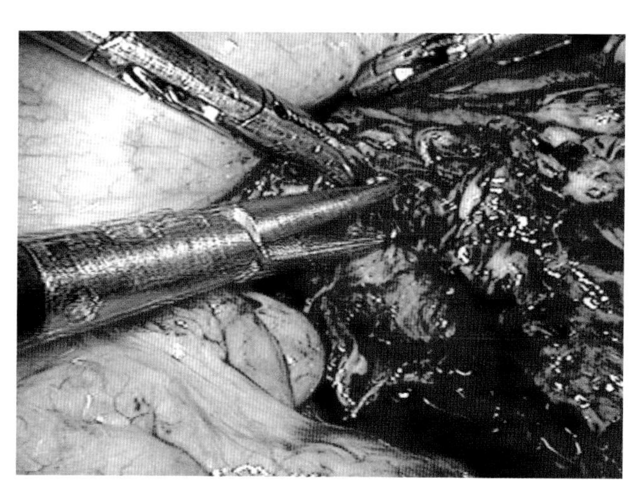

图3-8-22 分离输尿管

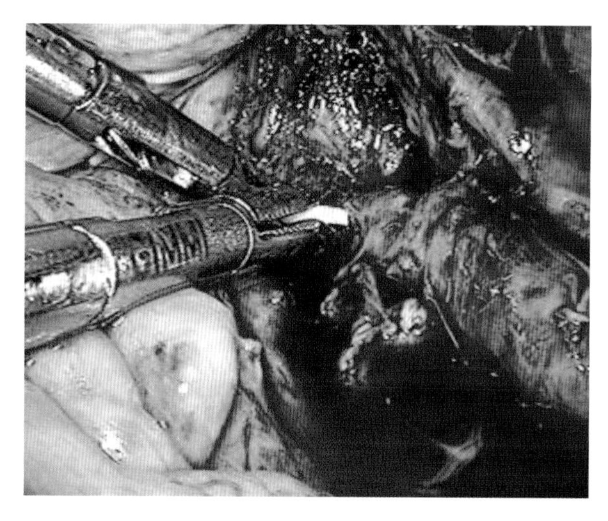

图3-8-23 将导管送进输尿管

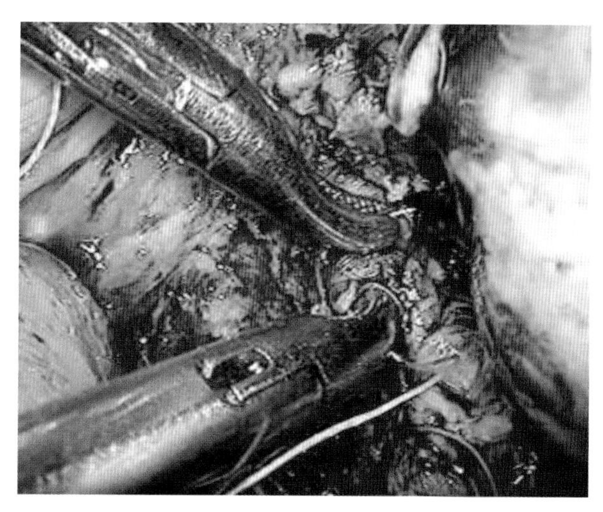

图3-8-24 缝合输尿管端

(2) 输尿管端端吻合术：盆段输尿管断裂后需要端端吻合。吻合时，损伤的输尿管末端组织必须新鲜，如果术后发现输尿管损伤需要端端吻合，必须切除坏死组织。将游离的末端切成斜铲形以保证吻合处足够宽，损伤处的上下两段输尿管必须对齐，并且要有良好的血液供应和足够的活动范围，使吻合后创面没有张力。吻合前最好放置双J型输尿管支架，它能长时间放置在输尿管中而不引起梗阻，不在手术部位引起异物反应。双J型管的一端置入肾盂内，另一端穿过输尿管下段进入膀胱，然后以双J型管为支架，用0~4号延迟可吸收缝线间断缝合输尿管的两个断端的浆肌层，共4~6针，过多缝线或打结时过度用力会致局部组织缺血、坏死，引起术后输尿管狭窄。如果输尿管管壁薄而纤细，可行全层缝合以确保对合充分。双J型支架术后8~10周在膀胱镜下取出。

(3) 输尿管膀胱植入术：该方法由于有产生膀胱输尿管反流的危险，现在临床上比较少用。该术式常被称为“鱼嘴术”，因为输尿管末端要切开并向双侧张开5mm形成皮瓣缝合于膀胱壁内。移植输尿管时应无张力而且要尽可能接近膀胱底部，于膀胱壁拟吻合处穿透全层作一小切口，输尿管下端张开5mm后每侧瓣用0~4号延迟吸收线固定。输尿管内置双J型支架，以支架作为缝线引导用作吻合。在输尿管瓣末端缝两根线行牵引之用，每根线通过小切口引入膀胱腔，由浆膜至黏膜穿过膀胱壁全层，缝线打结，将输尿管拉入膀胱并对着黏膜表层，于膀胱浆肌层和输尿管外膜置固定缝线将输尿管固定丁膀胱壁，缝线通过膀胱壁切口边缘并带上输尿管鞘，膀胱壁的切口以0~3号延迟吸收线间断缝合。放置输尿管支架期间如引流不通畅时可用1%的新霉素5ml进行冲洗。当输尿管引流通畅，输尿管支架拔除后膀胱内导尿管可再留置4~7天。

(4) 输尿管膀胱吻合术：对于发生在输尿管膀胱连接部的输尿管损伤，可以进行输尿管膀胱吻合术。用0~4号迟吸收线精细缝合输尿管和膀胱黏膜，膀胱角切口采用浆肌层间断缝合关闭。术后需留置输尿管导管10~14天使手术创伤和输尿管水肿逐渐吸收。

(三) 输尿管损伤的预防

输尿管损伤是腹腔镜手术中最为严重的并发症。预防输尿管损伤，关键在术中及时识别，及时处理，避免术后严重并发症出现和肾脏功能减退。术中损伤输尿管尚可原谅，不能识别损伤则不可饶恕。输尿管损伤常发生于盆腔病灶广泛或术中出血止血时因疏忽而损伤输尿管。但也并非全是这样，有学者认为在单纯全子宫切除术中，造成输尿管损伤的也不少见，甚至直到术后几天甚至几周才发现，所以单纯依赖经典的手术图谱并不能保证不发生输尿管损伤。

妇科内镜医生必须养成一种结束手术前检查输尿管完整性的习惯。无论采用镜下窥视、膀胱镜或输尿管插管等方法，术者必须确切地评价输尿管的完整性。经静脉注入色素实验是一种有效且方便的方法。在怀疑有输尿管损伤的时候，经静脉注入5ml靛胭脂或亚甲蓝溶液，然后术者可以通过膀胱镜或其他合适的内镜观察膀胱三角内的双侧输尿管开口，以明确双侧输尿管的完整性。在注入3~5分钟后，可以看到染色剂从两侧输尿管开口喷出。如果较长时间不显影，则可以快速注入显影剂，或给予速效利尿剂，如果输尿管内口仍然未见染色剂喷出，应该沿着输尿管走行进行检查。

1. 熟悉输尿管在盆腔的解剖　输尿管损伤重在预防。如果术者知道输尿管的解剖和生理及其与妇科疾病和妇科手术的关系，则在术中防止输尿管损伤并非难事。然而，即使技术很好的妇科医生偶尔也会损伤输尿管。预防输尿管损伤首先要在术前仔细分析患者的妇科疾病，并意识到损伤输尿管的危险性。正常大小子宫，在其子宫动脉水平，输尿管距离宫颈的平均距离是21mm。腹腔镜下剪开覆盖于输尿管上的盆腔侧壁的腹膜后，输尿管的走行很容易看到。输尿管在盆腔深部的走行是沿着子宫骶骨韧带的侧壁进入主韧带，即阔韧带的底部，输尿管在位于宫颈管内口水平侧约15mm于子宫动脉下方通过，输尿管末端部分进入膀胱壁前，其中间部分穿过阴道前穹窿。双侧输尿管的行走不一定对称，左侧输尿管比右侧更靠近宫颈。靠近宫颈旁任何一侧的输尿管均可因子宫在盆腔位置不同有相当大的变异，如有子宫旁瘢痕或疾病，子宫可能偏向某一侧，输尿管就有可能被牵拉靠近或远离宫颈的侧壁。这些解剖特点对妇科腹腔镜手术医生而言非常重要。

2. 对输尿管解剖位置评估

(1) 术前评估：对于复杂、大型的手术如妇科癌肿、严重的内膜异位症等，可能会导致输尿管受累。术前进行IVP检查，了解肾脏、输尿管和膀胱的解剖位置与功能，明确输尿管有否梗阻、移位或其他的病变，尤其在腹腔镜广泛性全子宫切除术或盆腔淋巴结清扫术前，更有必要了解双侧集合系统和输尿管是否扩张。如果盆腔内病灶广泛并且盆腔检查后认为可能累及输尿管，术前行IVP检查以进一步明确，为术时预防输尿管损伤提供重要资料。在腹腔镜广泛全子宫切除时，有人主张术前逆行放置输尿管导管，以协助术中识别和解剖输尿管，更为先进的是放置可闪光的输尿管导管，术中根据导管的闪光，可明确输尿管的走向。遗憾的是，此种带闪光的输尿管导管价格昂贵，难以推广。此外，术前放置输尿管导管有可能会损伤输尿管黏膜及血管，同时在靠近导管分离输尿管时，由于管壁变薄，更容易损伤输尿管。所以，对于术前插入输尿管导管的作用，还有争议。但是放疗后、子宫内膜异位症或严重感染后出现后腹膜纤维化时，进行卵巢恶性肿瘤减灭术时，如果需要腹腔镜下手术，术前进行输尿管插管还是有一定的作用。

(2) 术中评估：预防输尿管损伤最关键的步骤是术中能辨认出输尿管的走向。在剖腹手术时可以用示指尖和拇指尖之间在输尿管的行径滑动，如果触摸到圆滑条索状便是输尿管，轻压或敲击可使其显示特征性蠕动。腹腔镜下同样可以辨别输尿管的行径，镜下可以从侧壁腹膜后看到条索状物，用弯钳轻轻触动条索状物，可以看到蠕动，便是输尿管，顺着蠕动方向便可以看清输尿管的行径，手术时即可避开输尿管易损伤的部位。有作者认为用水垫分离技术可以使输尿管向外侧移位，使其避免损伤，但这并不可能保证有效的保护，因为输尿管有时牢固地附着在内侧叶腹膜上。静脉输入靛胭脂加 150~200ml 液体进行水剥离有助于在输尿管进入主韧带前勾画出其走行方向，这也只是一种尝试。

3. 术中预防损伤

(1) 电凝止血时预防损伤输尿管：术中输尿管周围出血，特别是分离膀胱子宫颈韧带时，由于该处血管丛丰富，极易出血，缝扎止血也非易事，一般都采用双极钳电凝止血。钳起"隧道"前方组织，用吸管吸净血液，看清出血部位与输尿管的关系，双极钳对准出血部位，快速踩脚踏电源开关，点到即止，然后马上冲洗电凝部位，降低温度，减少热传导。如果一次电凝没有达到止血效果，可以反复进行，但绝不能长时间电凝，否则会引起输尿管损伤。电凝输尿管上的出血点同样如此，止血后，输尿管壁上的创面不应该看到明显的创伤。

(2) 腹腔镜子宫内膜异位手术时输尿管损伤的预防

1) 处理子宫骶骨韧带区域内膜异位输尿管损伤的预防：在子宫内膜异位症腹腔镜手术中，经常发现子宫骶骨韧带区域内膜异位病灶，这种病灶大小不等，但都与输尿管关系紧密，无论是病灶电凝烧灼或子宫骶骨韧带切除，都有可能损伤输尿管，特别是电凝烧灼时，容易引起热损伤。在决定烧灼病灶时，应该选择双极钳电凝，镜下看清输尿管行径，在输尿管的上方或表面烧灼病灶，只要把病灶清除即可，不必长时间电凝。

2) 卵巢内膜异位囊肿手术时输尿管损伤的预防：卵巢内膜异位囊肿多合并盆底粘连，由于组织纤维化，腹膜与卵巢、输尿管与腹膜都会出现粘连，甚至是移位，由于腹膜挛缩，会发现输尿管明显外露。如果囊肿与肠管粘连，输尿管会穿过期间，手术时容易损伤。如果病灶广泛而又需要切除附件时，可以先切断圆韧带并沿着骨盆漏斗韧带侧面延长切口，最后打开阔韧带，从盆腔侧壁向中线处翻转腹膜后可以看到输尿管紧贴腹膜走行，轻轻敲打促其蠕动予以确认，如果仍然难以确认，可以在髂总动脉进入盆腔分出髂外、髂内动脉的分叉处定位输尿管，确定其进入盆腔的部位后，在切除附件。如果只是单纯卵巢内膜异位囊肿而没有累及子宫骶骨韧带，建议剥出时不要游离卵巢，只需切开囊肿的包膜，必要时吸出囊内巧克力液体，剥出囊壁，再用双极钳电凝创面出血点，如此操作便可以完全避免输尿管的损伤。

(3) 腹腔镜全子宫切除（LTH）输尿管损伤的预防：开展 LTH 中，最担忧的是输尿管的损伤，包括锐性损伤与热损伤。LTH 离断双侧附件后，剪开膀胱腹膜反折并下推膀胱到子宫颈外口 10~20mm，分离并剪开子宫骶骨韧带与子宫颈连接处上方的腹膜，充分显露子宫血管，提起离断的附件，拨开肠管，镜下寻找到盆壁腹膜后的条索状物，轻敲促其蠕动，根据蠕动方向判断其进入子宫颈管与子宫血管的距离，在输尿管上方至少 20mm（相当于子宫峡部）用分离钳钳夹子宫血管，然后用双极钳电凝在分离钳的上方血管，再用剪刀、超声刀等将其离断。然后，紧贴子宫颈管，切断子宫骶骨韧带和主韧带，横断阴道穹窿，从阴道取出子宫，缝合阴道残端（图 3-8-25~ 图 3-8-30）。如此操作，当能预防输尿管损伤。

对于盆腔粘连，特别是子宫内膜异位症需要行全子宫切除术时，看清输尿管的解剖位置尤其重要，如果镜下无法确认输尿管的位置，必须打开阔韧带后叶，解剖出输尿管。有时候在输尿管正常行

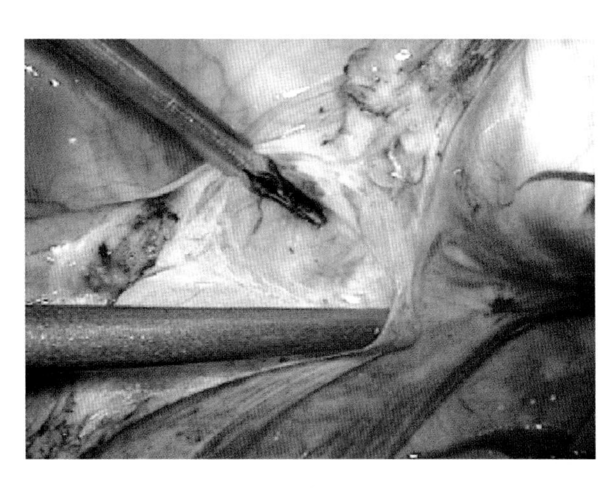

图 3-8-25　分离骶韧带旁腹膜

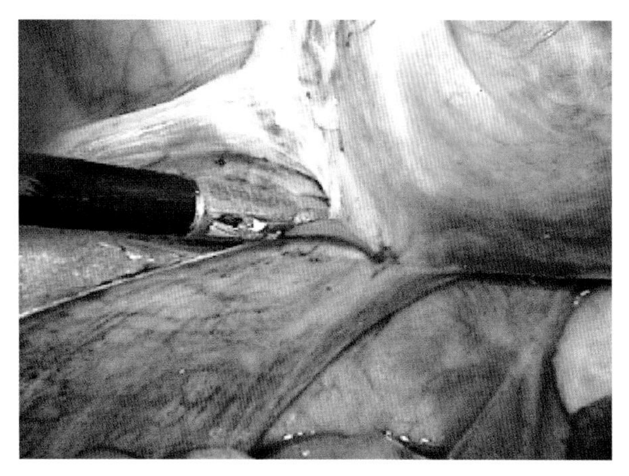

图 3-8-26　剪开骶韧带旁腹膜

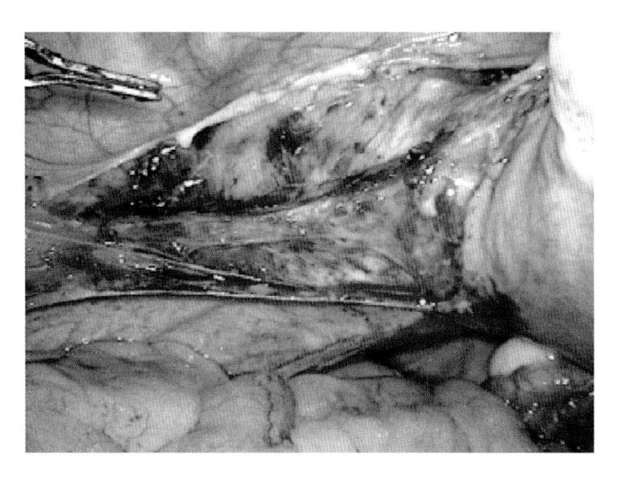

图 3-8-27　显露子宫血管

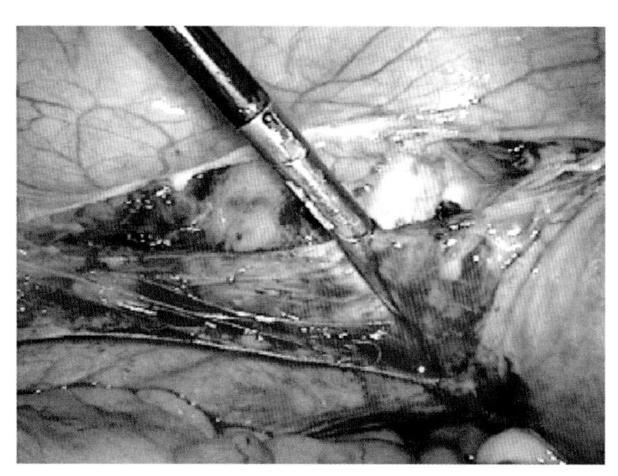

图 3-8-28　钳夹子宫血管

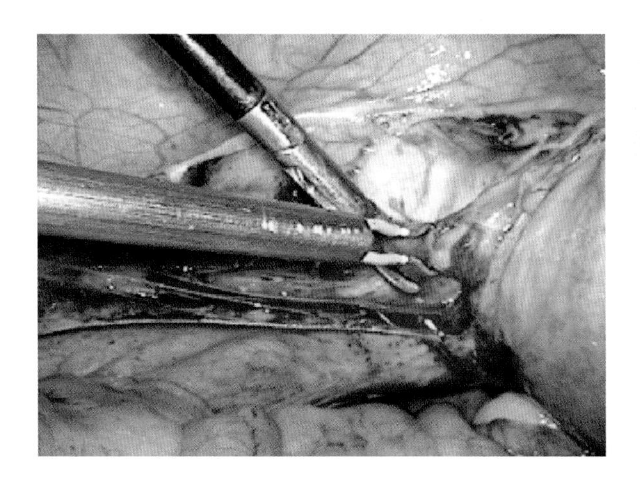

图 3-8-29　电凝子宫血管

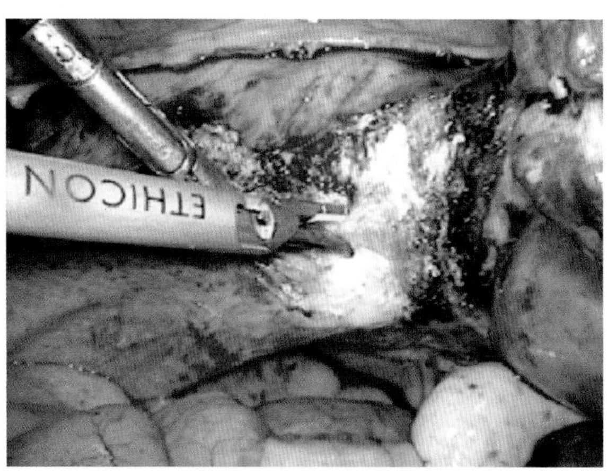

图 3-8-30　离断子宫血管

经的部位寻找，即使暴露了髂内外血管，消耗 1~2 小时，也无法看到输尿管的踪影，却原来发现输尿管与漏斗韧带粘在一起，或躲在子宫骶骨韧带的深处。所以，在打开阔韧带后叶，在漏斗韧带的下方、骶骨韧带的外侧找不到输尿管，就应该在上述的两个部位寻找，否则就会损伤输尿管。

(4) 腹腔镜广泛全子宫切除时输尿管损伤预防

1）游离输尿管时保护输尿管的血液供应：输尿管主要的血流供应来源于髂内动脉分支的近段，输尿管外鞘被人字形的小动脉包绕，不同部位的输尿管其自身的血液供应来自不同的部位，上、中部的血液供应来自外鞘的中间侧，盆段输尿管的血液供应主要来自外鞘的侧边。腹腔镜广泛全子宫切除时不要过度游离输尿管，特别不要损伤输尿管鞘膜，以保证输尿管的血液供应。由于有丰富的并行血液供应，只要不损伤输尿管周围外膜内的纵向血管，就可以减少对输尿管的损伤。如果分离输尿管时损伤其鞘膜，将会造成该段输尿管局部缺血，引起组织坏死和瘘管形成。即使没有形成瘘管，由于局部瘢痕形成和狭窄也将会造成进行性的输尿管肾盂积水影响肾功能。腹腔镜广泛全子宫切除时由于要高位切断卵巢血管，必须要暴露盆腔段输尿管。镜下确认输尿管的位置后，在其上方 15mm 剪开阔韧带前、后叶，一直到达进入子宫颈的位置，尽量使输尿管紧贴腹膜，以保证输尿管鞘膜的完整性。

2）切断漏斗韧带时避免输尿管损伤：腹腔镜广泛全子宫切除的步骤之一是高位切断骨盆漏斗韧带。正常解剖下，输尿管从肾盂延伸，到达髂总血管，跨过卵巢血管进入小骨盆。腹腔镜下看清输尿管与卵巢血管的解剖关系后，剪开阔韧带前、后叶，拨开输尿管，用钛夹钳夹后切断。也可以在输尿管的上方钳夹卵巢血管，双极钳电凝后切断。

3）打开“隧道”时避免输尿管损伤：输尿管受损最常见的部位是从子宫动脉到膀胱入口之间的一段，长约 30~40mm，在该段内含有血管“隧道”和韧带“隧道”。在“隧道”的周围有许多小血管丛，游离该段输尿管时极易出血，止血也极为困难，所以该段输尿管损伤发生率高。

腹腔镜下处理子宫血管有两种方法，即“隧道”分离法与直接分离法。打开血管“隧道”可以采用经典的打“隧道”方法，首先提起子宫血管前组织，用分离钳或吸管在输尿管鞘膜的上方寻找输尿管与子宫血管的间隙，在输尿管的内侧用直角钳逐步分离输尿管与血管之间的结缔组织，完全游离输尿管前的子宫血管，偶尔会发现供应输尿管血液的小动脉，在靠近输尿管的内侧钳夹切断子宫血管，尽量保护小血管（图 3-8-31、图 3-8-32）。处理子宫血管最好采用直接分离法，该方法的主要步骤是从髂内动脉找到子宫动脉的起始部，清除血管前的结缔组织，游离子宫动脉，电凝后用超声刀、剪刀等切断（图 3-8-33、图 3-8-34）。该方法直视下分离子宫动脉，可以看清子宫静脉的位置，及时处理，避免出血。此外，由于不需要在输尿管上操作，损伤输尿管鞘膜的机会很少，从而保护了输尿管鞘膜上血管的完整，避免由于术后输尿管局部缺血、坏死。

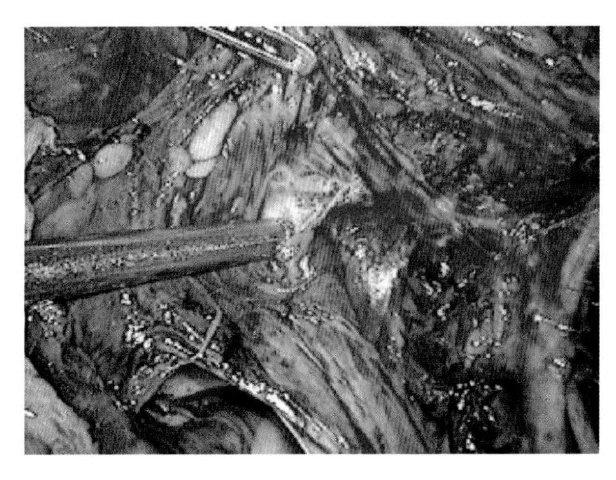

图 3-8-31 暴露输尿管与血管间隙

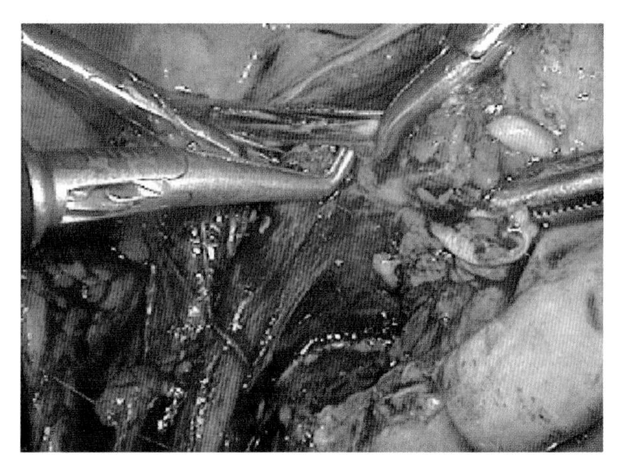

图 3-8-32 插入血管隧道入口

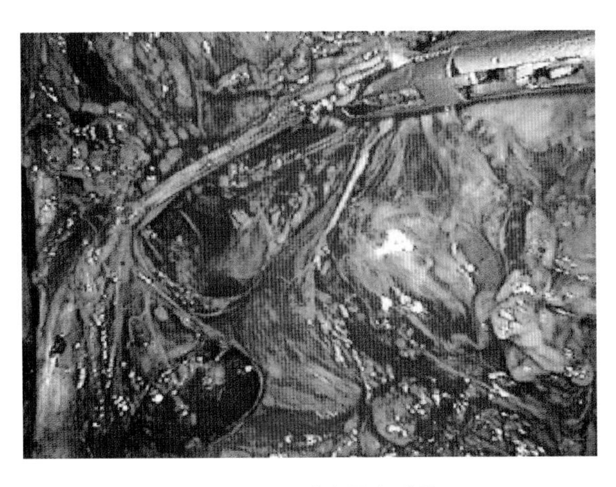

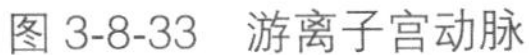

图 3-8-33　游离子宫动脉

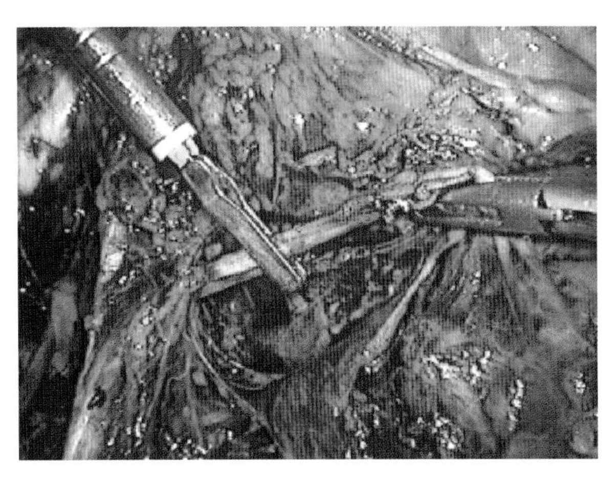

图 3-8-34　电凝切断子宫动脉

腹腔镜下打开韧带“隧道”，即分离膀胱子宫颈韧带，游离壁段输尿管，这是输尿管最容易损伤的部位。膀胱宫颈韧带很短，只有 20~30mm，甚至只有 10mm，但丰富的静脉丛交错其中，输尿管穿过该韧带进入膀胱，分离过程极易出血，止血又非常困难，输尿管损伤的发生率比较高。开韧带“隧道”时先充分显露膀胱宫颈韧带，两把分离钳分别钳夹输尿管前韧带的两侧，用冲吸管水垫分离“隧道”入口的疏松结缔组织，显露输尿管与韧带的解剖关系，用 5mm 直角钳在输尿管鞘膜前向内、上方向逐步分离膀胱宫颈韧带前层，电凝后切断，完全游离壁段输尿管，如此操作，损伤输尿管的概率很低（图 3-8-35~ 图 3-8-38）。

（5）切除盆腔淋巴结时避免输尿管损伤：腹腔镜下清除盆腔淋巴结由于手术过程全都在镜下直视下进行，一般损伤输尿管的概率比较低。但在切除髂总及髂内淋巴结时，则必须充分暴露输尿管的行径，避免损伤。

1）切除髂总淋巴结时预防输尿管损伤：髂总淋巴位于髂总动脉末端外侧，输尿管爬行其上而进入盆腔。所以，在清除该淋巴结时，如果输尿管显露不清，则有可能会损伤。腹腔镜下清除髂总淋巴结时，只要解剖层次清楚，可以避免损伤输尿管。操作时剪开阔韧带前、后叶，并延伸到髂总动脉上方 30mm，可以清楚地看到输尿管、髂总动脉、髂总淋巴结的解剖关系。先把输尿管与髂总淋巴结之间的疏松组织分离，并把输尿管往上腹部拨开，暴露髂总淋巴结。钳夹并提起髂总动脉前的组织，以张开、闭合的反复动作把淋巴结从髂总动脉上分离，并钳夹、切断，如此操作，就能预防输尿管损伤（图 3-8-39~ 图 3-8-40）。

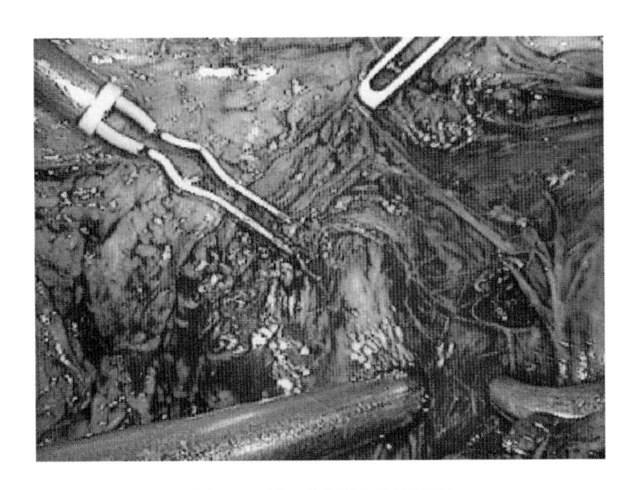

图 3-8-35　膀胱宫颈韧带

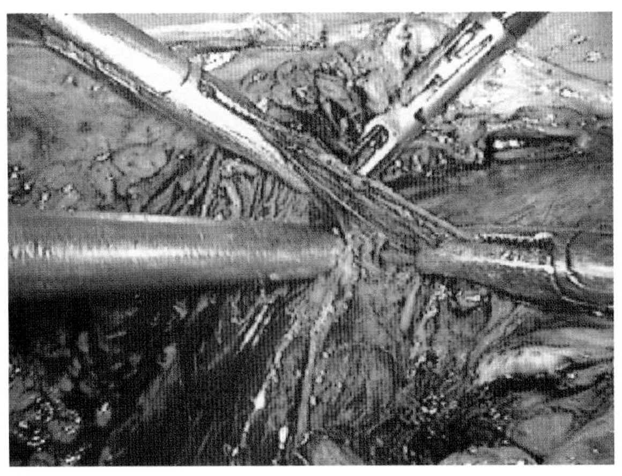

图 3-8-36　暴露隧道入口

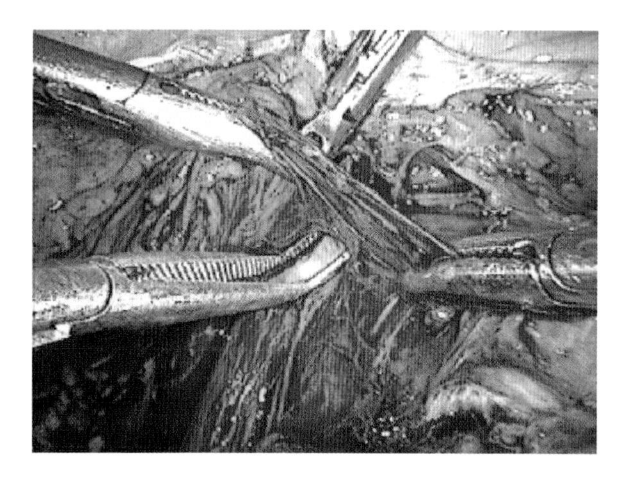

图 3-8-37　分离输尿管与韧带前层

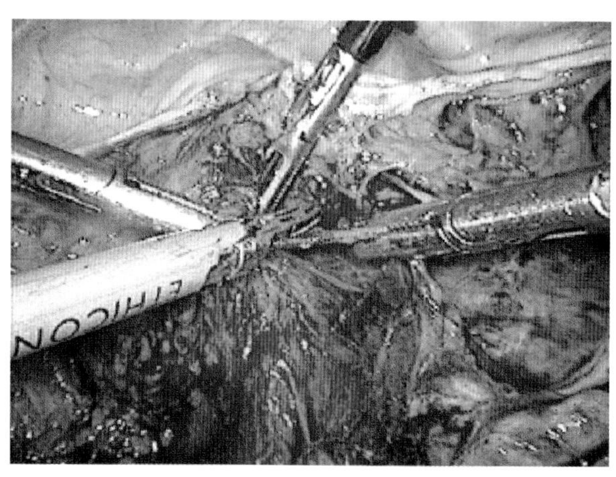

图 3-8-38　切断韧带前层

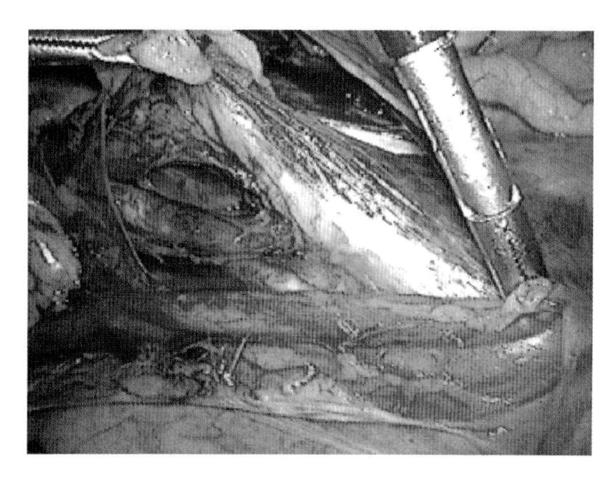

图 3-8-39　拨开输尿管

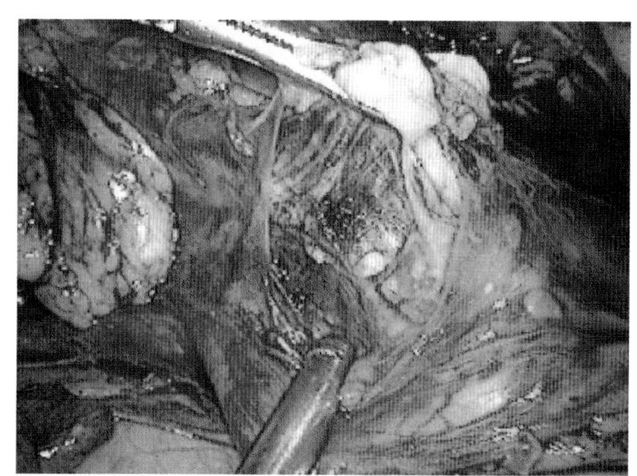

图 3-8-40　分离髂总淋巴结

2）切除髂内淋巴结时预防输尿管损伤：髂内淋巴结位于髂内动脉的外侧、髂内静脉的上方，输尿管进入盆腔后，紧贴髂内动脉，穿过子宫血管，进入膀胱子宫颈韧带。由于输尿管与髂内动脉的解剖特点，清除髂内淋巴结时注意避免损伤。清除髂内淋巴结时先寻找并暴露髂内段的输尿管，在髂内动脉及输尿管的上方钝性剥离淋巴结及结缔组织，直到侧脐韧带，清除髂内淋巴结后就完全显露出盆段的输尿管，拨开输尿管，再清除其他部位的淋巴组织。

（李光仪）

第四节　神 经 损 伤

妇科腹腔镜手术神经直接损伤包括广泛性子宫切除术时盆腔自主神经损伤，盆腔淋巴结清扫术时生殖股神经、闭孔神经、腰骶神经丛等损伤。非直接损伤主要由于患者截石位或半截石位，可出现坐骨神经或腓神经损伤、使用肩托不正确或手术时不经意手臂下垂导致的臂丛神经损伤。

腹腔镜手术神经损伤的预后取决于所损伤的神经，以及损伤的严重程度。切断生殖股神经对患者的生理功能影响不大，只引起大腿内侧三分之一的皮肤感觉障碍；如果有腰骶神经丛损伤，症状可能会持续存在；有些神经损伤后可立即修复，如闭孔神经损伤。术前应告知患者术后可能出现肩部或下肢的麻木、疼痛，通常在术后第5天自行缓解。如果症状持续超过术后第5天或是存在运动障碍可能需要至神经内科就诊。预后取决于神经拉伸的程度以及压迫的时间。

1. 生殖股神经损伤　生殖股神经损伤主要发生于腹腔镜盆腔淋巴结清扫术。生殖股神经位于盆壁侧腹膜后、腰大肌的表面，打开盆壁侧腹膜后，可见生殖股神经从腰大肌的前面穿出后，靠近腹股沟分出股支与生殖支。在清扫盆腔淋巴结时，由于要切除腰大肌外2cm的结缔组织，有可能会损伤甚至切断生殖股神经。生殖股神经紧贴髂外血管，在分离腰大肌与髂外血管时也会损伤甚至撕断生殖股神经。此外，在分离生殖股神经旁组织时，由于出血需要电凝止血，也会灼伤生殖股神经。损伤生殖股神经对患者一般不会引起功能性障碍，理论上患者可能会出现大腿内侧1/3皮肤感觉麻木。这些患者普遍表现为术后1~42天内大腿前内侧1/3皮肤麻木感，然而患者常不以为意。

2. 闭孔神经损伤　由于闭孔神经的位置因素，在妇科恶性肿瘤或子宫内膜异位症患者的根治术或腹膜后手术中发生损伤的概率最多。闭孔神经出小骨盆后，穿过髂内、外血管进入闭孔窝，出闭膜管分前、后两支，支配股部收缩肌群及股内侧下2/3的皮肤感觉。由于腹腔镜盆腔淋巴结清扫的范围必须包括闭孔窝内的淋巴组织，而闭孔神经就在闭孔窝中穿过。在脂肪组织中分离闭孔神经时，如操作不小心或粗暴用力，有可能会损伤闭孔神经；闭孔神经是从髂总静脉交叉下方穿出，在切除该部位的淋巴组织时，如闭孔神经暴露不清楚，会出现误伤；切除闭孔窝淋巴组织时，由于出血，电凝时也会误伤闭孔神经。此外，术后闭孔神经严重粘连也会出现临床症状。闭孔神经损伤后，患者表现为大腿外侧从股内侧自腹股沟至膝上3cm处皮肤触、痛觉减退及大腿内收肌群功能阻碍甚至瘫痪，两下肢交叉困难，大腿外展受限，髋关节伸、屈异常，见于术后最初几天。股内收肌开始时轻度萎缩，晚期可有肌萎缩。

3. 坐骨神经损伤　妇科腹腔镜手术导致坐骨神经损伤的原因主要不是由手术直接造成，而是由手术体位不正确引起。如果患者体位摆置不当，如支腿架过高，两腿分开太大，可以压迫神经或神经过度伸展，均可使神经受损。受损伤后的主要表现是足不能背屈，足下垂并有内翻，趾不能伸，呈“跨阈步态”，小腿外侧面和足背感觉障碍。在腹腔镜手术中所造成的坐骨神经损伤往往是半自限的。运动和感觉缺乏一般在手术后立即出现，进行性发展数周，再经过3~9个月则开始消散。

4. 腓总神经损伤　腓总神经是坐骨神经的一个分支，从膝关节外侧的腓骨头旁穿过。若手术采用平卧位，很少出现腓总神经损伤。当手术采用膀胱截石位，需要架腿至外展位时，一定要使用软垫来保护小腿，以避免腓总神经损伤。当大腿处于过度屈曲、外旋和外展位时，股神经也很容易受到损伤。股神经可被腹股沟韧带拉伸或是压迫，尤其是因手术需要而上抬大腿时。在上抬大腿前，应当减少膝关节的屈曲度，以避免股神经的过度拉伸。

5. 腹下神经神经损伤　广泛性子宫切除术对腹下神经的损伤是难以完全避免的，其损伤程度与骶韧带的切除范围有密切关系。腹下神经位于骶韧带的外侧面，进行子宫骶骨韧带切除时，如果对附着于外侧的神经不予分离，腹下神经则可能被切断。由于损伤的腹下神经属交感神经，主要表现为漏尿。

6. 盆腔内脏神经损伤　广泛性子宫切除术中盆腔内脏神经损伤程度与主韧带的切除范围有密切关系。盆腔内脏神经主要走行于子宫深静脉下方的主韧带神经部的外侧段，切除主韧带时如果不将其中的神经找出并保留则出现损伤。由于损伤盆腔内脏神经属副交感神经，为支配膀胱逼尿肌的主要神经，损伤后主要表现为排尿功能障碍。

7. 盆丛损伤　广泛性子宫切除术对盆丛的损伤是难以完全避免的，其损伤程度与主韧带、阴道旁组织的切除范围有密切关系。盆丛的发出部位位于主韧带神经部中、外侧部，切除主韧带时如果不将其中的神经找出并保留则出现神经损伤。切除阴道旁组织时可损伤沿主韧带下方走行的分支（盆丛的膀胱支、阴道支）。由于损伤的盆腔自主神经既有交感神经成分，又有副交感神经成分，经常导致下尿路的功能紊乱，出现膀胱感觉异常、排空障碍等神经源性膀胱功能障碍，也可以引起直肠排空障碍、性功能障碍。

8. 臂丛神经损伤　臂丛神经是由C5-T1的前降支形成，从颈部的外下侧穿行至腋窝，然后分为末梢支配上肢。术中上臂的过度外展、外旋、伸直都会导致臂丛神经的损伤。由于腹腔镜手术常采用特伦德伦伯格卧位，肩托是预防臂丛神经损伤的有效工具。但是肩托应放置于肩锁关节的外侧以避免压迫臂丛神经导致损伤。双臂因松弛的放在身体两侧，使用软垫在肘部附近固定，这样可以同时避免尺神经和臂丛神经的损伤，也给术者提供更多的操作空间。

（陈春林　石　刚）

第五节　深静脉血栓形成

肺血栓栓塞症（PET）和深静脉血栓形成（DVT）共属于静脉血栓栓塞症（VTE）。在西方国家是一种常见病和多发病，美国每年约有 60 万 ~80 万 DVT、PET 发生，PET 是第三位常见的急性致死原因，仅次于肿瘤和心肌梗死。西方国家妇科盆腔手术后 DVT 发病率为 11%~29%，在实施妇科盆腔手术时，其实不仅仅是盆腔手术，其他部位的手术也同样，必须给予针对 DVT 预防的措施。而在我国传统观念认为东西方人种与饮食习惯与结构的不同，静脉栓塞症，尤其是手术后发生 DVT 的可能性极低，手术后 DVT 的发生一直没有受到重视。但是手术后患者猝死的现象临床上时常会遇到，猝死的患者中多数不能用心脏疾病来妥善解释。刘玉珍等研究了 141 例罹患子宫肌瘤、子宫腺肌症、、卵巢囊肿、子宫内膜腺癌、子宫脱垂、卵巢上皮癌、宫颈鳞癌、子宫内膜内异症、子宫内膜非典型增生、外阴鳞状细胞癌、阴道恶性黑色素瘤、子宫平滑肌肉瘤、肠系膜肉瘤、输卵管癌、输卵管积水及乳腺癌术后去势手术等患者 141 例。141 例研究对象中发生血栓 22 例，妇科盆腔手术后 DVT 发生率高达 15.6%。

一、深静脉血栓的诊断方法

1. 静脉造影(VG)　是诊断 DVT 的金标准。但是侵入性检查价格昂贵，可引起静脉炎、感染、出血、血栓脱落和深静脉血栓形成，造影剂有过敏现象。VG 图像识别具有一定难度，VG 存在一定比例的假阴性（10%）。

2. 加压超声检查(CDFI)　探头频率 5~10MHz。先行双下肢静脉超声显示静脉管腔内无血流信号，然后将超声探头压迫患处扩张的静脉，检查其可压缩性，不能压瘪或仅部分压瘪者提示血栓存在。加压血管超声（CDFI）诊断 DVT 的敏感性为 100%，特异性为 97%，准确性为 97%，被誉为无创血管造影术，已有逐渐取代静脉造影的趋势。

3. D-Dimer　D-Dimer 升高不具有特异性，D-Dimer 的阴性预告值可达 100%，本研究 D-Dimer 阳性预告值 31%，D-Dimer 阴性预告值 98.63%。也就是说 D-Dimer 阴性时血栓形成的危险性很低。因此可以 D-Dimer 与 CDFI 结合筛查 DVT。

4. 推荐的检查方法　具体方法可以是在妇科盆腔手术后 48 小时内常规查 D-Dimer，如果 D-Dimer 阳性则行双下肢静脉超声检查，必要时做静脉造影检查，如果 D-Dimer 阴性则患 DVT 的可能性较低，不必进行静脉超声检查。

二、DVT 的临床表现

DVT 的主要临床表现有肢体疼痛、肢体肿胀、充血、皮肤湿疹、局部压痛和功能障碍，但是有症状患者的比例仅 30%。

三、DVT 的高危

根据危险因素分析，影响妇科术后 DVT 形成的危险因素依次是术后开始床上活动时间晚、术后常规应用止血药、合并心血管疾病、盆腔淋巴结清扫、高龄、全身麻醉、恶性肿瘤。表 3-8-1 为 ACCP 妇科手术 DVT 风险分级。

表 3-8-1　ACCP 妇科手术 DVT 风险分级

风险分级	手术种类
低危	流产，刮宫，前庭大腺炎，锥切术，宫腔镜检查手术，卵泡收集，经阴道无张力尿道悬吊带（TVT），诊断性腹腔镜，治疗性腹腔镜 <60 分钟，良性乳腺手术
中危	经阴道子宫切除，腹腔镜下子宫切除，腹腔镜手术 >60 分钟，乳腺癌手术，探查性腹腔镜手术
高危	经腹子宫切除，脱垂手术，癌症类手术（子宫内膜）

四、DVT 的形成机制

目前为止仍然依然为 Virchow 学说，即与血流缓慢、血管壁损伤和血液异常有关。

五、DVT 的预防

PE 在妇科术后的致死率达 40%，大部分患致命的肺栓塞的病人在症状出现后 30 分钟内死去，无溶栓治疗或手术时机，PE 患者中 80% 存在 DVT，DVT 中 50% 并发 PE，所以预防致命性肺栓塞的关键在于阻止 LDVT 的形成。前瞻性随机对照研究表明使用下肢间歇性气囊加压（IPC）和低分子肝素（LMWH）可以预防盆腔手术后下肢深静脉血栓形成。除此以外，DVT 预防方法还包括术前停用可能引起血栓症的药物，如雌激素、避孕药、止血药，物理措施如电刺激小腿肌肉、穿弹力袜、抬高活动下肢也可一定程度预防 DVT 的发生。

六、DVT 的治疗

DVT 的一般治疗包括卧床、抬高患肢和预防感染，发现 DVT 之后即应给予抗凝治疗，可以选择普通肝素 5000~10 000U，每日一次，静脉滴注，监测 APTT，1.5~2.5 倍，5 日后减量；或低分子肝素：1mg/kg，2 次 / 日，5~10 天，使用低分子肝素时无须监测凝血；口服抗凝剂：与肝素重叠使用 3~5 天，华法林 2~3mg，每日一次，持续服用，监测 PT，INR 维持于 2~3。

小结：LDVT 形成是妇科盆腔术后常见并发症，PE 是妇科盆腔手术后参见严重并发症，D-Dimer 和静脉超声联合应用可作为 LDVT 早期筛查手段，机械及药物手段可有效预防术后 LDVT 形成，减少手术后血栓栓塞症的危害重在预防。

（张震宇）

第六节　其他相关问题

一、腹膜外气肿

腹腔镜手术是依靠人工灌注气体到腹腔，利用腹腔内的气体将腹壁和脏器推向四周，增加腹腔的空间，利于手术操作。由于 CO_2 具有弥散速度和渗透速度的优点，已广泛被作为腹腔镜手术的膨腹介质。早期的研究认为，CO_2 是一种接近生理状态、无害的气体。但越来越多的事实说明，CO_2 在某些腹腔镜手术中可能是有害的。应进一步研究建立生理性气腹，对不适合建立 CO_2 气腹的患者，应该采用无气体腹腔镜。CO_2 气腹有一定的并发症发生包括皮下气肿、气胸和气栓等。据文献报告，腹腔镜手术腹膜外气肿的发生率为 2.7%。腹膜外气肿多形成于颈胸部、头面部及上肢，而下肢较少。腹腔镜手术是成熟的外科技术，它的临床运用已经深入到妇科、外科的各个领域，合理的预防和治疗皮下气肿将会使腹腔镜手术更趋完善。但是，由于不正确的充气方法造成气腹而失败的腹腔镜检查多达 3%，有时因为“气腹失败”为了安全起见导致腹腔镜手术的失败。

（一）腹膜外气肿的原因

腹膜外气肿的原因认为与患者性别、年龄、气体量、气腹压与腹腔镜手术并发皮下气肿无明显关系，而体重、皮下脂肪厚度、术式、气腹针穿刺次数、手术时间、Trocar滑脱重复穿刺与皮下气肿的发生率有显著性意义。尽管真正的原因有待进一步去探讨，但研究发生皮下气肿的危险因素，将有助于预防其并发症的发生。下列因素可能是造成皮下气肿的原因之一。

1. 消瘦患者　特别是极消瘦病人，由于皮下脂肪组织匮乏，脂肪组织对 CO_2 气体的阻挡作用弱，气体易于沿皮下迅速扩散从而形成皮下气肿。据报道，体重≤50kg、皮下脂肪厚度≤10mm的患者皮下气肿的发生率高于体重>50kg、皮下脂肪厚度>10mm的患者。所以，消瘦患者选择腹腔镜手术时，特别要警惕皮下气肿的出现。

2. 高龄患者　尽管患者的年龄与皮下气肿的发生率无关，但由于老年患者的功能逐渐减退，潜在众多的疾病因素，特别是年龄≥70岁的患者，由于组织疏松，CO_2 极容易弥散进入皮下，形成皮下气肿，而且气体迅速传遍全身，引起严重的皮下气肿。

3. 气腹针（Veress针）穿刺不到位　Veress针穿刺时方向掌握不好，未穿破腹腔即进行充气，或反复穿刺过程中穿刺针偏离首次穿刺途径形成假通道，一定压力的 CO_2 通过假性通道逸入皮下形成气肿。特别对于肥胖患者，由于脂肪层比较厚，气腹针穿刺角度太斜时，很容易停留在筋膜前，致使气体逸入皮下形成气肿（图3-8-41、图3-8-42）。Veress针穿刺到一定深度后，害怕损伤腹腔内脏器，不敢再进针而停留在腹膜前，气体逸入皮下形成腹膜外气肿（图3-8-43、图3-8-44）。Veress针穿刺到大网膜，可以导致大网膜气肿。

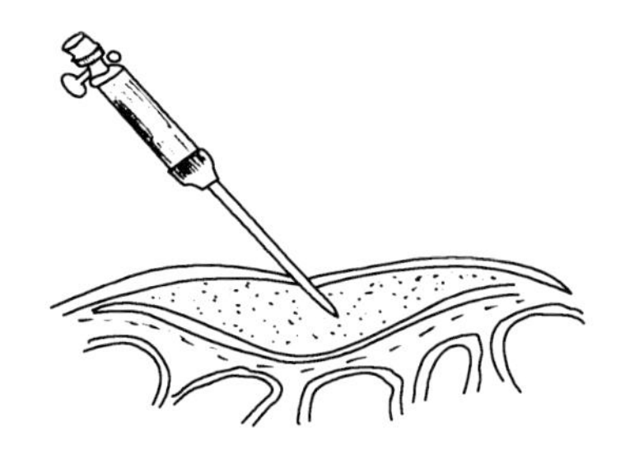

图3-8-41　Veress针滑入筋膜外示意图

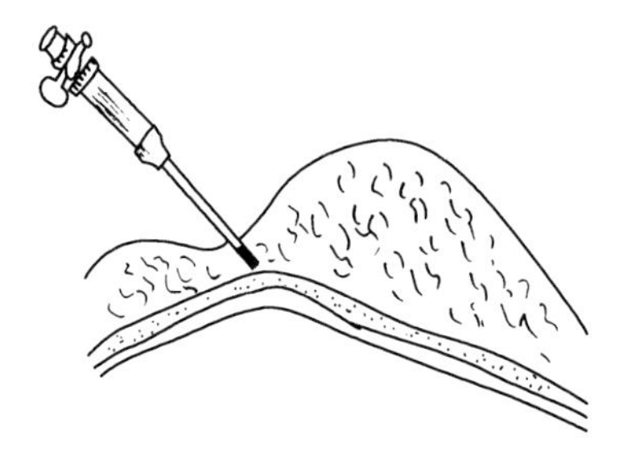

图3-8-42　皮下气肿示意图

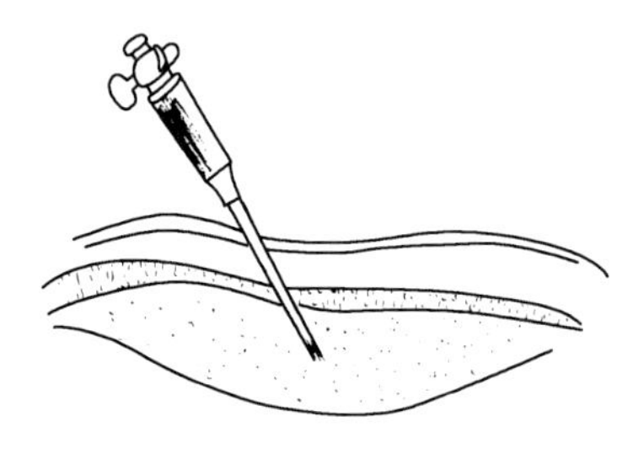

图3-8-43　腹膜外气肿示意图

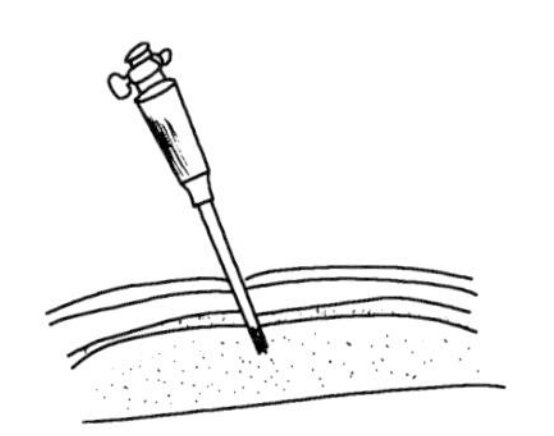

图3-8-44　Veress针滑入腹膜外示意图

4. 套管（Trocar）穿刺未到达腹腔　选择主套管穿刺时，一般都选择脐部，理论上说，脐部组织较薄，容易穿刺进腹。但有时候Trocar穿刺层次不当，滑入皮下或完全没有进入腹腔或只有部分进入腹腔就开始充气，CO_2 直接漏入皮下组织，引起皮下气肿（图3-8-45、图3-8-46）。

5. Trocar错位穿刺或反复穿刺　在穿刺操作孔时，由于皮肤的松弛度比较大，用Trocar穿刺极容易造成错位。在腹部表现为Trocar活动度受限，在操作过程中，致使腹膜孔撕裂，腹腔内 CO_2 经穿刺套管周围裂孔进入皮下组织，或反复穿刺导致腹膜口松弛，腹壁与套管间密闭性减退，CO_2 经松弛的腹膜裂口进入皮下组织，或重新穿刺的套管偏离前次穿刺部位，在腹膜造成侧孔，CO_2 经腹膜侧孔进入皮下组织，引起皮下气肿（图3-8-47、图3-8-48）。

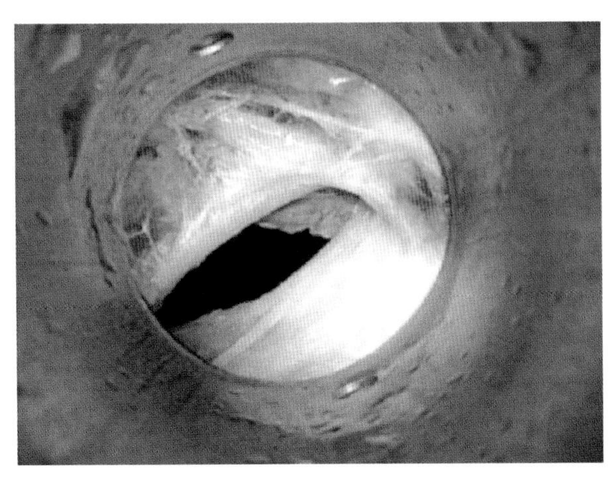

图 3-8-45　套管部分进入腹腔

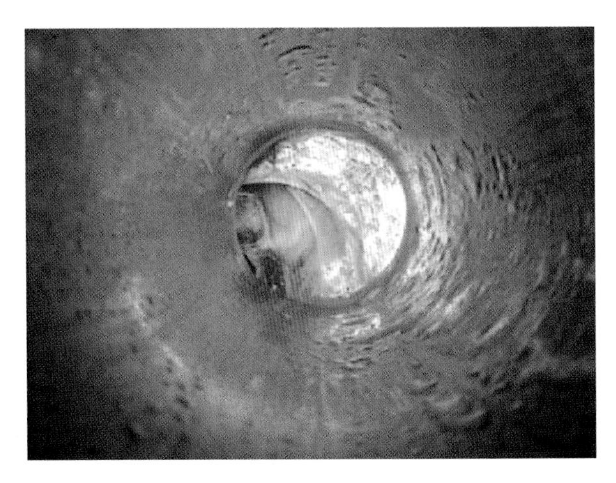

图 3-8-46　套管完全没有进入腹腔

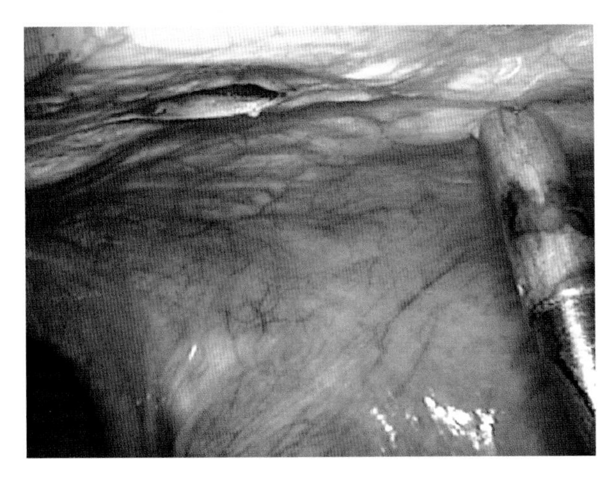

图 3-8-47　腹膜侧孔

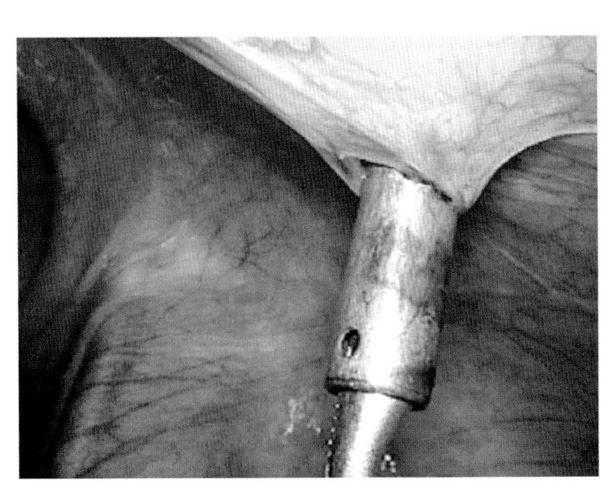

图 3-8-48　腹膜孔撕裂

6. 套管脱出　在手术过程中，有时候操作套管会随着操作工具进出而脱出腹膜口外甚至腹壁外，试图将套管沿原腹膜孔再插入腹腔的过程中，套管潜行分离腹膜下、腹壁肌层、皮下组织间隙，形成了人工腔隙，CO_2 气体经松弛的腹膜裂口，沿人工腔隙进入皮下组织，引起皮下气肿（图 3-8-49、图 3-8-50）。

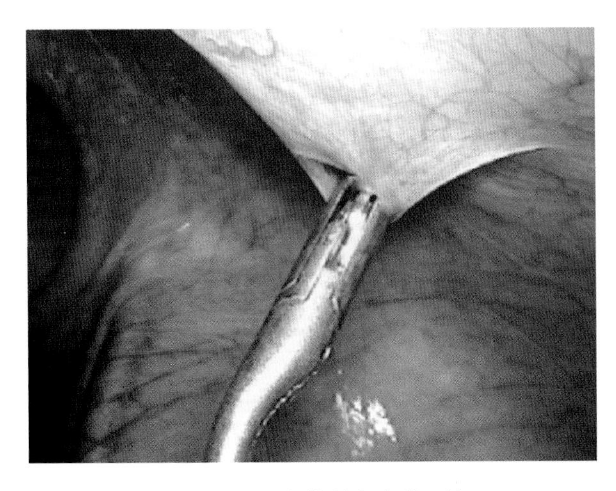

图 3-8-49　套管脱出腹膜口外

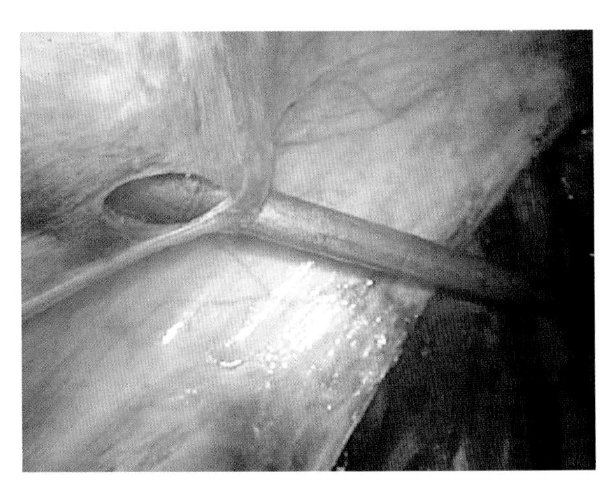

图 3-8-50　套管分离腹膜下

7. 手术操作时间过长　手术操作过错中，穿刺点腹壁组织受套管摩擦损伤加重，组织水肿、缺氧、通透性增加，CO_2 弥散进入皮下组织，也是造成皮下气肿的可能原因。所以，高难度腹腔镜手术皮下气肿的发生率会增加。

8. 频繁的更换手术器械　手术过程中，频繁的手术器械更换以及持续的 CO_2 气腹也是导致皮下气肿形成的重要因素。

9. 腹内压力(IAP)过高　过高的腹内压会加剧 CO_2 逸出腹腔，导致皮下气肿的发生。同时，过高的 IAP 使气体沿横膈的主动脉裂孔或食管裂孔进入纵隔，然后进入胸膜腔，引起气胸。此外，过高的 IAP 使潜在未闭的腹股沟管再通，气体可自腹腔内漏入皮下组织，引起外阴皮及大阴唇气肿(图 3-8-51、图 3-8-52)。

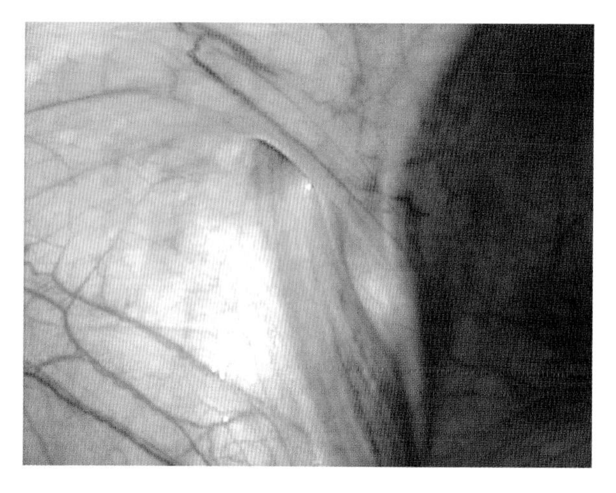

图 3-8-51　右侧腹股沟管裂孔

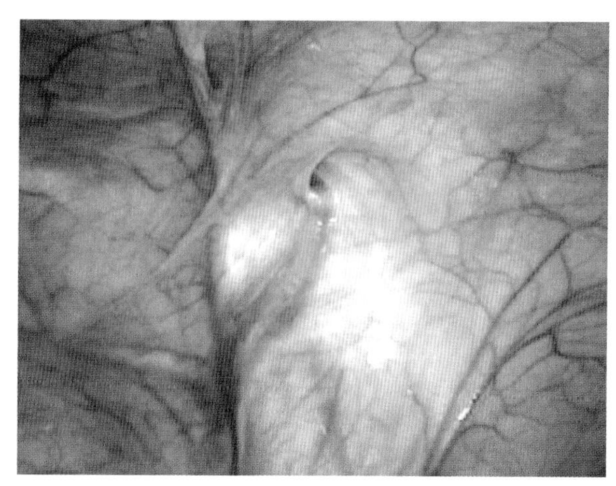

图 3-8-52　左侧腹股沟管裂孔

(二) 腹膜外气肿的临床表现

镜下表现：如果充入体内的 CO_2 未到达腹腔，而是到达腹膜外或腹膜后，腹腔镜下将可以看到腹膜外气肿(图 3-8-53~3-8-56)。

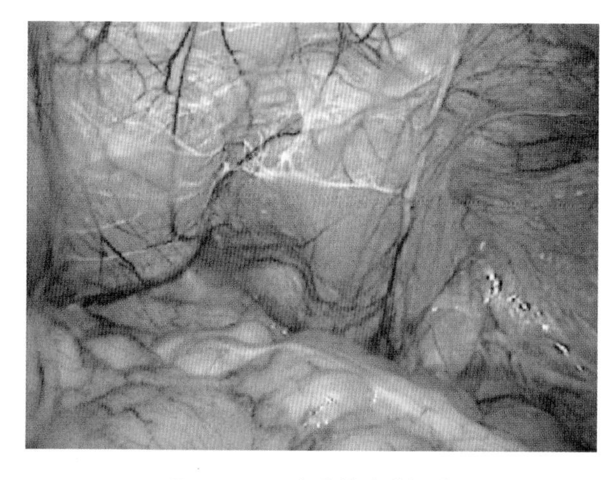

图 3-8-53　腹膜前壁外气肿

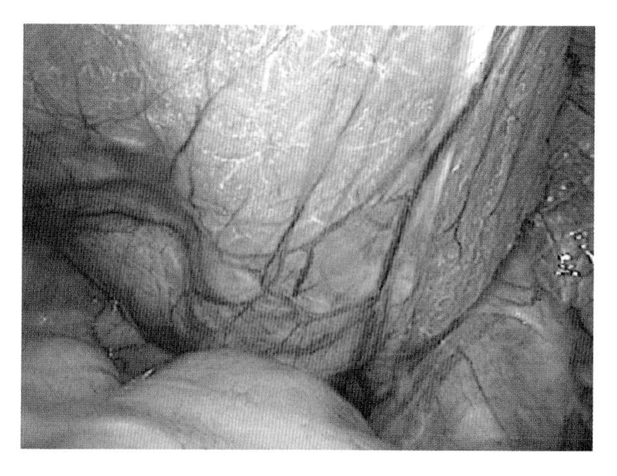

图 3-8-54　腹膜侧壁外气肿

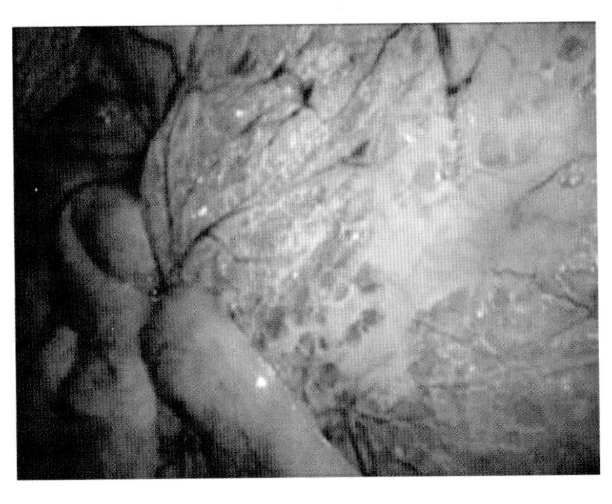

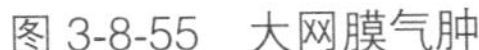
图 3-8-55　大网膜气肿

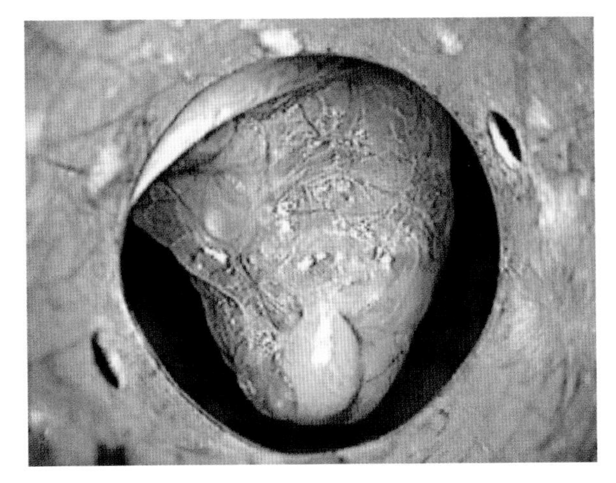

图 3-8-56　脐圆悬带气肿

（三）皮下气肿的预防

1. 正确掌握 Veress 针的穿刺技术　很多的并发症与 Veress 针的穿刺有关，所以正确掌握 Veress 针的穿刺技术很重要。

（1）掌握 Veress 针穿刺方法：一般选择脐孔穿刺。方法有多种，最理想的方法应该是先用皮钳钳起脐缘两侧的皮肤，然后用抑叶尖刀在脐孔正中切 10mm 的小切口，去除皮钳，改用巾钳钳夹脐孔两侧皮肤，提起巾钳，增加腹腔内空间，使腹壁远离腹内脏器。

（2）掌握 Veress 针的穿刺角度：术者用右手持 Veress 针放入切口内，右手腕关节最好接触上腹部皮肤作为支撑点，然后缓慢将 Veress 针穿刺入腹腔。一般患者 Veress 针穿刺时，先垂直进针 10~15mm，一旦感觉到 Veress 针已穿过筋膜，然后改成 45°角再推进 10mm，直到有一种穿过壁层腹膜的落空感，感觉 Veress 针进腹腔后，拔出约 5mm，这样 Veress 针尖撕裂大网膜、肠系膜血管、或埋于大网膜、肠襻之中的机会很少。对于消瘦患者、特别是极消瘦病人，由于皮下组织比较薄，开始穿刺就应该采取 45°角，如果直接采用垂直穿刺，极容易损伤腹腔脏器。

（3）掌握 Veress 针进入腹腔的客观指标：

滴水试验：所谓滴水试验是在 Veress 针尾滴入生理盐水，提起腹壁时见到针管上的水很顺畅滴入腹腔，说明 Veress 针已进入腹腔，腹腔充气时很顺利。若滴水缓慢则可能未穿透腹膜，腹腔充气时，一开始气压就较高，且进气速度慢，提示穿刺未成功。作者对滴水试验进行了改良，其方法是：

1）将针尾连接含生理盐水的小针筒，由于腹腔内负压，则针筒内的生理盐水自动徐徐进入腹腔，针筒内液平面顺利下降。

2）Veress 针末端接上 CO_2 导管接头，提起腹壁，CO_2 压力表读数在负压范围内。

3）当从 CO_2 压力表读数上看到腹腔内有压力的时候，注气机上压力表的读数可随着病人呼吸变动而波动。

4）在注入约 0.5~1L 时可用手叩诊下腹部呈鼓音，肝浊音界消失。

上述四个客观指标，说明 Veress 针已进入腹腔。

2. 掌握充气速度　充气前，应设定气腹机内的各种参数。一般设定腹内压（12mmHg~13mmHg），充气速度不宜过快，气流量设定 0.5L/mm~1L/mm，使 CO_2 缓慢进入腹腔，这样可以有时间判断注气是否正常，也可以防止腹压急骤升高。充气过程敲打腹部出现下鼓音，说明充气正常，如果没有鼓音出现时应怀疑注气于腹膜外或大网膜。当较多气体注入腹腔后，IAP 缓慢上升，当压力达到 3mmHg 时，可以改用 3~5L/mm 的流速，直至维持 13mmHg。在充气过程中，如果气腹机的读数显示腹内超过 13mmHg 时，表明气腹针进气受阻或可能针头移位，应停止进气，并调整针头位置或重新穿刺。

3. 正确掌握 Trocar 的使用方法　镜下确定主穿刺 Trocar 进入腹腔：在穿刺套管旁有一开关，是用于连接充气管道继续灌注 CO_2 以维持腹腔内的压力。在打开充气开关前，一定要确定 Trocar 是否已经进入腹腔。如果没有确定 Trocar 进入腹腔就开始充气，万一穿刺套管还在腹腔外，将会引起皮下气肿。最近市场上销售的可视性套管能直视组织层次，更增加安全性。术者可从电视监视器上看清楚套管一层一层地进入腹腔，对于过度肥胖或曾有腹部手术史患者的主套管穿刺，这种套管非常理想。

(1) 辅助 Trocar 垂直穿刺：在进行辅助 Trocar 穿刺的时候，用左手母指和示指分开皮肤，右手握柳叶刀切开 5mm 或 10mm 的小切口，左手母指和示指不变，右手转握 5mm~10mm 的 Trocar，穿刺锥进入小切口后，左手紧握 Trocar，稍用力到达筋膜前，然后稍退出少许 Trocar，其目的是使 Trocar、皮肤、筋膜成一直线，再垂直穿透腹膜。这种穿刺方法保证 Trocar 与皮肤有较紧的闭合度，可以减少气体逸入皮下的概率（图 3-8-57~ 图 3-8-60）。

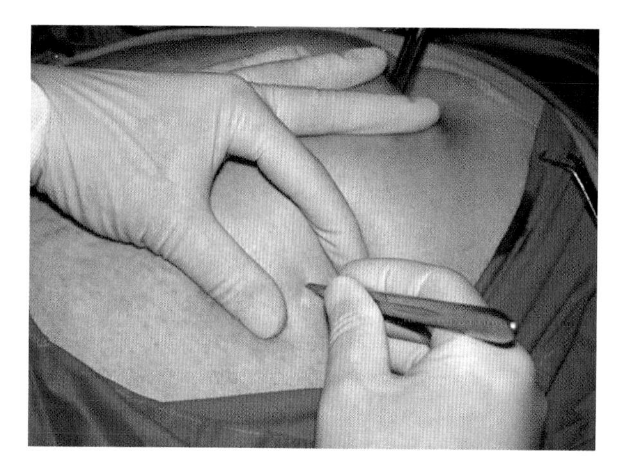

图 3-8-57　分开小切口皮肤

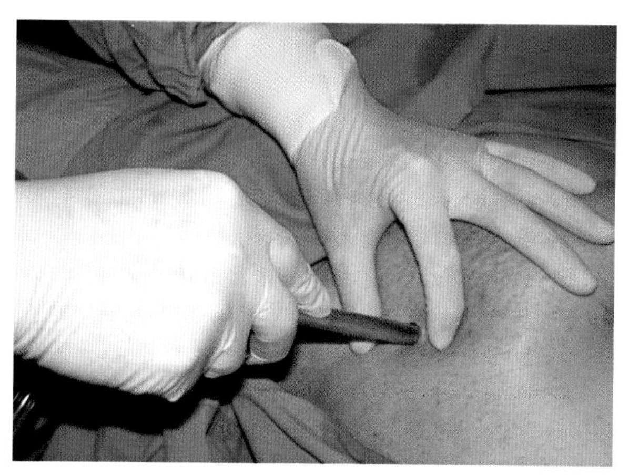

图 3-8-58　Trocar 进入皮下组织

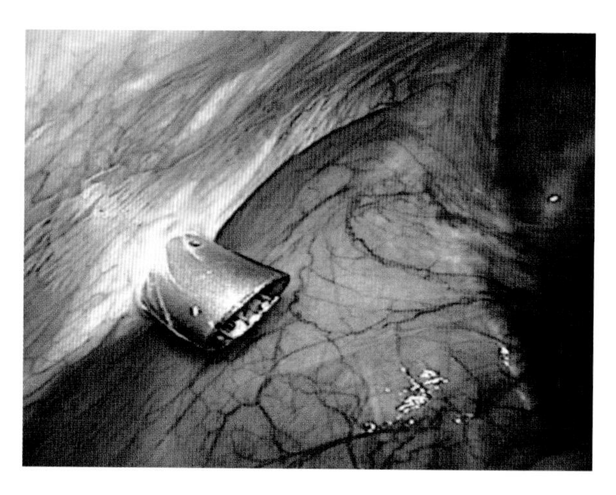

图 3-8-59　Trocar 与皮肤紧闭

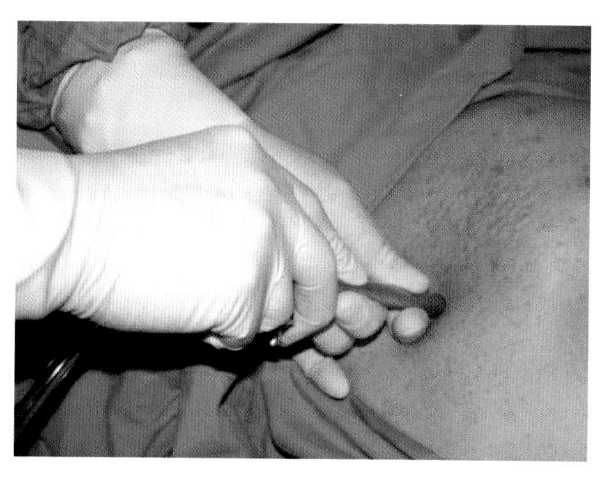

图 3-8-60　垂直穿刺

(2) 术中防止 Trocar 滑脱：腹腔镜手术中由于操作器械的反复进出，很容易导致操作套管的滑脱，引起皮下气肿，特别是对于过度消瘦或年老皮肤松弛的患者。为了预防术中 Trocar 滑脱，单手操作者，应该一手握住操作器械，另一手固定 Trocar。如果是双手操作，可以用皮钳钳夹小切口周围的皮肤组织或者用缝线固定于皮肤以防止 Trocar 滑脱。发生套管针滑出时，应在腹腔镜指引下尽量由原腹膜戳孔重新插入腹腔，操作时争取一次到位，避免人工分离腹膜而形成皮下间隙。

4. 手术过程中严格控制 IAP　腹腔镜手术 IAP 控制在 11~13mmHg，不要过度追求手术中视野开阔而设定过高的气腹压力。

5. 对有多次妊娠分娩史的妇女或瘦质型患者行气腹时，由于腹壁松弛，应注意：

(1) 腹壁切口尽量小，使 Trocar 与皮肤紧密接触，避免产生间隙，防止气体自 Trocar 周围逸入皮下组织。

(2) 适当降低气腹压力，可维持在 9~10mmHg。由于种病人腹壁松弛，腹直肌多有分离，腹腔间隙较大，适当降低气腹压力同样可有足够的操作空间。

(3) 术中每 10~15 分钟由术者检查腹壁皮下组织、特别是脐周皮下组织情况，麻醉师负责检查额周及颈部皮肤是否形成气肿，如有皮下气肿出现，应及时再降低气腹压力，更换充气位置，尽快结束手术，必要时暂停手术，或改行开腹手术，避免出现更广泛的皮下气肿，有条件时采用无气腹装置继续完成手术。

6. 术后观察

(1) 术后 24 小时内观察患者局部皮肤（主要气腹针或套管针孔附近）是否出现局部刺痛或胀痛，且在活动、深呼吸及咳嗽时胀痛有否增加。

(2) 检查局部皮肤是否有皮下气肿的握雪感、皮下捻发音和伴有压痛。

(3) 严密观察血氧饱和度、血压、心率、血中 PO_2、和 PCO_2 的变化，警惕高碳酸血症和酸中毒的发生。

(4) 严密观察呼吸是否出现浅、慢，防止呼吸道并发症的发生，尤其对颈部产生皮下气肿的病人，严防气肿压迫呼吸道引起梗阻。

7. 为了预防皮下气肿发生，麻醉时应该注意：

(1) 由于人工气腹可降低心输出量，因此术中要监测 $PetCO_2$、SpO_2，了解 PO_2、和 PCO_2 的变化，及早发现高 CO_2 血症和酸血症。

(2) 一旦发现 $PetCO_2$ 迅速上升，应考虑皮下气肿及气胸的可能。

(3) 出现皮下气肿时，应立即观察患者的呼吸情况以明确是否存在气胸。如果气胸存在，马上解除气腹，并进行胸腔穿刺和闭式胸腔引流，通过腹腔镜迅速查看膈肌是否有缺损。

(四) 皮下气肿的处理

轻度的皮下气肿对机体的影响不大，不需做特殊处理。腹膜后气肿不常见，腹膜后少量积气可以不必处理，等待其自然吸收。大量积气时应该用抽吸针在直视下抽出气体。应该经常考虑到血管也有受损的可能性。注气于网膜也较常见，然而很少是大量的，也很少妨碍腹腔镜手术操作，但手术后病人会感到很不舒服。腹膜前气肿一般不容易发现，当放入腹腔镜时注入的气体充填了腹膜，才确认腹膜前注气。严重而广泛的皮下气肿可压迫胸廓和上呼吸道，使肺顺应性下降，气道阻力增高，严重者产生 CO_2 蓄积、高 CO_2 血症和酸血症，甚至低氧血症。对心血管系统的影响可表现为气肿局部血管受压，后期可发展至心排量下降，中心静脉压、平均动脉压与心率亦常有改变。所以对于严重而广泛的腹膜外气肿，一经诊断，应该及时处理。

1. 停止充气，重新穿刺　当 Veress 针未穿通腹直肌筋膜而充气时可造成皮下气肿。如果能早期发现，将 Veress 针拔出，重新穿刺。

2. 排空气腹

(1) 如果大量气体已经注入皮下组织，首先拔除连接 Veress 针的注气管，不必将穿刺针拔出，而是打开穿刺针的阀门，以使气体逸出。

(2) 如果插入腹腔镜后才发现腹膜外气肿，应立即退出腹腔镜，将注气管自套管鞘拔出，张开逸气瓣膜，使气体逸出。

(3) 用 18 号的穿刺抽吸针插入腹膜前间隙，同时压迫腹壁，使 CO_2 排出。

(4) 如果腹膜气肿明显，形成泡状突出，可在腹腔镜直视下将泡状气肿切开。

(5) 偶尔可用腹腔镜手术将气泡般突出的腹膜在直视下切开。然而,需要特别小心,因为可能造成腹腔内损伤。

3. 及时终止手术 单纯皮下气肿可通过加大通气量,纠正高碳酸血症,采用较低的腹腔内气压继续进行手术。严重者应立即做动脉血气分析并酌情给予少量的碳酸氢钠来纠正呼吸性酸中毒,必要时中转开腹进行手术。

4. 调整通气量,纠正低氧血症 如果出现低氧血症,排除肺大泡破裂所致的张力性气胸后,给予呼气末正压通气,纠正低氧血症。

5. 胸腔闭式引流 广泛皮下气肿应首先排除合并气胸的可能,如有气胸应立即解除气腹,除紧急情况才行胸腔穿刺并行胸腔闭式引流,因排空气体后气胸会自行缓解。

6. 监测气道压 皮下气肿可使气道压升高,如果控制呼吸正压过高,可能会压伤呼吸气道。

7. 大流量吸氧 给予持续、有效、大流量吸氧和心电监护,严密观察生命体征和血氧饱和度。

8. 治疗高碳酸血症 由于皮下气肿限制了胸廓运动,加上腹腔灌注 CO_2 气体后,腹压升高,膈肌上移,潮气量减少以及 CO_2 的溶解吸收,造成 CO_2 潴留,产生高碳酸血症。所以,一旦发现大面积皮下气肿并 $PetCO_2$ 极度升高,宜尽快结束手术或放弃腹腔镜气腹改行开腹手术,调整呼吸参数,加大潮气量,增快呼吸频率(15~20 次 /min),适当作过度通气(10~15ml/Kg),更换钠石灰,及时行血气分析,注意使 $PetCO_2$ 水平缓慢下降,以免导致"CO_2 排出综合征"。术后如果患者出现呼吸浅、慢,血中 PCO_2 升高、PO_2 下降以及血压升高和心率加快,应考虑高碳酸血症和酸中毒的可能。若高碳酸血症时间持续较长,酸碱平衡严重失调者,应根据情况采用 5% 碳酸氢钠 100ml 静滴,适当利尿,纠正酸碱平衡紊乱。

9. 治疗心律失常 严重而广泛的皮下气肿因其对心脏的负面影响,若并发心律失常,应使用尼卡地平 0.5mg 静推或艾络 10~15mg 静脉滴注。

10. 术后吸氧 发生皮下气肿的病人术后苏醒时间明显延长,故术后必须待患者完全清醒,自主呼吸时氧饱和度(SaO_2)达到 94%~97%,才将患者送回病房,并给予吸氧 6~8 小时,以减少 CO_2 在机体内蓄积。

11. 做好急救物品准备 术后如出现呼吸、心律的变化,应及时做好抢救准备,特别对有心血管疾病或老年患者。

二、切口疝

(一) 切口疝原因

腹腔镜手术术后切口疝发生率不高,多见于≥10mm 的穿刺孔手术结束前没有将其分层缝合,特别是比较消瘦的患者。常见的切口疝包括小肠嵌顿、小肠疝、大网膜疝等。一般于手术后 3~7 天开始出现恶心、呕吐、食欲缺乏和腹胀等症状,但有时在手术后立即出现症状,检查可见穿刺部位变硬,有压痛。

(二) 切口疝处理

1. 小肠嵌顿的处理 如果术后≥7 天出现肠梗阻,应立即剖腹探查,松解嵌顿的小肠,切除任何无活力的肠段,一期吻合。对有症状的肠管或大网膜的嵌顿采取期待疗法都是不合适的,因为很少出现自然缓解。延缓剖腹只能够增加疝出的肠段失去活力和需要切除的危险。如果术后 24h 内出现肠梗阻,排除麻痹性肠梗阻后,最好采用腹腔镜探查,确诊小肠嵌顿后,将其松解,如果小肠嵌顿的部分没有明显坏死,可以保留该肠段。对于小肠嵌顿,早发现、早处理,可以避免肠段性切除,如果迟发现,则会导致小肠坏死。

2. 小肠疝的处理 小肠疝如果没有发生肠梗阻,一般无症状,如果出现肠梗阻,则需要手术处理,处理原则主要是回纳小肠和修补疝囊。切开疝囊,取出囊物,如果发现组织坏死,应该切除,然后再修补疝囊。

三、皮下出血

在开展腹腔镜手术过程中，发现患者术后在穿刺孔的周围以及腹部、背部、大腿、阴唇等部位出现皮下瘀血斑，范围有大有小、瘀血斑有深有浅。

（一）皮下出血的原因

皮下出血估计是由于小血管及毛细血管损伤所致。但如何导致毛细血管损伤，则原因不明，可能与下列因素有关：

1. 出、凝血功能异常　如果术前存在出凝血酶原功能异常、血小板减少（特发性血小板减少性紫癜、血栓性血小板减少性紫癜）、遗传性凝血缺陷性疾病（血友病、血小板无力症、遗传性纤维蛋白原减少）等病变，手术后就会出现皮下出血。然而，在腹腔镜手术前，这些疾病都已经被排除，只要存在出、凝血功能异常及与出、凝血有关的疾病，除非抢救性手术，否则就是禁忌。在临床观测中，术后发现皮下出血的病人，既没有出凝血功能异常，也没有与出凝血有关的疾病。是否还存在其他的原因，有待进一步研究。

2. Trocar 穿刺时损伤小血管　现在腹腔镜手术的主 Trocar（进镜孔）穿刺基本选择在脐孔，辅助 Trocar 选择在下腹部穿刺，一般是在镜下直视穿刺，可以看清腹壁小血管，避免损伤。但对于比较肥胖、或者腹壁小血管显示不清的患者，Trocar 穿刺时就会损伤小血管，导致穿刺部位出血，血液渗透到穿刺孔的周围，引起皮下瘀血。

3. CO_2 气肿引起毛细血管破裂　目前腹腔镜手术大部分都是采用 CO_2 膨腹，在手术过程中 CO_2 通过穿刺孔渗透到皮下，引起皮下气肿，导致皮下毛细血管破裂，出现皮下出血。如 CO_2 经过圆韧带裂孔到达大阴唇，积聚的 CO_2 使皮下组织扩张，引起毛细血管破裂、出血，形成阴唇皮下出血。但是，临床上发现背部的皮下出血却不能用 CO_2 气肿来解释，所以，真正的原因还有进一步探讨。

（二）皮下出血的处理

腹腔镜手术后的皮下出血一般范围比较少，即使呈弥散型，出血程度也不严重，所以，不需要特殊处理，让其慢慢吸收，自然会愈合。对于判断还有活动性出血者，可以应用止血药，出血停止后，使用硫酸镁湿敷或热敷，促进血液循环，加快皮下瘀血吸收。

（三）皮下出血的预防

1. 术前检查出、凝血功能　选择腹腔镜手术时，术前必须检查血小板功能，包括总数（正常值 100~300）、压积（正常值 0.001~0.003）、分布宽度（正常值 9.0~17）以及血小板体积（正常值 9~13），凝血酶原时间测定（正常值 10~13 秒），活化部分凝血活酶时间测定（正常值 26~40 秒），凝血酶时间测定（正常值 15~19 秒），纤维蛋白质原测定(正常值 2.0~4.0)。如果发现异常，必须请相关科室会诊，治疗后再手术。

2. 术前使用止血药　术前 30 分钟可以肌肉注射及静脉推注巴曲酶各 1ku，可以减少皮下出血的发生。术前使用巴曲酶并不增加术后血栓的发生率。

3. Trocar 穿刺时避免损伤小血管　除了进镜的主套管是“盲目”穿刺的以外，所有的辅助套管都是在腹腔镜直视下穿刺。在腹腔镜的透照下，腹壁血管显示得一清二楚，选择在无血管区切开 5~10mm 的小切口，这个切口基本不会出血，然后进行套管穿刺，直视下穿刺套管很容易进入腹腔，既可以避开损失血管又可以避开损失肠管（图 3-8-61~ 图 3-8-64）。

四、切口肿瘤种植

肿瘤细胞具有在新鲜创面种植和生长的特性，任何形式的癌症手术后均存在入路伤口癌转移和种植的问题。腹腔镜手术后入路伤口癌转移和种植发生率约为 1%。虽然并不明显高于开腹手术，但已成为目前开展腹腔镜癌症手术的一大障碍。Childers 等报道 105 例妇科恶性肿瘤腹腔镜手术后病人发生穿刺部位肿瘤转移的比率为 1%，穿刺孔的发生率为 0.2%，在具有腹腔广泛转移的肿瘤病人中，1.1% 病人发生穿刺部位肿瘤转移，穿刺孔的发生率为 0.3%。Kinderman 等报道Ⅰ期卵巢癌患者腹壁穿刺部位转移发生率为 1%~12%，Ⅰc~Ⅳ期则增至 26%；Kruitwagen 等报道 219 例卵巢癌患者术前行

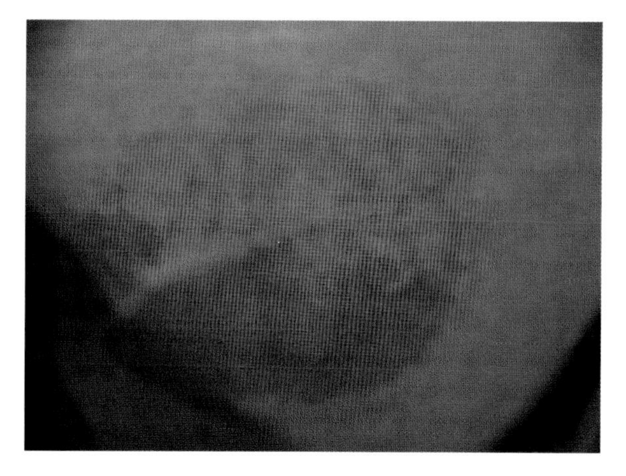

图 3-8-61 腹壁血管显露

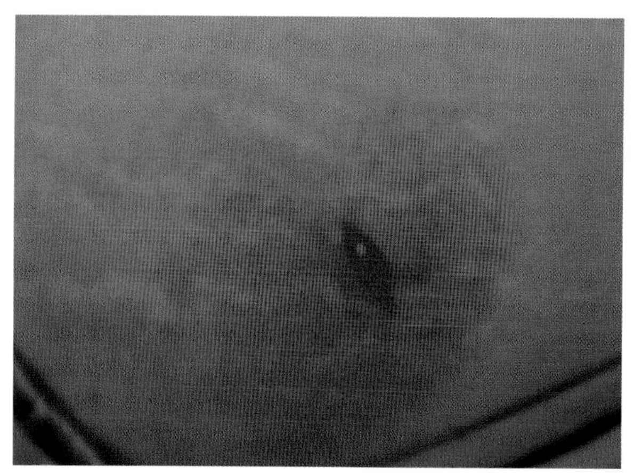

图 3-8-62 不出血小切口

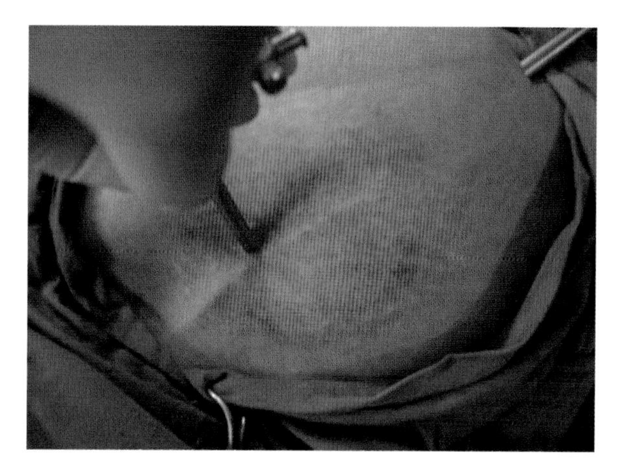

图 3-8-63 避开血管穿刺

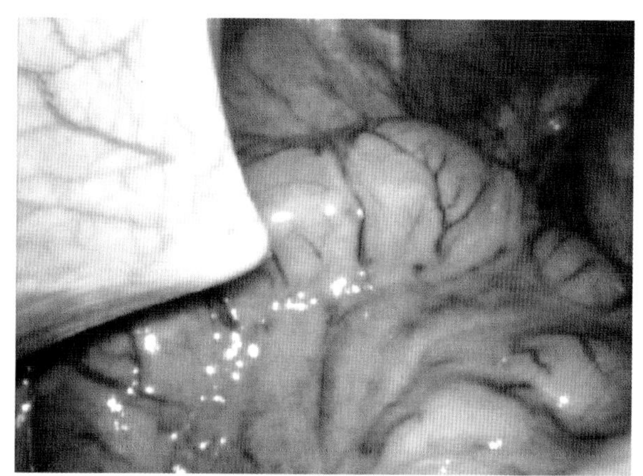

图 3-8-64 套管进入腹腔

腹腔镜检查 43 例，腹部穿刺 10 例，其入路癌转移分别为 7 例和 3 例。佛山市第一人民医院妇产科从 2000 年 1 月 ~2002 年 4 月回顾性分析了 15 例经腹腔镜诊断和治疗的卵巢上皮性癌手术后入路伤口转移和种植发生率为 16.7%(2/12)，主要发生在合并大量腹水的晚期患者，特别是对新辅助化疗不敏感者更容易发生肿瘤转移和扩散。妇科恶性肿瘤腹腔镜手术后发生穿刺部位肿瘤转移的时间平均为 81(8~180)天，高危因素包括晚期卵巢癌、癌性腹水、诊断性或姑息性手术以及低分化肿瘤等。

腹腔镜入路伤口癌转移和种植的具体发生机制尚不十分清楚，目前主要提出了 4 种可能机制，即机械性机制、代谢 / 免疫学机制、血源性机制以及腹腔镜特殊的气腹环境作用机制，但具体作用还有待进一步研究。卵巢癌术后容易发生伤口转移的机制亦不清楚。Canis 等的卵巢癌动物模型研究发现，CO_2 气腹后发生腹腔内肿瘤扩散和转移的情况较开腹手术更为严重。也有研究认为，卵巢癌腹腔镜手术后是否发生入路伤口癌转移和种植与 CO_2 气腹环境及 CO_2 的压力和作用时间等无关，腹膜的局部因素可能起着更为重要的作用。卵巢癌腹腔镜手术时避免肿瘤破裂、采用“袋装法”取出标本、术毕彻底冲洗盆腹腔和切口、腹腔留置化疗药物、化疗药液冲洗伤口并逐层缝合、术后给予正规化疗等均有助于防止术后入路伤口癌转移和种植。相关病例报道和研究可能还会进一步增加，提示腹腔镜手术尚不能作为癌症治疗的常规方法，应在有限的范围内严格选择病例，并采取必要的预防措施。

五、体位相关并发症

手术体位引起损伤不多见，包括皮肤损伤、臂丛神经损伤等

（一）手术体位引起的皮肤损伤

1. 压迫性损伤　手术时，麻醉状态下患者神志不清，痛觉消失，而又不能及时更换体位，且神经调节机能降低，组织抗压能力下降，病人长时间保持某一个固定的体位，受压部位容易出现“压迫疮”。有资料表明，一个持续14.4kPa的压力即可使组织发生坏死，9.33kPa压力持续2h可引起不可逆细胞变性。卧位时骶尾部可承受8~9.3kPa、肩部4~6kPa、坐骨粗隆13.3~16kPa的压力，若手术时间≥2~4小时，很容易造成皮肤损伤。

2. 约束带引起的损伤　手术时为了防止病人的移动，都需要使用约束带，如果约束带过窄、捆绑过紧、表面粗糙或皱褶过多等均可导致局部皮肤损伤。

3. 预防体位压迫引起的皮肤损伤　配置弹性床单　在妇科腹腔镜手术中，大多都采用膀胱截石位，而且需要头低臀高位，手术过程会出现皮肤与床单的摩擦，所以，手术台上的床单必须要干燥、平整及有一定的弹性，使病人保持一个舒适的体位，以减少对皮肤的摩擦。最好利用交替压力床垫定时更换受压部位，并能起到局部按摩、促进血液循环的作用。

（二）手术体位引起的臂丛神经损伤

1. 臂丛神经损伤原因

(1) 肩托过硬：在保持过度头低足高位很长一段时间的病人中曾看到有臂神经麻痹，而且使用肩部支架似乎增加这种危险性。如果肩托过硬或加隔的软垫脱落，就会损伤臂丛神经。

(2) 手臂过度外展：在手术过程中，虽然已把上肢平放在输液板上，但手术时由于术者不断的移动，不知不觉就会把输液板往患者的头部方向上推，由于患者的上肢是用布带固定，当输液板上推时，患者的上肢也跟着上移，从而手臂过度外展，当外展超过90°时，时间过长就会引起臂丛神经损伤。上肢输液时，手术者及助手不能倚靠在外展的手臂上，否则可拉伤臂丛神经。

(3) 手臂长时间下垂：如果选用了左上肢作为输液，就应该将病人的右上臂铺上厚垫，伸展在身体右旁，并用床单把患者的右上臂裹在手术台上。然而，在手术过程中，如果床单裹得不严密，就会松落，上臂裸露，甚至下垂，时间过久，就会导致臂丛神经损伤。

2. 臂丛神经损伤的症状　臂丛神经损伤的症状主要是臂神经麻痹，表现为上肢皮肤感觉障碍。如果损伤的是胸长神经，可以引起前锯肌瘫痪，发生“翼状肩”。正中神经损伤，运动障碍表现为不能旋前，屈腕能力减退，拇、示指不能屈曲，拇指不能对掌，拇指、示指和中指感觉障碍。损伤桡神经可以出现前臂伸肌瘫痪，表现为抬前臂时呈“垂腕”姿态，伸腕能力减退 不能伸指。

3. 臂丛神经损伤的处理　真正的臂丛神经损伤如外伤的诊治是世界性难题，各国学者都在努力探索。妇科腹腔镜手术引起的臂丛神经损伤均非创伤性损伤，尽管会给患者带来痛苦，但这种损伤基本上都是可逆的，一般不会留有后遗症。诊断臂丛神经损伤可以通过影像学myelo-CT检测技术，对臂丛神经损伤的性质进行直视判断；也可以通过肌电检查的方法，术前术后EMG检查不仅能确定损伤部位，动态观察神经肌肉的功能变化，还可在术中监测。臂丛神经损伤常规须保守治疗3个月，如无任何功能恢复或肢体主要功能未恢复，或呈现跳跃性恢复及恢复中断持续超过3个月需手术治疗。

(1) 药物治疗：常见的牵拉性或压迫性臂丛损伤，早期以保守治疗为主，即应用神经营养药物如VIT.B1、VIT.B6、VIT.B12、VIT.BCO、地巴唑、神经节苷等。如果疼痛明显，可以考虑各类止痛药物的应用短暂缓解疼痛。

(2) 物理治疗：在药物治疗的同时可以进行损伤部进行理疗，如电刺激疗法、超短波、红外线、磁疗等，患肢进行功能锻炼，防治关节囊挛缩，并可配合针灸、按摩、推拿，有利于神经震荡的消除，神经粘连的松解及关节松弛。

(3) 臂丛神经阻滞：药物和物理治疗效果不明显，可应用臂丛神经阻滞。用超声辨别患者锁骨下动静脉后，行锁骨上臂丛神经阻滞，治疗效果可达98%。高频超声下可得到清晰的臂丛神经横断面图，以肌间沟和锁骨上区域的臂丛神经成像最清晰。在腋路通过超声引导置入导管于神经鞘内，更能发现患者神经损伤的程度，而且可以观察到药物的分布，成功率大幅度提高。

4. 臂丛神经损伤的预防

(1) 使用软垫肩托:腹腔镜手术时,完成人工气腹后,为了能充分暴露盆腔视野,通常都要置头低足高位,在重力作用下,患者随床位倾斜易向头侧滑动,因此,需以锁骨为支点,用双侧肩托顶住锁骨并加隔软垫。手术时尽量减少使用肩托。最好的办法是在病人的上臂铺上厚垫,非用不可,应该选择软垫肩托或在肩托上安放厚棉垫。

(2) 固定手臂、防止过度外展:手术时为了保证液体能顺利进入患者体内,也为了术中方便观测,通常都选择上肢作为输液的部位。麻醉医生一般都喜欢把麻醉机摆放在患者头部的右侧,便于术中对各种参数的观测,术者都站在患者的左侧,自然就选择左上肢输液。巡回护士把输液板插入手术台上,放好软垫,把患者左上肢平放在输液板上,右上臂伸展在身体一旁并固定在手术台上。手术过错术者、麻醉师、巡回护士时刻关注上臂有否脱落、移位,必须避免上臂过度伸展。术者与助手任何时候都不得靠在患者伸展的上臂上,防止加重臂丛神经的受压。此外,缩短手术时间可减少臂丛神经损伤的危险。

(李光仪)

第七节 器械相关并发症

与传统开腹手术不同,腹腔镜手术是器械依赖性、平面成像下完成三维立体手术操作,其相关并发症的发生自然与手术操作团队的腹腔镜手术经验、对器械工作原理及操作的掌握情况、手术指征选择等综合性因素密切相关,多非单一因素所致。尽管腹腔镜手术器械具有机械性操作和负载能量操作两种功能,但与腹腔镜手术并发症相关的操作器械主要可概括为机械性操作器械、能量操作器械两类,其对应的并发症也可分为机械性损伤和能量原因所致的损伤两类。妇科腹腔镜手术操作常用的机械性操作器械有穿刺相关器械、手术用各种分离钳、剪刀、抓钳等,常用能量系统有单极、双极、超声刀、各种智能双极系统、激光以及氩气刀等。

一、与操作器械相关的并发症

1. 锐性器械 妇科腹腔镜手术操作主要集中在盆腔,盆腔内有许多中空脏器和粗大、变异较多的血管,如肠管、膀胱、尿管和血管及其分支等,而且腹腔镜的机械性操作器械都相对尖细或者较为锐利,因此在操作时容易发生各种并发症。

气腹针和戳卡穿刺均为锐性器械,而且穿刺时主要凭施术者经验盲穿,有可能造成胃肠道、腹膜后或者腹壁血管的穿刺损伤以及皮下或者大网膜气肿,偶可造成膀胱损伤。因此,气腹建立和戳卡穿刺时应对患者病情全面评估,评价患者有无手术史、体型以及消瘦与肥胖,依据评估情况进行规范穿刺,合理选择穿刺部位,穿刺路径力求准确。若气腹针和穿刺戳卡未能进入腹腔或未完全进入腹腔时可造成皮下气肿,若进入大网膜则致大网膜气肿。对于胃肠胀气,特别是气管插管误插入食管者,气腹针和戳卡穿刺容易造成胃、肠穿孔。既往有手术史,特别是盆腹腔消化道手术史,在切口周围通常有大网膜和肠管粘连,穿刺容易造成大网膜血管损伤出血以及粘连肠管损伤,甚至是穿孔。对于过度肥胖、消瘦或者体型特别瘦小的患者,气腹和戳卡穿刺时应注意倾斜的方向,不然容易造成腹膜后大血管的穿刺损伤,出现致命性并发症。其他辅助戳卡最为常见并发症为腹壁血管的穿刺损伤,耻骨上方的戳卡穿刺有时还可造成膀胱穿刺损伤,通常在镜体透光指导下穿刺,预防有关损伤。

腹腔镜剪刀、注射针、针状电极以及肌瘤粉碎器(morcerllator)等锐性器械容易造成盆腔器官的损伤,使用时应该确保在视野范围内操作,在镜体监视下进出盆、腹腔,避免脱离视野盲视操作。腹腔镜下子宫肌瘤剥除后瘤体的取出主要依靠肌瘤粉碎器和抓钳,由于相关器械锐利、刀头旋转速度快,稍有不慎均可能造成盆腹腔脏器的机械性损伤,特别是肠道、膀胱损伤,缺乏操作经验者也可能发生输尿管和腹膜后血管的损伤，这些损伤常较为严重、凶险。子宫肌瘤剥除虽未列入四级妇科内镜手术，但是肌瘤旋切器械的特殊性以及旋切需要一定操作技巧，应该让有经验的医生参与完成。

2. 钝性操作器械钝性操作器械也不是绝对安全的，一些机械性损伤也较为常见。钝性器械只是相对而言，在使用时应针对作用器官以及作用部位的生理和解剖特点，有针对性、规范化选择使用，不要随意而为。若用有齿抓钳去抓持壁薄的空腔脏器，如输卵管、肠管、膀胱、输尿管或者血管，可能造成相应器官的裂伤或者钳夹部位的缺血坏死。用分离钳阻挡肠管、膀胱，暴露视野是一种常见的手术操作，但是如果手法和用力不当也可能造成肠壁、肠系膜血管以及膀胱损伤，导致肠壁血肿或者肠系膜血肿，甚至是这些空腔脏器穿孔等并发症，若术中不能及时发现，术后处理也非常棘手，特别是尿瘘、粪瘘和严重感染，后果可能非常严重，有致命风险。腹腔镜子宫全切术中经常使用举宫器，举宫器的操纵杆虽为钝性操作器械，但临床上其所致子宫穿孔较为常见，只是因为子宫要切除，单纯子宫穿孔也不能称之为并发症而已，但是如果穿孔部位发生在前壁或者后壁下段，可能会导致比邻器官的损伤，特别是子宫过度前屈或后屈时，可造成肠壁、膀胱壁血肿或者穿孔。钝性操作器械所导致的损伤具有一定的隐蔽性，通常在术中不容易发现，但后果通常较为严重。所以，在使用钝性器械时也应选择合适器械，谨慎操作，保持警惕。

二、能量相关并发症

随着医学、工程学以及物理学发展，腹腔镜手术所用能量操作系统的发展日新月异，种类繁多，但功能集成、高效、智能以及损伤小为主要发展趋势，其是基本工作原理大致都是将电能转换为热能或者机械能，完成切割和凝固作用。

1. 单极能量操作系统单极高频电刀是腹腔镜最常用的切割、电凝止血工具，凝切快、方便、有效、经济。其工作原理是利用高频电流通过单极器械、人体组织以及负极板形成一个完整的回路，利用电极所产生的热能进行电凝和电切，其工作温度可达100~400℃。一般电刀输出功率为150~200W，手术时常用功率为40~60W。缺点是：①人体作为电回路的一部分，电流从操作电极经人体的操作部位、贴于人体的负极板回流至单极系统，因此，体内植入心脏起搏器、金属材料者不适合应用单极，比如心脏起搏器、心脏支架以及骨外科的钢板、固定钢针，可影响起搏器正常工作，造成心脏骤停，电操作比邻区域的金属置入部位电阻和电流发生变化，导致周围组织电热损伤。②热效应明显，热传导范围大，可达15mm，手术操作时可能造成电凝部位周围组织器官的电热损伤，特别是输尿管、膀胱、肠管等损伤，这种电热损伤具有很强的隐蔽性，不容易术中发现，可能会导致较输尿管、膀胱以及肠瘘的发生。③电容耦合效应、趋肤效应，这些效应容易导致戳卡周围腹壁、远处器官特别是空腔脏器如肠管等损伤可能。另外，若负极板贴敷不完全或者电极板贴敷处有异常导电物质也可能造成负极板贴敷部位的皮肤烧伤。④电凝宜结痂，影响电凝效果，甚至结痂脱落出血，造成术中、术后大出血可能。⑤易产生烟雾，造成视野不清。因此，应用单极能量操作系统进行手术操作时，应控制低频率、间歇性电凝、负极板贴在临近手术操作的部位且贴敷面积尽量大，以免意外损伤。

2. 双极能量操作系统　双极能量操作系统的电路循环完全与地隔离，利用高频的大功率正弦波，通过双极电凝的两个尖端部分释放，从而对电凝钳叶间的人体组织产生热效应，凝固组织蛋白，达到止血效果。其作用范围仅限于两钳叶之间，不需要电极板。特点：①止血效果好，可以电凝3mm以上血管，如子宫和卵巢血管。②热传导范围小，不易发生热损伤。③不以人体为电回路，可用于心脏起搏器以及体内金属材料置入者。其缺点①创面有血时容易结痂，影响电凝效果。②产生烟雾，影响视野清晰度。③通常没有切割功能，不能同时一些精细切割操作。④尽管双极电热传导范围小，但是仍有热效应，如果钳叶贴近周围正常组织同样可以产生热损伤。应用时应注意点对点电凝止血，不可弥漫性电凝手术创面，特别是卵巢囊肿剥除术后卵巢创面的不可弥漫性电凝，以免影响卵巢血供，造成卵巢功能衰竭。容易造成结痂，易脱落出血。另外，大面积电凝创面结痂脱落出血也不应忽视。

3. 智能化的双极能量操作系统 目前智能化双极能量操作系统有结扎速、PK刀、百克钳(剪)等相关的能量平台,这些系统的基本工作原理同双极电凝,但其凝固效果好、智能化、损伤小,兼有凝固、切割、分离于一身。而且烟雾少,不容易碳化结痂。与其有关并发症如同双极电凝相似,主要是电热损伤。

PK刀是改进的高频电刀,是经过更新的新一代手术器械,具有电凝和电切功能。其工作原理是采用双极技术,利用射频电场,在刀头电场周围形成等离子体薄层,离子被电场加速后将能量传给组织,打断组织中的分子键使靶细胞以分子单位解体。优点是:①热效应小,作用热度为40~70℃;热损伤较小,热损伤范围不超过4mm;②可以闭合7mm以下的血管、能支持300mmHg的持续压力;③具有抓持、电凝、切割、分离等功能,缩短了手术时间,减少了术中出血;④蒸汽脉冲凝固可使凝血可靠和完全;⑤组织粘连较轻,焦痂形成少,术后并发症少;⑥切割准确快捷、操作简单。缺点是可产生有毒烟雾,但较电刀少。

结扎速血管闭合系统(LigaSure)是近年国外研制的一种新的止血设备。其工作原理是应用实时反馈技术和智能主机技术,输出高频电能(低电压180V、高电流4A)结合血管钳口压力使人体组织的胶原蛋白和纤维蛋白熔解变性,血管壁融合形成透明带,产生永久性的管腔闭合。优点是:①热损伤小(侧向热传导距离1~2mm);②能完全和永久闭合直径小于7mm的血管;③闭合带持久且几乎透明,且比其他所有以能量为基础的融合方式都坚固,可达到与缝线结扎相似的强度,可承受3倍的正常人体动脉收缩压;④直接闭合组织束,无需切开和剥离;⑤没有或有极少粘连和焦痂形成,体内无异物存留。缺点是:①价格较贵;②虽产生和烟雾,但较电刀产生的少;③不宜用于分离较精细的组织。

4. 超声刀(Harmonica Scalpel) 超声刀工作原理主要就是将电能转化为机械能,高频振动致切割组织发生蛋白凝固。工作频率55.5kHz,刀头振动幅度50~100微米,配备有10mm、5mm多种到头以及5mm钩型及球型刀头。优点主要有①无电流通过病人躯体热损伤小。②刀头工作温度约50~100℃。③切割烟雾少、组织焦痂少。④兼切割、分离、凝固于一身。缺点是操作迟缓、直径3mm以上的血管最好辅助其他方法、切割组织需要保持合适的张力、每次切割组织不能太多。超声刀主要并发症仍是机械振动对周围组织器官的损伤,工作时刀头对周围3mm的组织有振动切割影响,一定注意其对周围输尿管、膀胱、直肠以及血管的损伤。

(王永军 段 华)

参考文献

1. 范光升,李琳. 妇科腹腔镜手术并发症. 中国计划生育学杂志. 2011,19(1):58-60
2. 张敏,杜敏,许可可,等. 妇科腹腔镜手术严重并发症8例分析. 中国内镜杂志,2004,9(4):39-40
3. 郎景和. 新世纪的妇科腹腔镜手术. 中华妇产科杂志,2004,39:289-291.
4. Qiu HZ,Xu L,et al. Hand-assisted laparoscopic versus laparoscopic-assisted right hemicolectomy:a clinical controlled study. Zhonghua Wei Chang WaiKeZaZhi,2011,14(7):545
5. TchenteNguefack C,Mboudou E,Tejiokem MC. Complications of laparoscopicsurgery in gynecology unit A of Yaounde General Hospital,Cameroon. J GynecolObstetBiolReprod(Pads),2009,38(7):545-551
6. 冷金花,郎景和,李志刚,等. 腹腔镜手术并发症及其相关因素分析. 现代妇产科进展,2002,11(6):430-433.
7. 罗剑儒,陈颖,杨延林,等. 1860例妇科腹腔镜手术并发症分析. 四川大学学报(医学版),2007,38(2):364-365.
8. Long JB,Giles DL,et al. Open laparoscopic access technique:review of 2010 patients. 2008,12(4):372-375.
9. Hamada M,Matsumura T,et al. Video. Advantages of the laparoscopic approach for intersphincteric resection. SurgEndosc,2011,25(5):1661-1663.
10. Ahmad G,Duffy JM,et al. Laparoscopic entry techniques and complications. Int J Gynaecol Obstet. 2007,99(1):52-55.
11. Ahmad G,Duffy JM,et al. Laparoscopic entry techniques. Cochrane Database Syst Rev. 2008,2(2):268-272
12. Jiang X,Anderson C,et al. The safety of direct trocar versus veress needle for laparoscopic entry:a meta-analysis of randomized clinical trials. J Laparoendosc Adv Surg Tech A. 2012,22(4):362-370

13. Zakherah MS. Direct trocar versus veress needle entry for laparoscopy:a randomized clinical trial. Gynecol Obstet Invest. 2010;69(4):260-263
14. 吴燕云,史娅萍,朱新儿.妇科腹腔镜手术套管针直接第一穿刺技术700例分析.第二军医大学学报,2006,27(4):442-443
15. 李光仪.实用妇科腹腔镜手术学.北京:人民卫生出版社,2006.
16. 李光仪.妇科腹腔镜手术并发症防治.北京:人民卫生出版社,2010.
17. 郑民华.普通外科腹腔镜手术规范化操作与指南.北京:人民卫生出版社 2009.
18. 李敏,崔娜,蒋玉萍.妇产科微创学.北京:科学技术文献出版社,2010.
19. Kim RS,Itriago FP,et al. Don't Fear Adhesions:Safe Approaches for Reoperative Minimally Invasive Surgery. Surg Technol Int. 2012,1(XXI):147-155.
20. Milad MP,Sokol E. Laparoscopic morcellator-related injuries. JAmAssocGynecolLaparos. 2003,10(4):383-385
21. Krishnakumar S,Tambe P. Entry complications in laparoscopic surgery. J Gynecol Endosc Surg. 2009,1(1):4-11
22. 兰锡纯,冯卓荣.心脏血管外科学.第2版.北京:人民卫生出版社.2002.
23. JohnBonnar MD. Can more be done in obstetric and gynecologic practice to reduce morbidity and mortality associated with venous thromboembolism. Am J ObstetGynecol 1999;180(4):788-790
24. Lensing AWA,Prandoni P,Buller AR,et al. Lower extremity venography with iohexol:results and complications. Radiology. 1990;177:503-5
25. Elna M,Masuda MD,Darcy M,et al. The natural history of calf vein thrombosis:Lysis of thrombi and development of reflux. JOURNAL OF VASCULAR SURGERY,1998:67-72
26. 张晓蓉,何文,唐华,等.小腿静脉血栓的影像学诊断.中华医学影像技术,2004,20(7):1064-1067
27. Owings JT,Gosselin RC,Battistella FD,et al. Whole blood D-dimer assay:an effective noninvasive method to rule out pulmonary embolism. J-Trauma,2000,48(5):759-759
28. 刘玉珍,张震宇,郭淑丽,等.妇科盆腔手术后下肢深静脉血栓形成的早期诊断.实用妇产科杂志,2007,1(2):53-55
29. 杨柏柳,张震宇,郭淑丽.妇科手术后预防下肢深静脉血栓形成对患者凝血功能的影响.现代妇产科进展,2007,4:278-280
30. 刘玉珍,张震宇.妇科手术后下肢深静脉血栓形成的临床研究.中华妇产科杂志,2006,41:107-110.
31. 杨柏柳,张震宇.有高危因素的妇科手术患者预防性血栓治疗的临床意义.中华妇产科杂志,2009,44(8):570-573.
32. J Gao,ZY Zhang,LI Zhan,et al. Two mechanical methods for thromboembolism prophylaxis after gynaecological pelvic surgery:a prospective,randomised study. Chinese Medical Journal,2012,125(23):4259-4263

第四篇

与妇科手术相关的跨学科手术

第一章
泌尿系子宫内膜异位病灶切除术

第一节　膀胱子宫内膜异位病灶切除术

一、概述

子宫内膜异位症是育龄妇女的常见病，但发生于泌尿系统的子宫内膜异位症比较罕见，仅占1%~2%，其中约90%为膀胱病变。典型症状为膀胱刺激症状以及经期肉眼血尿等，确诊依赖病理检查。膀胱子宫内膜异位症药物治疗效果不佳，往往需要手术切除病灶。

（一）膀胱子宫内膜异位症的可能发生机制

异位子宫内膜累及膀胱逼尿肌全层称为膀胱子宫内膜异位症（bladder endometriosis），又称为膀胱逼尿肌子宫内膜异位症（bladder detrusor endometriosis）。膀胱子宫内膜异位症是一种比较罕见的子宫内膜异位症，多为单个病灶，约90%位于膀胱后壁和顶部，个别位于输尿管入口的下方，病变呈结节状，主要由纤维组织、平滑肌组织和呈岛状或串状分布的子宫内膜腺体及基质构成。

关于膀胱子宫内膜异位症的病因及发生机制，目前主要有三种观点。Vercellni等认为膀胱子宫内膜异位症同腹膜表面的子宫内膜异位症一样，是随经血逆流的具有生长功能的子宫内膜细胞种植于膀胱腹膜表面，向膀胱逼尿肌浸润，同时刺激逼尿肌组织增生形成结节。Donnez等认为膀胱子宫内膜异位症起源于腹膜下的苗勒管残迹，是苗勒管化生的结果。Fedele等认为膀胱子宫内膜异位症结节是一种腺肌症病变，是由来源于子宫的肌腺组织向外生长并侵犯膀胱组织而形成。临床发现，膀胱子宫内膜异位症的发生和剖宫产手术史、盆腔子宫内膜异位症手术史有一定相关性，但是与其他盆腔手术如子宫肌瘤、非子宫内膜异位症、卵巢肿瘤手术等无关。膀胱子宫内膜异位症多和其他盆腔子宫内膜异位症病变同时存在，60%~87.9%的膀胱子宫内膜异位症患者同时存在至少腹膜表面子宫内膜异位症、卵巢异位囊肿、深部浸润型子宫内膜异位症以及子宫内膜异位症盆腔粘连等病变类型的一种，因此认为膀胱子宫内膜异位症并不是一个独立发生的疾病。

（二）膀胱子宫内膜异位症的诊断

典型症状为经期膀胱刺激症状、肉眼血尿以及排尿困难等，不同部位、不同大小的病变其临床表现有一定差异。因多合并盆腔其他部位的子宫内膜异位症，大部分患者以痛经、盆腔痛、不孕等主诉就诊。部分患者行妇科检查可以在阴道前穹隆处触及触痛结节。经阴道超声、膀胱镜、静脉肾盂造影以及磁共振等影像学检查可提示膀胱壁局限的结节状病变或软组织影。尿常规检查可基本除外泌尿系感染或其他有症状肾病，血清CA125也可能有不同程度的升高。确诊需要活检病理证实子宫内膜腺体或间质的存在。因此，对盆腔子宫内膜异位症或有盆腔手术史的患者，如反复出现膀胱刺激症状，或子宫内膜异位症患者虽无症状，但影像学检查示膀胱有占位性病变或出现原因不明的泌尿系梗阻，均应考虑有发生膀胱部位子宫内膜异位症的可能。深入问诊，全面检查，才不至于遗漏病变。

（三）膀胱子宫内膜异位症的治疗

膀胱子宫内膜异位症的治疗方法取决于患者的年龄、生育要求、病变的范围、泌尿系统症状的程度以及是否合并盆腔其他部位的子宫内膜异位症病变等。

1. 药物保守治疗 因膀胱子宫内膜异位症是一种深部结节型病变，病理表现类似腺肌症，因此常用的子宫内膜异位症药物如高效孕激素、避孕药及促性腺激素释放激素类似物的治疗效果并不理想，有效率仅 33% 左右，且停药后即有可能症状复发。仅用于病变范围较小、患者无泌尿系统症状或不适合手术者，将药物治疗作为姑息性手段。

2. 经尿道电切术 该手术方法操作简单、创伤小、恢复快、花费少，是早期治疗膀胱子宫内膜异位症的常用方法。但研究提示膀胱子宫内膜异位症是子宫内膜组织由膀胱表面向内浸润生长，表面的病灶大于深部病灶。而经尿道电切是由膀胱黏膜向外部切除，因此多不能做到彻底切除病灶，术后复发率高达 36.9%，且手术有导致膀胱穿孔的风险，故目前不推荐作为膀胱子宫内膜异位症的治疗方法。

3. 部分膀胱切除术 这是目前膀胱子宫内膜异位症的首选治疗方法。手术范围包括完全切除病变及病变周围的炎性和瘢痕组织。因此病灶切除彻底，症状缓解率高达 95%~100%，且几乎无复发。具体的手术方式有开腹和腹腔镜下膀胱部分切除术两种，与开腹手术相比，腹腔镜手术创伤小、恢复快，并且具有放大作用，能识别早期的以及深部的子宫内膜异位症病变，因此是膀胱子宫内膜异位症的首选手术方式。手术中根据患者的年龄、生育要求、探查情况等综合判断，可行保留生育功能、保留卵巢功能或根治性手术。

二、手术指征

膀胱内异症患者行腹腔镜部分膀胱切除术的手术指征：①反复出现的经期膀胱刺激症状、肉眼血尿以及排尿困难等；②子宫内膜异位症患者虽无症状，但影像学检查示膀胱有占位性病变或出现原因不明的泌尿系梗阻。

三、术前准备

1. 膀胱子宫内膜异位症患者多数有盆腔手术史或合并其他盆腔子宫内膜异位症，因此其盆腔病变复杂、粘连重，术前应全面检查，充分评估病情以及手术难度，做好术前准备。

2. 术前必须完善泌尿系超声和肾功能检查

3. 术前为明确病灶所在的位置，可先行膀胱镜检查和活检，并排除膀胱肿瘤的可能。

4. 术前的多科协助 术前须请泌尿外科会诊，评估手术，术中协助。术前双侧输尿管置入 D-J 管。

5. 术前与患者及家属充分的沟通，使其理解手术的利弊、风险、疗效以及术后可能的辅助治疗。

四、麻醉与体位

腹腔镜手术时除了腹腔镜常规的仰卧位头低脚高之外，常常由于便于膀胱镜检的需要采取膀胱截石位。

五、手术步骤

腹腔镜下膀胱部分切除术的主要手术步骤和注意事项：

(1) 术前膀胱镜检查：确定子宫内膜异位症病灶的位置以及与输尿管开口的解剖关系，并同时放置双侧输尿管导管。

(2) 盆腹腔探查：腹腔镜气腹针以及 Trocar 放置与常规盆腔手术相同，术中全面探查盆腹腔，详细记录同时合并存在的病变，可先处理盆腔其他部位的内异症，如、分离盆腔粘连，恢复解剖结构，剔除卵巢内膜异位囊肿或者深部内膜异位结节后再准备切除膀胱病灶。

(3) 暴露膀胱腹膜反折：在切除膀胱病灶前上举举宫器，充分暴露出膀胱腹膜反折及其下方的病灶。

(4) 病灶切除：打开膀胱腹膜反折后，用抓钳夹住膀胱壁病灶，在超过病灶 3~5mm 处切除病灶区域的部分膀胱壁，双极电凝止血。

(5) 膀胱切口缝合：检查膀胱黏膜和肌层，确定病灶已经切净，通过事先放置的输尿管导管看清输尿管开口后，0 号薇乔线连续缝合膀胱壁两层，体内打结。如果病灶涉及输尿管开口，则切除病灶后，需要进行膀胱输尿管吻合术。

(6) 缝合后可行亚甲蓝实验了解切口是否缝合严密，亦可行膀胱镜检查观察输尿管开口的喷尿情况。

六、术后处理

(1) 术后保证尿管通畅是保证膀胱创口愈合的关键，主张用较粗的尿管，保持持续开放状态，留置尿管的时间为 10~14 天。期间嘱患者多饮水。

(2) 预防性应用抗生素预防，术后注意观察患者的体温及泌尿系症状。

(3) 如果膀胱子宫内膜异位症切除完全则术后不需要进行子宫内膜异位症的药物治疗。

(4) 如果膀胱子宫内膜异位症病灶未能完全切除或合并其他盆腔子宫内膜异位症、子宫腺肌症等应给予药物治疗，可根据病情给予达那唑、高效孕激素、口服避孕药或促性腺激素释放激素类似物治疗。

(5) 术后定期随诊，根据泌尿系症状、盆腔检查以及超声检查等判断疾病有无复发。

七、难点解析

(一) 手术技术要点

手术关键是要完全切除病灶以及注意病灶与输尿管开口的解剖关系。膀胱子宫内膜异位症多位于后壁或三角区，所以手术中应特别注意和输尿管开口的关系。如果病灶未侵及输尿管开口，则手术切除和缝合较容易；如果病灶已侵及输尿管开口，完全切除病灶则会涉及输尿管：切除部分膀胱壁的同时需要切除输尿管膀胱壁内段，需要进行输尿管解剖和输尿管膀胱吻合术，手术难度较大。缝合后可通过膀胱镜检查或注入亚甲蓝检查有无膀胱、输尿管瘘。

(二) 手术并发症

手术有出血、输尿管损伤、术后膀胱瘘、膀胱阵发性痉挛、切口感染、切口裂开或膀胱结石形成等并发症。膀胱子宫内膜异位症是一种良性病变，在熟练的手术技能和术后良好的护理支持下，可以明显减少并发症的发生率。

(三) 预后

行部分膀胱切除的患者，如果病灶切除完全，则复发机会很少。复发与手术时的年龄、手术史以及术后妊娠情况无关，主要与病灶的位置和病灶切除的范围有关。另外就是与子宫前壁的腺肌病灶切除与否有关，位于膀胱顶部的子宫内膜异位症较容易切除，病灶切除完全，术后几乎无复发。膀胱后壁以及隔膜处的病灶难以完全切除，术后 36 个月累计症状复发和临床证实复发率分别为 24.7% 和 5%。完全切除病灶以及邻近的子宫腺肌症、子宫内膜异位症组织，改善腹腔微环境可降低膀胱子宫内膜异位症的复发率。

（冷金花）

第二节 输尿管子宫内膜异位病灶切除术

一、概述

育龄期女性子宫内膜异位症的发病率为15%~20%，泌尿系受累的比例约1%~2%，而输尿管内异症更为少见。输尿管内异症属于深部浸润型子宫内膜异位症，多合并其他部位的内异症病变，解剖特殊，手术风险高，是内异症临床的棘手问题。

（一）临床表现及发生机制

输尿管内异症缺少特异的临床表现，诊断困难，症状与病变程度不平行，当其症状体征比较突出时，25%~50%的患者已经出现肾功能损害。而且输尿管异位症确诊十分困难，从出现症状到确诊平均时间可达54个月。因此输尿管内异症的早期诊断十分重要。近半数患者没有症状或仅有痛经表现，术前未能诊断输尿管内异症。宫骶韧带近宫颈部位是输尿管内异症最常见的发病位置，其次是在宫骶韧带头侧、主韧带水平，多与卵巢窝的腹膜相接续。因此对于DIE有明显宫旁浸润的患者以及卵巢内异症患者，需要高度警惕输尿管内异症的可能。输尿管内异症在发病机制可能是位于阴道直肠隔或者子宫直肠窝的深部内异症的延伸，压迫或者侵犯输尿管形成病变。输尿管内异症以左侧为主，支持经血逆流学说和在位内膜理论。

（二）辅助检查

泌尿系超声波检查具有无创、可重复、价格便宜的特点，敏感度较高，还可根据积水出现部位和肾实质厚度，泌尿系梗阻程度进行分度，可以作为诊断膀胱及输尿管部位内异症的首选工具。对于严重尿路梗阻或梗阻部位不清的患者，静脉肾盂造影（IVP）、CT或泌尿系CT重建（CTU）以及磁共振（MRI）、泌尿系核磁造影（MRU）等，可以提供更加清晰的影像学图像，梗阻部位更加明确。

（三）治疗策略

对于明确输尿管梗阻导致肾功能损害的情况，姑息性的药物治疗不能恢复肾功能，不应作为首选治疗。因此一旦确诊内异症引起输尿管梗阻，应考虑手术治疗，包括输尿管粘连分解、输尿管梗阻段的切除及吻合术或者输尿管膀胱再植术。已开展越来越多的腹腔镜输尿管内异症手术。但目前开腹手术仍是输尿管膀胱再植术的标准术式。

二、手术指征

子宫内膜异位症患者出现泌尿系梗阻症状、影像学改变，同侧肾功能正常或轻度损害的患者，术前需评价患侧肾功能除外该侧肾已完全无功能。

三、术前准备

1. 术前仔细的询问症状、仔细妇科查体。

2. 术前评估输尿管梗阻的程度、部位。

3. 术前评价患侧肾功能术前需全面的评估患者分侧肾功能。血肌酐（SCr）、24小时尿肌酐清除率（CCR）可以评估肾功能，特别是肾血流图可以分别评价两侧肾功能。

4. 术前的多科协助对于输尿管DIE术前必须请泌尿外科会诊，评估手术，以便术中协助。

5. 可于术前患侧或双侧输尿管置入D-J管。

6. 术前与患者及家属充分的沟通，使其理解手术的利弊、风险、疗效以及术后可能的辅助治疗；医患之间积极配合、以期达到最佳疗效、避免出现医疗纠纷。

四、麻醉与体位

腹腔镜手术常规的仰卧位头低脚高。

五、手术步骤

(1) 术前放置双侧输尿管导管。

(2) 盆腹腔探查:腹腔镜气腹针以及 Trocar 放置与常规盆腔手术相同,术中全面探查盆腹腔,详细记录同时合并存在的病变,先剔除卵巢囊肿、分离盆腔粘连,切除盆腔的内异灶,恢复解剖结构后再准备切除输尿管病灶。

(3) 打开患侧后腹膜,解剖分离输尿管。

(4) 根据分离粘连后的输尿管梗阻的情况决定术式,术中需与泌尿外科医生共同完成手术。

六、术后处理

(1) 术中输尿管粘连重、行输尿管端端吻合术或者输尿管膀胱再植术的患者术后输尿管导管 1~3 个月。

(2) 预防性应用抗生素,注意观察患者的体温及泌尿系症状,减少感染能受损的发生。

(3) 盆腔内异症实施了保守性手术的患者术后根据病情给予药物治疗

(4) 术后定期随诊,根据泌尿系症状、盆腔检查以及超声检查等判断疾病有无复发。

七、难点解析

(一) 手术技术要点

对于累及宫骶韧带和子宫直肠窝的 DIE,术中应该解剖、辨认和游离输尿管,避免其损伤,并警惕可能的输尿管异位症。

对于输尿管内异症充分的手术治疗应该打开导致梗阻的瘢痕基底部位,并仔细查看输尿管受累的严重程度,根据情况切除输尿管周围的纤维粘连环,或者切除受累段输尿管及输尿管端端吻合或者输尿管膀胱吻合。输尿管病变同侧卵巢存在内异症囊肿,囊肿剔除术后输尿管内异症的复发率可高达 27%,故对已经完成了生育的妇女,如果输尿管内异症同时存在卵巢内膜异位囊肿,可以考虑切除附件,降低复发率。对输尿管内异症的患者,同时治疗盆腔内异症非常重要,保守性手术应在术后辅以药物治疗。子宫双附件切除术可明显减少输尿管内异症术后的复发率。

(二) 输尿管内异症需要妇科医生和泌尿外科医生的通力合作

妇产科和泌尿科医师对于诊治输尿管内异症在手术路径,对合并盆腔内异症的诊断和处理,术后药物治疗等方面存在差异。这种差异既体现了不同学科对疾病诊治的认识,也可能是疾病严重程度的差别。泌尿可医师对于系统性盆腔内异症的诊治可能并不熟悉,但对于严重泌尿系内异症的处理更富有经验和手术技巧。如上所述,输尿管内异症与生殖道内异症密不可分,输尿管内异症其复发率不仅与手术类型有关,还与浸润病灶是否能够完全切除有关。因此,输尿管内异症的治疗应该由手术经验丰富的妇科医师和泌尿外科医师共同参与完成。

总之,输尿管内异症是少见但可能引起严重后果的深部内膜异位症,其发病隐匿,早期诊断困难。故对粘连严重的卵巢内膜异位囊肿或者累及后盆腔的内异症,应该警惕输尿管受累的可能。手术切除后盆腔深部内异症以及处理卵巢内膜异位囊肿,对预防输尿管进一步受累有意义。对肾功能正常或者轻度受累者,积极手术重建尿路完整性有意义,对肾功能严重受损者要权衡手术的利弊。妇科医生和泌尿科医生的通力合作,是保证手术成功的关键,而术后积极治疗盆腔内异症很有必要。

（冷金花）

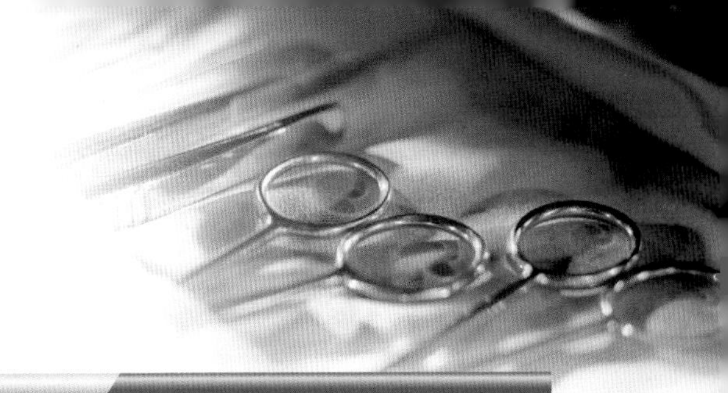

第二章 消化道损伤与处理

第一节　胃肠道概述

一、胃

胃是食管的扩大部分，大部分位于左上腹，上端与食道相连称为贲门；下端与十二指肠相连称为幽门。上缘短，称为胃小弯；下缘长，称为胃大弯。临床上将胃分为三部分：胃底部：贲门水平以上向左上方膨出部分；胃体部：介于胃底部与胃窦部之间，是胃的最大部分；胃窦部：胃小弯角切迹向右的部分。

二、小肠

小肠是食物消化吸收的主要场所，盘曲于腹腔内，上连胃幽门，下接盲肠，全长约3~5m。一般根据形态和结构变化分为三段，分别为十二指肠，空肠和回肠。十二指肠位于腹腔的后上部，全长25cm。十二指肠呈"c"字形，从右侧包绕胰头，可分为球部、降部、水平部和升部等四部分。空肠连接十二指肠，占小肠全长的2/5，位于腹腔的左上部。回肠位于右下腹，占小肠全长的3/5。空肠和回肠之间没有明显的分界线。

三、大肠

大肠是人体消化系统的重要组成部分，为消化道的下段，成人大肠全长约1.5m，起自回肠，包括盲肠、升结肠、横结肠、降结肠、乙状结肠和直肠六部分。全程形似方框，围绕在空肠、回肠的周围。大肠在外形上与小肠有明显的不同，一般大肠口径较粗，肠壁较薄，盲肠和结肠还具有三种特征性结构：①在肠表面，沿着肠的纵轴有结肠带，由肠壁纵行肌增厚形成；②由肠壁上的横沟隔成囊状的结肠袋；③在结肠带附近由于浆膜下脂肪聚集，形成许多大小不等的脂肪突起称肠脂垂。

大肠主要浓缩食物残渣，形成粪便，再通过直肠经肛门排出体外。

1. 盲肠为大肠起始的膨大盲端，长约6~8cm，位于右髂窝内，向上通升结肠，向左连回肠。回、盲肠连接口处的黏膜折成上、下两个半月形的皱襞，称为回盲瓣，此瓣具有括约肌的作用，可防止大肠内容物逆流入小肠。在回盲瓣的下方，有阑尾的开口。

2. 阑尾为一细长的盲管，近端在三条结肠带的会合处，开口于盲肠的内后壁，手术中可沿结肠带迅速而准确地找到阑尾。阑尾口位于回盲瓣的下方，两者的直线间距在2~3cm之间。阑尾远端为一盲端，比较游离，受系膜等的影响，阑尾可伸向腹腔的任何方位。阑尾的形态、长度及管径差异较大，国内资料统计：阑尾的长度以5~7cm者较多，最长可达20cm，最短者不足1cm；阑尾外径多在0.5~1.0cm之间，最大直径或达1.5cm，阑尾管腔的内径窄小，静止时仅有2mm。

3. 结肠为介于盲肠和直肠之间的部分，按其所在位置和形态，又分为升结肠、横结肠、降结肠和乙状结肠四部分。

(1) 升结肠：长约15cm，是盲肠向上延续部分，自右髂窝沿腹后壁的右侧上升，至肝下方向左弯形成结肠右曲，移行于横结肠。升结肠后面借结缔组织附贴于腹后壁，故活动性较小。

(2) 横结肠：长约50cm，起自结肠右曲，向左横行至脾处再向下弯成结肠左曲，移行于降结肠。横结肠全部被腹膜包被，并借横结肠系膜连于腹后壁，其中部下垂，活动性较大。

(3) 降结肠：长约20cm，从结肠左曲开始，沿腹后壁的左侧下降，至左髂嵴处移行于乙状结肠。降结肠后面借结缔组织附贴于腹后壁，所以活动性也小。

(4) 乙状结肠 长约40~45cm，平左髂嵴处接续降结肠，呈“乙”字形弯曲，至第3骶椎前面移行为于直肠。空虚时，其前面常被小肠遮盖，当充盈扩张时，在左髂窝可触及。乙状结肠全部被腹膜包被，并借乙状结肠系膜连于左髂窝和小骨盆后壁，其活动性也大。

4. 直肠上端在第三骶椎平面，上接乙状结肠，在齿线处与肛管相连。长约12~15cm。直肠上端的大小似结肠，其下端扩大成直肠壶腹，是粪便排出前的暂存部位，最下端变细接肛管。直肠在盆腔内的位置与骶椎腹面关系密切，与骶椎有相同的曲度。直肠在额状面有向左、右方向凸出的弯曲。直肠上1/3前面和两侧面有腹膜覆盖；中1/3前面有腹膜，并向前反折形成直肠膀胱陷凹或直肠子宫陷凹；下1/3全部位于腹膜外，故直肠为腹腔内外各半的肠道。直肠无真正系膜，但其上后方，腹膜常包绕直肠上血管和蜂窝组织，因此，有人称为直肠系膜。在两侧有侧韧带将直肠固定于骨盆侧壁。直肠壶腹部黏膜有上、中、下3个皱襞，内含环肌纤维，称直肠瓣。中瓣常与腹膜反折平面相对。但直肠瓣数目可有变异，最多可达5个。直肠膨胀时直肠瓣消失，直肠瓣有阻止粪便排出的作用。

第二节　胃肠道损伤的成因

据报道妇科手术中肠道损伤总的发生率可达0.1%~0.54%，其中37.3%发生于进腹时，38.2%出现在粘连分离及盆腔解剖过程中。其大部分发生于经腹手术，少数发生于经阴道手术、腹腔镜下手术或刮宫时。有研究表明，72%的肠道损伤发生于经腹妇科手术，10%发生在腹腔镜下妇科手术，9%发生于经阴道手术，另有9%发生在宫颈扩张和刮宫时。还有报道在经阴道、腹腔镜和经腹三种不同路径的子宫切除术中，肠道损伤的发生率依次增高，经阴道子宫切除术时肠道损伤的发生率可低至0，经腹腔镜子宫切除术时的发生率约为0.17%，而经腹子宫切除术肠管损伤的发生率则达1.0%，这可能与病例选择及手术条件有关。

妇科手术时肠道损伤的原因主要有：

(1) 粘连：由于炎症、严重的子宫内膜异位症、肿瘤或既往手术和放疗史，导致盆、腹腔内较重粘连，或恶性肿瘤转移至肠管时，分离肿瘤时肠管可损伤肠管。

(2) 使用能量器械不当：是腹腔镜下手术肠管损伤的主要原因。

(3) 根治性手术时直肠分离解剖不够时而被钳夹切伤。

(4) 先天性无阴道行阴道造穴时分离层次错误或阴道修补术时损伤直肠。

(5) 麻醉不满意或术前肠道准备不好，肠管充气扩张，紧贴腹膜之下，打开腹膜时可损伤肠管。

(6) 医生操作失误，包括腹腔镜手术气腹针和trocar所致肠管损伤、宫腔镜术中膨宫及刮宫时子宫穿孔后引起肠道损伤。

74.5%的妇科手术中肠道损伤发生于远端小肠，24.5%则为结直肠损伤，且76.4%只是浆肌层撕裂等较轻程度的损伤，但也有23.6%的肠管损伤比较严重，属肠管全层裂伤、烧灼伤、多处伤或合并肠系膜血管损伤等复杂伤情，后者多系分离严重粘连、子宫直肠窝的分离解剖或单极电凝时引起的机械损伤或热损伤。

第三节 胃肠道损伤的发现

术中如闻到臭味、发现有肠液流出、肠道浆膜面有血肿或出血,通常不难发现和处理。

部分胃肠道损伤术中往往很难明确,常是术后数天才能发现。术后发现胃肠道损伤的时机、临床表现与患者体质、发生损伤的部位、大小及损伤的性质直接有关。诊断延迟有可能导致严重后果,甚至死亡。故术后如果出现引流异常、逐渐加重的肠胀气或腹膜炎等表现,应警惕肠道并发症的可能。

一、胃肠道损伤按程度分类

1. 挫伤(血肿)

2. 撕裂伤

(1) 未穿孔(非全层或浆膜撕裂)。

(2) 穿孔(全层,但未完全横断)。

(3) 大块毁损(撕脱、复杂性破裂、组织丢失、明显粪便污染)。

二、常见的症状体征

1. 腹痛 胃肠道穿孔或大块毁损,肠内容物溢入腹腔后即有腹痛。疼痛先局限于穿孔部位,随之扩散至全腹部而成弥漫性腹膜炎,有全腹部疼痛。但部分老年体弱的患者腹痛症状往往不明显,有时与术后伤口疼痛混淆。

2. 恶心、呕吐及腹胀 腹腔炎性刺激引起的恶心、呕吐和因肠麻痹导致的腹胀,往往是最明显的临床表现。

3. 发热 腹腔细菌感染引起的发热较重,严重时伴有败血症。术后出现持续高热者应注意提防肠道损伤的可能,不应盲目认为是术后吸收热。

4. 腹膜刺激征 腹部压痛、肌紧张及反跳痛。穿孔或破裂部位疼痛最明显。

5. 肠鸣音 减弱甚至消失。

6. 直肠指检 直肠低位损伤可触及损伤部位呈空洞感觉,指套上并有血迹,结肠损伤仅少数有血迹。

三、辅助检查

详细收集病史和认真的物理检查依然是诊断胃肠道损伤的基本方法,但辅助性检查的重要作用正日益凸显出来,使诊断更加精确和可靠。

1. 血常规检查 白细胞计数及中性粒细胞增多。

2. B超检查 腹部B超检查不仅对诊断以腹腔内出血为主要表现的实质性器官损伤十分有用,对伴有消化道内容物漏出的胃肠道损伤也有重要诊断价值。应该注意,原有腹水、术中冲洗腹腔可能出现假阳性。于B超引导下腹腔穿刺术对于肠道损伤的判断具有重要意义。

3. X线平片及造影 腹部平片发现游离气体固然是胃肠道破裂的证据,但对于腹腔镜手术后患者可能出现假阳性,且病人往往不能采取站立位,而侧卧位和仰卧位的阳性率极低。当疑有上消化道破裂时,胃管内注入泛影葡胺后拍片可能有助于发现胃肠内容物的外溢,比平片更有意义。

4. CT扫描 CT对胃肠道损伤的诊断价值不如对实质器官损伤那样大,但若同时将造影剂注入腔内,CT能提供比X线更为清晰的图像,因为影像不发生重叠,胃、十二指肠造影剂的溢出是脏器破裂的明证。这对诊断腹膜后十二指肠破裂尤其有价值。若同时进行全身增强(血管内注入造影剂),所得到的三重对照CT扫描影像能够更全面地描绘出腹部脏器损伤的状况,而且能够提供是否存在活动出血及何处发生活动出血的重要信息，因为活动出血的CT值成倍地高于凝血块的CT值。

5. 磁共振扫描　磁共振主要对某些亚急性情况有诊断价值，例如膈肌破裂、肠壁间血肿等。

6. 腹腔镜检查　腹部创伤病人的腹腔镜检查已积累了较多经验，主要用于病情相对稳定、对是否需要剖腹探查难以判定的病人。有报道认为其诊断价值不亚于开腹探查，而创伤性则小得多。鉴于气腹可能引起高碳酸血症，腹部大静脉损伤时更有空气栓塞的危险，有人提倡用无气腹腔镜，取得预想效果。

必须强调指出，追求更精确、更可靠诊断的前提，是病人生命体征的稳定，主要对象是那些尚不明确是否有腹腔脏器伤、是否需要剖腹手术的病人。伤情严重、经初步复苏仍不稳定或剖腹指征已经明确的病人，应尽快手术。搬动此类病人去做X线、CT等费时、费钱的检查不仅是多余的，而且会威胁到病人的生命安全，必须避免。

第四节　胃肠道损伤处理的原则

术后胃肠道损伤一经诊断，就需要立即处理，而处理方式往往与损伤部位、发现早晚直接相关。大多数术后发现的肠道损伤往往需要剖腹探查来明确诊断与损伤部位。

一、尽量采取非手术治疗

1. 综合分析病情　腹腔穿出胆汁和胃肠内容物固然是明确的手术适应证，但穿出少量不凝血或灌洗液中发现大量红细胞却不应是开腹的绝对指征。胃肠道挫伤、浆膜撕裂、网膜或肠系膜撕裂也可造成腹腔内出血，但容易自限，一般无须手术。

2. 少数胃肠道损伤可以非手术治疗　有极少数胃肠道破裂患者可给予禁食水、胃肠减压、输液、预防性应用抗生素等保守方法。这需要具备两个条件：一是肠道事先经过清洁准备；二是发现早，一般在几小时内确诊，因而漏出物少，污染轻。能否保守治疗取决于肠道准备是否满意、穿孔的大小、腹膜炎的有无和程度，以及肠管本身有无病变。若患者条件适宜，可以在严密观察下保守治疗。应当注意，在保守观察的过程中一旦患者出现症状、体征加重，应当立即改为手术治疗，以免延误病情。

二、尽量采用创伤小的方法和术式

1. 腹腔镜手术　腹腔镜手术创伤小、恢复快，是胃肠道损伤的重要治疗手段。腹腔镜一般用于生命体征平稳、剖腹手术指征不强的病人。若检查发现腹腔器官损伤但不严重，如网膜、系膜、胃肠道浆膜或浆肌层撕裂，或范围较小的全层破裂，可以进行腹腔镜下止血、修补，无需开腹手术。腹腔镜下的修补手术仅适于有经验的腹腔镜专科医师施行。

2. 肠道修补手术　胃肠道修补手术对患者损伤小，能最大限度地保持肠道原有生理结构，对于患者的长远更有优势。对于早期发现的单纯肠管损伤、创面整齐、局部污染轻的可以采用一期缝合修补术。

第五节　手术治疗

一、胃损伤

术中胃扩张是胃损伤最主要的因素。平卧时，25%的妇女胃可达脐下。气针引起的胃穿孔通常较小，不易被发现。一旦发现应下胃管进行胃肠减压，手术可照常进行。术后继续胃肠减压、禁食输液并给予预防性抗生素。Trocar 引起的胃穿孔通常较大,如损伤小于 5mm 直径,可保守治疗;如损伤较大,则应开腹探查,进行修补术。术中充分冲洗腹腔。

发现胃损伤时应彻底探查,包括切开胃结肠韧带探查胃后壁以及胰腺的表面,特别注意检查大网膜附着处以防遗漏小的破损。

二、小肠损伤

由于小肠位于腹部中央,而且移动度大,在妇科手术中容易出现损伤。小肠小的损伤或表面撕裂通常可行保守治疗。如有贯通伤、肠壁及系膜内血管撕裂有活跃出血或逐渐增大的血肿,应开腹手术,术中应注意彻底探查有无贯通伤及其他损伤。需要注意的是,在小肠贯通伤时,对侧伤口往往位于系膜侧,难以发现,应注意有无系膜血肿。对于小肠损伤可以采用小肠修补或小肠部分切除术(图 4-2-1)。

1. 小肠修补术　对于较大的肠管全层裂伤,有明显内容物溢出,一经确诊应立即修补。修补小肠最简单的办法是将该段小肠提至腹腔外,在直视下进行修补。对于腹腔镜手术可采用两种方法:如确定正常手术包含了一个小切口,可通过小切口将损伤小肠提出在皮肤水平修补,修补后将肠管送回腹腔。如原计划的手术未包含一个小切口,可通过扩大套管孔将小肠提出,可将一 12mm 套管孔改变为 18mm 甚至 33mm,通过扩大的套管孔即可将小肠提出。如果损伤小于 2cm 既可横行缝也可纵行缝;对于大于 2cm 的损伤必须采用横行缝合,避免肠管狭窄。对于小于 1cm 的损伤可采用简单的 1 层修补法;较大的损伤可用 2 层修补法,第一层用 2~0 号 薇乔线,间断缝合肠壁全层,然后用 3~0 号丝线行 Lembert 浆肌层缝合以加固(图 4-2-2)。此种肠修补术只适用于肠管损伤未超过直径一半者。修补后应仔细冲洗整个腹腔,直至冲洗液清亮,并吸净。一般不需要放置腹腔内的引流管,除非损伤较大,或局部血运不良。

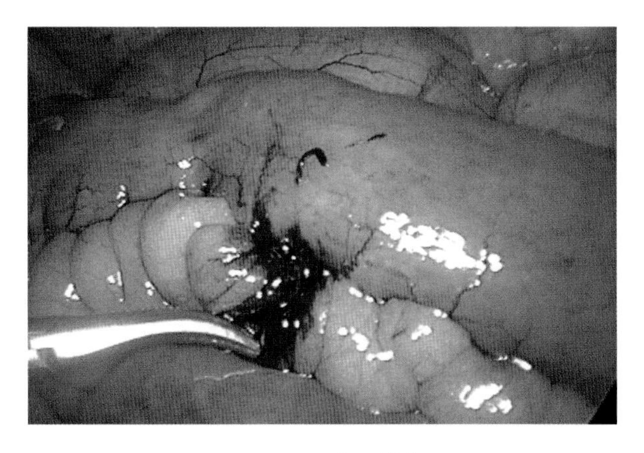

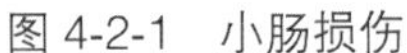

图 4-2-1　小肠损伤

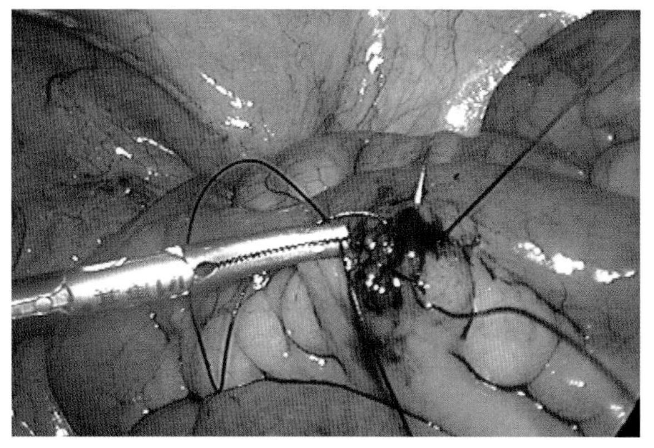

图 4-2-2　小肠损伤的修复

2. 小肠部分切除术　对于肠管损伤超过直径一半者,或肠系膜血管损伤引起相应肠段供血中断者则应行小肠节段切除吻合术。对于腹腔镜手术,腔镜下确认和标记拟行肠切除的小肠的远端和近端,确定拟作的小切口的位置。如果该段小肠系膜的起点及其血供位于脐的头侧,则可通过上腹壁的小切口将小肠提至腹壁外;如果是远端小肠,需通过下腹壁切口提出。在大多数情况下,将一个直径 10~12mm 的套管孔变为 33mm,即可通过腹壁提出小肠行肠切除术。手术步骤:

(1) 处理切除肠段之系膜。

(2) 以肠钳分别夹闭该段肠管的远、近端,切除该肠段。

(3) 将小肠两断端相互靠近,行小肠端端吻合,先用 2~0 号可吸收线间断缝合肠壁全层一周,然后用 3~0 号丝线行 Lembert 浆肌层缝合以加固。

(4) 缝合关闭小肠系膜孔。

(5) 检查吻合口口径及血运情况。

(6) 冲洗腹腔,将流出的肠液冲洗、吸净。

三、结肠损伤

横结肠位处气针及腹腔镜 Trocar 之下方,最易受损伤。直肠及乙状结肠固定于盆腹腔中央,如存在子宫内膜异位症或炎性粘连时,亦易受损。升、降结肠位于腹腔的边缘,受损的机会较少。但如果腹腔粘连,正常的解剖位置被改变时,亦有损伤的可能。由于大肠内有细菌,因此即使少量的大肠液进入腹腔,亦可引起严重的并发症。由气针及 Trocar 引起的大肠损伤处理通常与损伤的部位、程度、类型及发现的时间有关。由于结肠壁薄、血供差、含菌量大,故结肠损伤的治疗不同于小肠,一般均需开腹探查。1~2cm 的小伤口、腹腔污染少,可考虑逐层一期缝合,大量生理盐水腹腔冲洗。损伤较大、腹腔污染重,则不宜行肠修补术,一般升结肠损伤可酌情行肠切除后一期吻合术,但多数人主张先做回肠造瘘后再做二期手术吻合;降结肠、乙状结肠、直肠损伤应采用切除损伤段结肠,近端结肠造瘘,至少在 3~4 个月后病人情况良好运转时,再行造瘘还纳、肠吻合术。大肠热灼伤则通常不能行肠修补术,应行肠切除、肠吻合或先造瘘以后再吻合。

四、直肠损伤

在盆底腹膜反折上、下直肠损伤的临床表现有所不同:损伤在腹膜反折之上,其临床表现与结肠破裂基本相同;损伤在腹膜反折之下,则可引起直肠周围感染,无腹膜炎的表现,容易延误诊断。无论是腹膜反折之上还是下的直肠损伤都可出现直肠阴道瘘(术后阴道有粪便流出)。直肠上段破裂的处理原则和结肠破裂的处理原则相同:损伤较轻、全身情况好、腹腔污染轻的病人可不做近端造口,直接进行修补;损伤严重者需要切除后乙状结肠转流性造口术。直肠下端破裂时,应充分引流直肠周围的间隙以防感染扩散。同时应行结肠造口术,使粪便改道直至伤口愈合(直肠阴道瘘多数情况下也可自行关闭)。

第六节　术后处理

在术后,可针对胃肠道的特点进行一些处理,包括:

1. 在术后的早期,积极纠正已存在的水、电解质与酸碱紊乱,并维持内环境的平衡。

2. 给予以控制阴性菌为主的头孢菌素类或氨基糖苷类抗生素并加用抗厌氧菌的药物如甲硝唑等。

3. 保证胃管的减压效果,加速肠道的恢复、改善肠壁的炎症、水肿。同时,减少肠腔内积留的肠液。降低毒素的吸收量。

4. 保持腹腔引流的通畅,减轻腹腔内炎症,预防残余感染的发生。当有肠瘘发生时,应采用双腔负压引流管改善引流效果。若引流效果不佳,宜及时剖腹进行再次引流,但不以寻找瘘口进行修补为再次剖腹手术的目的。

5. 术前已禁食,估计术后在 5 日以内不能恢复口服饮食的患者将有营养不足,应在纠正内稳态失衡的基础上,从静脉给予营养,促进患者康复。

6. 在术后 1、2 周内,若患者又发生炎性粘连性肠梗阻。在判明无绞窄或明确的机械性梗阻的情况下,可给予静脉营养、胃肠减压。待炎症、水肿消退后有症状自然解除的希望。不宜过早再次手术。在术后 2 周左右手术常会遇到肠壁水肿、脆弱不易剥离,肠管易破损的困难,甚至梗阻未解除又增肠瘘等情况。

第七节 其他与妇科相关的外科手术

在妇科手术中还经常遇到许多其他与消化道相关的情况。在肿瘤减灭术中发现肿瘤侵犯胃肠道时，往往可以行受侵肠管切除，再吻合术。肿瘤侵犯系膜时，如果切除范围可以接受，行系膜所属区域肠管的切除；如考虑侵及重要血管或术后可能出现短肠综合征，则不可切除。深部浸润型子宫内膜异位症，侵犯肠壁肌层以内者，根据情况行肠壁部分切除或肠段切除。当考虑妇产科疾病与胃肠道紧密相关时，术前需请普外科医师会诊，共同制订治疗方案，并行肠道准备。术中应请普外科医师上台，决定受侵肠管否可以切除、切除范围、吻合方式等。

肠粘连是影响手术的一种常见因素，从病因学来讲，粘连的形成，有以下几种原因：①损伤：包括手术、创伤、化学性损伤；②炎症；③先天因素；④肿瘤侵犯。在临床上肠粘连多发生于手术之后。手术发现粘连时需行粘连松解，在开腹手术中粘连松解并无技术难度，但需要仔细和耐心。随着腹腔镜手术的广泛开展，在腹腔镜下行肠粘连松解术已被人们接受，手术前要对患者以往的手术或外伤史有充分的了解，包括切口的位置、手术方式、放置引流的情况、术后并发症等。其手术适应证为：①任何可能引起的粘连性肠梗阻，腹胀情况并不显著者。②在行腹腔镜手术时偶然发现的肠粘连。手术禁忌证：①不适合全麻的病人。②凝血障碍疾病。③腹部多次手术史。④完全性肠梗阻伴高度腹胀者。

当怀疑存在肠粘连时，一般不建议以气腹针盲穿，可行脐部逐层切开，直视下放入 Trocar，也可选择远离上次手术区域的部位作为第一盲穿位置。其他 Trocar 的放置应根据初步探查结果再确定。安全进腹，初步探查后就应遵循传统的开腹手术原则：

1. 探查萎缩肠段，最先出现的萎缩肠管是梗阻部位的定位标志。

2. 沿萎缩肠段以电刀或超声刀逆行分离原发粘连和明显的继发性粘连，使得可能导致梗阻的粘连性因素（如粘连带压迫、内疝、粘连牵拉呈锐角等）彻底松解；对于大团肠袢间的幕状粘连，且形成梗阻可能性较小的不予大范围分离，否则术后会出现更严重的粘连。

3. 进一步逆行向上探查近段肠袢术中应注意的是：由于失去了用手触摸肠袢的感觉，在用腔镜器械牵拉扩张肠管时更应轻柔，因为这时扩张脆弱的肠管更易损伤。另外，使用电刀或超声刀应十分谨慎，应尽量远离肠壁松解粘连。一旦发生肠管损伤应立即在腔镜下修补，或中转开腹手术。

（张震宇）

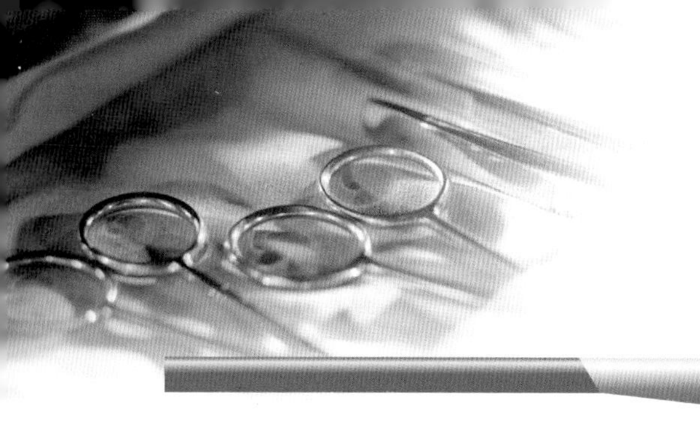

第三章 与妇科手术相关的泌尿外科手术

第一节 腹腔镜输尿管-输尿管吻合术

一、概述

泌尿系统包括肾脏、输尿管、膀胱、尿道。因解剖关系，膀胱和输尿管盆段与妇科手术密切相关，手术中容易引起损伤。有文献报道：妇科腹腔镜手术引起的膀胱和输尿管盆段损伤的发生率为1%~2%。

输尿管是位于腹膜后的一对细长的肌性管道，起于肾盂输尿管连接部，在腰大肌内侧面垂直下降，跨越髂总动静脉，终于输尿管膀胱开口，长约25~30cm。主要生理功能为将肾脏产生的尿液输送至膀胱。根据部位可以分为腹段、盆段和膀胱壁内段。妇科手术中输尿管易损伤的部位多发生于输尿管下段，包括输尿管进入盆腔处，侧盆壁，子宫动脉下方，进入宫骶韧带处，以及膀胱入口处。常见的损伤类型有：①输尿管被切断；②输尿管被缝扎或被夹在内；③电能或其他热能使组织坏死。第三种情况往往直至术后一段时间输尿管发生坏死穿孔时才被发现。临床症状多表现为尿液漏入腹腔导致的腹痛、发热等腹膜炎症状或尿路梗阻症状，需要行膀胱镜逆行造影检查或顺行尿路造影明确诊断。确诊后根据损伤部位行输尿管-输尿管端端吻合术或输尿管膀胱重吻合术。

二、手术指征

1. 输尿管手术损伤导致的撕裂、穿孔。
2. 各种原因导致的输尿管局部狭窄。
3. 输尿管肿瘤因某些原因需要保留同侧肾脏输尿管。

三、术前准备

1. 常规术前行顺行尿路造影、逆行尿路造影或CTU、MRU明确诊断。
2. 术前晚清洁灌肠，手术前留置胃肠管、导尿管。

四、麻醉与体位

1. 全身麻醉。
2. 头低脚高位，患侧略抬高。

五、手术步骤

1. 气腹建立以及Trocar位置　脐上缘弧形切开1cm，Veress穿刺针穿刺入腹，连接二氧化碳气腹机建立气腹，10mmTrocar 穿刺入腹，30 度电子腔镜下分别于双侧脐下腹直肌外缘穿刺 12mmTrocar，同侧髂前上棘内 2~3cm 放置 5mmTrocar。

2. 将肠管推向对侧，超声刀切开侧腹膜（图 4-3-1），暴露髂血管（图 4-3-2）。在髂血管分叉处内侧找到输尿管，用弯钳或吸引器轻触可以有蠕动（图 4-3-3）。继续向下解剖分离输尿管，分离分离过程中要尽量保护输尿管外膜，防止损伤输尿管血运。直至找到输尿管病变部位（图 4-3-4）。

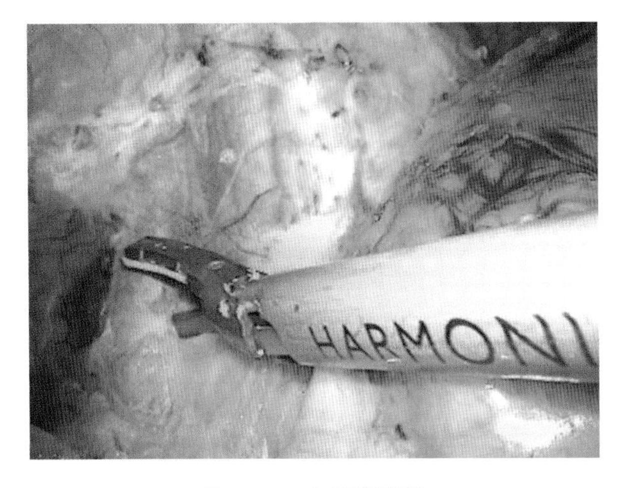

图 4-3-1 切开侧腹膜

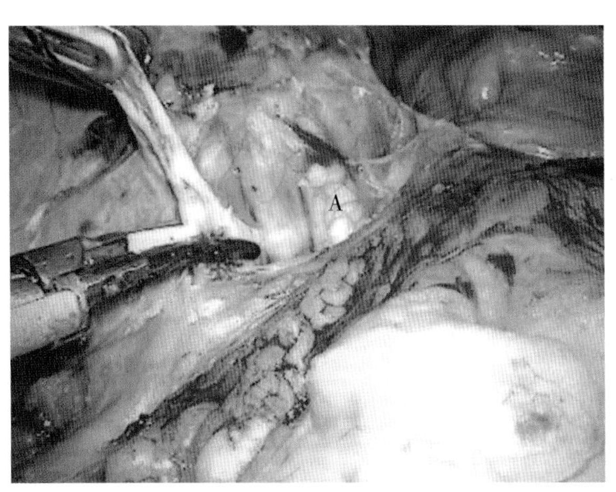

图 4-3-2 暴露髂血管（A：髂外动脉）

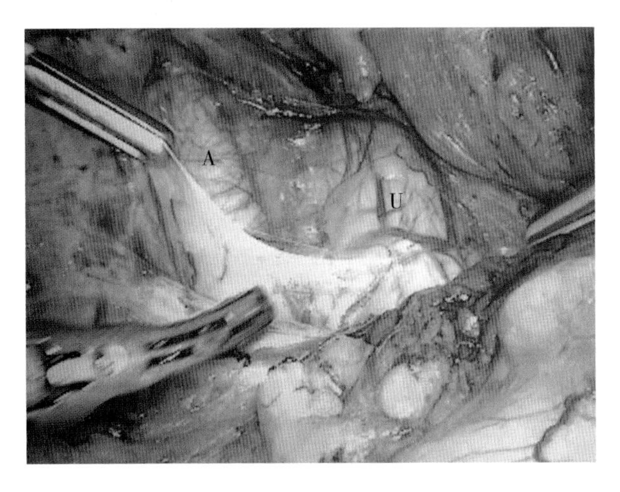

图 4-3-3 髂外动脉与扩张的输尿管（A：髂外动脉，U：扩张的输尿管）

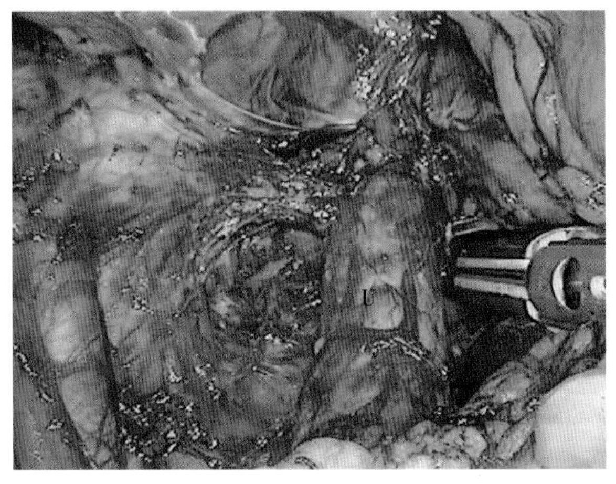

图 4-3-4 扩张的输尿管（U：扩张的输尿管）

3. 分离粘连，充分游离远端输尿管（图 4-3-5~ 图 4-3-7），以保证无张力吻合。修剪去除病变输尿管组织（图 4-3-8、图 4-3-9），两断端修剪成斜面，便于缝合（图 4-3-10）。修剪过程中要保护输尿管血供，保证断端血供良好。

4. 镜下放置输尿管支架管，导丝引导下先放置近端（图 4-3-11），而后放置远端（图 4-3-12、图 4-3-13）。放置过程注意弯钳的配合。

5. 4-0 可吸收线将近端输尿管切口的最低点与远端输尿管最低点缝合一针（图 4-3-14），注意线结打在外边，同样输尿管两端的最高点再吻合一针，双线牵引固定，先将前壁连续吻合。而后连续缝合后壁（图 4-3-15），完成输尿管吻合（图 4-3-16）。

6. 创面彻底止血，留置引流管一根。

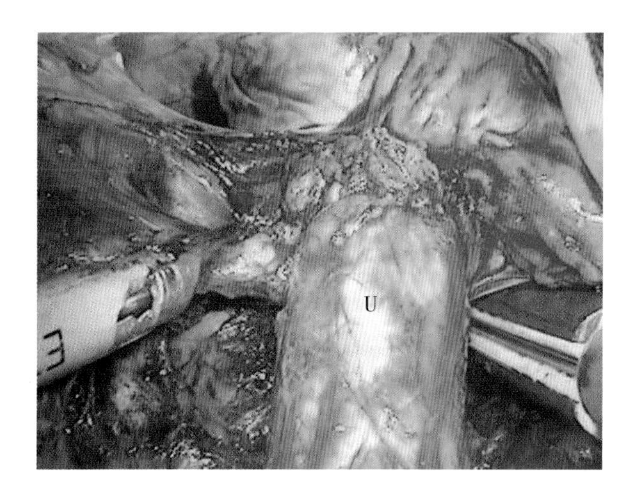

图 4-3-5　扩张的输尿管(U:扩张的输尿管)

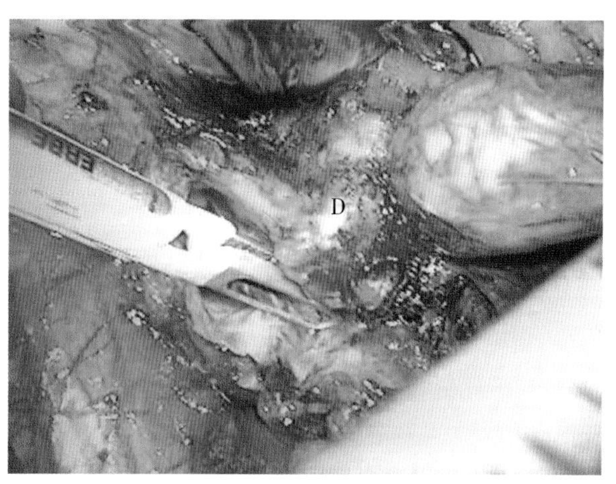

图 4-3-6　病变的输尿管(D:输尿管病变部位)

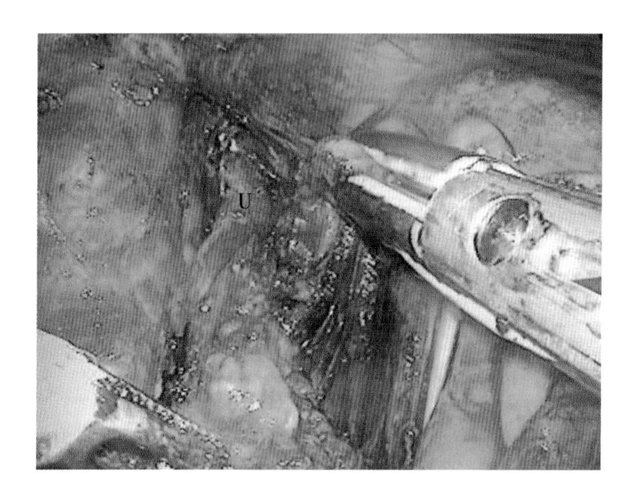

图 4-3-7　远端正常输尿管(U:远端正常输尿管)

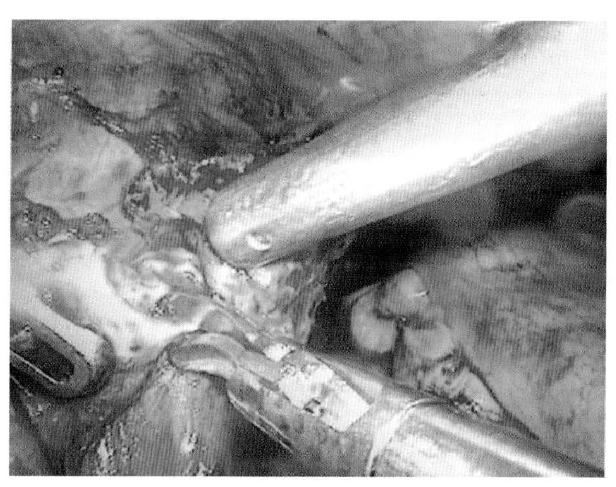

图 4-3-8　病变输尿管

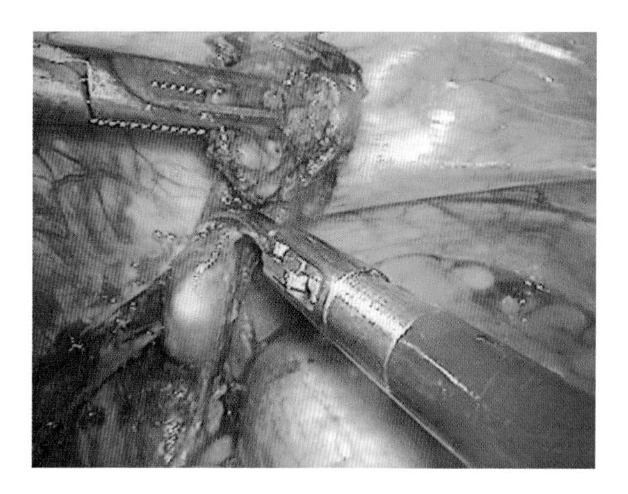

图 4-3-9　切除病变输尿管

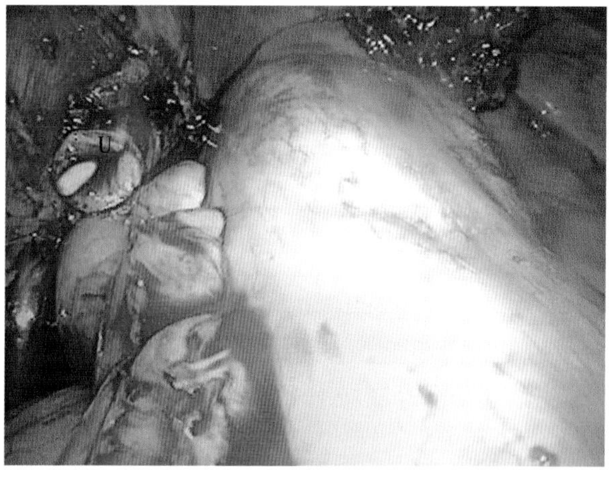

图 4-3-10　远端放置输尿管导管(U:远端正常输尿管,内见绿色输尿管导管)

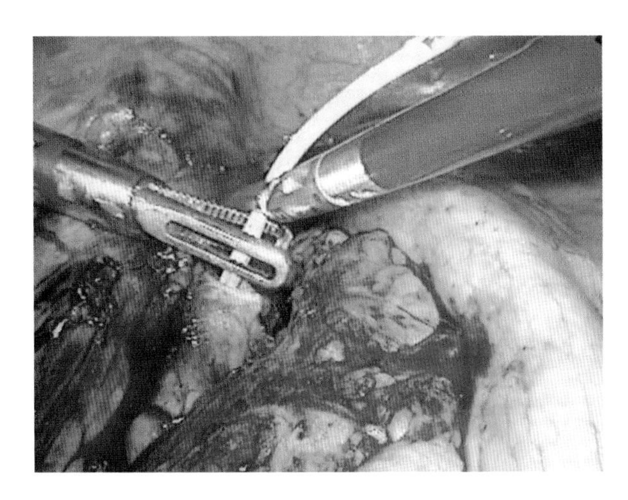

图 4-3-11　放置输尿管导管(近端输尿管)

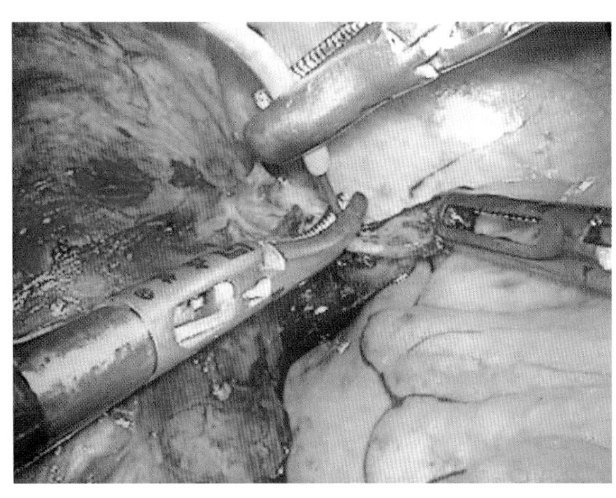

图 4-3-12　放置输尿管导管(远端输尿管)

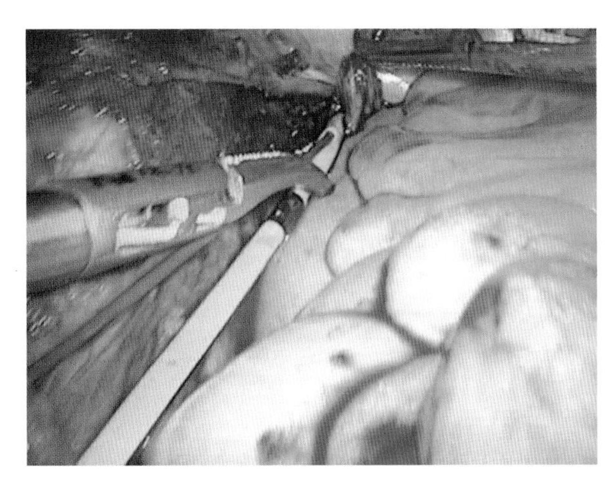

图 4-3-13　放置输尿管导管(远端输尿管)

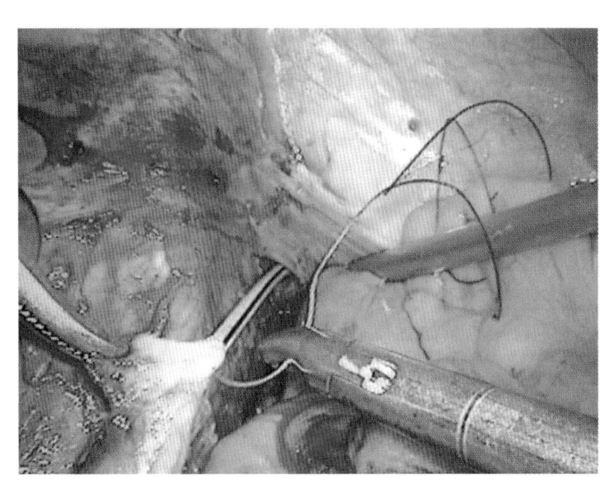

图 4-3-14　缝合输尿管

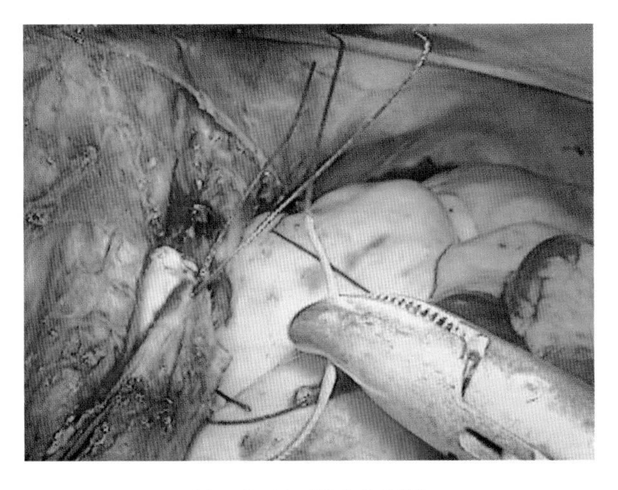

图 4-3-15　缝合输尿管

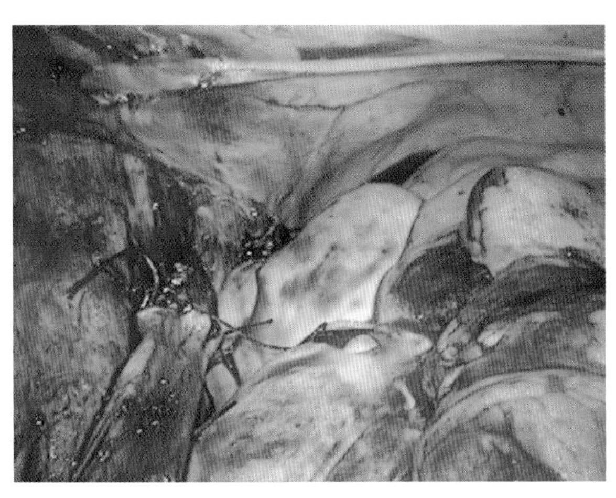

图 4-3-16　缝合后输尿管

六、术后处理

1. 预防应用抗生素控制感染。
2. 引流管引流量 24 小时 <10ml 可以拔除，导尿管一般留置 7 天。输尿管支架管一般 4~6 周拔除。
3. 术后 2~3 个月行顺行尿路造影明确输尿管通畅程度。

七、难点解析

1. 输尿管吻合口漏　多因输尿管双侧断端血供不良、吻合口对位欠佳、输尿管支架放置位置欠佳或吻合口存在张力。一旦发生需要行 X 线检查了解 D-J 管位置是否正常，若不正常需要膀胱镜下调整 D-J 管位置。若 D-J 管位置正常，一般都能愈合，但需要将伤口引流时间延长。

2. 输尿管吻合口狭窄　多因吻合口血供差或吻合口存在张力有关。确诊后可行输尿管镜探查及球囊扩张术。必要时行病变切除再吻合术。

（邢念增　田溪泉）

第二节　腹腔镜输尿管膀胱再植术

一、概述

各种原因导致的输尿管远端闭锁或狭窄，病变部位接近膀胱壁，则可行输尿管 - 膀胱再吻合术。手术可以经腹腔途径完成，也可以通过经膀胱途径在膀胱内完成。我们多采用气膀胱在膀胱内完成腹腔镜输尿管 - 膀胱重吻合。该术式优势在于可以减少对腹腔脏器的干扰和损伤。

二、手术指征

输尿管下段病变，切除病变后有足够长度的输尿管行输尿管 - 膀胱无张力吻合。

输尿管病变部位远离膀胱，无法直接行输尿管膀胱无张力吻合。

三、术前准备

同上

四、麻醉与体位

同上

五、手术步骤

1. 插入尿管，向膀胱内注入生理盐水约 500ml，使膀胱充分充盈。

2. 于耻骨上膀胱区放置 3 个 Trocar，呈三角形排列。中间为 10mmTrocar，两边为 5mmTrocar。

3. 开放尿管，排空膀胱，接气腹机，膀胱内气压 15mmHg。腹腔镜下可见尿道内口与双侧输尿管开口（图 4-3-17）。

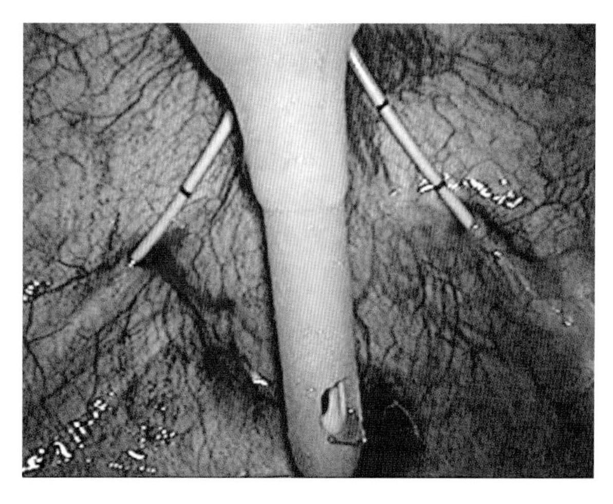

图 4-3-17　膀胱三角

4. 超声刀围绕患侧输尿管口切开膀胱黏膜、肌层、浆膜分离解剖输尿管直至扩张处。

5. 3-0 可吸收线将输尿管浆膜缝合固定于膀胱壁,防止输尿管回缩。
6. 裁剪输尿管病变,将输尿管末端裁剪为椭圆形。
7. 4-0 可吸收线间断缝合输尿管 - 膀胱。
8. 4-0 可吸收线间断缝合将输尿管包埋于膀胱肌层,建立抗反流机制。
9. 经尿道逆行植入输尿管支架管。
10. 留置导尿管。

六、术后处理

1. 保持导尿管引流通畅,防止血块阻塞导尿管。尿管一般保留 10~14 天。
2. 抗生素控制感染
3. 术后复查腹平片了解 D-J 管位置
4. 术后 6~8 周膀胱镜拔除 D-J 管。注意复查顺行排泄造影明确吻合口有无狭窄。

七、难点解析

1. 尿外渗、尿瘘　多因吻合不严密、吻合口存在张力等原因导致,若发生应确保导尿管通畅,延长保留导尿时间。

2. 吻合口狭窄　多因吻合口存在张力、输尿管末端血供较差、吻合存在角度等原因导致。轻度狭窄可以采用球囊扩张或内径下切开术治疗,严重患者则应行重新吻合术。

（邢念增　田溪泉）

第三节　腹腔镜膀胱部分切除术

一、概述

膀胱是腹膜间位器官,主要生理功能是储存、排泄尿液。一般成年人正常膀胱容量为 300~500ml。成年女性膀胱位于骨盆腔的前部,前为耻骨联合,后为子宫和阴道。妇科手术中常常在切除子宫时分离膀胱和切断宫颈韧带时造成损伤。浆膜损伤或小的腹膜外穿孔,一般多采用保守疗法,留置导尿 10~14 天后可自行愈合。但对于较大的穿孔,应在发现后及时行膀胱修补术。对于子宫肿瘤侵犯膀胱壁或同时合并膀胱占位性病变,则需同时行膀胱部分切除术

二、手术指征

1. 膀胱单发局限性病变,如膀胱肿瘤、膀胱憩室。
2. 妇科肿瘤侵犯膀胱壁。
3. 多发膀胱占位性病变。
4. 膀胱晚期肿瘤,侵犯前列腺、膀胱颈口或出现远处器官转移。

三、术前准备

术前晚灌肠,术前留置胃肠管,尿管。

四、麻醉与体位

全身麻醉,体位采用仰卧位。

五、手术步骤

根据病变部位可以分为经腹腔和腹膜外膀胱部分切除术。

1. 经腹腔途径 以膀胱肿瘤切除为例。

气腹制备和Trocar位置：在脐下缘切开1cm的切口，巾钳提起皮肤，气腹针穿刺入腹，连接CO_2气腹机，充气建立气腹。10mmTrocar穿刺入腹，30°电子镜下分别于下腹双侧麦氏点穿刺10mm、5mmTrocar。左手弯钳或吸引器，右手超声刀操作。

1）切开覆盖于膀胱顶后壁的腹膜，充分暴露病变部位的膀胱壁（图4-3-18）。

2）切开膀胱壁，暴露病变，距肿瘤边缘1~1.5cm将膀胱壁完整切除（图4-3-19）。

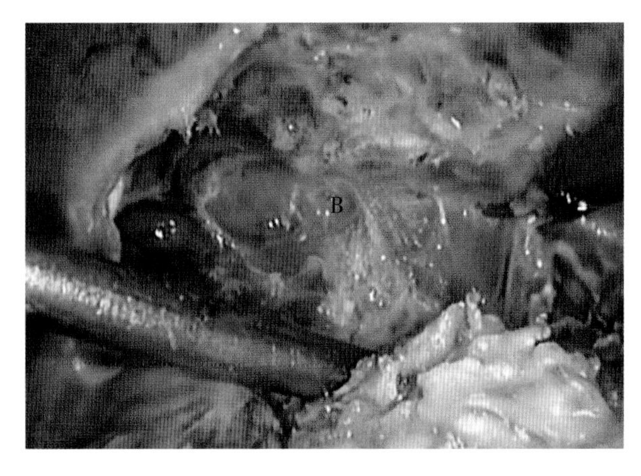

图4-3-18 暴露膀胱壁（B：膀胱壁）

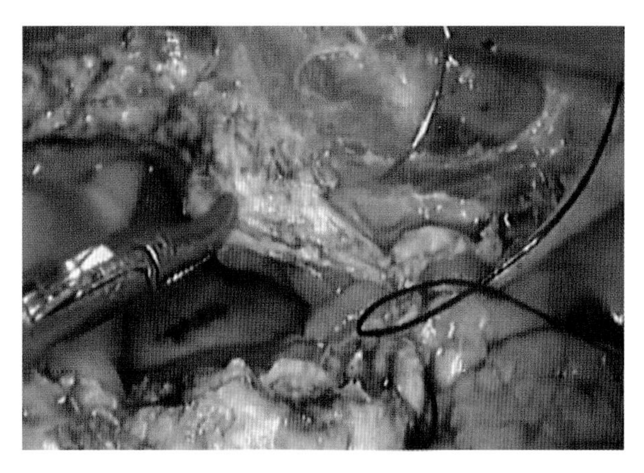

图4-3-19 显示膀胱缺损

3）2~0号可吸收线将膀胱壁全层缝合。浆膜层缝合加固。（图4-3-20）

4）创面彻底止血，留置腹腔引流一根。

2. 经腹膜外途径 以膀胱憩室切除为例。

Trocar位置：脐下2cm做1.5cm的竖切口，切开腹直肌前鞘，示指分离扩大腹膜外间隙，置入扩张球囊充气600~800ml气体，手指引导分别于双侧腹直肌旁穿刺10mmTrocar，髂前上棘内侧3cm穿刺5mmTrocar，连接二氧化碳气腹机，建立工作腔。

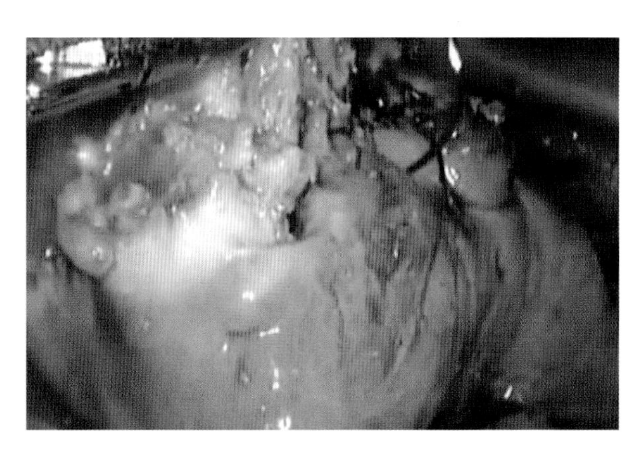

图4-3-20 缝合后膀胱

1）锐性钝性分离病变部位的膀胱壁。

2）超声刀在病变边沿切除包括病变在内的部分膀胱壁。

3）1~0号可吸收线连续全层缝合膀胱壁，浆膜层缝合加固一层。

4）退镜，留置引流。

六、术后处理

1. 保持尿管通畅，一般需要留置导尿7~10天。

2. 采用适当疗程的抗生素控制感染。

七、难点解析

1. 尿瘘　多因创面坏死缺血组织去除不全或镜下缝合不严密所致。手术后需要留置尿管7~10天,充分引流尿液,防止导尿管被血块阻塞。同时手术中缝合需要缝合膀胱壁全层。

2. 肿瘤种植　手术开始前化疗药物膀胱内灌注保留30~40分钟。手术结束时用化疗药物和蒸馏水冲洗术野,可以避免伤口种植。

3. 出血　膀胱壁血供较为丰富,术中需要精确止血。膀胱缝合时需要全层缝合。

（邢念增　田溪泉）

第四章

大血管损伤与处理

第一节 动脉损伤与处理

一、概述

血管损伤是腹腔镜手术的主要并发症之一，占腹腔镜手术并发症的30%~50%。血管损伤可发生于手术操作的任何阶段。协和医院赵学英等报道该中心1994至2004年6416例腹腔镜妇科手术，术中血管损伤发生率为0.2%。血管损伤的直接原因多是套管针穿刺不当、手术中操作和手术复杂（如子宫切除、重度盆腔粘连分离和子宫肌瘤剥除等）所致。易损伤的血管包括腹壁血管、腹膜后大血管及腹腔脏器大血管，因大血管的损伤患者往往在短时间内出现失血性休克，导致死亡，后果凶险，因此本章主要介绍腹膜后大血管损伤的诊断和处理。腹腔镜下腹膜后大血管损伤（major retroperitoneal vascular injury，MRVI）特指在腹腔镜手术中使用穿刺针及穿刺套管暴力盲穿或器械操作不当而损伤腹主动脉、髂动脉、下腔静脉、门静脉、髂总动静脉及髂内外动静脉等腹膜后大血管，引起的一系列临床症状及体征。2005年，瑞士的一项多中心研究显示，在全部43028例腹腔镜手术中，腹膜后大血管损伤的发生率为0.09%。我国喇端端等分析2684例腹腔镜手术，腹膜后大血管损伤发生率为0.07%。

二、发生原因

气腹针穿刺与Trocar插入腹腔时，均有损伤腹膜后大血管的可能。在妇科腹腔镜手术中，大部分血管损伤与气腹针及Trocar穿刺有关。美国妇科腹腔镜医师协会总结资料发现，气腹针引起的血管损伤占36%，Trocar和辅助Trocar造成的血管损伤占32%。分析原因主要是局部解剖不熟悉、不正确的进针技术、套管针穿刺过斜或过深、手术操作不够成熟。

血管解剖变异和肿瘤的侵犯粘连也是血管损伤的一大因素，这些损伤最易发生于盆、腹腔粘连与局部解剖不清者。盆腔粘连分解过程中，术野暴露欠佳，局部解剖结构不清，是导致大血管损伤的主要原因之一。对各种原因引起胃肠道、大网膜、膀胱、腹膜间隙粘连导致局部解剖改变、过度的头低脚高位、明显消瘦和肥胖的患者，损伤的机会较多，应强格外留意操作细节，规范操作。其中，有穿刺损伤腹主动脉的报道，考虑为患者体型消瘦，导致局部解剖改变，穿刺时误伤。一般而言，腹腔镜手术术中出血主要发生在子宫及盆腔淋巴结切除的手术，如子宫切除和子宫肌瘤切除手术。附件手术基本无术中出血发生。腹腔镜术后出血也有一定的发生率，主要发生在子宫切除术后，特别易发生阴道残端出血。

此外，部分出血是由于腹壁血管损伤，如浅层腹壁下动脉是股动脉的分支，穿过股鞘和阔膜肌在皮下组织内向脐方向行走，在插入辅助套管时易于损伤。腹壁上动脉为乳内动脉的分支，腹壁下动脉为髂外动脉的分支，位于腹直肌与腹直肌后鞘之间，若患者较胖不能通过腹壁照明法来确认，放置辅助套管时最容易损伤。

腹腔镜手术并发症与医生的手术经验明显相关，存在着明显的双峰曲线关系。腹腔镜手术的初学者施行手术较易发生穿刺并发症如血管损伤，不正确的进针技术，套管针穿刺过斜、过深，穿刺技术差是其主要原因；随着手术经验的丰富，穿刺并发症减少，血管损伤亦明显减少；由于手术范围不断扩大，盆、腹腔粘连以及手术难度加大，影响视野的暴露，加之腹腔镜二维图像特点，再次增加血管损伤的可能。

三、诊断

因大动脉压力高，管径大，出血明显，一旦术中发生，诊断并不困难。在手术中出现异常凶猛的鲜红色喷血，为动脉损伤的表现；若为暗红色涌血是为静脉损伤的表现。但是也有部分为不出血的血管损伤，那就是重要血管被误切断或结扎。其动脉切断的表现为受支配的小肠或结肠出现苍白、肠系膜边缘血管无搏动。迟发性动脉破裂尤其需要引起重视，由于诊断延迟，预后一般较差，并发症亦相对较多。延迟诊断的原因可归咎于 CO_2 气腹所致腹腔内压升高及头高足低位降低了腹腔血管的血流量，术中出血较少或仅有较小血肿存在，术后由于腹腔内压下降，血管内压力升高或血肿破裂，出血量增多，引起失血性休克症状。腹腔镜手术后出现不明原因的休克，腹部膨隆，满腹有轻微触痛，腹肌稍紧张，叩诊满腹浊音或移动性浊音阳性，诊断性腹腔穿刺抽出不凝血液可明确诊断，而不应为明确诊断过多的搬动患者。

对于术后继发出血但血流动力学稳定的患者，在了解手术具体操作的基础上可进行必要的辅助检查，以确定血管损伤的部位和损伤程度，为手术治疗提供明确依据。超声检查对确定胸腹腔积血诊断有意义，但对血管损伤定位诊断帮助较小。CT 血管增强扫描（CTA）检查可清晰地显示血管损伤情况，三维重建可显示血管形态，此检查是血管损伤非常重要的诊断手段。数字减影血管造影是血管损伤诊断最准确可靠的方法，在确定诊断的基础上，部分患者可行选择性动脉栓塞而达到控制出血。当高度怀疑或 CT 检查发现血管损伤，患者血压及生命体征较稳定时，可选择血管造影进一步确定血管损伤部位及程度，为治疗提供依据。胸腹腔穿刺对腹膜后血管损伤没有诊断意义，相反在腹膜后出血量大时腹穿抽出不凝血易误诊为腹腔出血。

对于气腹针引起的血管损伤可用抽吸试验证实（抽吸试验即：用注射器抽取 3ml 生理盐水，然后接于气腹针上，抽吸检查有无血液、胆汁、尿液、肠液），一旦确认应将气腹针留在原处，不要移动，在气腹仍然存在时立即行下腹部切口开腹探查。留置气腹针的目的：既可作为指示，易找到出血部位，又可避免扩大血管损伤，减少损伤处的出血。

手术结束后，拔出 Trocar，要注意观察穿刺孔和引流管引流量，因为被撕裂的血管可能由于压力解除后再次出血。若出血流向体外，术后均发现穿刺孔处不断有鲜血渗出，量较少，易及时发现，通过再次缝合止血。出血流向体内的血管损伤不易被及时发现，拔除 Trocar 后，应在腹腔镜直视下反复观察确认是否存在活动性出血。

必须强调的是：腹腔镜手术中后腹膜大血管损伤引起的失血性休克必须与气体栓塞相鉴别，后者来势凶猛，临床表现为快速型心律失常，呼吸急促，血压下降，典型的心电图表现，心前区可闻及磨轮样杂音（mill-wheel murmur），剖腹探查可见腹腔内无出血或出血量较少，与低血压症状不相符合。

四、处理

随着手术器材的不断改进更新，热能刀、超声刀、连发钛夹的广泛应用，越来越多的腔镜下可见出血不必中转开腹，可以得以有效止血。

(1) 较小的血管损伤如腹壁血管损伤，若穿刺孔不断有少量的鲜血沿着 Trocar 管壁流下时，可先拔除套管，寻找出血部位，局部电凝止血。对于腹壁血管撕裂，可采用腹壁全层缝合法止血。缝合应包括Trocar穿刺处上下1~2cm，还可采用12号Foley导尿管自出血的穿刺孔插入腹腔，气囊内注入5~10ml盐水，尿管的另一端夹闭，外拉Foley尿管使气囊压迫腹壁止血。腹腔内较小血管出血时可采用电凝、内夹夹闭或压迫止血。电凝时应注意将出血部位轻轻提起后再双极电凝止血。单极电凝是以热能使组织蛋白凝固为原理，作用深度仅1mm，加压时可达3mm，止血效果欠佳；双极电凝辐射范围较大，并可引起组织炭化，一旦脱落有可能造成更严重出血。因此，对于重要解剖部位，例如输尿管与腹膜后大血管周围，应当分离出输尿管等重要解剖结构后，再双极电凝止血，避免盲目止血可能引起的严重后果。

（2）大动脉损伤，出血凶险威胁生命。术中一旦发现大动脉损伤，切忌盲目钳夹止血，或在未控制近端和远端血流情况下直接修补血管。腹腔镜手术中发现或高度怀疑大动脉损伤出血时，应尽快明确出血部位、血管损伤的程度，并根据术者镜下操作经验决定是否立即中转开腹手术，若存在基础和条件（裂伤小、出血不多、血流动力学稳定），可以试行腔镜下修复。大动脉出血必须争分夺秒，快速准备控制出血。在出血量比较大的情况下，可以应用球囊导管阻断血流来减少出血。因为出血汹涌，往往事发突然，术者切忌慌乱，亦无须急于转开腹手术，应保持气腹压力，短时间出血量较大时可增加气腹压至20mmHg，迅速用吸引器刮吸创面，仔细辨认出血部位，在出血稍稳定后可增加穿刺孔，让助手协助暴露。若术中血压不稳，可放入纱布压迫止血，待情况稳定后再逐渐移开纱布辨认出血部位。在手术止血的同时，血源困难的情况下要及时应用自体血回输。

（3）腹主动脉破裂手术关键点：

1）良好的暴露，切口可选择腹腔径路或腹膜外径路，切口足够大，充分暴露术野，为控制血管出血和血管修补及重建创造条件。

2）控制主动脉，阻断腹主动脉破裂口的近端，操作过程中需注意保护位于其右后方的下腔静脉，其管壁薄，易被误伤，防止因过分牵扯造成静脉破裂的严重并发症；且应注意保护腰动脉，以避免发生脊髓供血性损伤。阻断腹主动脉近端出血常用方法有：指压法、钳夹法、套扎法及气囊导管腔内阻断法等。对于腹主动脉下段破裂，如暴露好，可直接纱布或手指压迫止血，修补破裂处；钳夹法及套扎法，操作较费时，病情危急时一般不使用；气囊导管腔内阻断法：暴露腹主动脉裂口，插入Foley导尿管4~5cm，注入生理盐水约30ml，阻断破口近端的腹主动脉，远端可以主动脉钳阻断，后行修补，缝至最后1~2针时，抽出囊内盐水，迅速退出导尿管，拉紧缝线。一般用于破裂口较大的情况。

3）合理血管修补术。对于较少的侧壁损伤或穿通性损伤，可行侧面修补或自身静脉修补和聚四氟乙烯（e-PTFE）等血管材料作人工补片缝合。损伤范围较大时，可切除损伤部分，行人工血管置换术。缝合处理血管时应小心，不可用血管钳或齿镊夹血管，避免造成血管内壁损伤形成血栓。合并胃肠道损伤，腹腔污染严重，移植物易感染，引起补片感染或人工血管吻合口破裂出血，不宜植入移植物，必要时行双侧腋股动脉旁路移植术。

髂动脉损伤的处理：髂动脉损伤是最常见的致命性动脉损伤，病死率一般约在24%~40%，如果合并有主动脉和静脉损伤，病死率可能超过50%。从腹膜后途径暴露髂动脉是比较理想的，如果需要延伸暴露股动脉，可以在腹股沟韧带上2cm另做一个切口，将直肠肌群牵向内侧，切开腹横筋膜，进入腹膜后间隙，将腹膜和其内容物推向中间就可暴露主动脉远端和髂血管。

髂内动脉损伤的处理：髂内动脉及其分支的损伤是妇科腔镜手术中比较常见的并发症之一。髂内动脉起点变化较大，可与髂外动脉直接起自腹主动脉，也可近腹股沟韧带处起自髂总动脉，其分支变异也较多，分为脏支和壁支。脏支包括脐动脉（膀胱上动脉），膀胱下动脉，直肠下动脉，子宫动脉和阴部内动脉。壁支包括髂腰动脉，骶外侧动脉，臀上动脉，臀下动脉，闭孔动脉。从理论上讲，妇科腹腔镜手术一般损伤髂内动脉的壁支的可能性不大，但是损伤脏支的可能性较大。因为在腔镜下处理子宫和（或）卵巢等附件时，如果不小心可能损伤周围的膀胱动脉、直肠动脉等。这些动脉由于不是唯一的，周围有很多侧支，一旦损伤，可以直接结扎，或者用超声刀切断闭合。如果直接损伤了髂内动脉，由于髂内动脉较大，一旦损伤，可以先暂时阻断，缝合或者采用连发钛夹夹闭，如果出血过多，必要时要直接切开直视下处理髂内动脉。在腹腔镜子宫切除术中,分离宫旁组织损伤子宫动、静脉时易导致术中出血,止血不彻底可发生术后出血,因此术中阻断子宫动脉主干能有效地防止或减少术中的出血量,提高手术的安全性。

近年来,随着腔内技术的不断提高,越来越多的血管疾病患者因此获益。White 等总结了多中心血管创伤的治疗经验,发现对医源性髂动脉损伤的治疗,在手术相关并发症、远期并发症、术后死亡率及远期死亡率中,腔内覆膜支架置入比外科手术具有显著的优势。国内也有学者进行了髂动脉破裂的腔内治疗尝试,取得了满意的短期效果,但例数很少,仍需更多实践和长期观察结果的验证。

(4) 损伤血管重建的一般方法:

1) 侧壁缝合术适用于创缘整齐的血管裂伤。

2) 补片移植术直接缝合可能造成管腔狭窄的,应取自体静脉或人工血管补片植入裂口扩大管腔。

3) 端端吻合术适用于经清创后血管缺损在 2cm 以内者。

4) 血管移植术清创处理后血管缺损较长的,可植入自体静脉或人工血管。但在严重污染的创伤,应尽可能取用自体静脉。

动脉造影对部分患者可应用钢圈、明胶海绵等材料进行选择性血管栓塞,如腰动脉、肠系膜下动脉、骶中动脉、髂内动脉等。但此方法不能用于栓塞重要的血管及分支。对较大的血管损伤外膜未破损,形成假性动脉瘤或者夹层动脉瘤者可用覆膜支架行血管破损部位隔离治疗。

此外,对于腹膜后血管损伤后出现心功能不全的患者,除考虑心脏原发病变外,首先需考虑是否存在其他腹膜后血管损伤,曾有腹腔镜手术导致右髂总动脉 - 下腔静脉瘘的临床病例报告。

五、难点解析

腹腔镜大动脉损伤以预防为主。预防措施包括掌握正确的穿刺技术、充分的气腹形成、术前熟悉局部血管解剖、术中操作严格细致。过分消瘦或肥胖,盆、腹腔中、重度粘连,局部解剖改变,过分的头低脚高位均增加损伤的机会,盲穿置镜时尤要注意。

正确的穿刺技术包括适度的切口宽度与深度,有利于控制穿刺时的力度,减少使用暴力。气腹针穿刺时将气腹针的阀门打开,这样空气可进入腹腔,腹腔内容物即可从气腹针顶端滑开。一旦气腹针穿破筋膜及腹膜,只能再往下插 2~3mm。这样,气腹针损伤大网膜、肠系膜血管以及插入大网膜、肠袢及后腹膜间隙的机会最少。采取抽吸试验、悬滴试验(hanging drop)或之间读取腹腔内压力来了解气腹针是否已正确插入腹腔(注:悬滴试验即气腹针以 2.5ml 盐水接注射器能顺利流入,说明气腹针位置正确)。正常情况下腹腔内压力<1mmHg。对有腹部手术史的病人穿刺时应特别注意,如有任何怀疑,一定要进行抽吸试验。如穿出血液,要辨别是腹腔内游离血或是血管损伤。当气腹针插入碰到骶骨时,要警惕腹膜后血管损伤的可能,抽吸试验阴性亦应尽快进行腹腔镜检查明确。

仰卧时,腹主动脉的位置高低不同,其下端可位于脐部上下 2~3cm。头低脚高位时,腹主动脉位置上移,使髂总动脉及其分支更加靠近,脐部位置亦上升,肥胖病人尤为明显。因此,脐部与主动脉的距离缩短。气腹针及腹腔镜 Trocar 进入腹腔时病人应取平卧位,此时脐部与腹主动脉的距离最长,Trocar 方向朝向骶骨窝的子宫方向。辅助 Trocar 进入腹腔时应在腹腔镜的监视下进行,腹壁照明法选择无血管区。所有 Trocar 进入腹腔时应旋转进入,不要间断使用暴力。应用反复使用的 Trocar 术前应检查尖端是否锋利或应用一次性 Trocar。对一些有反复腹部手术史的病人,亦可进行开放性腹腔镜手术。不论病人胖瘦与否,脐部组织仅几厘米厚度,切开脐部皮肤时,手术刀亦可损伤主动脉,因此,应提起腹壁方可切开皮肤。

腹壁血管包括腹壁浅动脉、腹壁上动静脉、腹壁下动静脉,辅助 Trocar 穿刺有损伤这些血管的可能。对于腹壁血管显示不清,如腹壁薄的患者,可通过解剖标志确定血管的位置。如腹壁下动脉的走向是从髂外动脉至股管(圆韧带进入腹壁处),穿刺时要避开这些部位,穿刺位置太靠侧腹时,有损伤髂外动脉的可能。

其他血管损伤包括大网膜血管损伤、肠系膜或输卵管系膜血管损伤等，多可通过电凝或是缝合止血。若腹腔镜下处理仍不能止血，须开腹止血。结束腹腔镜手术前一定要检查腹腔内是否有活跃出血及血肿。

腹壁穿刺孔处血管损伤的预防：

(1) 脐处的血管最少，很少出现血管损伤，但偶尔也有一些小血管经过脐孔处。脐孔中间部位的厚度最薄弱，在这个位置，腹膜附着于腹白线，缺乏腹膜前脂肪和肌肉，气腹针比较容易刺入腹腔，从而可以避免误将气体注入腹膜外间隙。另外，在腹白线上血管少，不易发生出血。但是，也有学者认为脐后可能正对应腹膜后大血管。脐的位置不固定，故而不应单以脐作为标志。在脐部穿刺时，为减少损伤机会，要选在脐孔中央处做纵形切口，这样穿过的组织最少。有很多人是在脐轮的上缘或下缘做切口，这样不仅增加损伤的范围，也增加穿刺的难度。

(2) 其他穿刺点选在右下腹麦氏点处、左下腹与腹麦氏点对称处以及耻骨上 3cm 中线处，可以避免腹壁下动静脉和旋髂动静脉的损伤。

(3) 由于腹壁上的血管非常丰富，采取用腹腔镜的光透照的办法，可以避开腹壁小血管，减少血管损伤的机会。但对于特别肥胖的患者，这种方法效果不好。

(4) 在进行腹壁穿刺时，要垂直穿过腹壁，待穿刺器的尖端透过腹膜时再改变穿刺器的方向。垂直穿过腹壁，损伤范围最小。同时如果穿刺器脱出，也容易再次放入，同样也可以减少损伤的机会。

术中有些时候，由于损伤部位较小，后腹膜的包裹，且休克时患者血压降低，导致出血停止，不能及时发现活动性出血部位，所以手术主要步骤操作完成或止血后常规要适当提升血压，以进一步明确是否存在活动性出血。

（谷涌泉　郭建明）

第二节　静脉损伤与处理

一、概述

近年，腹腔镜手术在外科和妇科的广泛应用，随着手术数量增加，其并发症随之增加。腹膜后大静脉的损伤是腹腔镜最危险的并发症之一，后果严重，每一个腹腔镜医师在手术前必须接受预防、确认和处理这一并发症的培训。在这里，我们按照损伤概率从高到低，把大静脉定义为髂内静脉、髂外静脉和下腔静脉。大静脉损伤发生率虽较低，但具有发生突然、处理困难、潜在后果严重等特点，其破裂的风险，并不低于主动脉破裂，大出血死亡率高达 40%。下腔静脉和髂静脉由于血管壁薄、平滑肌损伤后生理性收缩差决定其多合并致命性休克，且损伤后难于暴露，不易控制及破口难于修复，以上多种原因导致其较高的死亡率。

二、发生原因

同大动脉损伤的发生原因相同，腹腔镜手术的初学者引起血管损伤易发生在气腹针穿刺时，分析原因主要是局部解剖不熟悉、不正确的进针技术、气腹针穿刺过斜或过深。术者的穿刺经验不足是损伤的常见原因之一，多由 Trocar 穿刺不当所致，髂外动静脉损伤多是由于穿刺时方向未掌握好，向右下方偏离导致髂外静脉贯穿伤。

妇科腹腔镜手术，很多时候，手术部位与下腔静脉邻近，需要游离下腔静脉，这些原因均可导致大静脉损伤。各种原因引起的手术部位组织与下腔静脉粘连，导致游离困难，解剖结构不清，这是术中损伤下腔静脉和髂静脉的另一大常见原因。另外，肿瘤直接侵犯下腔静脉、术者对解剖结构不熟悉等也是下腔静脉损伤的重要因素。

在邻近下腔静脉处行腹腔镜手术时，如操作不慎，任何分离、剪切、电凝、撕拉等步骤均可造成下腔静脉损伤。或者，因其他部位出血，术者未看清出血点，忙乱中盲目钳夹止血、缝合、电凝、结扎，而继发损伤下腔静脉和髂静脉。McAllister 等将 2 例下腔静脉误认为肾静脉而结扎，分析损伤初始原因为腹腔镜角度偏差、缺乏解剖标志。

三、诊断

术中损伤因为出血量较大往往容易发现，特点为腹腔出血血液内色泽偏暗，而且通过压迫或填塞出血可以停止。有些时候存在迟发出血可能，特点为起病突然、短时间内出现低血压或休克，患者多诉腹胀并可扪及髂窝非搏动性肿块。对于迟发出血，术前诊断非常困难，影像学检查可鉴别腹主动脉破裂。

四、处理

一般处理措施。充分使用吸引器及小纱布清除出血，保持术野相对清晰，迅速判断损伤部位、范围及与周围组织的关系，置入纱布压迫止血，为镜下修补或中转开放争取时间。并增大气腹压力，静脉破裂出血时增加气腹压力后出血情况多可好转。如破口较大、出血量大或判断短时间内修补困难时，立即通知麻醉师及手术护士等做好抗失血性休克的准备。必要时增加操作通道，以起到充分暴露手术区域，清除积血的重要作用。一旦下腔静脉或髂静脉损伤，应立即纱布压迫止血，术者不能慌乱，应沉着冷静，吸净积血，搞清静脉损伤情况，准确止血，绝对不能用血管钳乱夹，否则会使静脉更进一步撕伤。也不应以侧支循环存在心理随意结扎静脉，可造成静脉功能不全的不良后果。

对于腹腔镜妇科手术而言，腹膜后大静脉损伤最易累及的就是髂内静脉及其分支，以及髂外静脉和下腔静脉。髂内静脉位于髂内动脉的后内侧，它的属支一般均与同名动脉伴行。盆部的静脉数目较多，壁薄且吻合丰富。盆内脏器的静脉多环绕各器官形成静脉丛，女性有子宫静脉丛、阴道静脉丛及卵巢静脉丛等，绝大多数的静脉均汇入髂内静脉。腹腔镜全子宫切除时存在损伤宫旁静脉丛风险，有时出血量大，出血来源难以准确定位，传统的压迫止血无效，而电凝止血又存在电热损伤输尿管风险，局部多点缝合止血在腹腔镜下操作困难，难以实施。此时，同侧髂内动脉结扎可以快速控制出血。腹腔镜下髂内动脉结扎是腹腔镜术中对难以控制的盆腔静脉丛出血可供选择的止血方式。另外，关于骶前静脉丛出血，游离直肠时易引起局部撕脱、导致静脉破裂，发生难以控制的出血。如发生骶前静脉丛破裂出血，可应用压迫止血法止血（纱布、凝血材料、钛钉等）。应用上述方法仍不能止血时，同样可考虑行出血侧髂内动脉结扎，因髂内动脉与腹主动脉、髂外动脉及腹股动脉间有丰富的吻合支，结扎单侧后往往不会引起盆腔内脏缺血，但要注意尽量避免双侧髂内动脉结扎。针对大静脉损伤，最佳的手术方式为破裂静脉壁修补，尽量不行静脉结扎，但如不得已行静脉结扎，建议附加大隐静脉股股转流手术。

如何选择开放手术修补还是腹腔镜下修补。髂内外静脉及下腔静脉损伤选择开放手术或腹腔镜修补尚无固定的判断标准，完全取决于术者对损伤的严重程度及对自身处理能力的综合判断。如损伤较小、出血尚能通过压迫等措施暂时控制、静脉损伤处暴露清晰、术者具有熟练的腹腔镜手术经验，可尝试镜下修补。镜下修补的具体操作为：用 5-0 号的血管缝合线连续缝合破口，修补时保持镇定，使用吸引器等器械时保持视野清晰，以免因缝合失误或操作粗暴导致下腔静脉狭窄、损伤加重等。修补结束后关闭气腹，在无气腹压力的情况下观察血管损伤处有无出血，以免气腹压力对静脉的压迫作用而影响对修补效果的判断。如果选择开放手术修复，入腹后先找到破口压迫止血，之后游离破口上下端血管并用无损伤钳阻断，直视下直接使用血管缝合线缝合。由于静脉壁较薄，止血时需要避免直接钳夹裂伤处，顺方向打结，以防止进一步撕脱。缝合时可以选择精准的单次缝合或者 8 字缝合，均可达到良好的止血效果。损伤严重时，可采用自体大隐静脉作为静脉补片，一般不建议采用人工血管材料补片，因为后者容易形成血栓并造成远期再狭窄。

五、难点解析

大静脉损伤的预防：

(1) 术者熟悉手术部位的解剖，通过术前检查尽量明确手术部位与下腔静脉等大血管的关系。

(2) 术中尽量解剖性游离，避免在视野不清、解剖结构不明确的情况下盲目操作；使用超声刀、剪刀、分离钳、钛夹等器械时，必须在监视器中清楚看到器械与组织器官接触的全景，以免视线被遮挡。

(3) 术中应避免暴力牵拉、撕扯组织器官。如组织粘连、难以分离或肿瘤侵犯髂及下腔静脉时，更应严格掌握腹腔镜手术适应证，仔细操作，必要时果断中转开放手术。

要注意正确选择穿刺点，第一个 Trocar 穿刺点多选在脐中纵切口垂直进针，此处是腹壁各组肌肉筋膜汇合处，组织最薄，血管少，穿刺时患者平卧，用力提起腹壁，穿刺方向垂直进针有突破感后，转指向耻骨以最短距离进入腹腔，如可开放式进入腹腔最佳。在其余各点穿刺时，须避开腹壁血管。手术结束后，应在镜下查看腹壁切口，确定有无出血。腹壁较薄者，应尽量避免尚缺乏穿刺技术的初学者操作，尤其是第一穿刺孔。

下腔静脉及髂静脉损伤患者，由于创伤大、出血多，不少合并有低温、代谢性酸中毒和消耗性凝血病等致死三联征，所以除单纯的外科治疗之外，后继的内科、重症监护的支持也是非常重要的。

由于腔静脉和髂静脉损伤本身容易继发深静脉血栓形成，且该损失容易导致失血性休克，患者往往需要异体输血或自体血液回输，且患者所患妇科疾病往往本身容易导致高凝状态，术后患者多需要卧床休息，下肢活动量大，上诉情况均为下肢深静脉血栓形成的高危因素。因此此类患者需注意预防围术期深静脉血栓和肺栓塞发生。术后需常规抗凝和预防性弹力袜加压治疗，以防止下肢深静脉血栓和修补静脉继发血栓形成。

关于骶前静脉出血，关键要熟悉盆腔解剖特点，游离直肠时如解剖层次不清或因肿瘤已浸及骶前筋膜、与骶前筋膜发生粘连时，非常容易引起局部撕脱，导致静脉破裂，术中要格外注意。游离直肠时，在骶前间隙中进行锐性分离，操作应轻柔，避免用力牵拉骶前筋膜，以防止撕脱。如肿瘤已浸及直肠前、后壁，可考虑先作局部放疗再手术。

（谷涌泉　郭建明）

参考文献

1. 赵学英，冷金花，郎景和，等．妇科腹腔镜手术中血管损伤的临床分析．中国微创外科杂志．2005，5(3)：178-180.
2. Yuzpe AA.Pneumoperitoneum needle and trocar injuries in laparoscopy. A survey on possible contributing factors and prevention.，1990，35(5)：485-490.
3. 刘彦．实用妇科腹腔镜手术学．北京：科学技术出版社．2000.
4. 刘增亮，李杨，张苗，等．锐器伤致腹主动脉破裂 1 例．临床合理用药．2012. 5(34)：142.
5. 张纪蔚．周围血管创伤．中国实用外科杂志．2006，6(10)：811-812.
6. 陈露，高轶，崔心刚，等．腹腔镜泌尿外科手术中下腔静脉损伤的处理及探讨(附 4 例报告)．腹腔镜外科杂志，2011，16(6)：424-426.
7. 熊江，王立军，郭伟，等．医源性血管损伤患者的腔内治疗．中华医学杂志．2012，9(5)：312-315.
8. 喇端端，沈育翡，沈育红．妇科腹腔镜手术脏器及血管损伤并发症分析．2006，26(12)：1377-1380.
9. 巴明辰，陈训如．腹腔镜手术和腹膜后大血管损伤．中华外科杂志．1999. 37(11)：697-699.
10. 任丽娜，刘彦．腹腔镜手术腹膜后大血管损伤的预防．中国妇产科临床杂志．2010，11(1)：77-78.

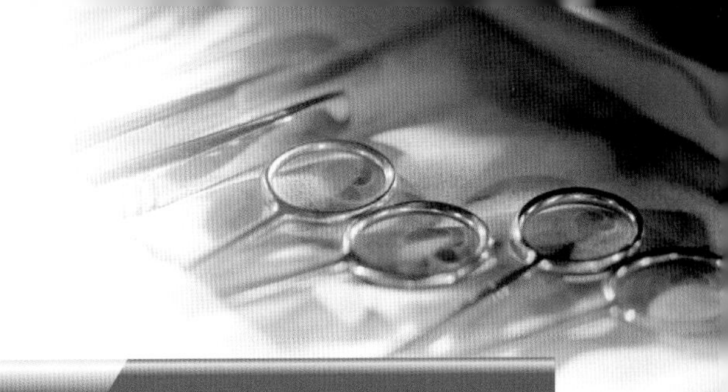

附录一

国家卫生计生委办公厅关于印发《内镜诊疗技术临床应用管理暂行规定》和普通外科等10个专业内镜诊疗技术管理规范的通知

各省、自治区、直辖市卫生计生委（卫生厅局），新疆生产建设兵团卫生局：

为加强内镜诊疗技术临床应用管理，规范内镜诊疗技术临床应用行为，促进内镜诊疗适宜技术的普及与推广，保障医疗质量和医疗安全，根据《医疗技术临床应用管理办法》、《医疗机构医疗机构手术分级管理办法（试行）》，我委组织制定了《内镜诊疗技术临床应用管理暂行规定》（以下简称《暂行规定》）和普通外科、泌尿外科、胸外科、骨科、消化内科、小儿外科、儿科和耳鼻咽喉科8个专业内镜诊疗技术管理规范，对已经下发的妇科和呼吸内科2个专业内镜诊疗技术管理规范进行了修订，并制定了各专业四级内镜诊疗技术目录和三级内镜诊疗技术参考目录。现一并印发给你们（可在国家卫生计生委网站医政医管栏目下载），请遵照执行。

请各省级卫生计生行政部门按照《暂行规定》和各专业管理规范有关要求，组织开展本行政区域三、四级相关专业内镜诊疗技术准入管理工作，并于2014年5月31日前，将本行政区域准予开展三、四级相关专业内镜诊疗技术的医疗机构名单报我委医政医管局备案。我委将适时组织对各地准入管理工作开展情况的抽查工作。

2009年印发的《妇科内镜诊疗技术管理规范》和2012年印发的《呼吸内镜诊疗技术管理规范（2012年版）》同时废止。

联系人：医政医管局医疗质量处李亚、马旭东

联系电话：010-68791875、68791876

国家卫生计生委办公厅
2013年12月27日

（信息公开形式：主动公开）

附录二

《内镜诊疗技术临床应用管理暂行规定》

第一章 总 则

第一条 为加强内镜诊疗技术临床应用管理，规范内镜诊疗技术临床应用行为，促进内镜诊疗适宜技术的普及与推广，保障医疗质量和医疗安全，根据《医疗技术临床应用管理办法》、《医疗机构手术分级管理办法(试行)》，制定本规定。

第二条 本规定所称内镜诊疗技术，是指医疗机构及其医务人员通过人体正常腔道或人工建立的通道，使用内镜器械在直视下或辅助设备支持下，对局部病灶进行观察、组织取材、止血、切除、引流、修补或重建通道等，以明确诊断、治愈疾病、缓解症状、改善功能等为目的的诊断、治疗措施。

第三条 内镜诊疗技术临床应用实行分级管理。

第四条 本规定适用于各级各类医疗机构内镜诊疗技术临床应用管理工作。

第五条 医疗机构开展内镜诊疗技术应当与其功能、任务相适应。

第六条 国家卫生计生委负责全国医疗机构内镜诊疗技术临床应用的监督管理。

县级以上地方卫生计生行政部门负责本行政区域内医疗机构内镜诊疗技术临床应用的监督管理。

第二章 分级管理

第七条 按照《医疗机构手术分级管理办法(试行)》，根据风险性和难易程度不同，内镜诊疗技术分四级管理。三、四级内镜诊疗技术按照第二类医疗技术由省级卫生计生行政部门进行管理。

第八条 国家卫生计生委负责制订和发布各专业四级内镜诊疗技术管理目录和三级内镜诊疗技术管理参考目录，并根据内镜诊疗技术管理实际需要适时修订。

第九条 各省级卫生计生行政部门负责制订发布本行政区域各专业三级及以下内镜诊疗技术管理目录，可以根据本行政区域实际，增补三级内镜诊疗技术管理目录。

第十条 未经国家卫生计生委同意，各省级卫生计生行政部门不得向下调整三、四级内镜诊疗技术的管理级别。

第十一条 国家卫生计生委负责制订发布各专业内镜诊疗技术管理规范并组织实施。

第十二条 各省级卫生计生行政部门应当按照《医疗技术临床应用管理办法》和相关内镜诊疗技术管理规范要求，对本行政区域内开展相关内镜诊疗技术的医疗机构和相关人员实施准入管理。

第十三条 各省级卫生计生行政部门应当将本行政区域准予开展三、四级内镜诊疗技术的医疗机构名单按照要求向国家卫生计生委备案。

第十四条 医疗机构应当建立健全内镜诊疗技术分级管理工作制度，指定具体部门负责日常管理工作。

第三章 临床应用管理

第十五条 医疗机构开展内镜诊疗技术，应当具备以下条件：

（一）具有卫生计生行政部门核准登记的与开展相关专业内镜诊疗技术相适应的诊疗科目；

（二）具有与开展相关专业内镜诊疗技术相适应的辅助科室、设备和设施；

（三）具有相关专业内镜诊疗技术临床应用能力的执业医师；

（四）具有经过相关专业内镜诊疗相关知识和技能培训的、与开展内镜诊疗技术相适应的其他专业技术人员；

（五）具有内镜消毒灭菌设施和医院感染管理系统，并严格执行内镜清洗消毒技术相关操作规范和标准；

（六）经过卫生计生行政部门审核取得内镜诊疗技术临床应用资质；

（七）符合相关专业内镜诊疗技术管理规范规定的其他要求；

（八）具有与医疗机构级别相适应的制度管理和质量控制体系；

（九）符合省级以上卫生计生行政部门规定的其他条件。

第十六条 新建的二级以上医院或者新设置与开展相关专业内镜诊疗技术相适应诊疗科目的二级以上医院，拟开展四级内镜诊疗技术的，在符合相关专业内镜诊疗技术管理规范相关的人员、科室、设备、设施等条件的基础上，向省级卫生计生行政部门提出申请，由省级卫生计生行政部门组织临床应用能力评估通过后，可以试运行 1 年；试运行期满后 3 个月内，由省级卫生计生行政部门组织复核，复核通过后，方可继续开展相关诊疗工作。复核未通过，不允许开展相关诊疗工作，且 2 年内不得再次向省级卫生计生行政部门提出试运行申请。

第十七条 医疗机构与开展内镜诊疗技术相关的主要专业技术人员或者关键设备、设施及其他辅助条件发生变化，应当停止相应内镜诊疗技术临床应用，并向核发其《医疗机构执业许可证》的卫生计生行政部门报告。同时向准予其开展相应内镜诊疗技术的卫生计生行政部门申请重新审核，审核通过后方可继续开展。

第十八条 医疗机构应当严格遵守相关专业疾病诊疗规范、内镜诊疗技术操作规范和诊疗指南，严格掌握手术适应证和禁忌证。

第十九条 开展内镜诊疗技术应当由具有相应资质的本院在职医师决定，术者由符合管理规范要求的医师担任。

第二十条 开展内镜诊疗技术前，应当向患者或其法定监护人、代理人告知手术目的、手术风险、术后注意事项、可能发生的并发症及预防措施等，并签署知情同意书。

第二十一条 开展内镜诊疗技术前，应当确定手术方案和预防并发症的措施。术后制订合理的治疗与管理方案。

第二十二条 医疗机构应当建立内镜诊疗器材使用登记制度，器材使用应当符合国家相关规定。

第二十三条 医疗机构应当加强内镜诊疗质量管理，建立健全内镜诊疗后随访制度，并按照规定进行随访、记录。

第二十四条 县级以上地方卫生计生行政部门应当定期组织对行政区域内已经获得开展相关专业内镜诊疗技术资质的医疗机构和医师进行评估，包括病例选择、严重并发症发生率、死亡病例、疗效情况、医疗事故发生情况、术后病人管理、平均住院日、病人生存质量、病人满意度、随访情况和病历质量等。评估不合格的医疗机构或医师，暂停相关技术临床应用资质并责令整改，整改期不少于 6 个月。整改后评估符合条件者方可继续开展相关技术临床应用；整改不合格或连续 2 次评估不合格的医疗机构和医师，取消相关专业内镜诊疗技术临床应用资质。

第二十五条 省级卫生计生行政部门应当建立内镜诊疗技术临床应用质量管理与控制制度，依托相关专业质控中心开展质控工作，定期向医疗机构反馈质控结果。

第二十六条 鼓励利用信息化手段加强内镜诊疗技术临床应用质量管理与控制。

第四章 培训考核

第二十七条 拟从事内镜诊疗工作的医师应当接受系统培训并考核合格。

第二十八条 国家卫生计生委负责四级内镜诊疗技术培训工作。指定或组建各专业四级内镜诊疗技术培训基地,统一编制培训大纲和教材,对拟开展四级内镜诊疗技术的医师进行培训。

第二十九条 各省级卫生计生行政部门负责三级内镜诊疗技术培训工作。指定或组建本辖区各专业三级内镜诊疗技术培训基地,按照各专业内镜诊疗技术管理规范要求和本省(区、市)统一编制的培训大纲、培训教材,对拟开展三级内镜诊疗技术的医师进行培训。

第三十条 二级及以下内镜诊疗技术培训工作由各省级卫生计生行政部门自行决定组织方式。

第三十一条 各级内镜诊疗技术培训基地应当制订培训计划,保证接受培训的医师在规定的时间内完成规定培训内容。

第三十二条 各级内镜诊疗技术培训基地应当按照要求对接受培训医师的理论知识掌握水平、实践能力操作水平进行定期测试、评估,保证培训效果。培训期满未能达到临床应用能力要求的,应当延长培训时间。

第三十三条 培训期满的医师应当按照规定参加考核,考核合格的方可申请从事内镜诊疗工作。

第三十四条 各级内镜诊疗技术培训基地应当为每位接受培训的医师建立培训及考核档案。

第三十五条 各省级卫生计生行政部门应当加强对地市级和县级医疗机构医师的培训,促进内镜诊疗适宜技术向基层普及与推广。

第五章 监督管理

第三十六条 县级以上地方卫生计生行政部门应当加强对本行政区域内医疗机构内镜诊疗技术临床应用情况的监督检查。

第三十七条 县级以上地方卫生计生行政部门应当建立医疗机构内镜诊疗技术临床应用安全评估制度,对于存在安全风险的医疗机构,应当立即责令其停止开展。

第三十八条 医疗机构在申请相应级别内镜诊疗技术临床应用过程中弄虚作假的,卫生计生行政部门不得准予其开展相应级别内镜诊疗技术;已经准予开展的,应当立即责令其停止开展。

第三十九条 医疗机构不得擅自开展卫生计生行政部门废除或者禁止开展的内镜诊疗技术,以及应当经卫生计生行政部门批准方能开展的内镜诊疗技术。对于擅自开展的医疗机构,卫生行政部门应当立即责令其改正;造成严重后果的,依法追究医疗机构主要负责人和直接责任人责任。

第六章 附　　则

第四十条 本规定由国家卫生计生委负责解释。

第四十一条 本规定自印发之日起施行。

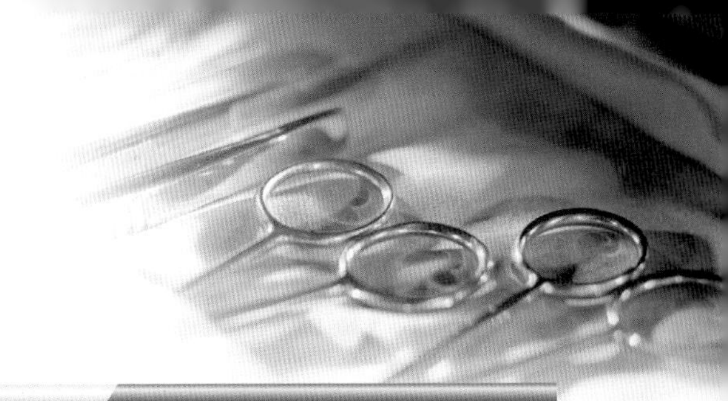

附录三

《内镜诊疗技术临床应用管理暂行规定》解读

近期，国家卫生计生委办公厅印发《内镜诊疗技术临床应用管理暂行规定》（以下简称《暂行规定》）和普通外科等10个专业内镜诊疗技术管理规范。现对《暂行规定》和相关管理规范有关要点解读如下：

一、背景情况

以内镜为代表的微创诊疗技术的出现，有效缓解了外科领域出血、疼痛和感染问题，现已成为我国医疗机构众多临床专业日常诊疗工作中不可或缺的重要技术手段，为保障人民群众身体健康和生命安全发挥了重要作用。但内镜诊疗技术涉及到临床诸多专业领域，部分技术专业性很强，操作复杂，风险高、难度大，各地在内镜诊疗技术临床应用水平、内镜医师培养等方面发展不均衡，这给内镜诊疗技术的临床应用和推广带来一定程度上的安全隐患。

为加强内镜诊疗技术临床应用管理，规范内镜诊疗技术临床应用行为，促进内镜诊疗适宜技术的普及与推广，保障医疗质量和医疗安全，我委组织制定了《内镜诊疗技术临床应用管理暂行规定》和普通外科、泌尿外科、胸外科、骨科、消化内科、小儿外科、儿科和耳鼻咽喉科8个专业内镜诊疗技术管理规范，对已下发的妇科和呼吸内科2个专业内镜诊疗技术管理规范进行了修订，并制定了各专业四级内镜诊疗技术目录和三级内镜诊疗技术参考目录。

二、主要内容

《暂行规定》全文6章41条，包括总则、分级管理、临床应用管理、培训考核、监督管理和附则。重点规定了以下内容：

（一）将内镜诊疗技术实施分级管理。文件要求，内镜诊疗技术分四级管理，三、四级内镜诊疗技术按照第二类医疗技术由省级卫生计生行政部门进行管理。国家卫生计生委负责制订和发布各专业四级内镜诊疗技术管理目录和三级内镜诊疗技术管理参考目录，并根据内镜诊疗技术管理实际需要适时修订；负责制订和发布各专业内镜诊疗技术管理规范并组织实施。各省级卫生计生行政部门负责制订发布本行政区域各专业三级及以下内镜诊疗技术管理目录，可以根据本行政区域实际，增补三级内镜诊疗技术管理目录。

（二）建立健全内镜诊疗技术准入管理体系。文件明确了拟开展内镜诊疗技术的医疗机构诊疗科目、科室设备、人员、消毒灭菌、质量控制等相关准入条件。各省级卫生计生行政部门应当将本行政区域准予开展三、四级内镜诊疗技术的医疗机构名单按照要求向国家卫生计生委备案。新建的二级以上医院或者新设置与开展相关专业内镜诊疗技术相适应诊疗科目的二级以上医院，拟开展四级内镜诊疗技术的，需向省级卫生计生行政部门提出申请，通过临床应用能力评估和复核方可正式开展相关诊疗工作。

（三）建立完善内镜诊疗技术培训体系。文件要求，拟从事内镜诊疗工作的医师应当接受系统培训并考核合格。国家卫生计生委负责四级内镜诊疗技术培训工作，指定或组建各专业四级内镜诊疗技术培训基地，统一编制培训大纲和教材，对拟开展四级内镜诊疗技术的医师进行培训。各省级卫生计生行政部门负责三级内镜诊疗技术培训工作。二级及以下内镜诊疗技术培训工作由各省级卫生计生行政部门自行决定组织方式。

（四）建立内镜诊疗技术临床应用质量控制体系。省级卫生计生行政部门应当建立内镜诊疗技术临床应用质量管理与控制制度，依托相关专业质控中心开展质控工作，定期向医疗机构反馈质控结果。鼓励利用信息化手段加强内镜诊疗技术临床应用质量管理与控制。

一同印发的管理规范覆盖10个专业、13种类型的内镜诊疗技术，基本涵盖了目前应用内镜诊疗技术的专业领域，在《暂行规定》的基础上，对各专业各类型的内镜诊疗技术管理提出了明确要求。

《暂行规定》和相关管理规范的出台，将对进一步规范内镜诊疗技术临床应用行为，促进内镜诊疗适宜技术的普及与推广发挥重要作用。

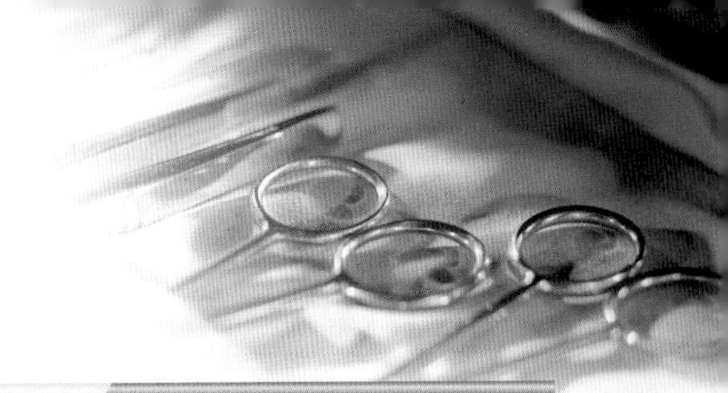

附录四

妇科内镜诊疗技术管理规范
(2013年版)

为加强妇科内镜诊疗技术临床应用与管理,规范妇科内镜临床诊疗行为,保证医疗质量和医疗安全,根据《医疗技术临床应用管理办法》,制定本规范。本规范为医疗机构及其医师开展妇科内镜诊疗技术的基本要求。

本规范所称的妇科内镜诊疗技术主要包括妇科腹腔镜和妇科宫腔镜等诊疗技术。

一、医疗机构基本要求

(一) 医疗机构开展妇科内镜诊疗技术应当与其功能、任务相适应。

(二) 具有卫生计生行政部门核准登记的妇产科诊疗科目,有与开展妇科内镜诊疗技术相关的辅助科室和设备,并满足下列要求:

1. 临床科室。

医疗机构设有独立的妇科病房,每年收治妇科疾病患者不少于500例,完成妇科手术不少于100例。

2. 手术室条件要求。

(1) 妇科内镜手术室应包括内镜检查室、术前准备室、手术室、术后观察室以及门诊手术室等。

(2) 配备满足开展妇科内镜诊疗工作需要的内镜设备和相关器械耗材。

(3) 配备心电监护仪(含血氧饱和度监测功能)、除颤仪、简易呼吸器等急救设备和急救药品。

3. 设有麻醉科、内科等专业科室或专业医师,有满足妇科内镜手术麻醉必须的设备、设施,具备妇科内镜麻醉技术临床应用能力以及并发症综合处理和抢救能力。

(三) 有2名以上具备妇科内镜诊疗技术临床应用能力的执业医师,其中至少1名具备副主任医师专业技术任职资格,有经过妇科内镜诊疗相关知识和技能培训的、与开展妇科内镜手术相适应的其他专业技术人员。

(四) 有内镜消毒灭菌设施,医院感染管理符合要求。

(五) 拟开展风险高、过程复杂、难度大,按照四级手术管理的妇科内镜诊疗技术(附件1)的医疗机构,在满足以上基本条件的情况下,还应满足以下要求:

1. 二级甲等及以上医院,开展妇科临床诊疗工作不少于10年,近5年累计完成妇科内镜诊疗不少于3000例,其中,完成按照四级手术管理的妇科内镜诊疗不少于300例,或按照三级手术管理的妇科内镜诊疗(附件2)不少于600例,技术水平在本地区处于领先地位。

2. 具备满足危重病人救治要求的重症监护室。

3. 具备满足实施按照四级手术管理的妇科内镜诊疗技术需求的临床相关科室、设备和技术能力。

二、人员基本要求

(一) 医师

1. 开展妇科内镜诊疗技术的医师，应当同时具备以下条件：

(1) 取得《医师执业证书》，执业范围为妇产科或妇科。

(2) 有5年以上妇科诊疗工作经验，或具有主治医师以上专业技术职务任职资格。

(3) 经过妇科内镜诊疗技术培训并考核合格。

2. 拟独立开展按照四级手术管理的妇科内镜诊疗技术的医师，在满足上述条件的基础上，还应满足以下条件：

(1) 开展妇科诊疗工作不少于10年，具有副主任医师以上专业技术职务任职资格。近3年累计独立完成按照三级手术管理的妇科内镜诊疗不少于100例。

(2) 经国家卫生计生委指定的四级妇科内镜诊疗技术培训基地系统培训并考核合格。

3. 本规范实施前，符合省级卫生计生行政部门确定的相关条件和标准的医师，可以不经过培训，但须经妇科内镜诊疗技术临床应用能力审核而开展按照三级及以下手术管理的妇科内镜诊疗工作。

4. 本规范实施前，具备下列条件的医师，可以不经过培训，但须经妇科内镜诊疗技术临床应用能力审核而开展按照四级手术管理的妇科内镜诊疗工作。

(1) 具有良好的职业道德，同行专家评议专业技术水平较高，并获得2名以上本专业主任医师推荐，其中至少1名为外院医师。

(2) 在二级甲等及以上医院从事妇科内镜诊疗工作不少于10年，具有副主任医师以上专业技术职务任职资格。

(3) 拟从事按照四级手术管理的妇科腹腔镜诊疗工作的医师应近3年每年独立完成按照四级手术管理的妇科腹腔镜诊疗不少于50例。

(4) 拟从事按照四级手术管理的妇科宫腔镜诊疗工作的医师应近3年每年独立完成按照四级手术管理的妇科宫腔镜诊疗不少于50例。

(5) 妇科内镜诊疗技术的适应证选择符合要求，近3年内未发生过二级以上与开展妇科内镜诊疗技术相关的负主要责任的医疗事故。

(二) 其他相关卫生专业技术人员

应当经过妇科内镜诊疗技术相关专业系统培训并考核合格。

三、技术管理基本要求

(一) 严格遵守妇科疾病诊疗规范、妇科内镜诊疗技术操作规范和诊疗指南，严格掌握手术适应证和禁忌证。

(二) 妇科内镜诊疗技术开展由具有妇科内镜诊疗技术临床应用能力的、具有主治医师以上专业技术职务任职资格的本院在职医师决定，实施按照四级手术管理的妇科内镜诊疗技术由具有副主任医师专业技术职务任职资格的本院在职医师决定，术者由符合本规范要求的医师担任。术前应当确定手术方案和预防并发症的措施，术后制订合理的治疗与管理方案。

(三) 实施妇科内镜手术前，应当向患者或其法定监护人、代理人告知手术目的、手术风险、术后注意事项、可能发生的并发症及预防措施等，并签署知情同意书。

(四) 加强妇科内镜诊疗质量管理，建立健全妇科内镜诊疗后随访制度，并按规定进行随访、记录。

(五) 各省级卫生计生行政部门应当将准予开展按照四级手术管理的妇科内镜诊疗技术的医疗机构报国家卫生计生委备案。

四、培训

拟从事妇科内镜诊疗工作的医师应当接受系统培训并考核合格。其中从事按照三、四级手术管理的妇科内镜诊疗工作的医师应当分别接受不少于6个月的系统培训。

（一）培训基地

国家卫生计生委指定四级妇科内镜诊疗技术培训基地，各省级卫生计生行政部门指定本辖区三级妇科内镜诊疗技术培训基地，并组织开展相应培训工作。

四级妇科内镜诊疗技术培训基地应当具备以下条件：

1. 三级甲等教学医院。

2. 开展妇科内镜诊疗工作不少于10年，具备按照四级手术管理的妇科内镜诊疗技术临床应用能力。妇科开放床位不少于60张。

3. 近5年累计收治妇科患者不少于8000例；每年完成妇科腹腔镜诊疗不少于800例、宫腔镜诊疗不少于400例，其中按照四级手术管理的妇科内镜诊疗不少于200例。能够独立开展的按照四级手术管理的妇科内镜诊疗技术类型应当覆盖四级妇科内镜诊疗技术目录中全部术种的60%以上。

4. 有不少于4名具备按照四级手术管理的妇科内镜诊疗技术临床应用能力的指导医师，其中至少2名具有主任医师专业技术职务任职资格。

5. 有与开展妇科内镜诊疗技术培训工作相适应的人员、技术、设备和设施等条件。

6. 近3年举办过全国性妇科内镜诊疗技术相关专业学术会议或承担妇科内镜诊疗技术相关的国家级继续医学教育项目。

（二）按照四级手术管理的妇科内镜诊疗技术医师培训要求

1. 在指导医师的指导下，参与完成妇科内镜诊疗不少于60例，其中，按照四级手术管理的妇科腹腔镜诊疗不少于30例、妇科宫腔镜诊疗不少于20例，并经考核合格。

2. 在指导医师指导下，接受培训的医师应参与对患者全过程的管理，包括术前评价、诊断性检查结果解释、与其他学科共同会诊、妇科内镜诊疗操作、妇科内镜诊疗操作过程记录、围手术期处理、重症监护治疗和手术后随访等。

在境外接受妇科内镜诊疗技术培训6个月以上，有境外培训机构的培训证明，并经国家卫生计生委指定培训基地考核合格后，可以认定为达到规定的培训要求。

附件：1. 四级妇科内镜诊疗技术目录

　　　2. 三级妇科内镜诊疗技术参考目录

附件 1

四级妇科内镜诊疗技术目录

一、腹腔镜诊疗技术
（一）子宫体积≥10 孕周的全子宫切除术
（二）广泛性全子宫切除术
（三）深部浸润型子宫内膜异位症病灶切除术
（四）子宫腺肌病病灶切除术
（五）子宫体积≥12 孕周的多发肌瘤剔除术或直径≥8cm 的肌壁间肌瘤剔除术
（六）盆腔淋巴结切除术
（七）腹主动脉旁淋巴结切除术
（八）大网膜切除术
（九）广泛子宫颈切除术
（十）子宫 / 阴道骶骨固定术
（十一）膀胱颈尿道旁组织悬吊术
（十二）各类生殖道畸形矫治 / 成形术
（十三）剖宫产术后憩室 / 瘢痕妊娠病灶切除术
（十四）中孕期腹腔镜手术
（十五）输卵管吻合术
二、宫腔镜诊疗技术
（一）重度宫腔粘连分离术
（二）Ⅱ型黏膜下肌瘤及壁间内突肌瘤切除术
（三）直径≥5cm 的Ⅰ型黏膜下肌瘤切除术
（四）多发黏膜下肌瘤切除术
（五）各类生殖道畸形矫治术
（六）特殊部位（宫颈、宫角、剖宫产切口瘢痕部位）妊娠切除术
（七）宫内节育器断裂、嵌顿、迷失或胎盘残留等复杂宫内异物取出 / 切除术
（八）子宫内膜切除术
（九）剖宫产切口憩室修复术
三、跨学科手术
（一）膀胱子宫内膜异位症病灶切除术
（二）肠道子宫内膜异位症病灶切除术
（三）肠管修补术
（四）血管修补术
（五）膀胱修补术

附件 2

三级妇科内镜诊疗技术参考目录

一、腹腔镜诊疗技术

（一）子宫体积 <10 孕周的全子宫切除术

（二）腹腔镜辅助的阴式子宫切除术（LAVH）

（三）子宫次全切除术

（四）子宫肌瘤（直径≥5cm 但 <8cm）剔除术

（五）卵巢子宫内膜异位囊肿剔除术

（六）盆腔粘连松解术

（七）盆腔脓肿切开引流术

（八）子宫修补术

（九）残角子宫切除术

（十）输卵管成形术

（十一）输卵管伞端造口术

（十二）输卵管妊娠切开取胚术

（十三）高位宫骶韧带悬吊术

（十四）宫颈机能不全的腹腔镜环扎术

二、宫腔镜诊疗技术

（一）宫腔中度粘连切除及修复术

（二）Ⅰ型黏膜下肌瘤（直径≥3cm 但 <5cm）切除术

（三）直径≥5cm 的 0 型黏膜下肌瘤切除术

（四）选择性输卵管间质部插管术

（五）多发子宫内膜息肉切除术

抄送：国家中医药管理局，总后勤部卫生部，国家卫生计生委有关直属单位，委管医院，中华医学会，中国医院协会，中国医师协会，中华护理学会，中华口腔医学会，有关大学医院管理部门。

国家卫生计生委办公厅　　　　2013 年 12 月 31 日印发

校对：马旭东

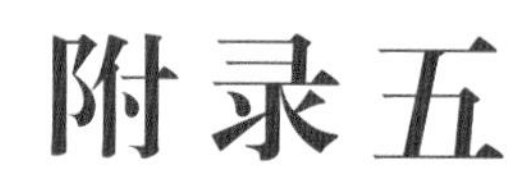

国家卫生计生委　四级妇科内镜手术培训基地名单

序号	基地单位
1	北京协和医院
2	北京大学第一医院
3	北京大学人民医院
4	北京大学第三医院
5	首都医科大学附属北京朝阳医院
6	首都医科大学附属复兴医院
7	首都医科大学附属北京妇产医院
8	天津市中心妇产科医院
9	河北医科大学第二医院
10	河北医科大学附属第四医院
11	沧州市人民医院
12	山西医科大学第二医院
13	中国医科大学附属盛京医院
14	沈阳市妇婴医院
15	大连市妇产医院
16	吉林大学第一医院
17	吉林大学第二医院
18	哈尔滨医科大学第一附属医院
19	哈尔滨医科大学附属第二医院
20	复旦大学附属妇产科医院
21	上海交通大学附属第一人民医院
22	上海市同济医院
23	中国福利会国际和平妇幼保健院
24	上海市第一妇婴保健院
25	上海交通大学医学院附属瑞金医院

续表

序号	基地单位
26	江苏省人民医院
27	南京医科大学第二附属医院
28	南京医科大学附属南京妇幼保健院
29	南京市鼓楼医院
30	浙江大学医学院附属邵逸夫医院
31	浙江大学医学院附属妇产科医院
32	宁波大学医学院附属医院
33	安徽省立医院
34	安徽医科大学第一附属医院
35	福建中医药大学附属人民医院
36	福建省立医院
37	福建省妇幼保健院
38	江西省妇幼保健院
39	山东大学齐鲁医院
40	山东大学第二医院
41	青岛大学医学院附属烟台毓璜顶医院
42	河南省人民医院
43	郑州大学第一附属医院
44	郑州大学第二附属医院
45	郑州大学第三附属医院
46	华中科技大学同济医学院附属同济医院
47	湖北省妇幼保健院
48	华中科技大学同济医学院附属协和医院
49	中南大学湘雅二医院
50	中山大学附属第一医院
51	南方医科大学附属南方医院
52	南方医科大学附属珠江医院
53	广州医学院第一附属医院
54	广东省妇幼保健院
55	佛山市第一人民医院
56	南方医科大学附属南海医院
57	佛山市妇幼保健院
58	广西壮族自治区人民医院
59	广西医科大学第四附属医院
60	广西中医学院附属瑞康医院

续表

序号	基地单位
61	重庆医科大学附属第一医院
62	四川大学华西第二医院
63	西安交通大学医学院第二附属医院
64	陕西省妇幼保健院
65	甘肃省妇幼保健院
66	青海红十字医院
67	新疆医科大学第一附属医院
68	新疆维吾尔自治区人民医院